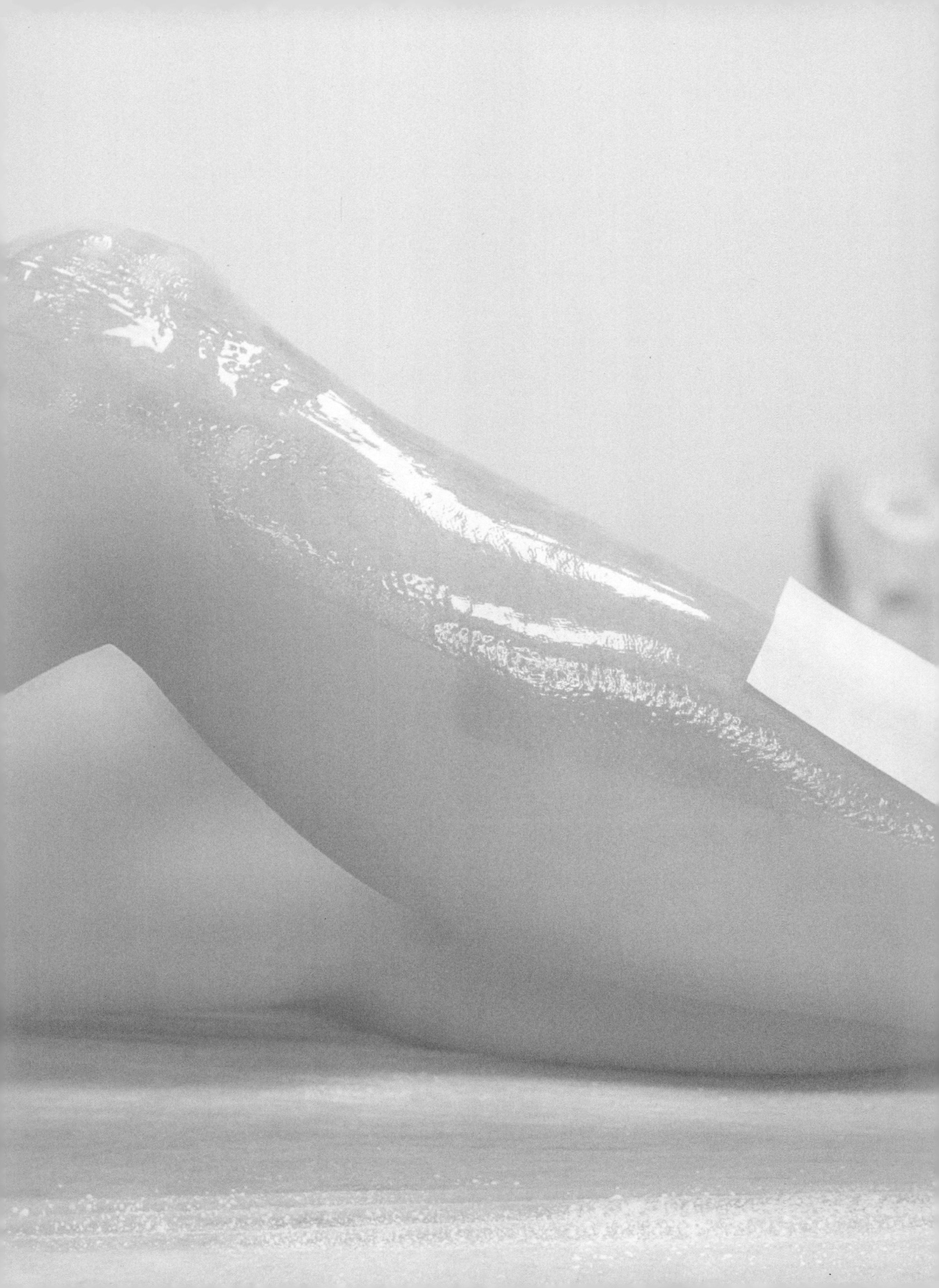

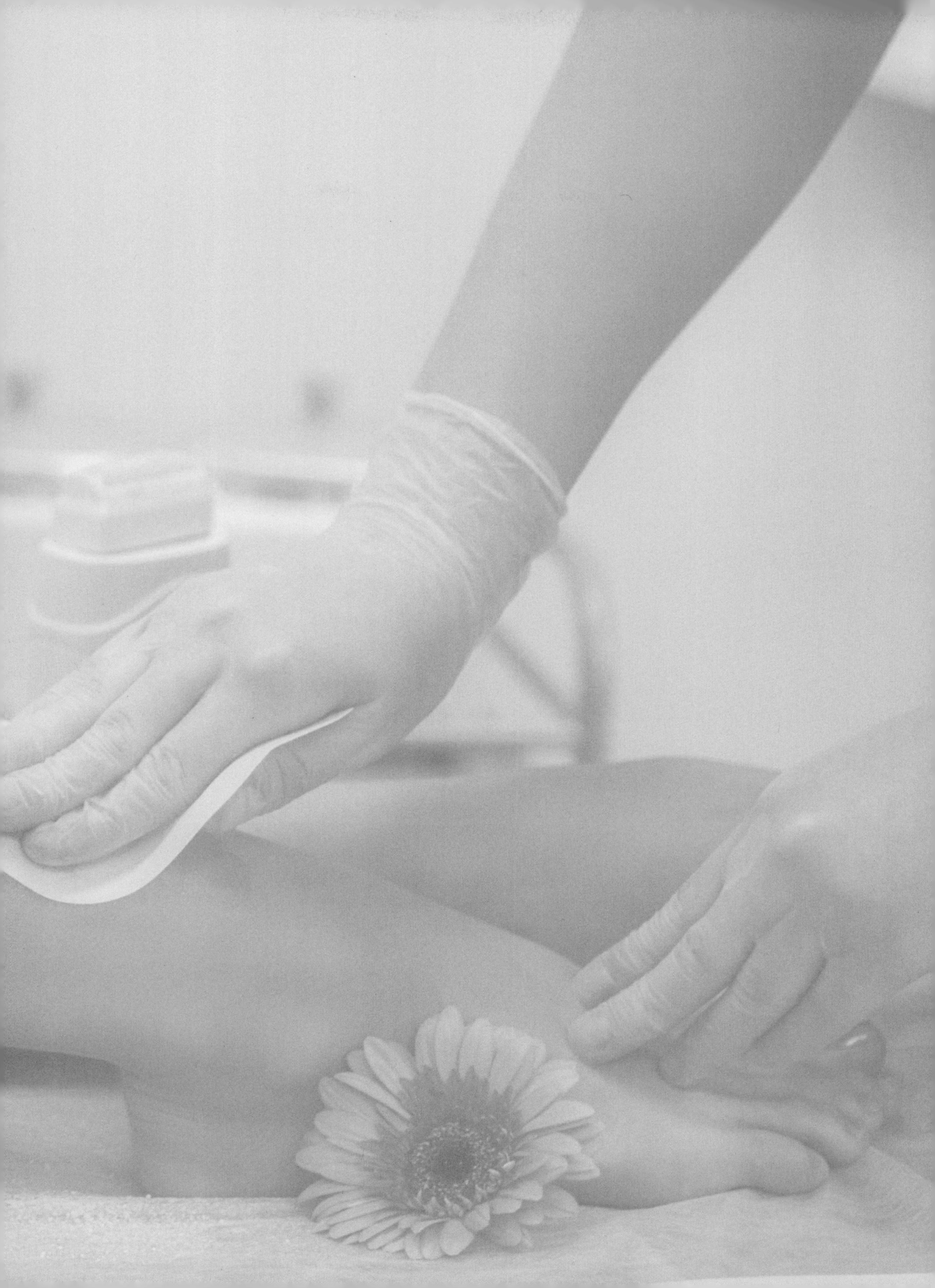

Practical Waxing

에센스

실무 왁싱

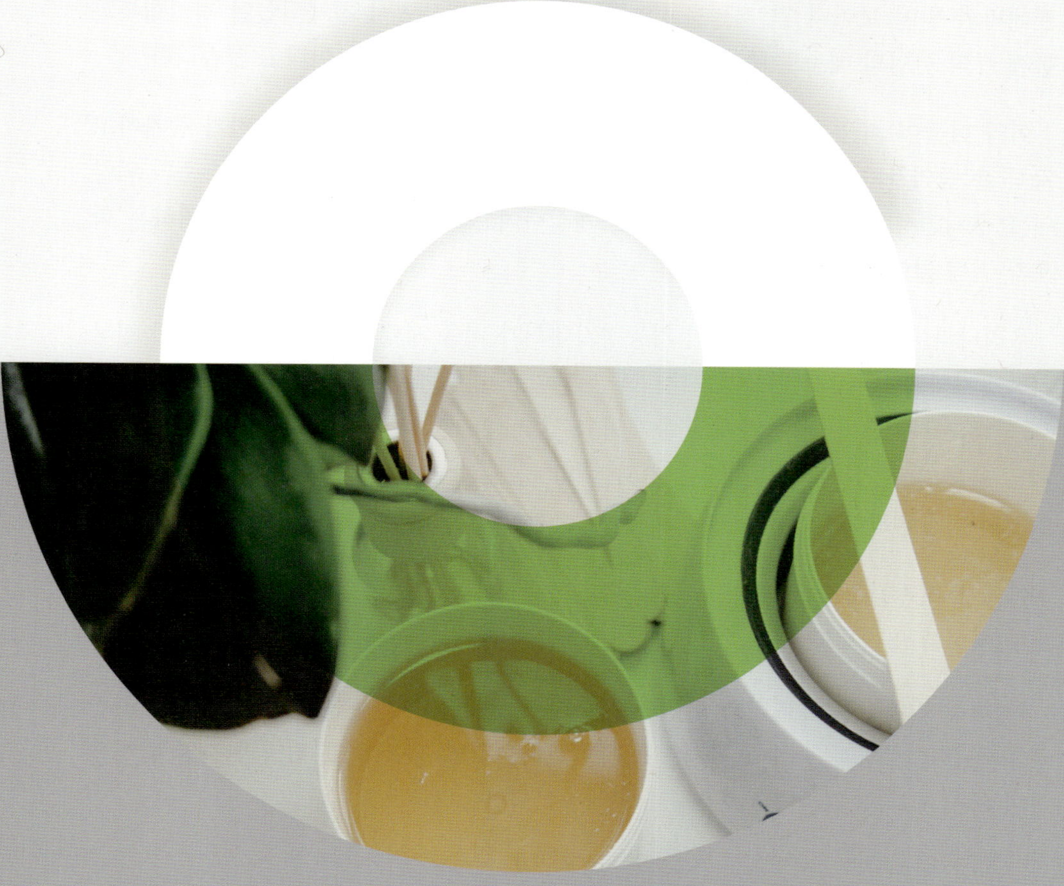

메디시안

머리말

오늘날의 세계는 지난 세기 냉전 시대가 종식되면서 지구촌화되어 대체로 하루면 어디든지 갈 수 있게 되었습니다. 따라서 사람들은 자유스럽게 여행을 만끽하면서 지역마다 독특한 문화의 물결이 유행을 이루고 있습니다.

그러나 2019년 발생한 코로나19로 세계인들 모두가 어려움을 겪다가 2023년에야 팬데믹의 빛이 보이며 긴 터널을 벗어나 마스크를 벗으면서 침체되었던 경기회복과 함께 뷰티 산업의 매출도 증대하고 있고 뷰티 숍 방문 고객도 늘어나고 있습니다.

이와 더불어 최근 현장실무에서 제모(왁싱) 관리를 받고자 하는 수요자가 증가하고 왁싱 숍 창업자가 늘어나고 매출 또한 증가하므로 제모관리에 대한 높은 수준의 역량이 요구되면서 대학에서 왁싱 교과목을 개설하여 제모관리 전문 교육을 시행하는 학교가 점점 많아지고 있습니다.

우리나라에서 피부미용 직종의 기능경기대회가 처음 시행되었던 2010년 부터 전국 기능경기대회 및 국제 기능경기대회의 피부미용 직종에서 지속적으로왁싱관리(소프트 및 하드 왁싱)이 필수 과제로 출제되고 있고, 2016년부터는 슈가 왁싱도 필수 과제로 출제되어 기능경기대회에서 소프트 및 하드 제모하기와 슈가 왁싱이 정식으로 도입되면서 우리나라의 왁싱 분야가 눈에 띄게 발전을 거듭하고 있습니다.

이에 뷰티전공 MZ 세대들 가운데 왁싱 전문 숍 창업이 목표이며 꿈이라는 청년들도 증가하고 있습니다.

이 책은 이와같은 뷰티산업 현황에 부응하여 필자들은 실무현장에서 직접 왁싱 관리를 하는 실무진과 함께 교육경험을 체계화하여 2년 동안 원고 집필과 사진 촬영을 하여 왁싱 교육을 위한 전문 교재로 개발하게 되었습니다.

이 책 Chapter 1에서부터 Chapter 8까지는 왁싱 관리를 위하여 반드시 필요한, 피부에 대한 이해부터 제모 이론, 소프트 · 하드 · 슈가 왁싱의 실전, 남성 제모(소프트, 하드, 슈가링) 관리 실전, 왁싱 후 사후관리를 다루었으며

Chapter 9의 왁싱 숍 창업에 이르기까지 9개 Chapter로 구성하여 왁싱에 대한 기초부터 창업까지 쉽고 자세히 서술하고 사진으로 실전 과정을 확인하여 이해도를 높혀 완전하게 정복할 수 있는 전문 지침서로 집필하였습니다.

모쪼록 이 교재가 왁싱 실무 종사자는 물론, 학생들이 선호하는 책으로 왁싱 분야의 산업을 더욱 활성화시키는 서적이 되었으면 하는 바램입니다.

계묘년 새 봄에

저자 대표 김 해 남

차례

차례

Contents

Chapter 6 실전 슈가링 왁싱

Chapter 7 실전 남성 왁싱

차례

Chapter 1

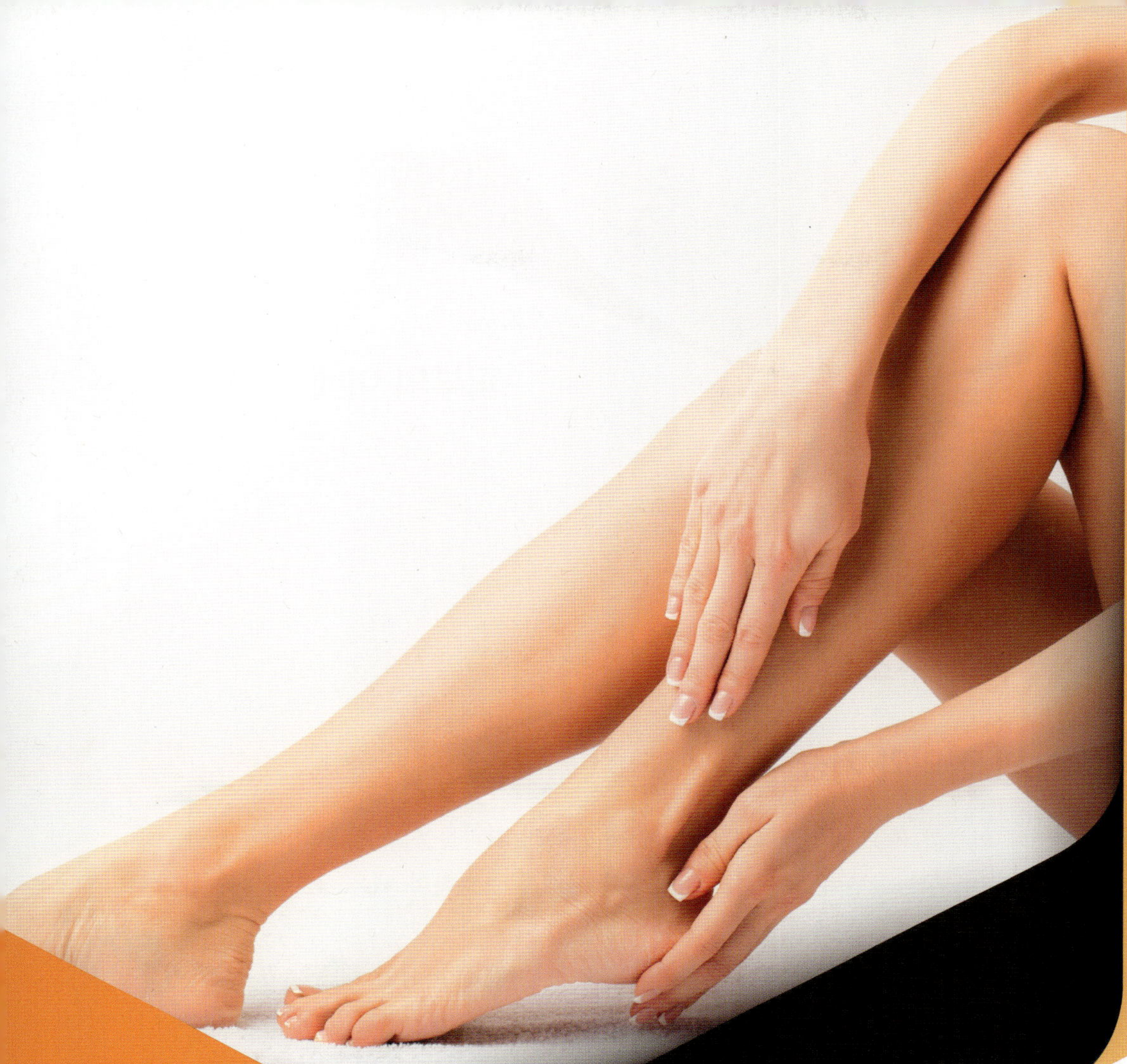

Chapter 1

피부의 이해

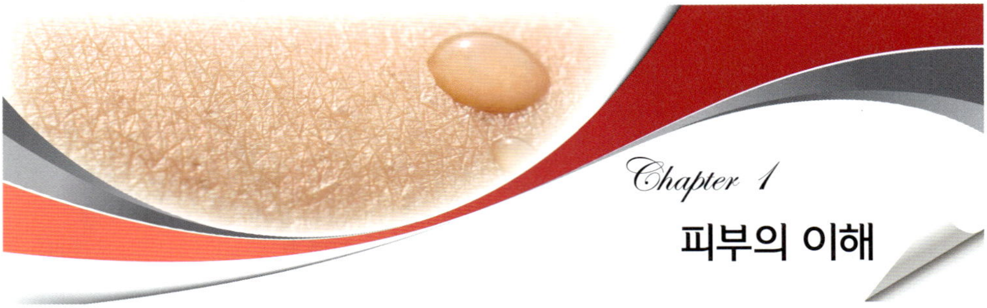

Chapter 1

피부의 이해

1. 피부의 구조와 기능

1. 피부의 정의와 기능

피부는 인체 외부를 싸고 있는 조직으로 인체 내 근육과 기관들을 보호, 조절하는 중요한 기관이다. 피부는 외부의 환경적 요소로부터 신체를 보호하며 체온 유지를 하는 등 감각 기능 및 조절 기능을 주관하는 중요한 역할을 한다.

피부는 우리 몸에서 가장 많은 면적을 차지하는데 보통 약 5kg(성인 체중의 7~8%)에 달한다. 피부의 면적은 성별에 따라 차이가 있으며 피부 표면을 펼쳤을 때 성인 여성의 경우 평균 1.6~1.8m^2, 성인 남성의 경우 평균 1.8~2.0m^2 정도이다. 피부의 두께는 성별, 연령, 부위에 따라 차이가 있는데 일반적으로 여성의 피부가 남성보다 얇고, 피하지방층은 여성이 남성보다 더 두껍다.

피부의 두께(표피, 진피)는 평균 1.4mm 정도로 눈꺼풀의 두께(약 0.6mm)가 가장 얇고 입술, 미간의 두께도 얇은 편인데 안면의 턱(1.7mm), 이마(1.5mm)는 비교적 두께가 있다. 신체의 겨드랑이, 외음부는 비교적 얇은 편이고 손바닥, 발바닥, 등 부위는 비교적 두껍다.

외부 환경과 직접적으로 접하고 있으며 신체를 보호하고 생명을 유지하는데 중요한 역할을 하는 피부의 주요 기능을 정리하면 다음과 같다.

- **신체 보호** : 외부의 유해 요소, 물리적 · 화학적 자극으로부터 신체를 보호한다.
- **체온조절** : 피부의 혈관, 땀샘, 털세움근은 정상적인 체온을 유지할 수 있도록 돕는다.

- **지각작용** : 피부의 말초신경을 통해 냉각, 온각, 통각, 촉각 등을 지각한다.
- **재생작용** : 표피에 입은 상처는 세포분열을 통해 스스로 재생이 가능하다.
- **생성작용** : 표피의 과립층에서 자외선을 이용해 비타민 D를 합성한다.
- **분비기능** : 피지선과 한선을 통해 체내의 노폐물을 피부 밖으로 내보내는 기능을 한다.

2. 피부의 구조

피부의 구조는 표피(epidermis), 진피(dermis) 및 피하지방층(subcutaneous fat)의 3개 층으로 이루어진다. 피부 부속기는 소한선(eccrinet glands), 대한선(apocrine glands), 피지선(sebaceous gland), 모발(hair), 손톱 · 발톱(nail)을 포함한다.

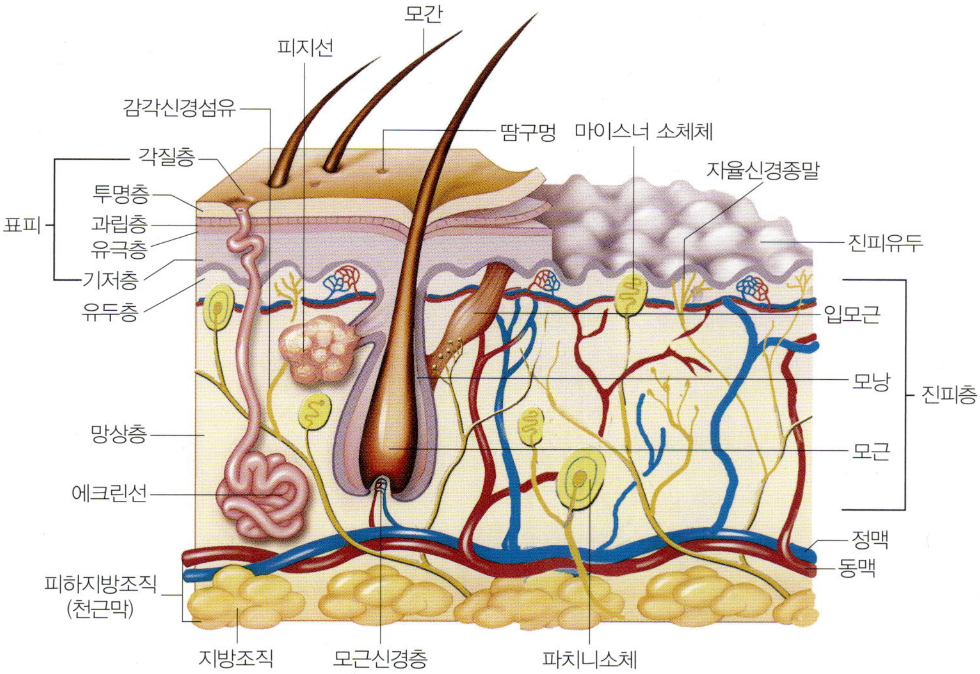

그림 1-1 피부의 구조

(1) 표피

표피는 인체의 가장 표면에 있는 피부의 상피 조직이다. 외측부터 각질층(horny layer), 투명층(shining layer), 과립층(granular layer), 유극층(prickle layer), 기저층(basal layer)으로 구분된다.

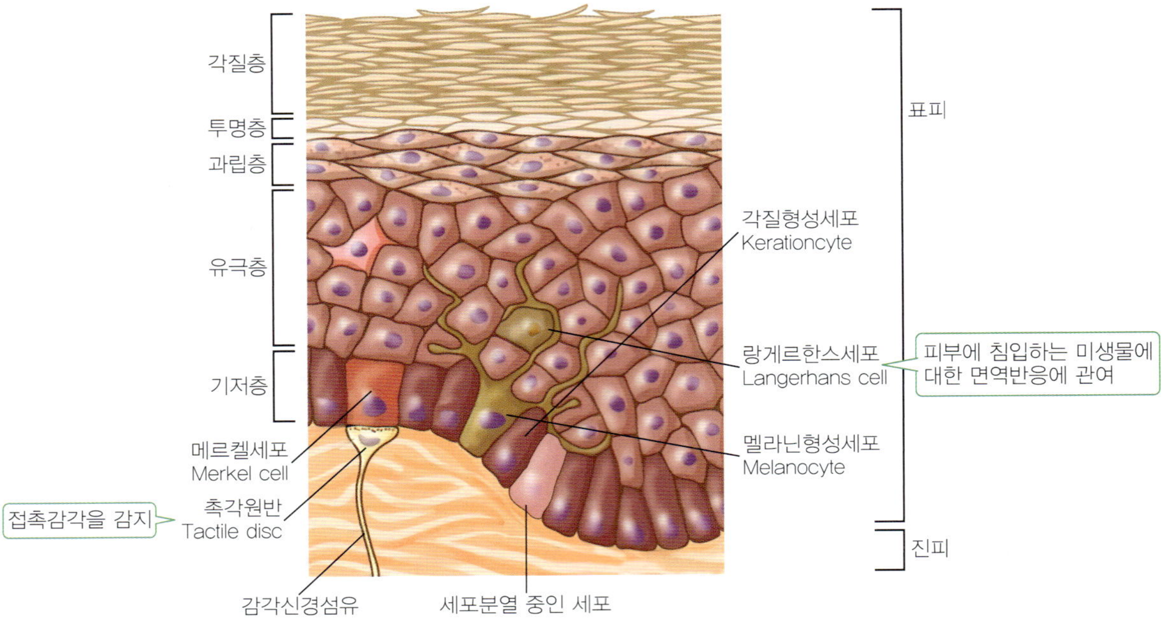

그림 1-2 표피의 구조

① **각질층** : 피부의 가장 바깥의 얇은 껍질 층으로 세포는 납작하고 투명하며 각질화되어 있다. 각질층은 피부 내부조직의 수분 증발을 막고 보호하는 기능을 한다. 외부의 유해물질이나 물리적 자극에 대해 저항력을 가지고 있으며, 산성 분비물을 통해 세균의 침투로부터 피부를 보호한다.

② **투명층** : 각질층과 과립층 사이에 있다. 무색이며 핵이 없는 편평한 형태의 이행세포(transition cell)가 2~3층으로 구성되어 있는데 손바닥과 발바닥처럼 주로 두꺼운 피부에만 존재한다. 투명층에는 엘라이딘(elaidin)이라는 반유동성 물질이 함유되어 있는데 소수성(물에 대해 친하지 않은 성질)의 특징을 가지고 있어 피부 내 수분 침투를 방해한다. 또한 자외선을 반사하는 성질에 의해 피부의 멜라닌 색소가 올라오지 않는다.

③ **과립층** : 투명층과 유극층의 사이에 있으며 각질화가 시작되는 층이다. 유극층에서 생성된 천연보습인자와 지질 등을 밖으로 배출하는 자기 융해 과정이 이루어진다. 케라토히알린이라는 과립형 물질을 축적하고 있으며, 빛을 산란시켜 자외선을 차단한다. 또한 수분저지막이 존재해 피부 표면에 들어오는 이물질을 막아주는 역할을 한다.

④ 유극층 : 돌기형 대형 세포 5~10겹으로 이루어진 가장 두터운 층으로 세포분열이 가능한 핵을 가지고 있어 살아있는 세포층이다. 피부 손상이 발생할 경우 세포분열을 통해 피부를 재생 · 회복시킨다. 그리고 피부에 필요한 세라마이드, 보습인자 등 여러 성분 물질을 합성하고 정비하는 역할을 하고, 림프액의 순환을 통해 노폐물 배출, 피부의 피로 회복에 관여한다. 세포간의 결합을 도와주는 데스모솜(desmosome)이 존재하며 신체 면역기능을 담당하는 랑게르한스세포가 존재한다.

⑤ 기저층 : 표피 가장 아래쪽에 위치하며 진피와 가장 인접한 단층이다. 각질형성 세포가 있는 기저층은 왕성한 세포분열을 통해 새로운 각질을 생성하며 영양공급을 한다. 피부와 모발의 색상을 결정지으며 자외선으로부터 피부 보호 역할을 하는 멜라닌세포와 촉각 수용체인 메르켈세포가 존재한다. 표피는 28일 주기로 재생되며 각질형성세포와 멜라닌세포, 랑게르한스세포, 메르켈세포로 구성되어 있다.

Tip

피부관리 목적 중 하나가 바로 이들 각질 생성을 촉진하고 노화된 각질세포층이 떨어져 나가는 것을 도와주는 것이다. 노화 현상이란 나이가 들수록 각질세포의 생성이 떨어지는 것을 말하기 때문에 적절한 때에 피부의 각질을 제거하고 생성하도록 하는 일은 중요하다.

(2) 진피

진피는 표피와 피하지방층의 중간층이며 두께가 표피의 15~40배 정도로 두꺼운 층이며 피부 부피의 대부분을 차지한다. 진피의 주요 구성성분인 교원질은 피부의 주요 압력 저항성 물질로 완충작용을 통해 탄력섬유와 함께 신체를 압력과 장력으로부터 보호한다. 기본적으로 유연성, 탄력성, 장력 등의 피부의 특성을 제공하며 진피의 결합 조직으로 한선, 피지선, 모낭, 아포크린선, 혈관, 림프관 등이 존재한다. 진피의 구조적인 모양에 따라 유두 진피(Papillary dermis)와 그물 모양의 망상 진피(Reticular dermis)로 나뉜다.

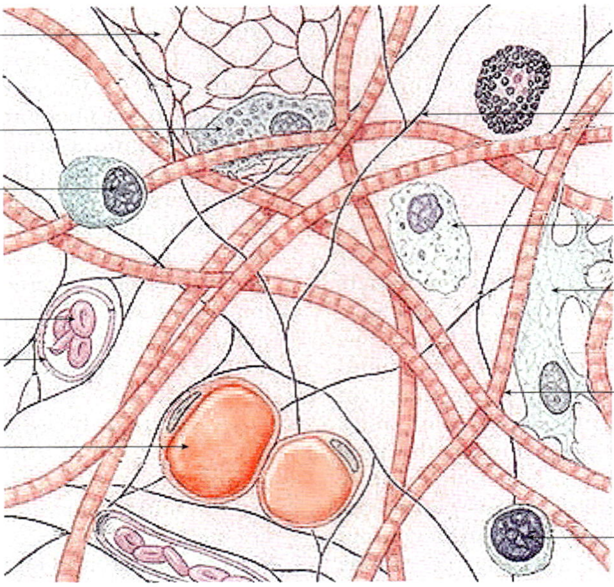

그림 1-3 진피의 구성과 섬유

① **유두 진피** : 표피의 기저층과 접하고 있으며 진피 부분에 유두 모양의 작은 돌기들이 돌출되어 있다. 얇은 교원섬유가 불규칙하게 배열된 결합 조직으로 되어 있으며, 이 섬유 사이에 수분이 함유되어 있어 피부의 팽창과 탄력에 영향을 미친다. 대사에 필요한 영양소와 산소는 유두 진피의 모세혈관에서 조직액을 통해 확산되어 각질형성세포에 운반된다. 세포의 대사를 원활하게 하여 피부 표면에 탄력감과 긴장감을 준다.

② **망상 진피** : 유두 진피 아래에 있는 단단하고 불규칙한 결합 조직이며 진피의 대부분을 차지한다. 혈관, 림프관, 모낭, 피지선, 신경, 한선 등이 복잡하게 분포되어 있다. 망상진피는 교원섬유와 탄력섬유가 치밀하게 구성되어 있으며 피부의 표면과 평행한 배열을 통해 피부의 탄력성과 팽창성을 유지하는 역할을 한다.

(3) 피하지방층

피하지방층은 피부의 가장 아래층이며 수많은 지방세포로 되어있다. 지방세포는 열전도율이 낮아 체내 열의 발산을 막아 체온 손실을 막아준다. 또한 탄력성이 있어 신체의 유연성을 돕고 윤곽을 잡아주는 등 체형을 유지하는 역할을 한다. 지방을 축적해 에너지원으로 사용하며 외피의 보호막 역할도 한다.

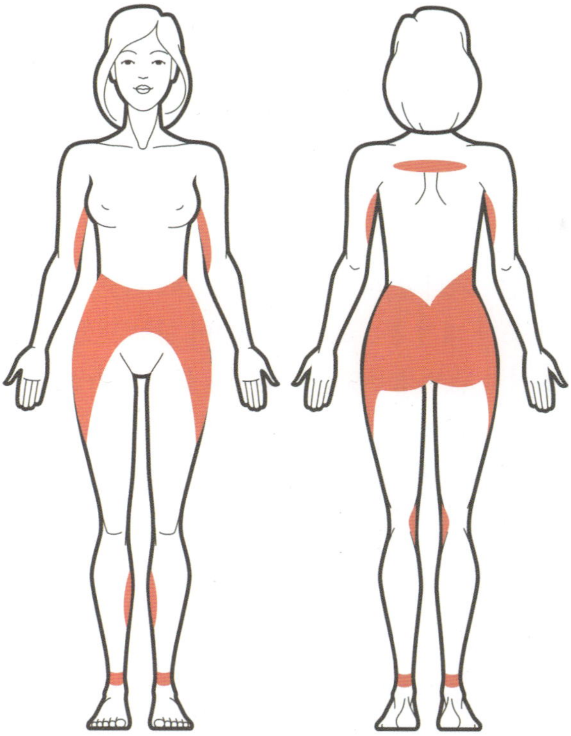

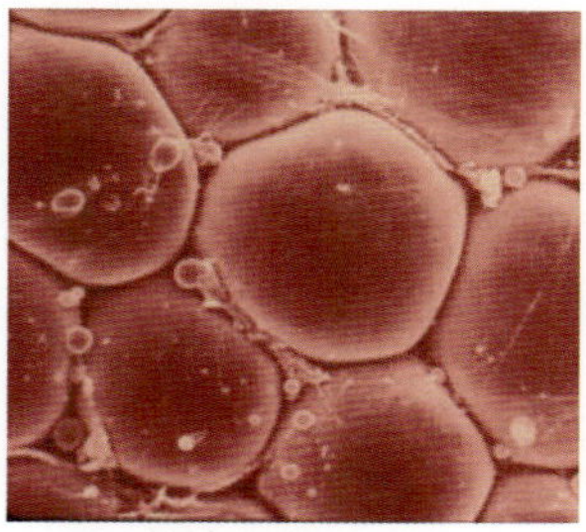

지방세포

그림 1-4　1-5 셀룰라이트 형성 부위

2. 피부 타입별 관리방법

1. 정상 피부

유 · 수분 밸런스가 잘 이루어진 가장 이상적인 피부 타입이다. 땀과 피지 분비가 적절하며 수분 공급 및 혈액 순환이 원활하고 탄력이 있으며 매끄러운 피부이다. 세안 후 피부 당김이 거의 없고 주름이나 색소 침착도 없다. 피부의 상태와 기능이 모두 정상적인 건강한 피부로 흔하지 않은 피부 타입이다. 피부 타입 중 부작용이 가장 없는 타입으로 왁싱 시 특별한 제한이 없고 관리 후 각질, 보습 관리에 유의한다.

2. 건성 피부

유 · 수분이 부족하여 피부가 건조하고 윤기가 없는 피부 타입이다. 피부가 얇아 잔주름이 생기기 쉬우며 피부 결이 거칠어 보인다.

한선과 피지선의 기능 저하와 보습 능력의 저하로 다른 피부 타입에 비해 노화현상이 빨리 올 수 있다. 피부 결이 섬세하여 왁싱 시 피부 손상에 주의를 해야 하며 보습관리에 많은 신경을 써야 한다.

3. 지성 피부

피지선과 한선의 기능이 매우 활발하여 과다한 피지 분비로 인해 트러블이 생기기 쉬운 피부 타입이다. 모공이 넓으며 과도한 피지 분비로 피부 표면이 항상 번들거린다. 그로 인해 이물질을 피부 표면에 흡착시켜 피부가 투명하지 못하고 트러블이 발생하며 각질층이 비후하여 피부가 두터워 보인다. 지성 타입의 피부는 왁싱 시 피부 표면의 피지로 인한 모낭염 감염에 주의해야 한다. 사후 관리로 알로에 성분이 들어간 제품을 사용하여 피부 진정 관리에 신경을 써야 한다.

4. 민감성 피부

피부 결이 섬세하고 피부 표면이 얇고 건조한 피부로 외부 자극에 대한 저항력이 약하여 발열, 홍반, 소양감 등이 쉽게 발생하고 염증과 주름이 잘 생긴다. 꽃가루, 먼지, 화장품 성분 등에 알레르기 체질이거나 자외선, 계절 등의 환경적인 변화나 스트레스, 과로 등의 정신적인 자극에 민감한 피부 반응을 일으킬 수 있다. 왁싱 시 민감성 전용 제품 또는 자극이 적은 제품을 사용해야 하며 피부 자극을 최소화해야 한다. 또한 민감성 피부는 각질 탈락이 자주 일어나기 때문에 시술 후 보습관리, 진정관리가 반드시 이루어져야 한다.

5. 여드름 피부

여드름은 모낭에 붙어있는 피지선에서 발생하는 염증성 질환으로 각질, 세균 등이 피부의 모낭을 막아 발생한다. 지성피부에서 여드름 피부로 파생되기 쉬우며 피부 결이 거칠고 두터워질 수 있다. 여드름은 스트레스, 생리주기, 계절, 화장품, 음식 등의 요인으로 증상이 악화될 수 있다. 왁싱 시 가급적 피부 자극이 될 수 있는 알코올 패드의 사용을 자제하고 수분 성분이 함유된 화장품을 사용하는 것이 좋다. 화농성 여드름 피부는 왁싱을 권유하지 않으며 병변의 악화 가능성과 모낭으로의 세균 감염의 위험이 있어 주의해야 한다.

3. 피부감각점

자극을 받아들이는 수용체가 피부에 점 모양으로 분포하는데 이를 '감각점'이라고 한다. 피부 감각은 피부에 분포하는 감각점을 통해 이루어지며 촉점, 압점, 통점, 온점, 냉점이 존재한다.

촉점은 피부 표면 가까이에 많이 분포하며, 약한 접촉 자극에도 민감하게 반응한다. 압점은 피부 깊숙이 자리 잡고 있고 외부 압력을 감지한다. 통점은 강한 압력이나 열, 화학물질 등을 감지한다. 온점은 온도가 높아지는 변화를 냉점은 온도가 낮아지는 변화를 감지한다. 즉, 피부의 상대적인 온도 변화를 알 수 있다.

피부 감각점은 사람의 몸 전체에 분포하며 통점, 압점, 촉점, 냉점, 온점 순으로 많이 분포되어 있다. 따라서 피부는 통증에 가장 민감하고 따뜻함에 가장 둔감하다.

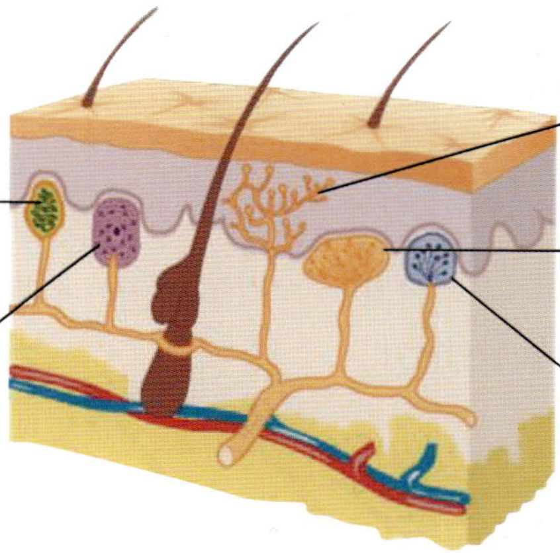

그림 1-5 피부의 감각신경

- **압각** : 수용기는 파치니소체로 피하조직, 근육에 분포해 근육의 운동을 감지한다.
- **온도 감각** : 온각 수용기인 라파니소체와 냉각 수용기인 크라우제소체가 있다. 절대적 온도가 아닌 수용기에 대한 열의 공급 속도 및 방향의 자극을 받아들인다.
- **통각** : 수용기에 열자극, 전기적, 기계적, 화학적 자극 등 강한 자극에도 반응한다.

4. 모발의 이해

1. 모발의 정의 및 특징

모발은 포유동물이 가지는 주요 특징으로 단단하게 밀착되고 각화된 상피세포로 이루어져 있다. 모발은 몸에 나는 털들을 총칭해 가리키는 말로 신체 특정 부위(손바닥, 발바닥, 입술 등)와 피부 경계 부위를 제외한 모든 곳에 존재한다. 출생 시 모낭의 수가 결정되고 이후 추가로 생기지 않는데 일반적인 두피의 모발 수는 약 10만개다. 모발은 인종, 색, 모질 등에 따라 개인차가 있고 여성이 남성보다 모발의 수가 더 많다.

모발의 성장 속도는 하루에 0.35mm, 한 달에 1~1.5cm가 자라며 환경 요인에 의해서 달라질 수 있다. 모발은 굵기에 따라 경모, 보통 모발, 연모로 나뉘는데 평균적으로 0.07mm이다. 또한 동일 인체의 모발이더라도 부위에 따라 굵기가 다르며 특히 얼굴과 목덜미가 다른 부위보다 대체로 가는 편이다.

2. 모발의 구조

모발은 크게 모간부와 모근부로 나뉜다. 모간부는 피부 표면에 위치하고 모근부는 두피 조직안에서 모발 성장에 관여한다.

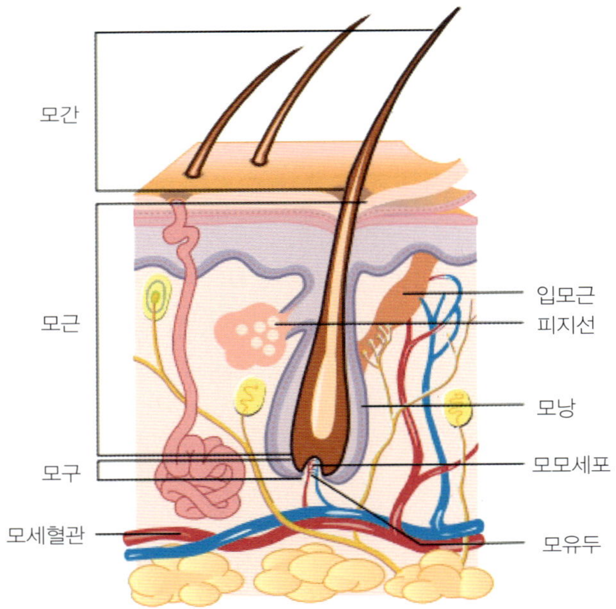

그림 1-6 모근부의 구조

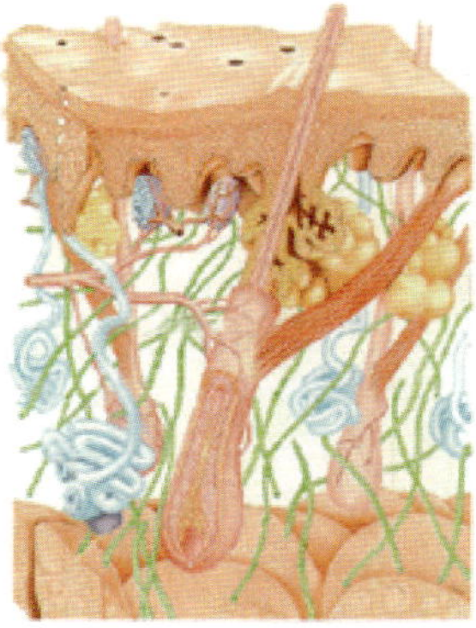

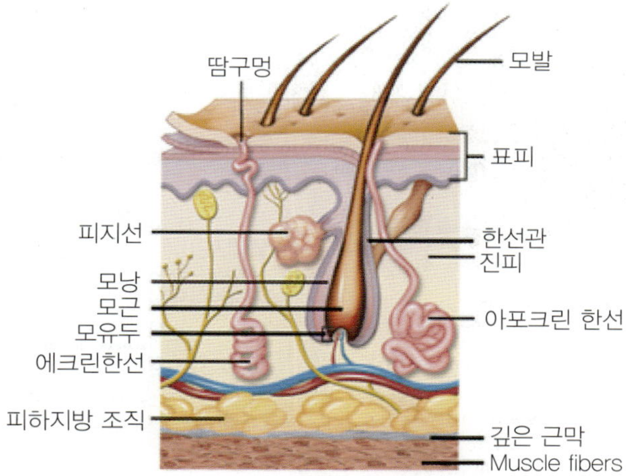

그림 1-7 모근부의 구조

(1) 모간부

모간부는 모발의 가장 안쪽 부분인 모수질과 이것을 감싸는 모피질, 가장 바깥 부위인 모표피로 구성된다.

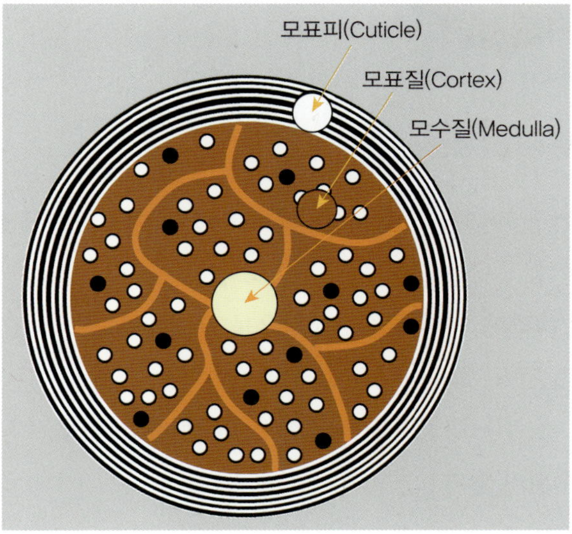

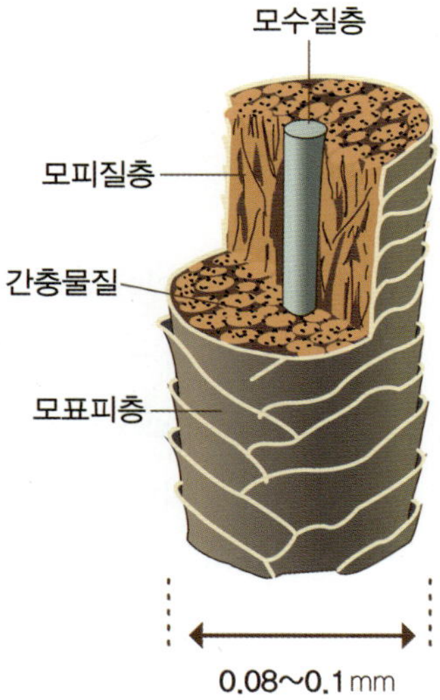

그림 1-8 모간부의 구성

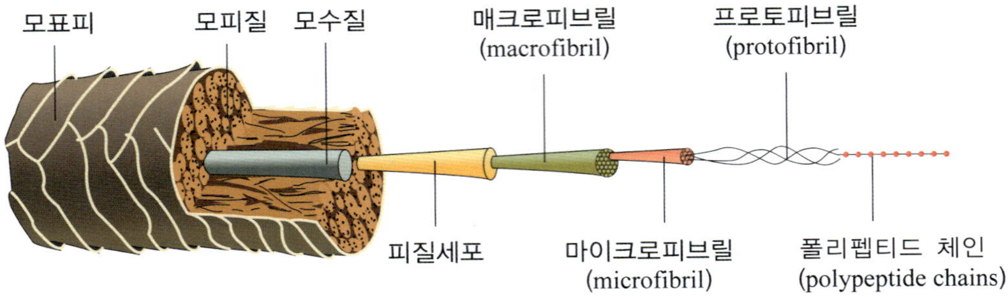

그림 1-9 모간부의 구조 및 기능

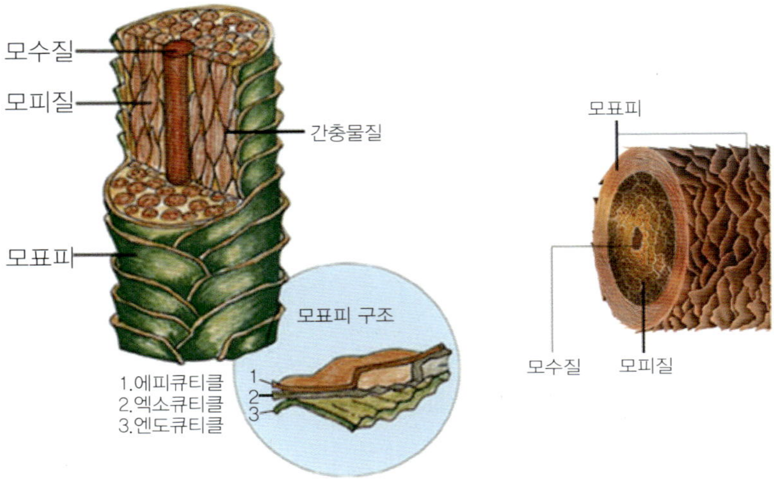

그림 1-10 모간부의 구조

① **모표피**(cuticle) : 모발의 가장 바깥층으로 모발의 10~15%를 차지하며 모발의 습윤성과 광택을 결정한다.

② **모피질**(cortex) : 모수질과 모표피 사이에 섬유모양으로 구성된다. 멜라닌 색소가 포함되어 모발의 색상, 강도, 탄력, 질감 등을 결정한다.

③ **모수질**(medulla) : 모발의 중심부로 공기를 포함한다. 배냇머리, 연모, 가는 모발(0.07mm 이하)은 모수질이 없다.

(2) 모근부

모근부는 피부조직 속 표피층에서부터 깊게는 피하조직층까지 차지한다. 모발의 생성과 탈모, 문제성 두피 발생과 관련된다.

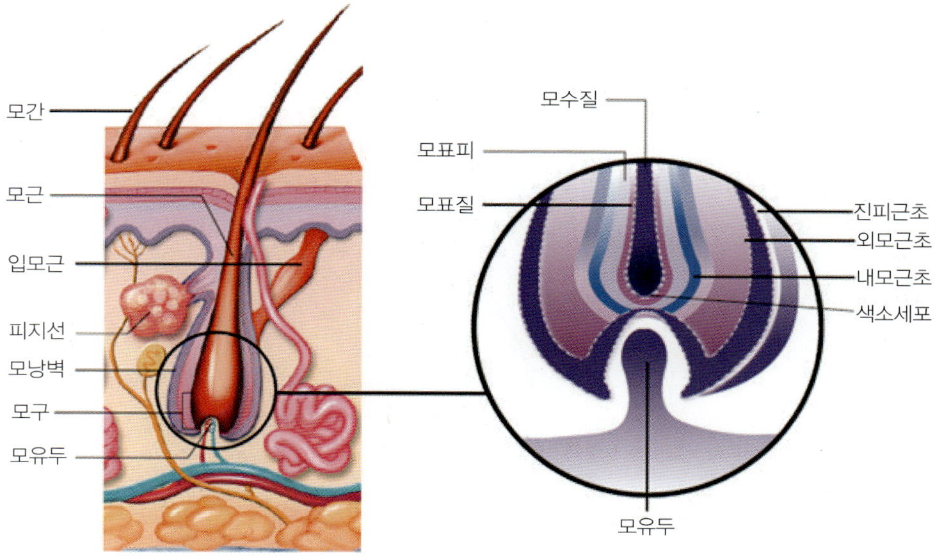

그림 1－11 모낭과 모구

① 모낭(hair follicle wall) : 모발을 만드는 피부기관이다. 모발이 세포분열에서 시작해 두피 밖으로 나오는 동안 모발을 보호한다.

② 모구(bulb) : 모발이 생성되고 성장하는 곳으로 전구처럼 볼록한 모양이다. 모유두와 모모세포로 구성되는데 모발의 성장에 관여하기 때문에 모주기에 따라 모구의 형태가 달라진다. 성장기 전구모양에서 휴지기에 접어들면 팽팽했던 모구가 위축된다.

③ 기모근(arrector pili muscle) : 모공 아래쪽에 붙어있는 작은 근육으로 갑작스러운 온도 변화, 공포로 인한 근육 수축으로 모발을 똑바로 서게 하거나 피부 표면에 소름을 돋게 한다.

④ 피지선(sebaceous gland) : 피부에 있는 기름을 생성하는 작은 샘으로 모낭 옆에 위치한다. 지방을 분비해 표피와 모발에 광택, 탄력성, 유연성을 준다.

⑤ 멜라노사이트(melanocyte) : 멜라닌 색소를 생성하는 세포로서 멜라노사이트의 크기와 양에 따라 모발의 색을 결정짓는다.

⑥ 한선(sweat gland) : 모공과 땀구멍을 통해 체내의 분비물을 체외로 배출하는 기관이다.

5. 모발의 주기

모발의 주기는 모발이 성장하는 성장기, 성장을 멈추고 모구가 축소하는 시기인 퇴행기, 모유두가 활동을 시작하거나 또는 새로운 모발을 발생시켜 오래된 모발을 탈모시키는 시기인 휴지기/발생기로 나눌 수 있다.

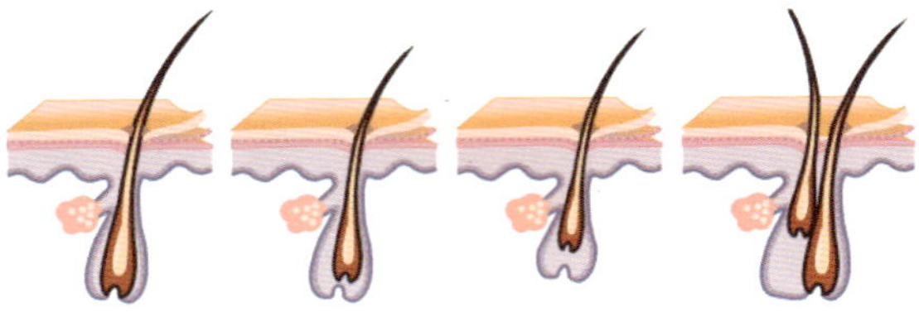

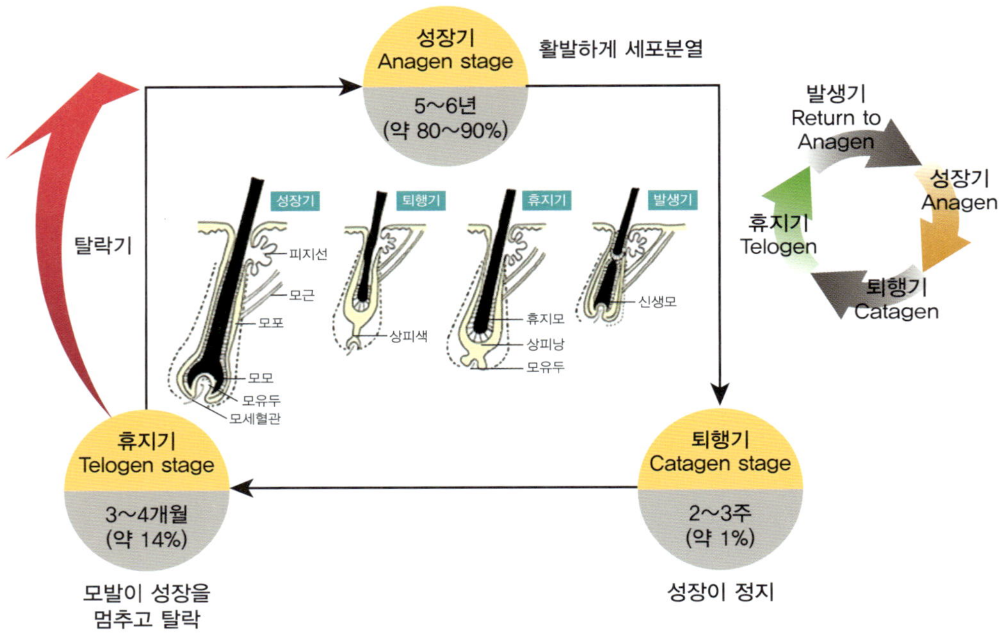

그림 1-12 모발의 성장주기

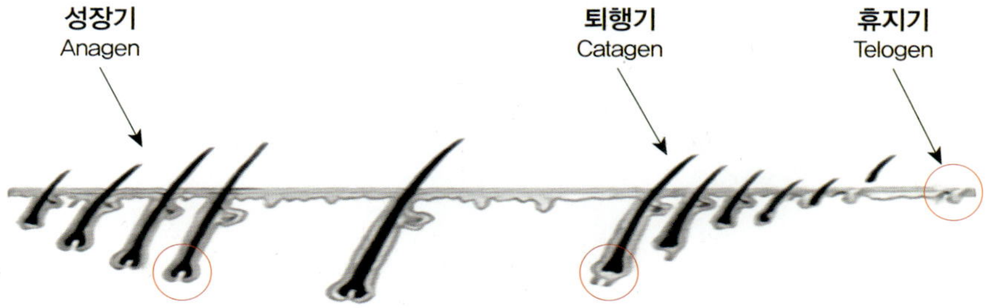

그림 1-13 모발의 모유두와의 접근성 위치

① **성장기** : 모유두가 모세혈관으로부터 모발생성을 위한 영양을 공급받고, 모세포에 전달하여 원활한 세포분열을 통해 새로운 신생모를 생성한다. 전체 모발의 약 88%가 성장기 모발에 해당한다.

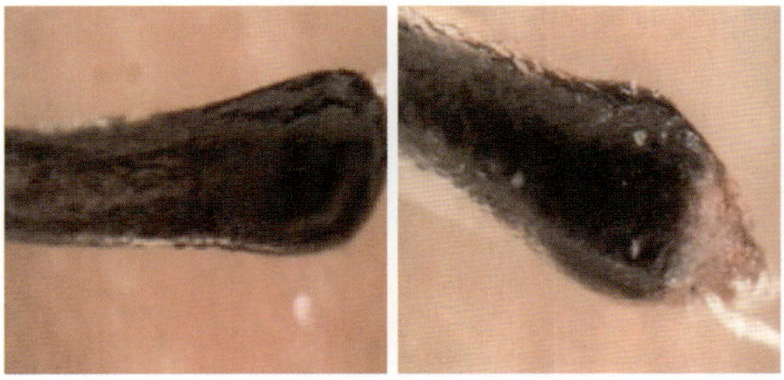

그림 1-14 성장기 모근

② **퇴행기** : 성장기 단계가 끝나고 모발의 형태는 유지하되 대사과정과 세포분열이 정지된 단계이다. 전체 모발의 약 1%가 퇴행기 모발에 해당한다.

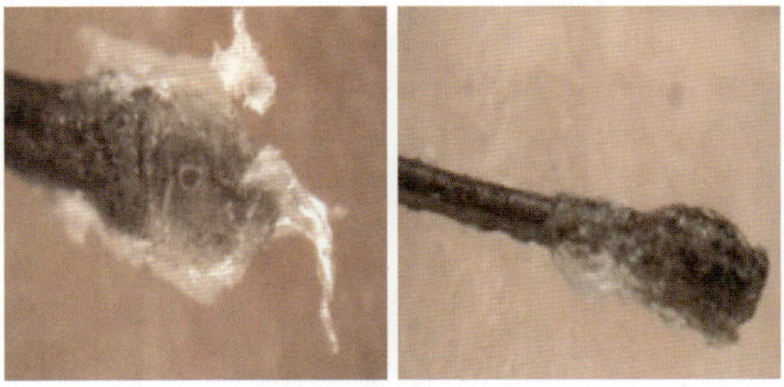

그림 1-15 퇴행기 모근

③ **휴지기** : 모유두가 위축되어 모낭이 수축하고 모근은 피부 바깥층으로 올라가 빠지는 단계이다. 전체 모발의 약 10~15%가 휴지기 모발에 해당한다.

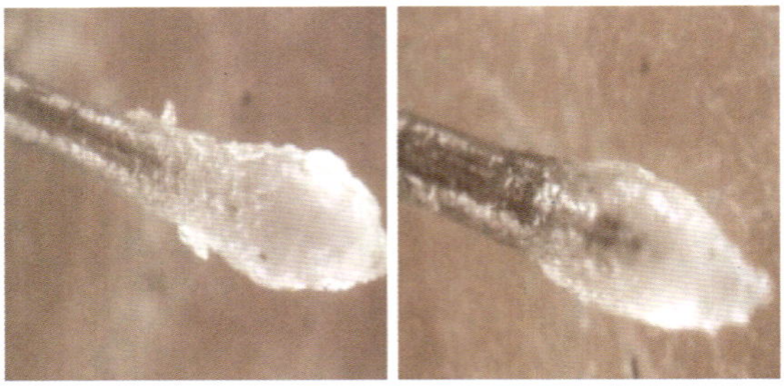

그림 1－16　휴지기 모근

④ **발생기** : 모구와 모유두가 결합해 세포분열이 시작되고 발생 기모가 형성되어 휴지 기모의 자연탈모를 유도하는 단계이다. 발생기의 기간은 매우 짧다.

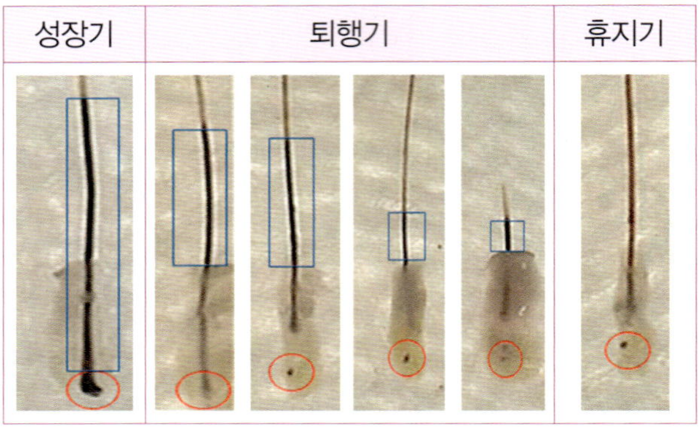

그림 1－17　모근의 일생

6. 모발의 종류

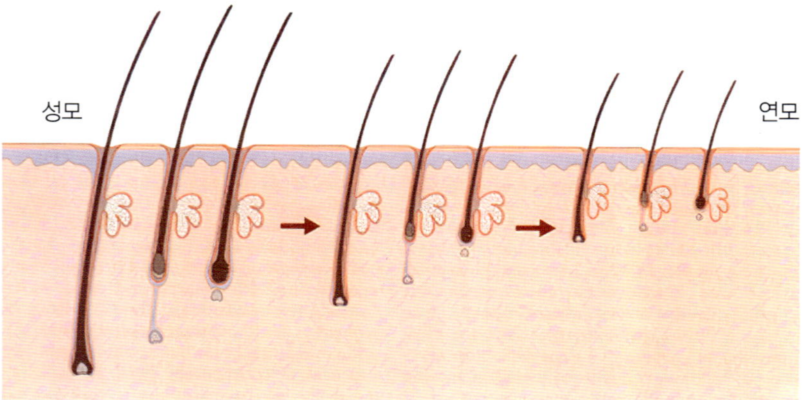

(1) 취모

태아 때부터 모근 형성과 함께 만들어진 첫 번째 털이며 배냇머리라고 한다. 취모는 모수질이 없어 털이 아주 얇고 부드러우며 멜라닌 색소도 없거나 적기 때문에 모발 색상도 아주 연하다. 출생 전후 모낭에서 탈락이 이루어지며 연모로 교체된다.

(2) 연모

유아기 시기의 대부분 털이 연모이며 신체 전체에 존재하고 가늘고 연한 털로 취모와 비슷하다. 사춘기 전후 호르몬 변화로 인해 경모로 교체된다. 모발의 수는 모체에서 결정되기 때문에 동일하다.

(3) 경모

신체 부위에 따라 차이가 있지만 일반적으로 0.15~0.20mm 정도의 굵기이며 성인의 눈썹, 겨드랑이 털, 수염, 모발, 음모 등의 털이다. 단백질 결합을 하고 있어 변형이 어려우며 모수질과 풍부한 멜라닌 색소를 지니고 있어 튼튼하고 진하다.

7. 피부장애와 질환

1. 피부장애

인체의 내적 또는 외적 요인에 의해 유발된 일반적인 피부병변을 발진이라고 한다. 발진에는 원발진(primary lesions)과 속발진(secondary lesions)이 있다.

(1) 원발진

원발진이란 피부질환이 원인이 되어 일어나는 초기의 생체 변화로서 1차적 피부장애 증상을 의미한다.

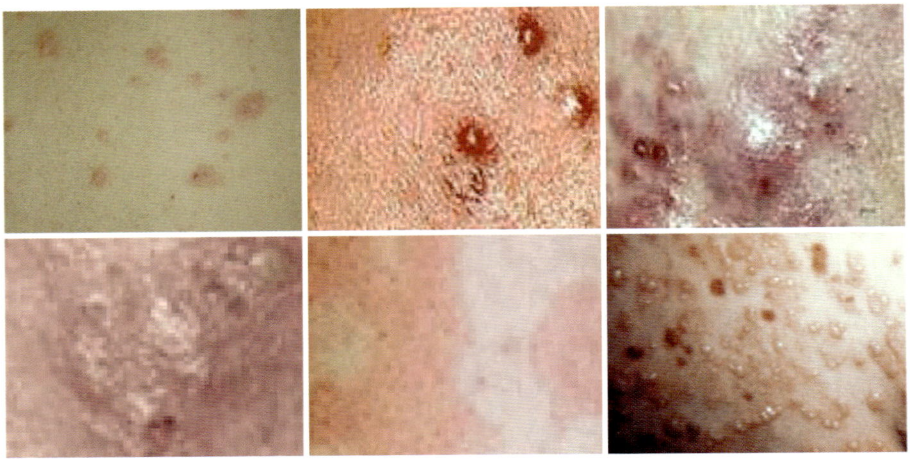

그림 1－18 원발진

① **반점** : 피부의 융기나 함몰이 없으며 여러 형태와 크기로 피부 색조에 변화가 있다.

② **홍반** : 모세혈관의 출혈에 의해서 생긴 피부 발적 상태를 말하며 시간에 따라 크기가 변한다.

③ **구진** : 피부 표면에 단단한 융기 형태를 띠며 주위 피부보다 붉다. 주로 피지선 주위나 모낭의 개구부에 발생해 표피에 존재하는데 여드름 초기 증상으로도 나타난다.

④ **농포** : 표피 또는 표피 아래에 생기는 고름의 집합을 말하며 모낭이나 한선에 많이 형성된다. 농포의 전 단계인 구진과 비슷한 형태이지만 융기된 주머니 안에 고름을 포함하고 있다.

⑤ **결절** : 구진과 종양의 중간 형태로 경계가 명확하고 단단한 융기 물질이며 표피뿐만 아니라 진피, 피하지방까지 침범한다.

⑥ **종양** : 직경 2cm 이상의 단단한 피부의 증식물을 말한다. 융기되거나 피부 안에 깊게 증식하며 세포와 조직에 따라 종양의 종류도 매우 다양하다.

⑦ **소수포** : 직경 1cm 미만의 혈청, 림프액 등을 포함한 물집이다. 불규칙하게 분포하기도 하고 군집 배열을 띠는 경우도 있다.

⑧ **대수포** : 직경 1cm 이상의 큰 수포를 말한다. 혈액성 내용물을 포함하고 있으며 둥글고 불규칙한 모양을 나타낸다. 표피 안에 존재하나 깊이가 얕고 물집의 벽이 얇아 적은 자극에서도 쉽게 터진다.

(2) 속발진

속발진이란 원발진이 진행 또는 회복하거나 외상 및 외적 요인에 의해 변화된 상태를 말한다. 2차적 피부 장애를 의미한다.

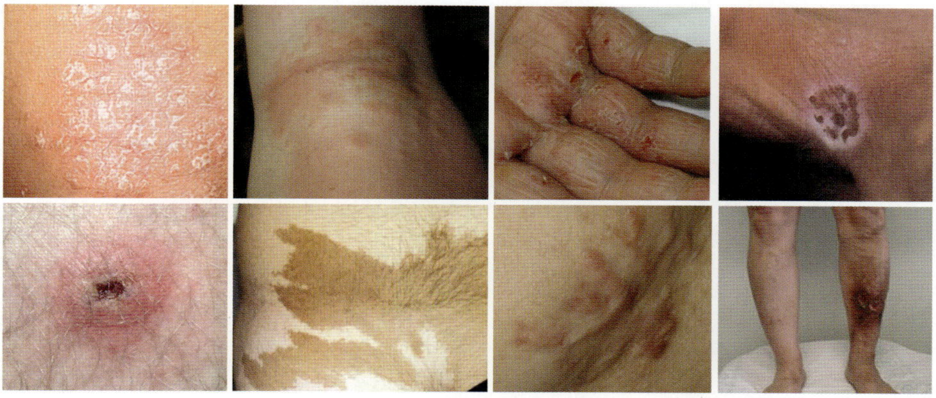

그림 1-19 속발진

① **인설** : 비늘이라고도 하며, 표피에서 떨어져 나오는 불완전한 각화 과정에 의한 각질 조각을 말한다.

② **찰상** : 기계적인 자극, 마찰 등에 의해 표피가 긁혀서 상처가 난 것을 말한다. 주로 찰과상에 의해 생기며 흉터 없이 치유된다.

③ **가피** : 딱지라고도 하며, 표피 부스러기나 혈액성 물질이 피부 표면에서 건조된 덩어리다. 가피 아래 새로운 표피가 형성될 수 있도록 상처를 보호하는 역할을 한다.

④ **미란** : 외부자극에 표피가 파괴되어 떨어져 나간 상태를 말한다. 선홍색을 띠며 출혈이 없고 반흔 없이 치유된다.

⑤ **균열** : 피부에 좁고 깊게 갈라진 틈이 생기는 것을 말한다. 이는 외부 자극에 피부의 탄력성, 신축성이 감소되어 나타나는 현상이다. 치유 이후에 반흔을 남긴다.

⑥ **궤양** : 염증과 괴사로 인해 상피가 탈락하여 조직 표면이 결손되고 함몰된 형태를 말한다.

⑦ **반흔** : 일반적으로 흉터라고도 하며 외상에 의해 훼손된 부분이 새로운 결체 조직으로 복구된 상태다. 정상적인 치유 과정 중 하나로, 결손의 모양에 따라 반흔의 모양과 크기가 결정된다.

⑧ **태선화** : 표피 전체와 진피의 일부가 건조해져 가죽처럼 두꺼워진 상태를 말한다. 아토피와 같은 만성 소양성 질환에서 주로 관찰된다.

2. 피부질환

(1) 피부염

습진은 일반적으로 피부염과 동의어로 사용되며, 주로 홍반, 인설, 부종을 보이고 과다각화증, 태선화 등 피부질환을 동반하는 표재성 피부염이다. 습진은 내인성과 외인성 요인으로 발생되는데 대표적으로 접촉 피부염은 외인성 요인에 의해 발생하고 아토피 피부염은 내인성 요인에 의해 발생한다.

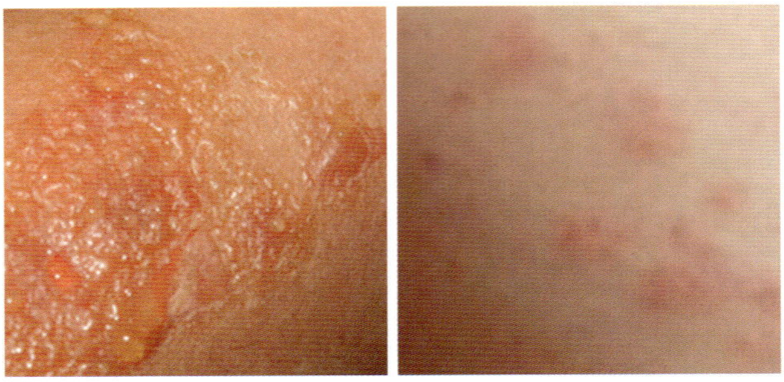

그림 1-20　급성 피부염과 만성 피부염

1) 접촉 피부염

① **자극성 접촉 피부염** : 피부에 자극을 주는 화학적, 물리적 요인에 노출되어 발생하는 피부염을 말한다.

② **알레르기성 접촉 피부염** : 자극성 접촉 피부염은 외부자극 요인에 노출되어 발생하지만, 알레르기성 접촉 피부염은 특정 접촉 항원에 감작되어 있는 사람이 접촉 알레르기 항원과 접촉할 경우 발생하는 피부염이다. 주로 감작기와 유발기 과정에서 알레르기 반응이 일어난다.

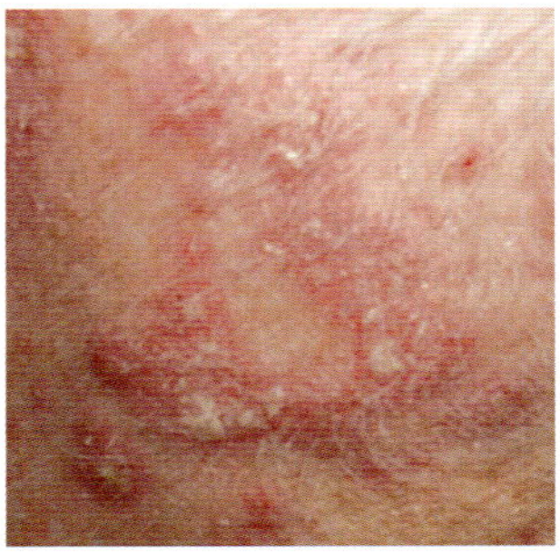

그림 1-21　접촉성 피부염

2) 아토피 피부염

주로 영유아기 시절에 발생하는 피부염으로, 아토피 질환의 가족력, 개인 병력 등 유전적 요소가 주원인이다. 신체 특정 부위에 습진이 만성적으로 발생하며 유전적 요소뿐만 아니라, 음식물과 같은 환경적인 요소와 복합적으로 작용해 아토피 피부염이 발생한다.

3) 지루성 피부염

피지선이 풍부한 부위에 발생하는 피부염을 말한다. 가려움의 증상이 있으나 아토피 피부염과 접촉 피부염에 비해 심하지 않다. 피지선은 얼굴에 많이 분포해 있으며 성인 남성에서 흔하게 나타나고 지성피부, 신경계 장애, 내분비 질환, 면역 결핍증과 연관성이 있으며 주요 증상은 가피, 인설이 나타나고 가려우며 두피, 겨드랑이, 사타구니 등에 나타난다.

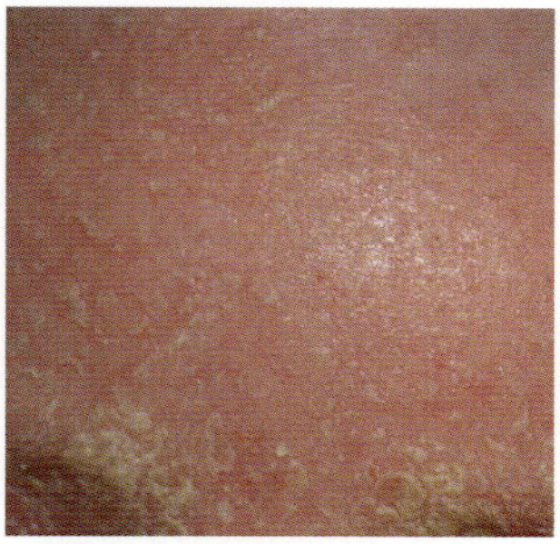

그림 1－22　지루성 피부염

4) 감염성 피부염

피부에는 각종 미생물과 세균이 번식하고 있다. 이때 세균이 직접 모낭에 침투하거나 외부자극에 의해 손상된 피부의 부위에 침입할 때 피부 세균 감염에 걸리게 된다.

① **박테리아에 의한 피부질환** : 화농성 박테리아에 의해 발생한다.

- **모낭염** : 모낭 주위에 화농성 박테리아의 침입으로 인한 감염이나 외부자극 등에 의해 발생하는 염증 질환이다.
- **농가진** : 연쇄구균, 황색포도상구균의 침입과 감염으로 인해 발생하며 주로 영유아기 시절 많이 발생하고 전염성이 강한 질환이다.

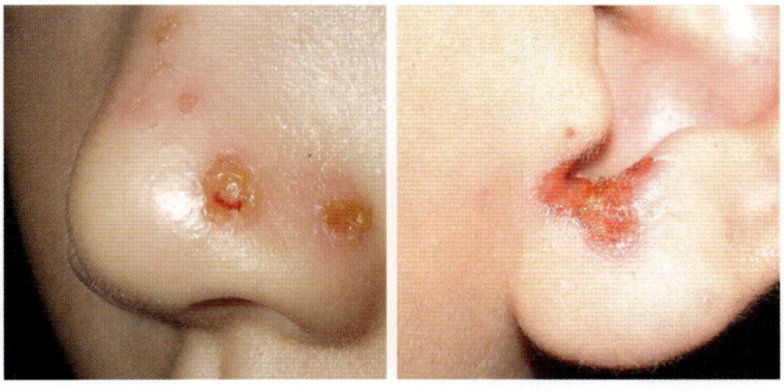

그림 1－23　농가진

- **간찰진** : 피부면이 겹치는 곳에 염증이 발생하는 표층 피부염이다. 가벼운 홍반에서 시작하나 점차 피부가 짓무르고 진물이 흐르게 된다. 2차 감염의 위험이 존재한다.

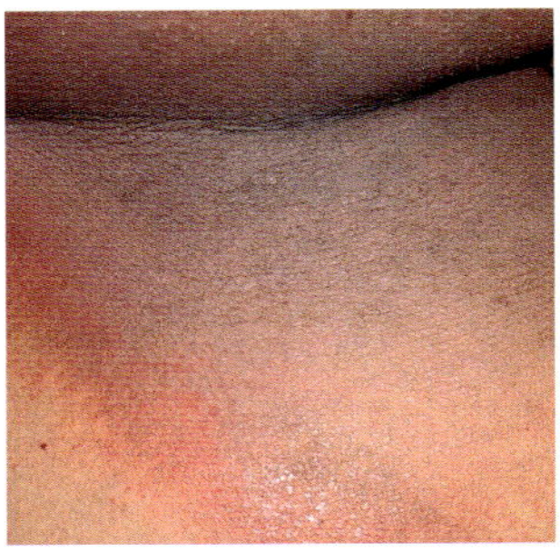

그림 1-24 간찰진

② 바이러스 감염성 피부질환

- **단순포진** : 헤르페스 바이러스의 일종인 단순포진 바이러스의 피부 침입 및 감염으로 주로 물집이 발생한다. 붉은색 바탕에 맑은 수포가 생기고 2~3일 이후 소수포가 터져 가피가 생기는데 이후 상처가 자연 치유된다. 주로 직접적인 접촉에 의해 바이러스 감염이 이루어진다.

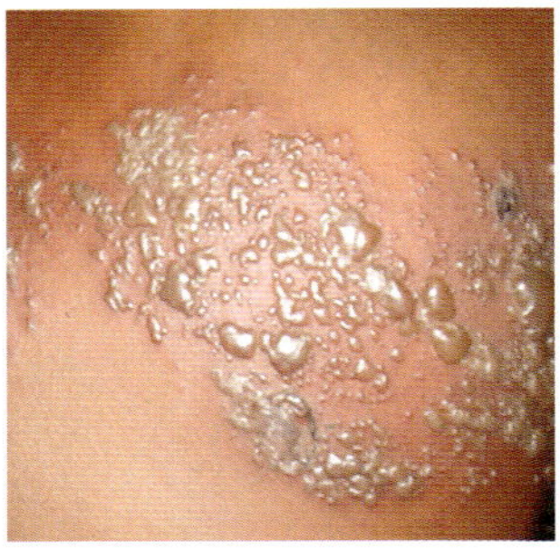

그림 1-25 단순포진

- **수두** : 수두-대상포진 바이러스에 의한 피부 침입 및 감염에 의해 발생하는 피부 질환이다. 빨간 물집과 가려움의 증상이 있고 발열, 두통을 동반한다. 보통 소아기 때 흔하게 발생하는 질환이며, 한 번 앓고 나면 이에 대한 면역체계가 생긴다.

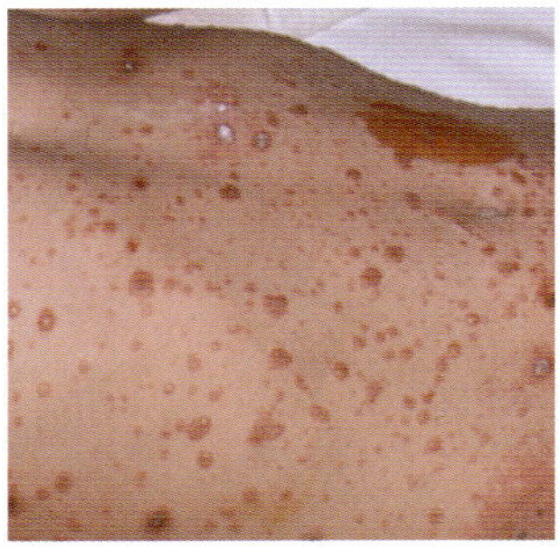

그림 1-26 수두

- **대상포진** : 수두, 대상포진 바이러스에 의한 피부 침입 및 감염에 의해 발생하며 어릴 적 앓았던 수두 바이러스가 완전히 없어지지 않고 특정 신경절에 잠복되어 있다가 몸의 면역체계가 약해졌을 때 활동해 생기는 질병이다. 심한 통증을 유발하며 수포를 동반한 발진이 주 특징이다.

- **풍진** : 어린이에게 흔히 발생하며 연분홍색 발진이 얼굴에서 시작해 24시간이내 체간과 사지로 퍼지며 미열이 동반된다. 호흡기를 통한 비말감염의 형태로 전염성이 높다.

- **수족구** : 10세 이하 어린이의 손과 발, 입에 나타나는 수포성 병변이 특징으로 일주일 정도 지나면 자연 치유된다.

(2) 각화이상증

표피의 각화 이상 증상에 의해 발생하는 피부 질환이다.

- **건선** : 각화가 잘 일어나지 않고 세포분열이 과하게 되는 질환이다. 피부가 은백색 비늘로 덮여있고 붉은색 구진과 발진을 동반한다.

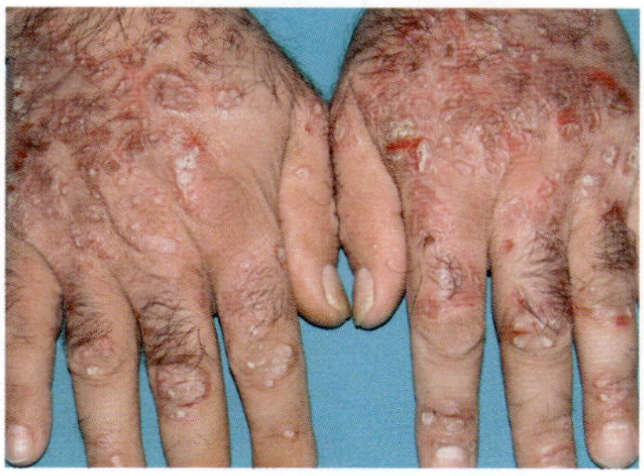

그림 1-27 건선

- **모낭 각화증** : 모낭에 각질층이 쌓여 덩어리가 되는 질환이며 마치 털을 뽑은 닭의 피부와 같은 모양이다.
- **편평태선** : 피부와 점막에 특징적인 구진과 가려움을 동반하는 염증성 피부질환으로 정확한 원인을 알 수 없다.

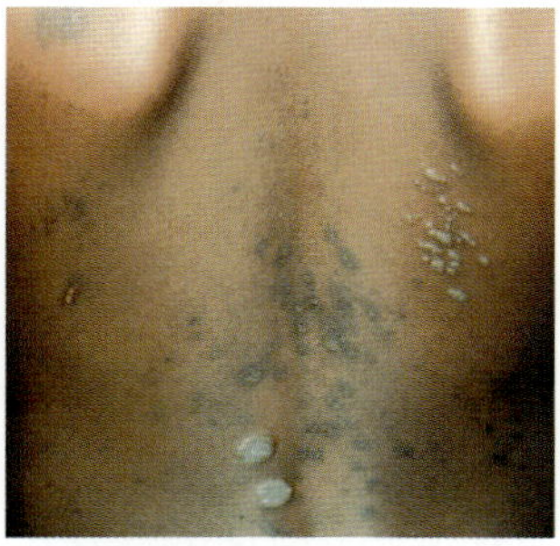

그림 1-28 편평태선

(3) 기타

- **기미** : 얼굴에 불규칙한 모양의 갈색 점이 발생하는 질환이다. 주로 눈 밑과 이마에 좌우 대칭으로 발생하고 태양광선에 노출, 임신, 일부 항경련제 등에 의해 악화될 수 있다.
- **주근깨** : 자외선에 노출된 피부에 나타나는 황갈색의 작은 반점을 말한다. 피부 멜라닌 세포가 자외선에 자극을 받아 멜라닌 색소의 합성이 증가하면서 발생한다.
- **점** : 흑갈색의 원형반점 형태로 의학용어로 모반이라고 한다. 대다수는 색소세포 모반이며 3~8mm 정도로 편평하거나 융기되어 있다.

8. 위생과 소독

1. 자연 소독법

(1) 희석

살균 효과는 없으나 일차적으로 감염원을 희석하여 세균의 농도를 저하시키거나 균수를 감소시켜 세척하는 방법이다.

(2) 태양광선

태양광선 내에 파장이 265nm의 가장 강한 자외선을 이용한 멸균 방법이며 살균 작용과 수분 제거에 효과가 있다. 약물 소독이 어려운 침구, 의류 소독에 사용된다.

(3) 한랭

저온상태로 세균 발육을 저지하는 방법이며 일부 균은 사멸된다.

2. 물리적 소독법

(1) 가열법

① 건열멸균법

내열성이 강한 금속류, 사기류, 유리류 등 소독에 사용되며 건열멸균기에서 160~170℃에서 1~2시간 정도 가열시켜 건열로 미생물과 아포균을 사멸시키는 방법이다.

② 화염멸균법

내열성이 강한 유리류, 쇠, 도자기 등의 소독에 사용되며 미생물에 오염된 소독물을 160~180℃의 불 속에 20초 이상 직접 접촉시켜 미생물을 사멸시키는 방법이다.

③ 소각소독법

의류나 수건, 환자의 배설물, 결핵 환자의 객담 등 미생물에 오염된 소독물을 불에 태워 멸균 처리하는 방법이다.

(2) 습열법

① 저온살균법

루이 파스퇴르(Louis Pasteur)에 의해 고안된 방법으로 62~63℃에서 30분간 소독하는 방법으로 유제품 등 고온 소독에 약한 제품을 소독할 때 사용된다. 유익균은 파괴하지 않으며 식품의 변질을 방지하는 것으로 부패균을 부분적으로 살균하는 방법이다.

② 초고온살균법

우유를 135~150℃의 고온에서 수초간 가열하여 모든 미생물을 사멸시키는 방법이다.

③ 자비소독법

끓는 물로 소독하는 방법으로 100℃의 끓는 물에 소독제를 넣고 15~20분 가량 끓여 소독하는 방법으로 곰팡이 및 일반 세균, 바이러스는 사멸되나 B형 간염 바이러스와 아포균은 사멸되지 않는다. 주로 금속식기, 도자기, 주사기, 면 종류 등을 살균할 때 사용하며 내열성이 약한 플라스틱에는 사용하지 않는다.

④ 고압전기 멸균법

고압, 고온을 견디는 수술용 기구, 의류, 금속성 기구, 주사기 등 소독에 사용되며 부식되기 쉬운 제품의 소독은 피해야 한다. 120~130℃의 고온의 수증기로 고압 상태에서 20분간 소독하여 미생물과 아포균을 사멸시키는 방법이다.

⑤ 유통증기 소독법

코흐의 증기솥을 이용해 100℃의 유통 증기에서 30~60분간 가열시켜 미생물을 사멸시키는 방법으로 주로 도자기나 의류 소독에 사용된다.

⑥ 간헐 멸균법

유통증기 소독을 24시간 간격으로 3회 실시하여 유통증기 소독법으로 사멸하지 못한 아포균까지 사멸시키는 방법으로 포자를 발육시켜 저항력이 약한 상태로 만들기 위해 휴지기에는 20℃ 온도를 유지시켜야 한다. 주로 도자기나 금속류 소독에 사용된다.

(3) 비가열 처리법

① 자외선 살균법

자외선 살균 등에 의한 살균 방법으로 강한 자외선을 이용하여 멸균하는 방법이나 내부 침투력이 약하여 아포균까지 사멸은 힘들며 자외선을 쬔 표면 살균만 가능하다. 공기, 수술실 등 소독에 사용된다.

② 방사선 멸균법

방사선을 대량으로 방출시켜 단시간에 소독하는 방법이다. 가열이 불가능한 제품 소독에 용이하며 내부 투과력이 강해 포장된 식품, 의약품 등을 멸균할 때 사용된다.

③ 여과 멸균법

열에 의해 변성을 일으키는 약품이나 효소 등의 액체를 여과기로 걸러내어 소독하는 방법이며 혈청, 당, 요소 등의 멸균이나 세균, 바이러스 등을 균체로부터 걸러내는 방법이다.

④ 초음파 멸균법

주로 나선균, 의료기구를 소독하며 초음파의 파장을 이용하여 살균 소독하는 방법이다.

3. 화학적 소독법

소독력이 있는 약품을 사용하여 소독하는 방법이다.

(1) 석탄산(페놀)

3% 수용액이 사용되며 살균력의 안정성이 높고 경제적이다. 세균의 단백질 응고 작용과 세포의 용해 작용으로 살균한다. 미생물 살균 효과는 있으나 바이러스, 아포균은 사멸되지 않는다. 고온이거나 염산, 염화나트륨 첨가 시 소독력이 증가하며 저온에서는 소독력이 약하다. 피부점막, 금속류 소독에는 부적합하며 기구류 소독에 사용된다.

(2) 알코올

70% 알코올이 사용되며 피부와 기구 소독에 용이하여 살균 효과는 있으나 아포균 사멸에는 효과가 없다.

(3) 생석회(산화칼슘)

생석회와 물을 희석하여 사용하기도 하며 습기가 있는 곳, 토사물, 쓰레기통, 화장실, 하수도 등의 소독에 사용된다.

(4) 포르말린(포름알데히드)

포르말린 1, 물 34의 비율이 사용되며 온도에 민감하여 30℃ 이상의 고온에서 강한 살균력을 가지고 있다. 기구 소독과 실내 소독 시 사용되고 미생물과 아포균까지 사멸시킨다. 기체 상태로 넓은 실내 소독 시 밀폐된 공간에서 소독하여야 하며 시체 방부제로도 사용된다. 내부 소독 시 침투가 힘들기 때문에 반드시 진공 상태를 유지하여야 한다.

(5) 오존

강력한 산화력을 가진 오존을 이용하여 살균 소독하는 것으로 박테리아, 미생물 등에 대한 살균력이 매우 강하지만 자극이 심하고 불안정하다.

(6) 역성비누액

양이온 계면활성제로 자극이 적으며 독성이 없다. 세정력은 약하나 강한 살균력으로 손, 과일, 채소 소독에 가장 많이 이용된다.

(7) 머큐로크롬액(포비돈 요오드)

2% 수용액이 사용되며 피부 상처 소독에 사용된다. 흔히 빨간약이라고 불리고 있다.

(8) 과산화수소

2.5~3.5% 수용액이 사용되며 피부 조직 내 생체촉매에 의해 분해되어 발생되는 산소의 산화력으로 살균 작용한다. 구내염, 입안상처 등 피부 소독에 사용된다. 강한 산화력이 있어 표백제로도 이용된다.

(9) 승홍수(염화 제2수은)

0.1% 수용액이 사용되며 화학적 소독법 중 가장 강한 살균력이 있다. 무색, 무취로 맹독성이라 사용 시 주의해야 한다. 온도가 높을수록 살균력이 증가하며 금속을 부식시킨다. 승홍수에 염화나트륨을 첨가하면 용액이 중성으로 되면서 자극이 줄어든다. 유리제품, 도자기류, 의류 등의 소독에 사용된다.

(10) 크레졸

손 소독 시 1~2%, 미생물 소독 시 3% 수용액이 사용된다. 강한 소독 효과로 석탄산보다 2배의 소독력을 가지고 있으며 경제적이다. 바이러스에 효과는 없지만 세균, 결핵균 소독에 효과적이다. 피부 자극은 약하나 세균의 소독력은 강하여 피부 소독에 사용되고 있다.

(11) 치아염소산나트륨

강한 알칼리성 액체로 분해되면서 산소를 발생시키고 표백분으로 대체 가능하다. 소독력은 강하나 아포균에는 약하며 금속류는 부식시킬 수 있다. 주로 과일, 채소, 식기 소독에 적합하다.

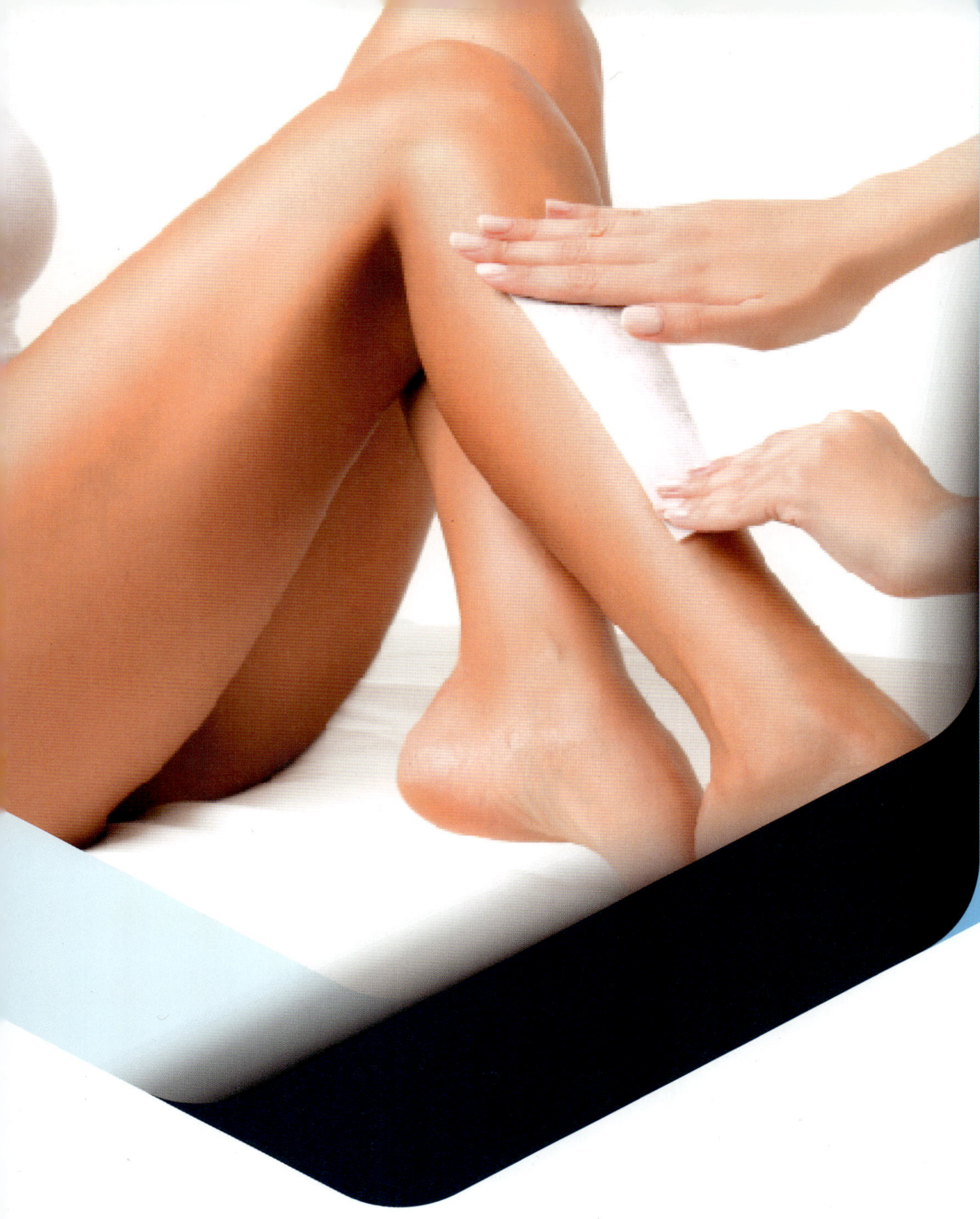

Chapter 2

Chapter 2

제모

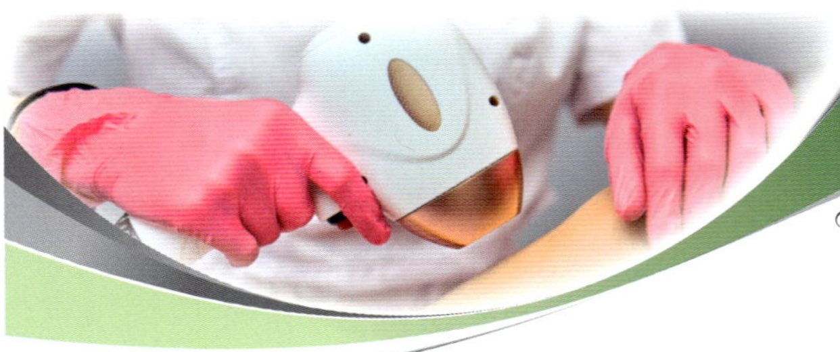

Chapter 2

제모

1. 제모의 역사

고대 문헌에 따르면 제모는 문명이 발달되기 전인 약 2만 년 전 고대 이집트 시대부터 시작되었다는 기록이 있다. 시대의 변화와 사상에 따라 제모의 역사도 다양하게 변천되어 왔으며 현대사회에는 미용과 위생을 위한 주요 뷰티산업으로 자리매김하고 있다.

1. 고대 이집트 시대

고대 이집트인들은 신에 대한 숭배가 매우 강했는데 이들은 신들의 신체에는 털이 전혀 없다고 믿었고, 신체에 털이 있는 것을 불길하게 여겨 이집트 신전에서는 제식의 일부로 신체의 모발을 모두 제거하기도 하였다. 이집트 분묘에 제모 관련 도구나 재료(조개 족집게, 청동 푸미스 스톤 등)가 남아있으며 벽화에는 머리카락의 일부 또는 모두를 제모한 모습이거나 가발을 사용한 남녀가 많이 묘사되는 것을 알 수 있다.

이집트인들은 제모를 중시 여기었으며 신체에 난 털을 그대로 방치하는 사람은 노예나 이방인들이었다. 또한 클레오파트라를 포함한 이집트 여성들은 밀랍과 설탕으로 만든 왁스와 조개 족집게를 이용하여 신체의 털을 모두 제거하였고 염소젖으로 목욕을 하여 탄력있고 매끄러운 피부 결을 갖기 위해 노력하였다.

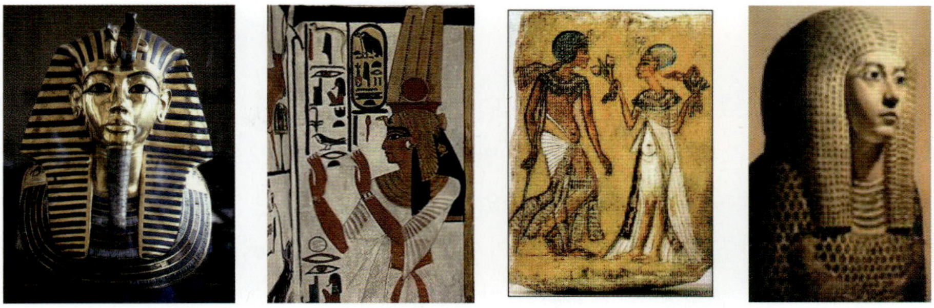

그림 2-1 고대 이집트 남성과 여성의 스커트

2. 고대 그리스, 로마 시대

상류층 여성과 남성들은 모발과 코털을 포함한 전신의 털을 모두 제거하는 것이 유행이었으며 제모를 부의 상징으로 여겨 신분의 높낮이를 구분하는 척도가 되기도 하였다. 이 시대의 여성 조각상을 살펴보면 털이 없는 매끈한 피부를 표현한 것을 알 수 있으며 로마 시대의 시인 오비디우스(Ovidius)의 '사랑의 기교'라는 저서에 여성이 몸을 가꾸기 위해 종아리 털을 제거하는 내용이 기록되어 있다.

또한 이때 여성들에게는 음모를 제거하는 것이 유행이었으며 어린 소녀들은 음모가 자라나기 시작할 때부터 모두 제거하였다. 제거 방법으로는 비소 화합물로 피부를 상하게 할 위험이 있는 석황을 사용하거나 불셀라(Volsella)라고 불리는 집게를 이용하였으며, 송진, 염소 쓸개를 사용하기도 하였고 심지어 털을 태우는 방법 등을 이용하였다.

3. 중세 시대

중세시대 여성들은 페일 룩(pale look)과 넓은 이마가 아름다움의 상징이었고 그 당시 유행하던 사치스러운 가발과 화장을 돋보이게 하기 위해 족집게를 사용하여 자신의 눈썹과 이마, 헤어라인의 털을 뽑았다. 털을 제거한 자리에 모발이 성장하는 것을 억제하기 위해 박쥐나 개구리의 피, 호두오일, 암모니아를 적신 붕대 등을 사용하였다.

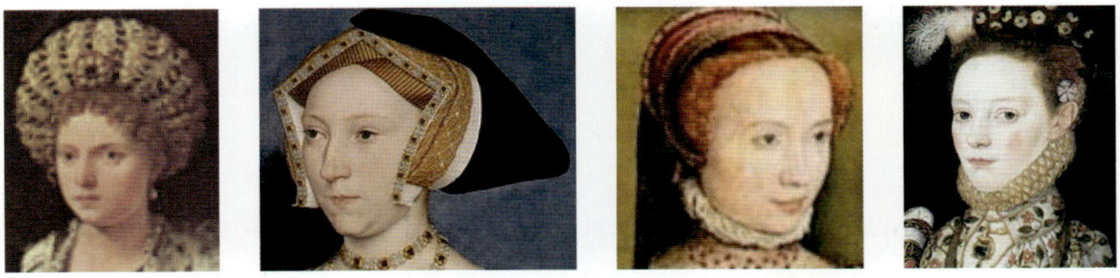

그림 2-2 르네상스 시대 여성의 머리 형태와 메이크업

4. 18세기

18세기는 후반으로 갈수록 간편한 제모 방법을 시도하였다. 1760년대 최초의 직계 면도기를 개발하였으며 일부 여성들은 면도기를 이용한 제모를 시작하였다. 1771년 '화장과 유행학 개론'이라는 책이 출판되었는데 탈모제로 썩은 참치, 쥐며느리 등을 활용한 방법을 소개하였다. 1875년 안과 의사 찰스 미첼(Charles, E. Michel)은 피부 속으로 자라나는 속눈썹을 치료하기 위한 방법으로 전기 분해 요법을 발견하였으며 이것은 얼굴과 전신의 털을 제거하는데 사용되기 시작하였다.

5. 19세기

1844년 구로(Gouraud) 박사의 '푸드르 십틸(Poudre Subtile)' 이라는 파우더 타입의 제모 크림이 출시되었으며 미국에서 파우더 제모제를 사용하였다. 어떤 파우더는 물을 섞어 사용했고 섞인 반죽을 피부에 발랐다. 1880년 킹 캠프 질레트(King Camp Gillette)는 최초의 남성 면도기를 개발하였다.

6. 20세기

1901년 킹 캠프 질레트(King Camp Gillette)는 판에 박혀 있는 쌍날 일회용 면도기로 특허를 받았으며 안전하고 편리한 면도기를 발명하여 면도기 회사를 설립하였다. 이후 면도가 안전한 제모 방법으로 자리 잡으면서 남성들은 가정에서 면도를 하기 시작했고 매일 면도를 하는 것이 관행이 되었다. 질레트사에서는 1915년 여성을 위한 최초의 면도기를 만들었으며 하퍼스 바자(Harper's Bazaar) 잡지에 "겨드랑이에 털이 있는 여성은 여성답지 않다"라는 마케팅을 하면서 여성들의 제모가 활성화되었다.

1935년에는 최초의 전기 면도기가 개발되었고 1940년에 여성용 전기 면도기가 최초로 출시되었다. 1960년대 이르러 프랑스에서 최초의 스트립 왁스가 등장하였으며 피부 표면의 털만 깎아내는 면도가 아닌 모발의 모근부터 뽑아내는 왁싱 방법이 활용되었다. 1995년에는 레이저를 이용한 제모 방법이 FDA에서 정식 승인을 받아 레이저를 이용하여 모낭을 파괴하는 영구 제모 시술이 시작되었다.

7. 현대

현대 사회에 들어서는 안전하고 다양한 제모 방법이 시행되고 있다. 대표적으로 피부과 병원에서 레이저 빛을 통해 모낭을 파괴하여 털을 제거하는 레이저 제모가 시술

되고 있으며 제모 크림을 이용하여 털을 제거하는 화학적 제모, 면도나 왁스를 이용하여 털을 제거하는 물리적 제모 방법 등이 행해지고 있다. 특히 대중매체의 영향으로 다양한 제모 방법과 효과가 대중에게 알려지면서 여성뿐 아니라 남성들도 털을 제거하는 방법에 관심을 가지고 다양한 부위의 제모를 선호하는 추세이다.

2. 제모 종류와 방법

제모는 크게 두 가지 방식으로 나눌 수 있다. 모구와 모유두의 부착을 파괴하여 모낭이 제거된 후 털의 재성장이 일어나 주기적인 관리가 필요한 것이 일시적 제모 방법이다. 그리고 레이저를 이용하여 레이저 빛 에너지가 모근 부위에 흡수되면 열에너지로 전환되어 레이저 종류에 따라 모근 혹은 모유두를 손상시켜 털을 제거하는 영구적인 제모 방법이 있다.

1. 일시적 제모

(1) 면도(Shaving)

일상생활에서 가장 쉽게 접할 수 있는 면도 방법은 면도기를 이용하는 것으로 얼굴이나 팔, 다리, 겨드랑이 털을 제거하는데 효과적이다. 면도는 1주일에 1~2회가 적절하며 샤워나 목욕 후 털이 부드러울 때 면도 크림이나 비누 거품을 바르고 면도한다. 면도는 표피 위로 올라온 털의 단면만 제거되기 때문에 통증이 없다는 장점이 있으나 털이 잘려나가면서 개인마다 털이 피부 표면으로 올라오는 성장 속도의 차이가 있다. 짧은 기간마다 반복적으로 면도를 해야 한다는 번거로움이 따른다.

(2) 실면도(Threading)

매듭지어진 목화 실을 사용해 털을 제거하는 방식으로 왁싱 시술을 할 수 없는 사람에게 안전한 시술 방법이다. 실을 피부에 최대한 가까이 대고 털의 둘레를 꼬아 끝에서부터 팽팽하게 잡아당겨 제거하는 방식으로 숙련된 테크닉이 요구되며 안전하고 빠르며 깨끗한 제모 효과를 볼 수 있다.

(3) 제모크림(Chemical Depilatories)

피부 표면에 나와 있는 불필요한 털을 화학적인 약품을 통해 녹여 제거하는 방식으로 유화발륨, 유화스트론치움의 유화물과 치오클린산염이 주로 사용된다. 제모 크림의 경우 화학적 작용에 의해 피부 표면이 거칠어지고 피부 보호막이 손상되어 트러블을 일으킬 수 있다. 일반적으로 팔, 겨드랑이, 다리 등 얼굴을 제외한 전신에 많이 사용되며 피부 표면에 올라온 털만 제거되어 유지 기간이 짧다.

(4) 핀셋 제모(Tweezing)

족집게를 이용해 눈썹 부위나 겨드랑이의 털을 제거할 때, 왁싱 시술 후 털을 정리할 때 주로 사용된다. 부위가 좁고 짧은 털을 제거할 때 사용하면 유용한 방법이지만 부위가 넓고 많은 털을 제거할 때는 비효율적인 방법이다. 통증을 완화하기 위해서 스팀 타월을 이용하여 모공을 이완시킨 뒤 털을 제거하면 통증을 줄일 수 있다.

털의 모근까지 제거되기 때문에 모발이 다시 올라오는데 4주 정도의 기간이 걸린다는 장점이 있지만 핀셋을 이용하여 털을 자주 제거하게 되면 피부가 늘어나 탄력을 잃게 되는 단점도 발생한다. 또 세균 감염의 우려가 있어 모낭염, 색소침착, 인그로운 헤어, 반흔, 홍반 등의 부작용이 일어날 수 있다.

(5) 셀프 커트(Hair cutting)

눈썹, 브라질리언, 비키니 부위를 정돈할 때 족집게를 사용하는 경우가 있으나 그 부위가 넓고 모발이 많을 경우에는 가위로 정돈하는 경우도 많다. 눈 주위 피부는 얇고 연약해서 피부 탄력을 잃기 쉽고 자극받기 쉬우므로 눈썹 손질용 가위를 사용하여 자르는 것이 도움 된다.

(6) 탈색(Decolorization)

모발이 짙으면 양이 더 많아 보이기 때문에 털의 색을 옅게 탈색시키는 방법이다. 기계적인 방법으로 제거하는 것이 아니라 과산화수소(H_2O_2)에 암모니아수를 섞어 혼합 용액을 만들어 거즈에 적셔 원하는 부위의 색상을 옅게 하는 방법으로 숱이 아니라 모발 색상의 문제라면 저비용으로 할 수 있는 좋은 방법이다. 모발 탈색 효과는 털이 가늘고 부드러워 보이는 착시 효과를 일으킨다. 탈색 전에는 첩포 시험을 하여 피부에 부작용이 있는지 없는지를 확인해야 하며 민감한 부위에는 사용하지 않는 것이 좋다.

(7) 왁싱(Waxing)

전신의 털을 반영구적, 일시적으로 제거하는 방법으로 털의 모근을 제거하기 때문에 통증이 따를 수 있다. 왁싱은 일시적인 제모 방법 중 털의 성장 속도가 가장 느리며 털의 제거와 동시에 피부의 묵은 각질도 함께 제거될 수 있어 피부 톤이 밝아지고 피부결은 매끄러워져 메이크업 효과도 높여준다.

왁싱으로 꾸준히 관리하면 털이 점차 가늘어지고 통증도 줄어들며 털의 수가 현저히 감소해진다. 또한 레이저 제모로 제거할 수 없는 솜털까지 제거되며 일시적인 제모 방법 중 유지 기간이 가장 길다. 신체 부위 및 목적에 따라 사용하는 왁스의 종류가 다양하게 나누어져 있다.

2. 영구적 제모

(1) 전기침 탈모법(Electrolysis)

모낭마다 절연침을 찔러 전류를 통하게 하여 모낭을 파괴함으로써 털을 영구적으로 제거하는 방식이다. 전기침 탈모법은 모낭의 위치를 정확히 알 수 없기 때문에 치료 횟수가 많으며 모낭마다 시술을 해야 함으로 시술 시간이 오래 걸린다는 단점이 있다. 국내에 알려진 것은 10여 년 전으로 레이저 시술이 나오기 전까지 유일한 영구 탈모법으로 각광받았다.

(2) 레이저 제모술(Laser Hair Removal)

레이저 제모술은 검정색 모발의 멜라닌 색소를 파괴하는 파장의 레이저를 조사하여 피부 손상 없이 모낭만을 선택하여 파괴하는 방법이다. 단, 모발 색상이 흰색이거나 옅은 경우, 모발이 가는 경우, 모발이 너무 촘촘하게 자라있을 경우, 시술시 피부 표피가 검을 경우에는 레이저 시술 효과가 적게 나타난다. 다른 제모법보다 두드러진 효과를 볼 수 있으며 우리나라는 성형외과, 피부과에서 의사에 의해 레이저 시술이 가능하며 반영구적 제모법으로 영구적인 제모는 아니다.

3. 왁스의 종류

왁싱 시술은 하드 왁싱, 소프트 왁싱, 슈가링 왁싱의 세 가지 방법이 대표적이다. 각 제품마다 장단점이 있으며 시술 부위별 올바른 제품의 선택과 방법으로 진행되어야 한다. 전처리와 시술 과정 후처리까지 단계적으로 시술이 이루어져야 하며 사후관리와 부작용에 대한 설명도 이루어져야 한다.

1. 소프트 왁싱

소프트 왁싱은 70~90℃의 고온에서 녹는 왁스이며 점성이 높으며 우드스틱이나 메탈스틱을 사용하여 털의 성장 방향으로 얇게 바르고 무슬린 천을 밀착시킨 후 털의 성장 반대 방향으로 뜯어내는 시술 방법이다.

소프트 왁스는 털이 가늘고 길게 자라는 팔, 다리, 복부 등 신체의 광범위한 부위를 빠르고 효과적으로 제거할 수 있으며 피부가 너무 예민한 부위를 제외한 신체 부위에 모두 사용이 가능하다. 왁스의 온도가 높기 때문에 모공이 확장되어 털 제거에 용이하지만 너무 높은 온도나 털의 성장 방향을 무시하고 시술을 하게 되면 털이 끊기거나 스킨탈락, 화상 등의 부작용이 발생할 수 있으니 주의하여 시술하여야 한다.

간혹 시술 후 잔여 털이 남아 있더라도 소프트 왁스의 경우 고온의 왁스로 1차 시술만으로도 피부가 예민한 상태이기 때문에 2차 시술은 삼가해야 한다.

2. 하드 왁싱

하드 왁싱은 40~60℃의 온도에서 녹는 왁스이며 소프트 왁스에 비해 점성이 낮으며 논 스트립 왁싱이라고도 불린다. 우드스틱을 사용하여 털의 성장 방향으로 두껍게 바르고 왁스가 굳으면 왁스 자체를 털의 성장 반대 방향으로 뜯어내는 시술 방법이다.

하드 왁스의 주성분은 밀랍으로 로진(rosin)이 함유되어 있지 않아 소프트 왁스보다 피부 자극이 덜하며 털이 두껍거나 피부가 얇고 예민한 부위인 얼굴, 겨드랑이, 브라질리언 부위 등에 시술할 때 사용한다. 넓은 부위의 시술은 권장하지 않으며 소프트 왁스보다 시간이 다소 오래 걸린다.

또한 오래 방치한 왁스는 딱딱해져 깨지기 쉬워지며 제거하기가 힘들다. 하드 왁스도 소프트 왁스와 마찬가지로 높은 온도나 털의 성장 방향을 무시하고 시술하게 되면 스킨탈락, 화상 등이 발생할 수 있으므로 주의하여 시술해야 한다.

3. 슈가링

슈가링은 사람 체온과 동일한 36.5℃에 녹는 왁스이며 신체 체온과 동일하여 소프트 왁스, 하드 왁스처럼 화상에 위험이 없다. 슈가링은 부직포 천, 스틱, 손을 사용한 방법으로 시술이 가능하나 대부분 니트릴 장갑을 끼고 손을 활용하여 시술이 이루어지기 때문에 부자재 사용이 적어 비용이 절감된다.

슈가링은 손을 이용하여 슈가가 모근 속 깊이 들어갈 수 있도록 털의 성장 반대 방향으로 슈가 페이스트를 도포시킨 후 털의 성장 방향으로 털을 제거하는 시술 방법이다. 털의 성장 방향으로 제모가 이루어지다보니 소프트 왁싱, 하드 왁싱처럼 모근 속에서 털이 빠져나와 모가 끊기는 현상을 막을 수 있는 장점이 있다.

슈가링의 주성분은 설탕, 정제수, 레몬즙으로 천연왁스이며 먹어도 무관하고 최소량으로 최대 부위 시술이 가능하다. 시술 범위 또한 얼굴, 브라질리언 등 피부가 예민한 부위나 팔, 다리 등 범위가 광범위한 신체 모든 부위에 시술이 가능하다.

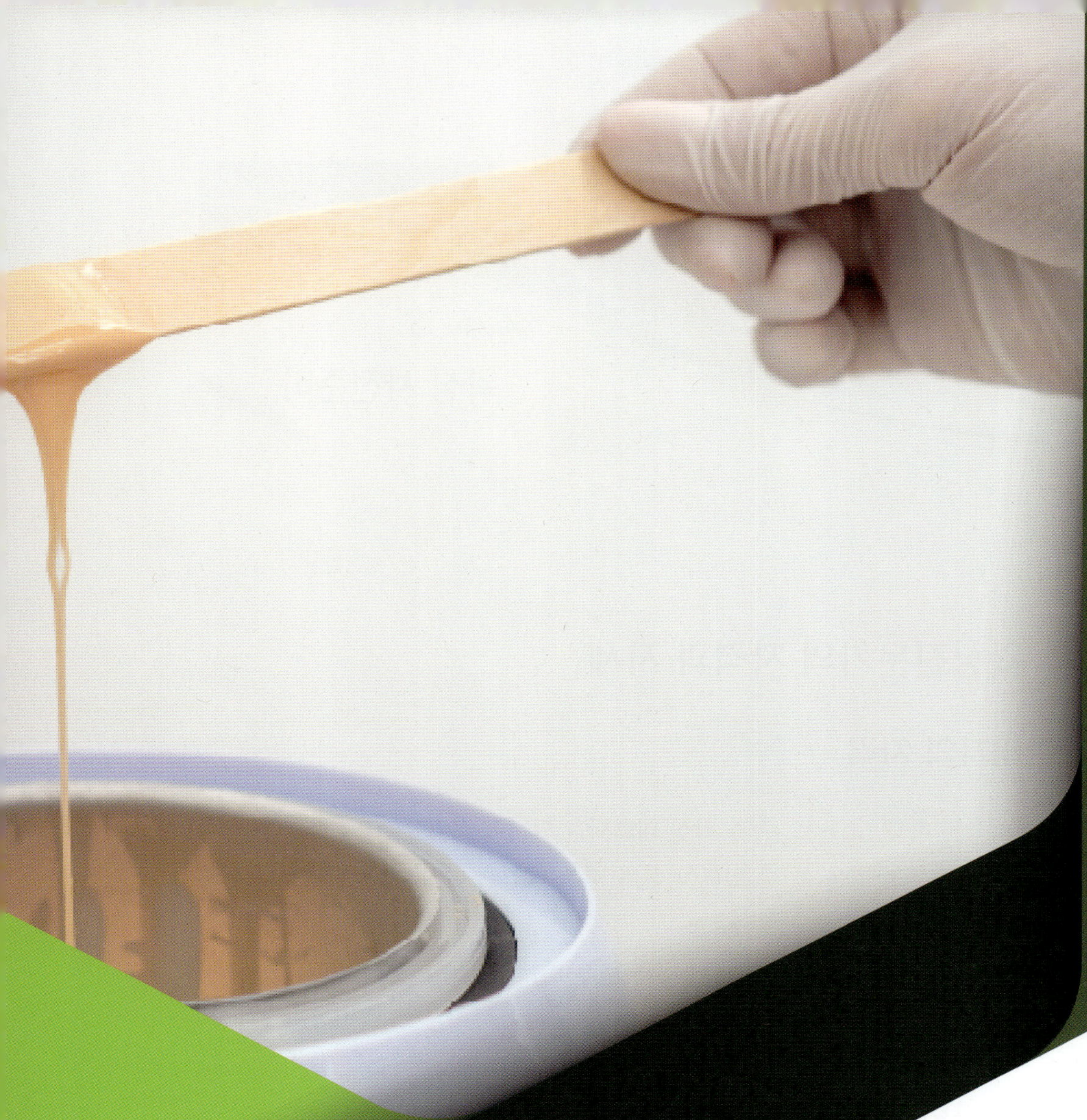

Chapter 3

Chapter 3

왁싱 사전준비

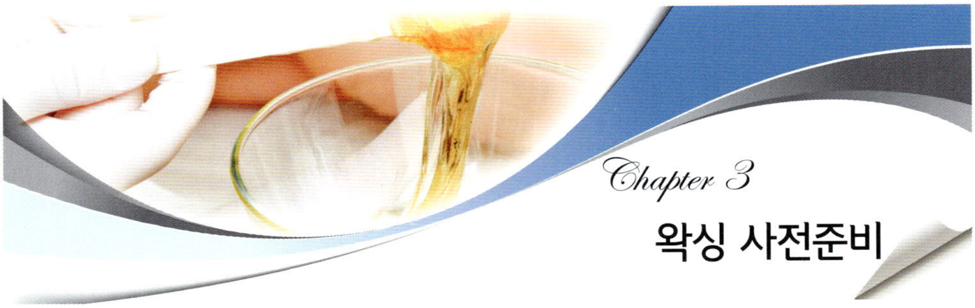

Chapter 3 왁싱 사전준비

1. 왁싱전문가의 자격과 자세

1. 관리자의 자격

① 관리사는 하드, 소프트, 슈가 왁싱 테크닉을 익혀야 한다.

② 고객의 피부 타입을 볼 수 있어야 하며 피부 타입에 따라 사후 관리법을 설명할 수 있어야 한다.

③ 고객에게 시술을 하기 전 필요한 국가(피부)자격증을 취득하여야 한다.

④ 민간 자격증으로 왁싱 자격증도 취득할 수 있다.

2. 관리자의 자세

① 관리사는 항상 깔끔하고 단정해 보이는 것이 고객에게 신뢰감을 줄 수 있다.

② 시술 전과 후에 항상 손을 깨끗이 씻고 손톱 정리 등 개인위생 관리에 주의한다.

③ 화장을 진하게 하지 않으며 깨끗한 이미지를 보여줄 수 있을 정도로만 연하게 한다.

④ 머리카락은 흘러내리지 않도록 단정하게 정리한다.

⑤ 고객과의 시간 약속을 잘 지킨다.

⑥ 액세서리는 피부에 자극이 갈 수 있으므로 제거한다.

⑦ 왁싱의 이론과 실무 지식을 충분히 알고 있어야 한다.

⑧ 시술 전 고객에게 충분한 설명이 이루어져야 한다.

⑨ 상담을 통해 고객과 친밀감을 형성하고 고객의 니즈를 정확하게 파악할 수 있어야 한다.

⑩ 고객 개개인에 맞는 시술법과 제품 선택을 할 수 있어야 한다.

2. 왁싱 도구 및 기기

도구명	설명
시술 침대	시술 시 불편함이 없도록 높이 조절이 가능해야 하며 불편함 없이 시술을 받을 수 있어야 한다.
시술 동의서	시술 시 주의사항과 사후관리에 대한 설명을 충분히 해야 한다.
고객 상담 기록 카드	고객의 니즈를 파악하여 시술할 수 있다.
왜건	시술 도구를 정리하여 시술 시 불편함이 없도록 도와준다.
왜건 클리너	왜건, 워머기 등 왁싱 도구에 왁스가 묻었을 때 사용한다.
휴지통 또는 비닐	시술 후 나오는 솜이나 왁스 등을 휴지통 또는 왜건에 부착시킨 비닐에 바로 버린다. 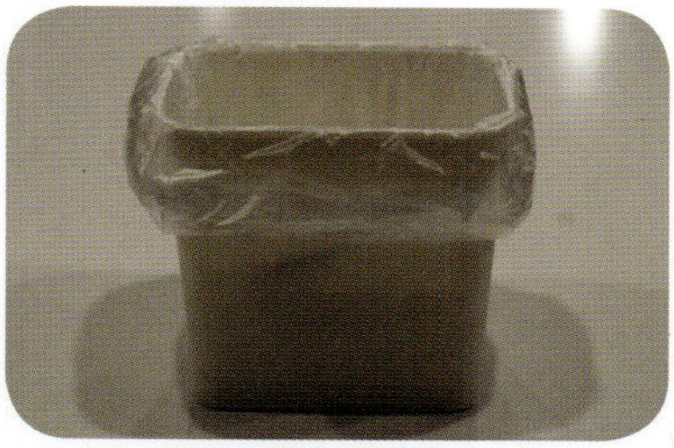
일회용 시트커버	베드가 왁스에 오염되는 것을 막아주며 모발이 긴 부위 시술 시 편리하게 사용된다. 고객이 바뀔 때마다 갈아주어 위생에 주의해야 한다. 
워머기	왁스를 녹이는 기구로 적정온도를 유지할 수 있어 시술에 용이하다. 온도 조절이 가능한 워머기가 사용에 편리하다. 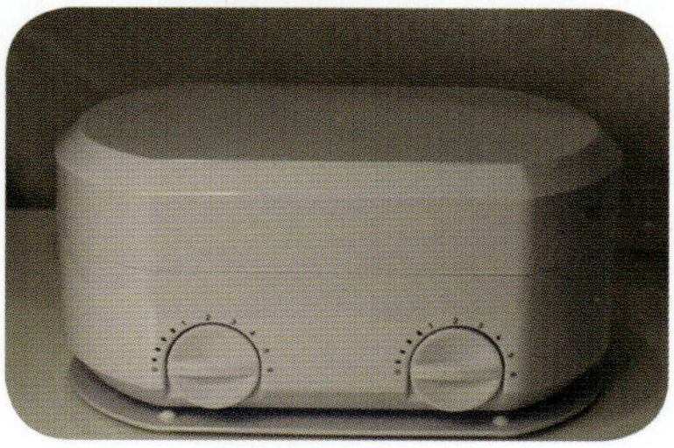

도구명	설명	
왁스카라	워머기 사용 시 워머기가 왁스에 오염되는 것을 막아준다.	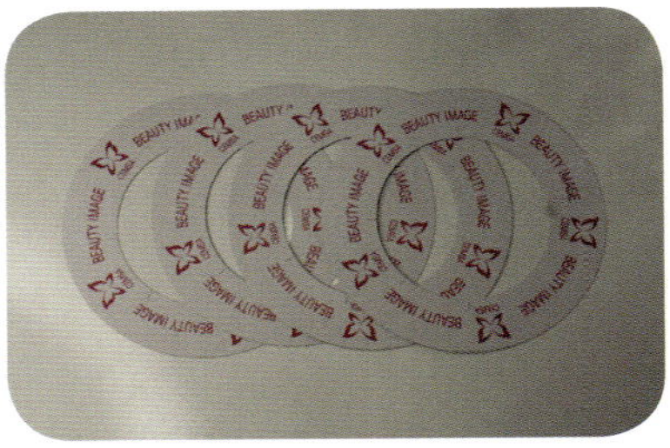
스파츌라	우드 스파츌라, 스테인리스 스파츌라, 플라스틱 스파츌라 등 종류가 다양하며 신체 부위별 적절한 크기의 스파츌라를 사용하여야 한다. 우드 스파츌라는 1회 사용을 원칙으로 해야 하며 더블디핑을 하지 않아야 하고 왁스 안에 스파츌라를 넣어두면 안 된다.	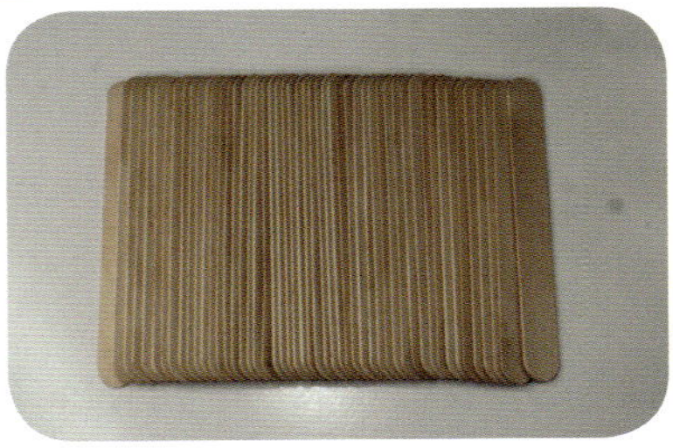
일회용 장갑	비닐장갑보다는 잘 벗겨지지 않는 라텍스 또는 니트릴 장갑을 사용하는 것이 좋다.	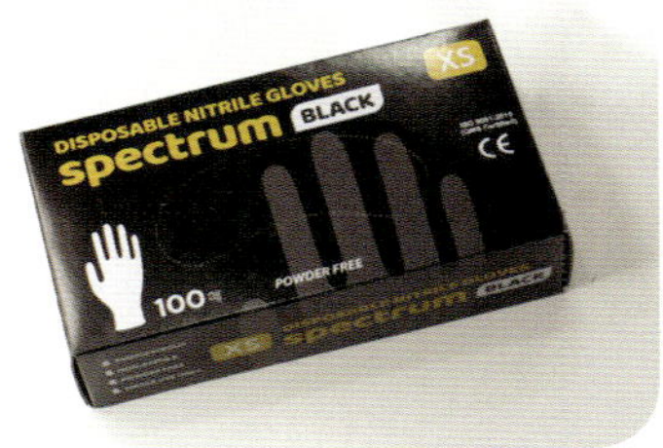
일회용 팬티	생식기 부위 시술 시 고객에게 제공한다.	
팬티라이너	여성 브라질리언 왁싱 후 사용하도록 제공한다.	
헤어밴드	헤어라인과 얼굴 부위 시술 시 사용한다.	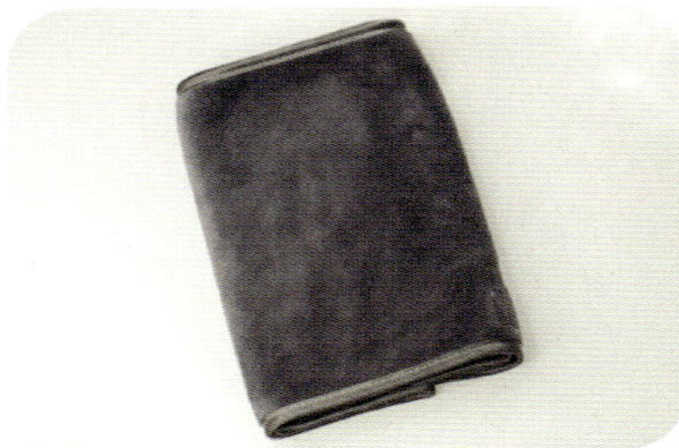
가운	고객의 옷에 왁스가 묻지 않도록 가운을 착용시켜 준다.	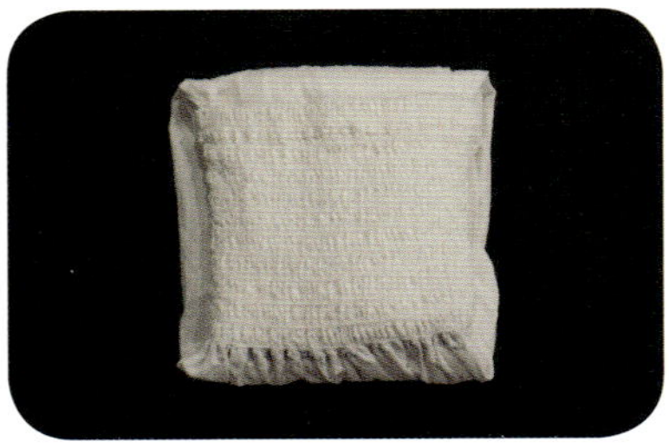

도구명	설명
자외선 소독기	가위, 족집게 등 시술 시 필요한 도구를 위생적으로 소독할 때 사용한다.
족집게	왁싱 후 남아 있는 잔여 털을 제거하는 용도로 사용 시에는 피부에 텐션을 주어 모발이 난 반향으로 제거하는 것이 중요하다. 인그로운 헤어 제거용 족집게도 있다. 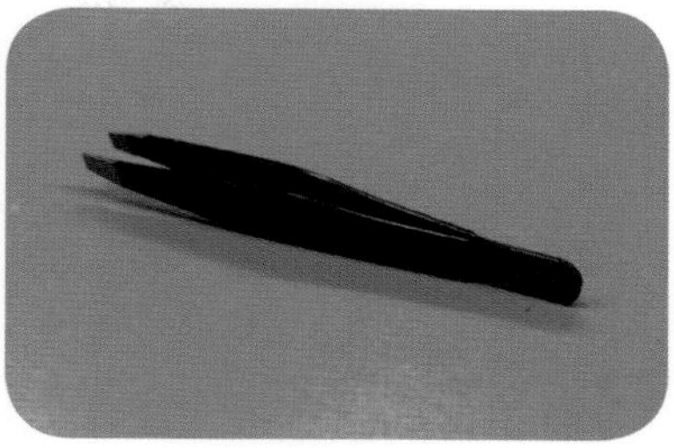
확대경	잔여 털 및 인그로운 헤어를 제거할 때 사용한다.
커트 가위	장모일 경우 시술 가능한 길이로 자를 때 사용한다. 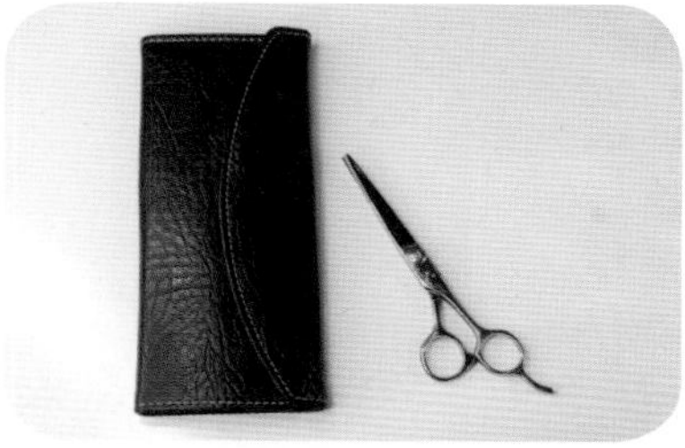
바리캉	장모일 경우 커트 가위를 사용하여도 되지만 바리캉을 사용하면 일정한 길이로 자를 수 있다. 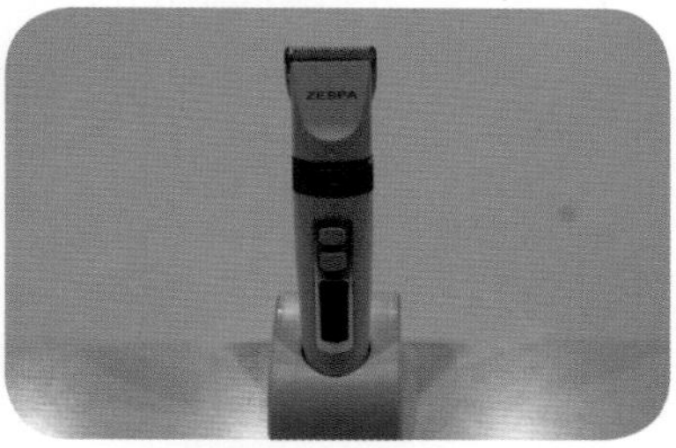
꼬리빗	헤어라인 시술 전 디자인할 때, 긴 털을 자르기 전 정리할 때 사용한다. 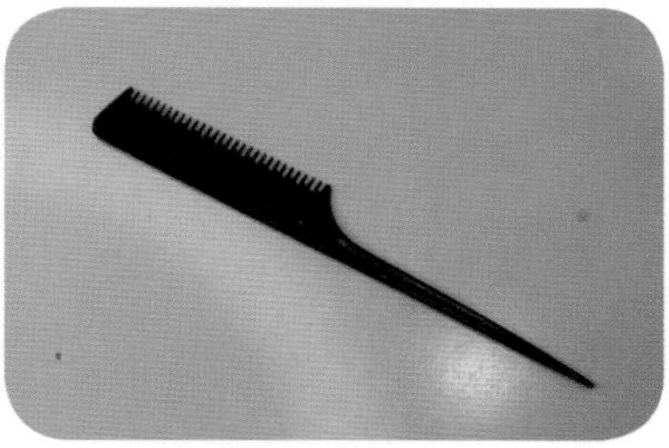
손거울	얼굴 왁싱 시술 시 왁싱 부위를 디자인한 후 고객에게 디자인 부위를 보여줄 때 사용한다. 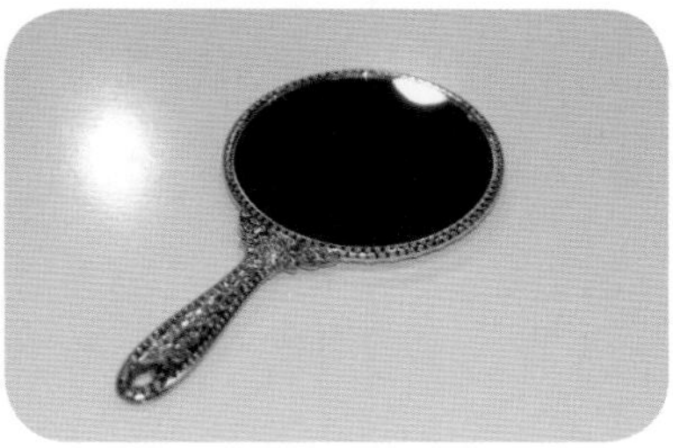

도구명	설명
눈썹 브러시	눈썹을 정리하여 모양을 잡아줄 때 사용한다. 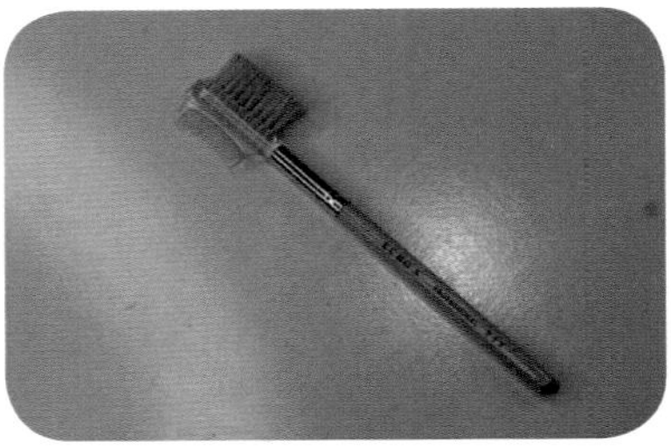
눈썹 가위	눈썹 길이를 잡아줄 때 사용한다. 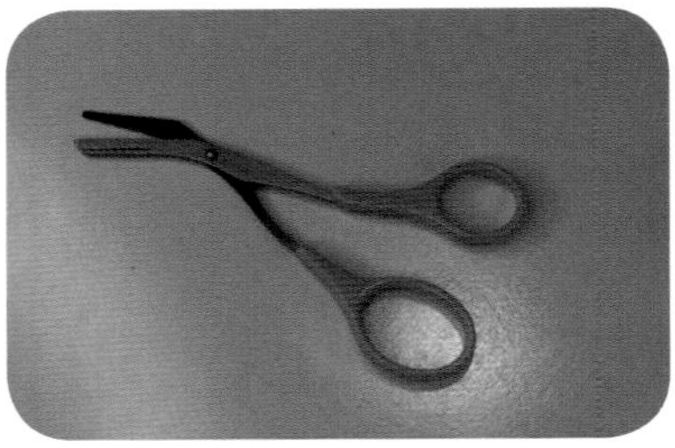
디자인 펜슬	헤어라인, 눈썹 등 시술 전 편리하게 라인을 구별할 수 있도록 디자인할 때 사용한다. 흰색, 검은색, 은색 등 다양한 색상으로 출시되어 있다. 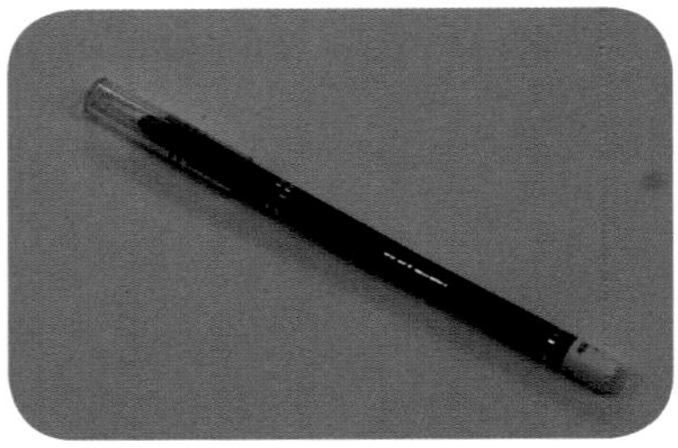
원형 바트	멸균 솜을 위생적으로 보관하기 위해 담는 통이다. 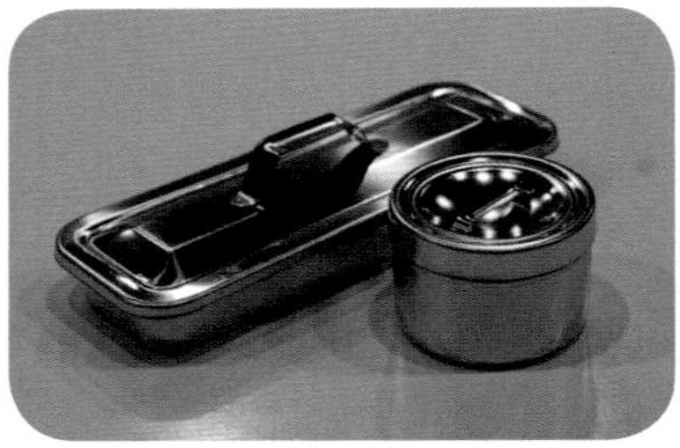
사각 바트	스파츌라 등을 위생적으로 보관하는 통이다. 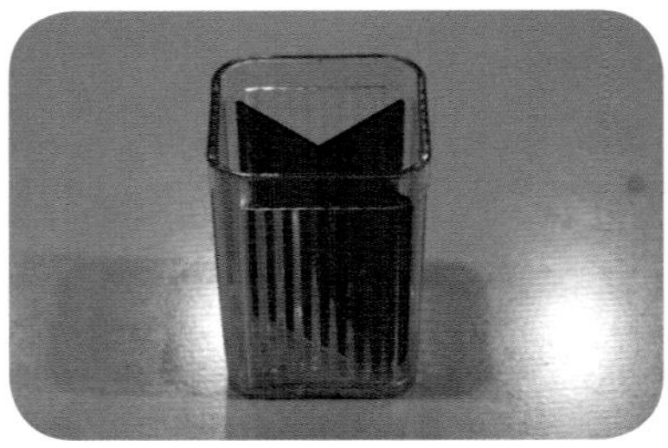
솜	시술 도구를 소독하거나 시술 전후 제모 부위에 제품을 바를 때 사용한다.

도구명	설명
면봉	클렌징을 지울 때 사용한다. 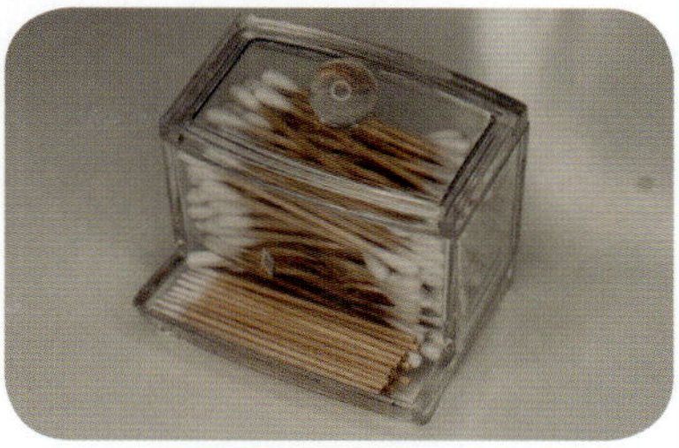
립 앤 아이 리무버	얼굴 왁싱 전 포인트 메이크업을 지우는 데 사용한다. 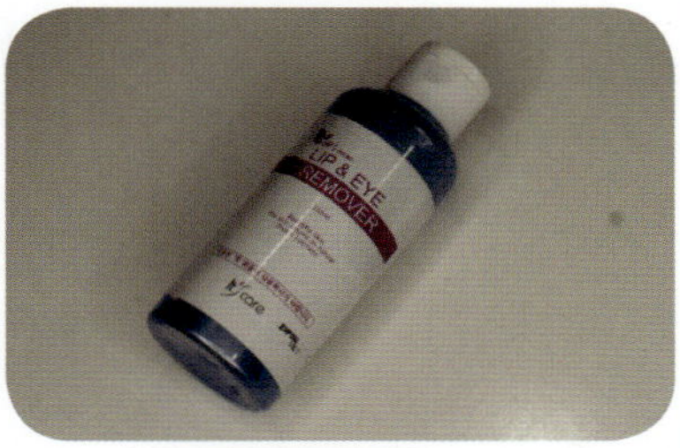
클렌징 크림	얼굴 왁싱 전 피부 메이크업을 지우는 데 사용한다. 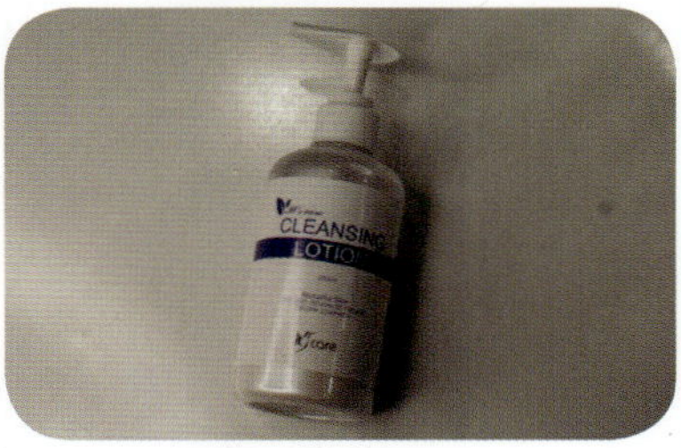
클렌징 폼	얼굴 왁싱 전 피부 메이크업을 지우는 데 사용한다.
왁싱전용 딥 클렌징	시술 후 모발이 피부로 파고드는 것을 방지하기 위해 사용한다. 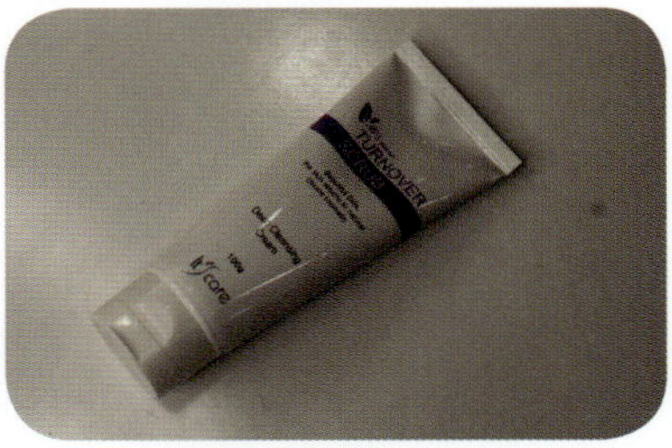
쿨러, 얼음 팩	시술 후 피부 진정 시 사용한다. 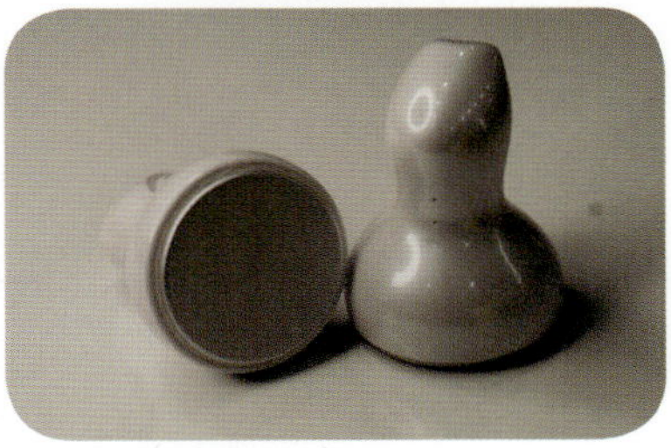
냉장고	진정 젤이나 얼음 팩, 쿨러 등을 보관할 때 사용한다.

도구명	설명
피부 진정제	시술 후 자극받은 피부를 진정시킬 때 사용하며 염증 완화 성분이나 시원한 쿨링 제품을 사용하면 좋다. 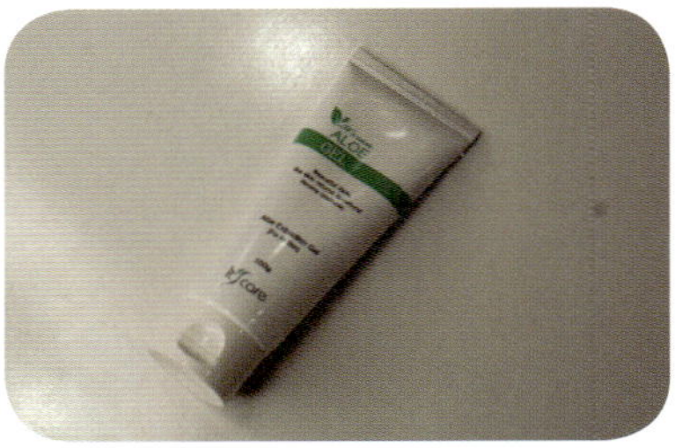
피부 보습제	시술 후 민감해진 피부를 외부자극으로부터 보호해 준다. 피부막을 형성하여 건조해진 피부를 촉촉하게 유지시켜 준다. 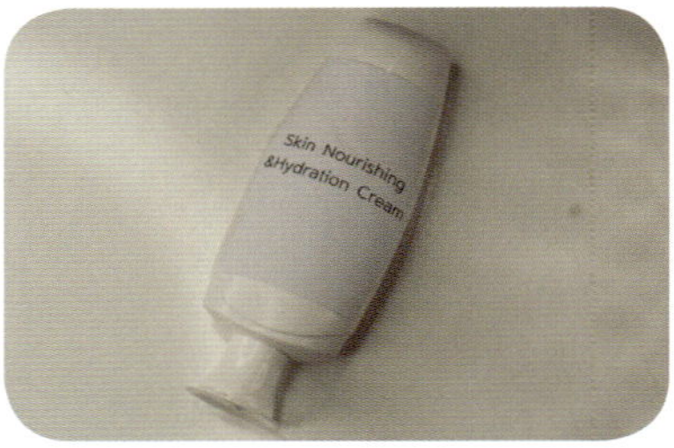
진정 팩	모델링팩, 시트타입 팩 등 다양한 성분과 종류의 팩이 있으며 비키니라인, 얼굴 등 부위별로 다양하게 사용한다.
고무볼	팩을 만들 때 사용한다. 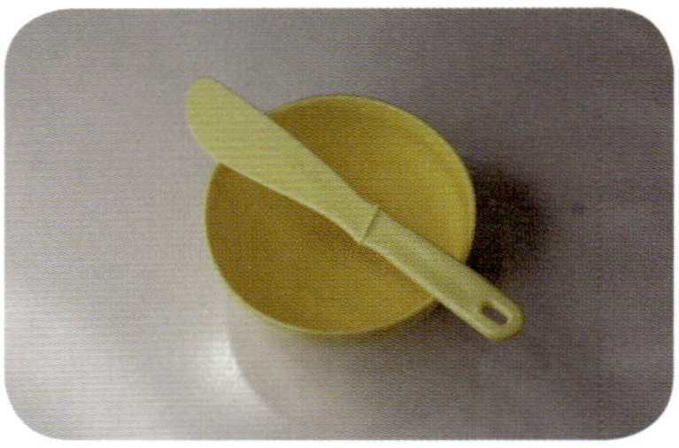
왁싱 전용 소독제	왁싱 부위를 소독한다.
왁싱 전용 클렌저	피부 표면의 땀, 먼지, 유·수분, 노폐물 등을 제거하며 간단한 메이크업을 지울 때 사용한다. 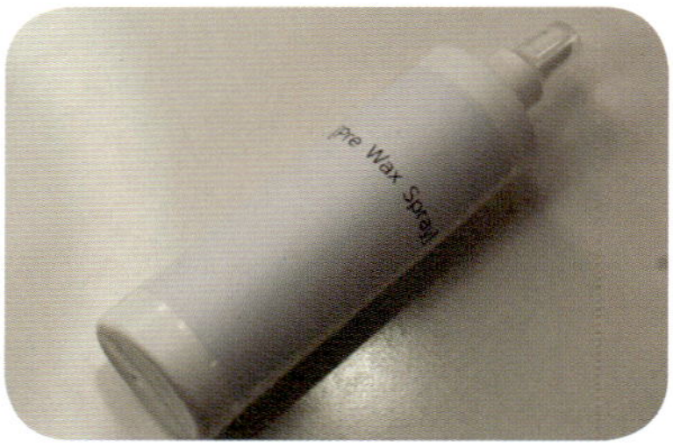

도구명	설명
왁싱 전용 오일	시술 후 피부에 남은 왁스를 제거할 때 사용한다. 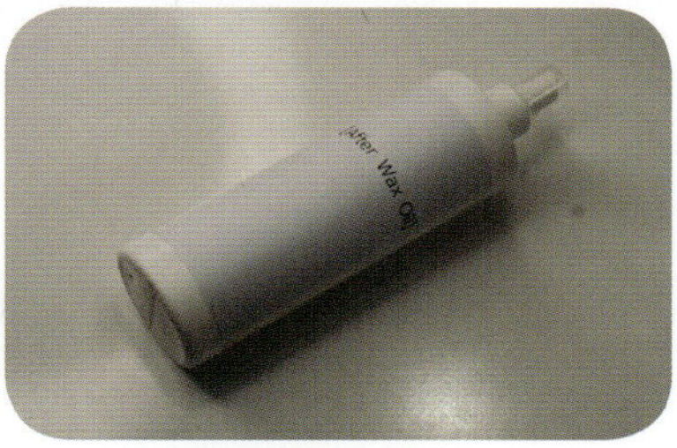
탈컴파우더	시술 전 피부에 도포하여 과도한 각질 탈락을 방지해 피부를 보호해 준다. 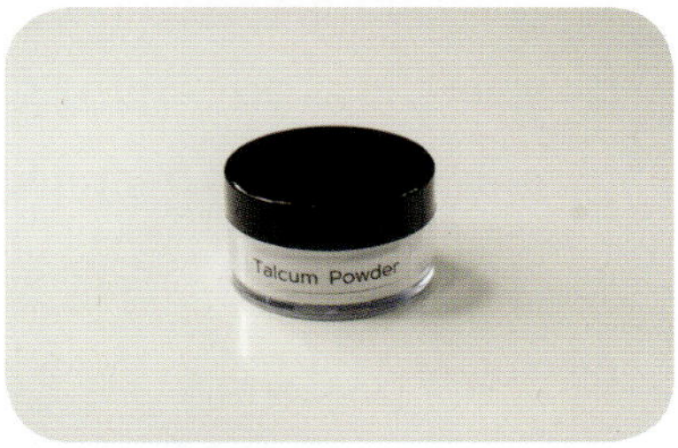
무슬린 천	소프트 왁스 사용 시 사용한다. 
하드 왁스	피부가 예민하거나 시술 부위가 좁은 곳에 사용이 용이하다. 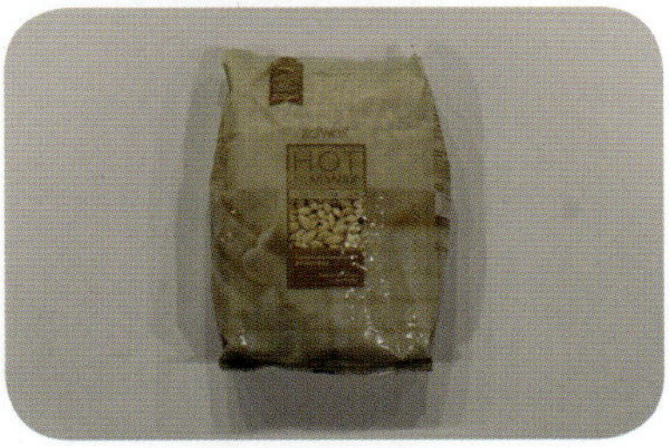
소프트 왁스	시술 시 스트립이 필요하며 넓은 부위 시술 시 사용이 용이하다. 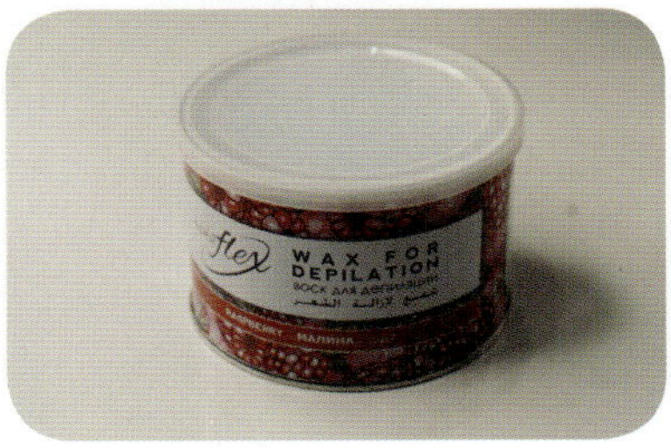
슈가링 왁스	천연 제품으로 부위에 상관없이 사용이 가능하다.

3. 왁싱 시술 전 환경

1. 관리실 환경

① 시술 전후 기구들의 정리 및 소독이 이루어져야 한다.

② 전기 플러그의 상태를 체크한다.

③ 날씨에 따라 관리실의 냉난방 시설을 체크한다.

④ 날씨에 따라 관리실의 냉온수 시설을 체크한다.

⑤ 워머기 온도 조절을 미리 해두어야 한다.

⑥ 상담실은 정확한 상담이 이루어질 수 있도록 조명이 밝아야 한다.

⑦ 시술실은 안정감을 줄 수 있도록 조명 밝기를 조절하고 시술 부위에는 간접 조명을 켜서 편안함을 느낄 수 있도록 한다.

2. 위생

① 관리실과 시술 도구 등을 깨끗하게 소독한다.

② 전 처리 시 왁싱 부위의 청결에 주의하며 털의 길이가 길거나 많을 경우 제모 가위를 사용하여 정리한다.

③ 시술 시 양손 모두 라텍스 장갑을 착용하고 진행한다.

④ 시술 중에는 자신의 얼굴을 만져서는 안 된다.

⑤ 한 번 사용한 우드스틱을 워머기 통 안에 다시 담그는 것을 더블디핑 (double-dipping)이라고 하며 시술 시 더블디핑은 하지 않는다.

⑥ 시술이 끝나면 워머기에 묻은 왁스를 정리하고 사용하였던 도구는 소독한다.

⑦ 시술 중 사용하였던 우드스틱과 스트립, 라텍스 장갑, 왁스 카라, 시트 커버 등은 정리하여 버린다.

⑧ 고객의 가운은 일회용일 경우 시술 후 정리하여 버리고 일회용이 아닌 경우 소독한다.

4. 피부 상담 및 진단

1. 피부진단

① 견진법

육안, 확대경, 우드램프로 피부를 판별하는 방법으로 피부의 조직, 모공의 크기, 여드름, 민감 정도, 혈액순환 상태 등 피부 문제의 증상 판독이 가능하다.

② 촉진법

피부를 만져봄으로써 피부의 조직과 탄력도, 수분 상태, 각질화 상태 등을 파악할 수 있다.

③ 문진법

고객과 질의응답을 통해 피부타입을 판독하는 방법이다. 직업, 알레르기 유무, 질병, 사용 중인 화장품, 식습관, 기호식품 등에 대하여 파악하고 피부 유형, 피부 상태와의 관련성을 파악한다.

④ 기기를 이용한 분석 방법

- **확대경** : 육안으로 판별할 수 없는 잔주름, 색소침착, 면포 등의 피부상태를 고배율의 확대경을 사용해 식별한다.
- **우드램프** : 자외선을 이용한 공학 피부분석기로 피부상태를 측정할 때 사용한다. 피부의 보습상태, 민감도, 피지, 여드름, 염증, 색소침착 등이 다양한 색상으로 나타난다.
- **모니터 피부분석기** : 모니터를 통해 피부의 상태를 관찰하고 필요한 영상을 프린터를 통해 사진으로 출력한다. 피부나 두피의 상태를 고배율로 관찰한다.
- **유 · 수분 측정기, pH 측정기** : 피부 표면의 유분과 수분, pH(수소이온농도) 정도가 수치로 나타난다. 세안 후 2시간 이상 지난 후에 측정하는 것이 좋다.

2. 시술 전 고객 상담

① 왁싱 전 상담(고객기록카드 작성)

- 왁싱에 대한 미용, 위생적인 장점과 사후관리, 금기사항 등을 구체적으로 설명한다.
- 왁싱 시술이 불가능한 피부 유형에 대해 미리 설명한다.
- 왁싱 제품에 대한 패치테스트를 한다.
- 왁싱 후 수반될 수 있는 여러 가지 현상들을 설명한다.
- 왁싱 모발 길이는 0.6~1cm가 적당하다.
- 글리코산, 레틴A, 레티노이드, 알파하이드록시산 등의 사용 시 피부 자극을 줄 수 있어 시술하지 않는다.
- 당뇨병이 있는 고객이 왁싱을 원할 시 담당의사와 상담 후 시술한다.
- 화상 부위는 시술하지 않는다.
- 암 치료중인 환자는 왁싱을 하지 않는다.
- 염증이 생긴 피부는 왁싱을 하지 않는다.
- 검은 점, 쥐젖, 사마귀 등 모든 검은점은 왁싱을 하지 않는다.
- 생리 전후의 민감한 상태에선 왁싱을 피한다.
- 피부에 여드름 치료 중이거나 강한 각질 제거 중인 경우는 페이스 왁싱을 하지 않는다.
- 페이스 왁싱 시 얼굴 피부는 예민함으로 왁싱 후 피부 트러블 또는 스킨탈락 등의 부작용 위험이 따를 수 있음을 고지한 후 고객 시술 동의서에 서면을 받고 시술한다.

3. 시술 후 고객 상담

① 왁싱 시술 후

모발재생은 보통 4주에서 3개월 정도 걸리는데 이는 부위에 따라 다르다. 시술 후 일주일 만에 새로 보이는 생장기 모발이 나기도 하는데 이 모발들은 시술 시 피부 바로 아래에 있던 모발이 새로 생겨난 것이다. 모발을 제거하자마자 모낭은 휴지기에 들어간다.

처음 시술 고객은 일주일 뒤 새로 난 모발을 제거하는 것이 좋으며 가능한 같은 주기로 모발을 제거한다.

② 인그로운 헤어가 생기는 경우

- 끝이 뾰족한 집게를 살균하여 사용한다. 표피 속에서 자라고 있는 모발을 모낭 구멍 가까이로 나오도록 해야 하며 족집게로 완전히 제거하면 안 된다. 모발을 표피 속에서 내밀게 해야 하고 모낭이 회복되어 정상화 되도록 기다린다.
- 블랙헤드처럼 보이는 인그로운 헤어는 주로 모낭 구멍이 있어서 시술 전에 쉽게 제거가 가능하다.
- 시술자는 장갑을 끼고 알코올로 부위를 소독하고 블랙헤드를 제거한다.

③ 붉은 반점

모발은 자라기 위해서 모유두에 있는 모발에 공급할 혈액을 모으는데 왁싱 시술을 하게 되면 모발이 모근에서 제거가 되어 모낭에는 더 이상 모발이 남아 있지 않아 혈액이 모낭의 아랫부분에 모여든다. 이는 몇 시간이 지나면 피부로 다시 흡수된다.

④ 왁싱 후 일어나는 피부 자극

왁싱 후 열감, 붉어지는 피부, 모기에게 물린 수포처럼 올라오면서 간지러운 증상(1~2일 후 사라짐), 하루 지난 뒤 올라오는 자극성 알레르기 증상(2~3일 후 사라짐) 등이 일어날 수 있는데 이는 왁싱 시술 시 모를 제거하면서 모근에 붙어있는 피지선을 건드렸을 때 일시적으로 일어나는 현상이다. 그러므로 진정 관리가 매우 중요하다.

5. 상담 기록지

고객 기록 카드

성명		생년월일		방문 경로	◻ 인터넷검색 ◻ 광고 ◻ 인스타그램 ◻ 소개 ◻ 페이스북 ◻ 전단지 ◻ 간판 ◻ 기타 ( )
연락처		성별	남 / 여		
주소		왁싱경험	유 / 무		

시술 전 체크리스트	
• 현재 가지고 있는 질병이 있으십니까? ◻ 고혈압/저혈압 ◻ 혈액순환장애 ◻ 켈로이드 ◻ 심장질환 ◻ 아토피 ◻ 천식 ◻ 당뇨병 ◻ 혈우병 ◻ 포진 ◻ 낭창 ◻ 지루성피부염 ◻ 알러지( ) ◻ 기타 질병( ) • 현재 가지고 있는 피부 질환이 있으십니까? ◻ 화상 ◻ 상처 ◻ 피부감각저하 ◻ 햇빛알러지 ◻기타 질환( ) • 피부 관리 후 부작용이 나타난 적이 있으십니까? ◻ 염증 ◻ 트러블 ◻ 발진 ◻기타 부작용( )	• 본인의 피부 타입은? ◻ 건성 ◻ 중성 ◻ 지성 ◻ 복합성 ◻ 민감성 ◻ 기타( ) • 최근 1개월 이내 피부과 진료 여부 ◻ 레이저 ◻ 보톡스 ◻ 필러 ◻ 태닝 ◻ 여드름 시술 ◻ 기타( ) • 복용중인 약이 있으십니까? ◻ 피임약 ◻ 탈모약 ◻ 여드름약 ◻ 기타( ) • 임신여부 (20주 이상부터 가능) ◻ YES (주) ◻ NO

개인정보 수집 및 활용 동의서
• 수집항목 : 성명 / 연락처 • 수집목적 : 서비스 예약 확인 / 이벤트 마케팅 활용 • 개인정보 보유 및 이용 기간 : 법령 기준 준수 ◻ 동의 ◻ 비동의

본인은 매 시술 시 본인의 피부 상태가 위의 체크된 상태와 달라졌다면 시술 전 시술자에게 반드시 알려주어야 하는 책임이 있으며 이에 따른 모든 상황은 전적으로 본인의 책임이다. 이에 동의하고 왁싱 서비스 받기를 진행합니다.

20 년 월 일

성명 : (성명/인)

시술 동의서

부작용 및 주의사항
• 왁싱 시술 후 당일은 음주나 메이크업을 하지 않는다. • 왁싱 시술 후 시술 부위를 손으로 만지거나 긁지 않는다. • 왁싱 시술 후 시술 부위에 보습크림과 자외선 차단제를 발라주어야 하며 열이나 자극을 피해야 한다. • 왁싱 시술 후 모낭염 예방을 위해 48시간 동안 사우나, 스파, 찜질방, 수영장, 반신욕, 태닝, 직사광선 노출, 격한 운동, 성관계 등을 하지 않는다. • 왁싱 시술 후 5일 경과 후부터 스크럽제 제품을 사용하여 인그로운 헤어 발생을 예방한다. • 왁싱 시술 후 한 달 동안 피부 시술, 치료를 받지 않고 스테로이드 제품을 사용하지 않는다. • 왁싱 시술 후 피부에 따라 멍, 뾰루지, 가려움, 붉어짐, 따가움이 일어날 수 있다. • 왁싱 시술 후 피부에 따라 스킨탈락이 발생할 수 있다. • 왁싱 시술 후에는 염증이 생길 수 있으니 통풍이 잘되는 옷을 착용해 주어야 한다. (특히 브라질리언 시술 후)

본인은 부작용에 대한 사전 설명을 충분히 안내받았으며 위의 사항에 대하여 이해하였고 시술 후 일어나는 어떠한 부작용에 관련된 모든 상황은 전적으로 본인의 책임이다.
이에 동의하고 왁싱 서비스 받기를 진행합니다.

20　　년　월　일

성명 :　　　　　(성명/인)

만 18세 미만의 미성년자의 경우 보호자 동의가 있어야 하며 보호자 본인은 부작용에 대한 사전 설명을 충분히 안내받았으며 위의 사항에 대하여 이해하였고 시술 후 일어나는 어떠한 부작용에 관련된 모든 상황은 전적으로 본인의 책임이다. 이에 동의하고 왁싱 서비스 받기를 진행합니다.

20　　년　월　일

보호자 성명 :　　　　　(성명/인)

컨디션 체크리스트 (여성)

디자인을 선택해 주세요		
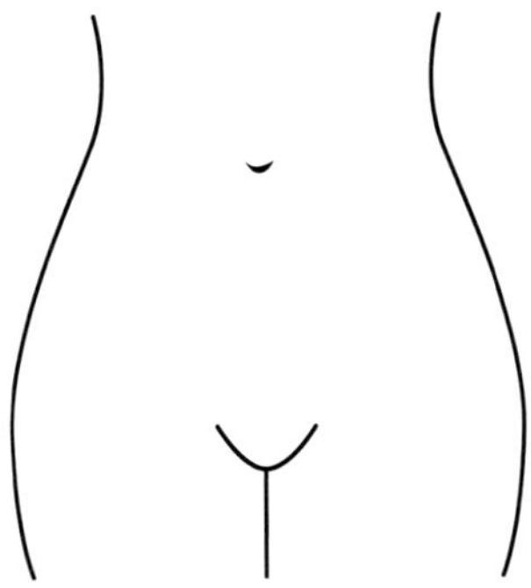	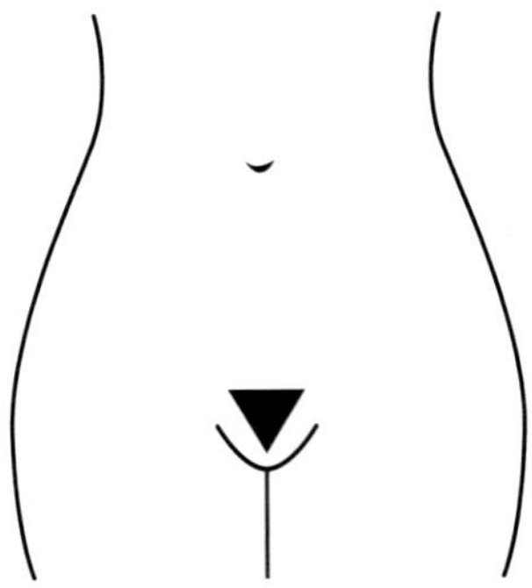	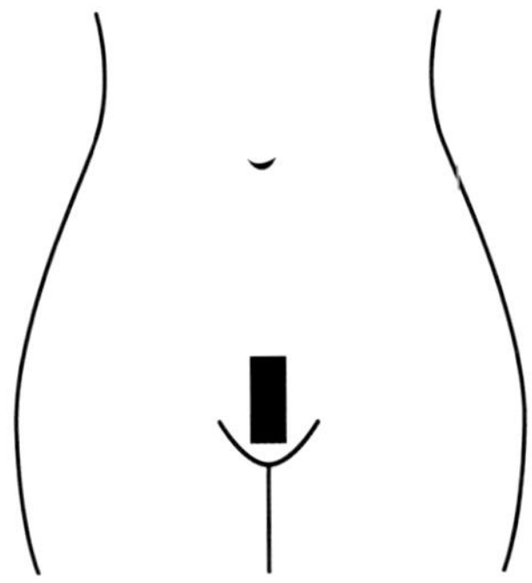
□ 누드 핏	□ 비키니 핏	□ 내츄럴 핏

• 개인적으로 원하는 디자인이 있으시다면 적어주세요. (ex. ♥, ★, ■, ●)

□ YES (   ) □ NO

• 오늘 컨디션은 어떠신가요?

좋음				나쁨

• 시술 시 어떤 분위기를 원하시나요?

즐겁게				조용히

• 주의사항이 있다면 적어주세요 (ex. 생리 중 탐폰 착용 중)

숍 성장에 필요한 피드백을 부탁드립니다.
개선사항 :

컨디션 체크리스트 (남성)

디자인을 선택해 주세요		
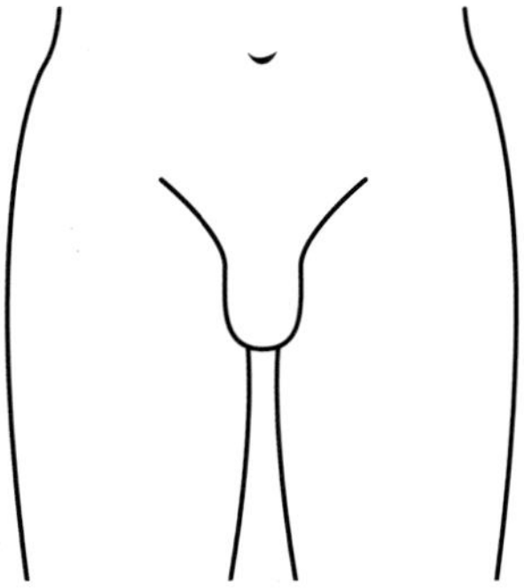	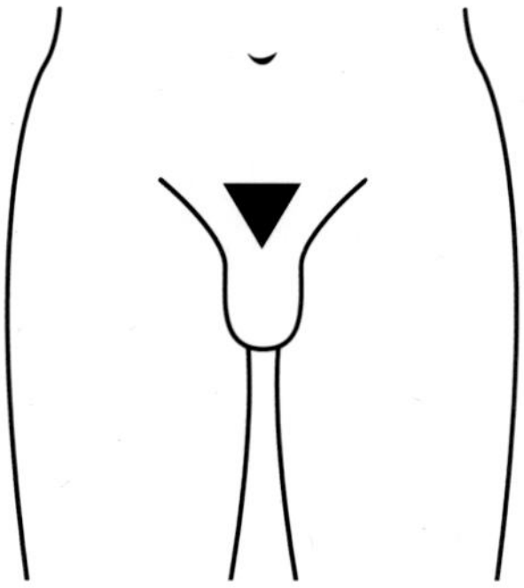	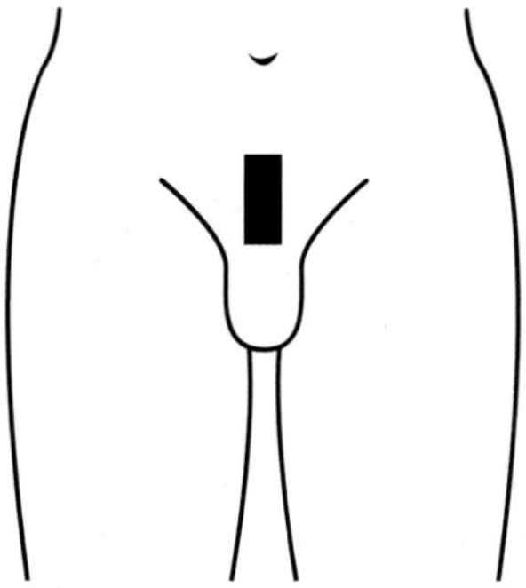
□ 누드 핏	□ 비키니 핏	□ 내츄럴 핏

• 개인적으로 원하는 디자인이 있으시다면 적어주세요. (ex. ♥, ★, ■, ●)

□ YES (　　　　　) □ NO

• 오늘 컨디션은 어떠신가요?

좋음				나쁨

• 시술 시 어떤 분위기를 원하시나요?

즐겁게				조용히

• 주의사항이 있다면 적어주세요 (ex. 켈로이드성 피부)

숍 성장에 필요한 피드백을 부탁드립니다.
개선사항 :

고객 시술 차트

성명		생년월일	
연락처		성별	남 / 여
주소		왁싱 경험	유 / 무

회차	시술 일자	시술 부위	특이사항
1회차	20 년 월 일		
2회차	20 년 월 일		
3회차	20 년 월 일		
4회차	20 년 월 일		
5회차	20 년 월 일		
6회차	20 년 월 일		
7회차	20 년 월 일		
8회차	20 년 월 일		
9회차	20 년 월 일		
10회차	20 년 월 일		

제품 구매 내역

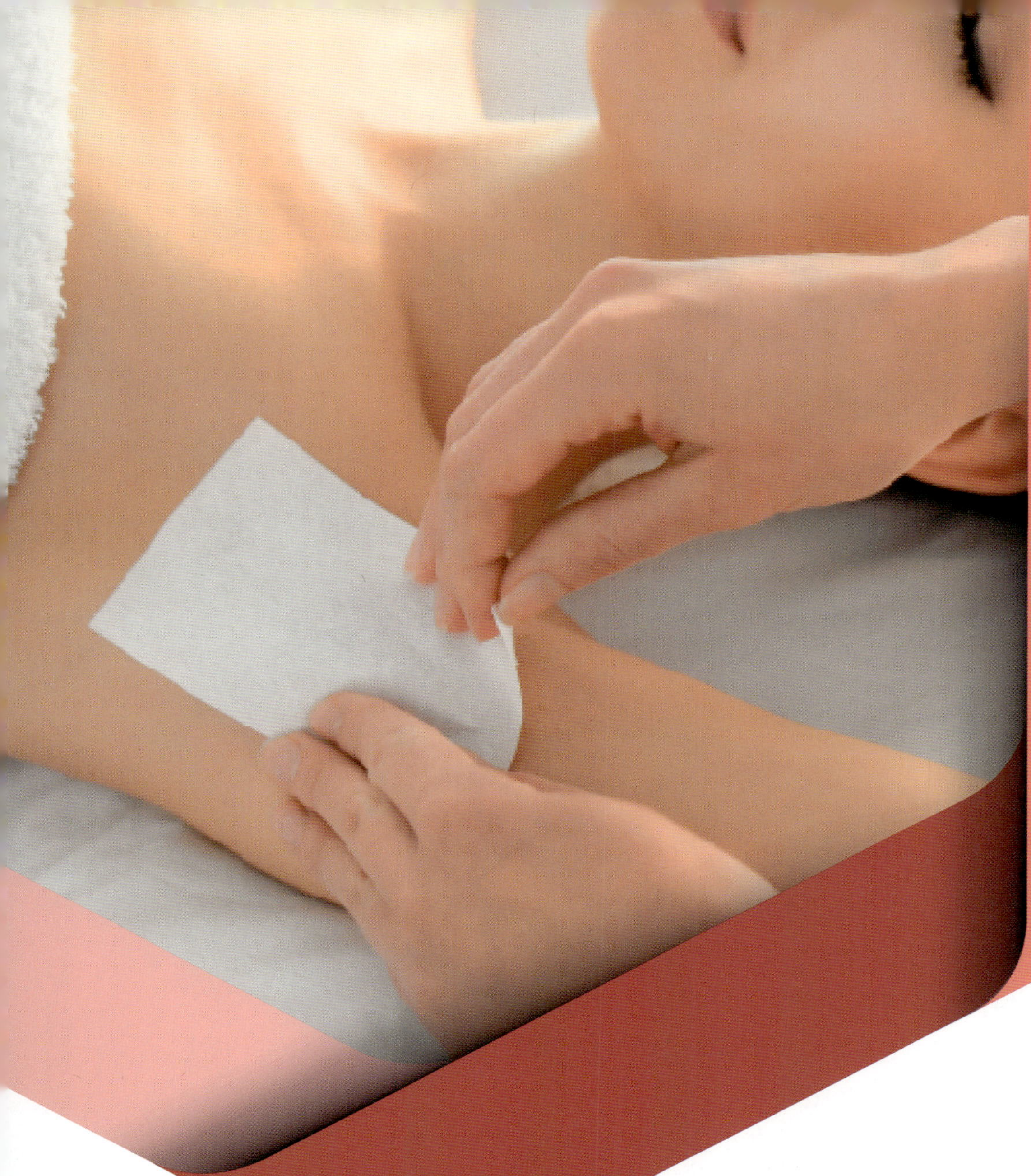

Chapter 4

실전 소프트 왁싱

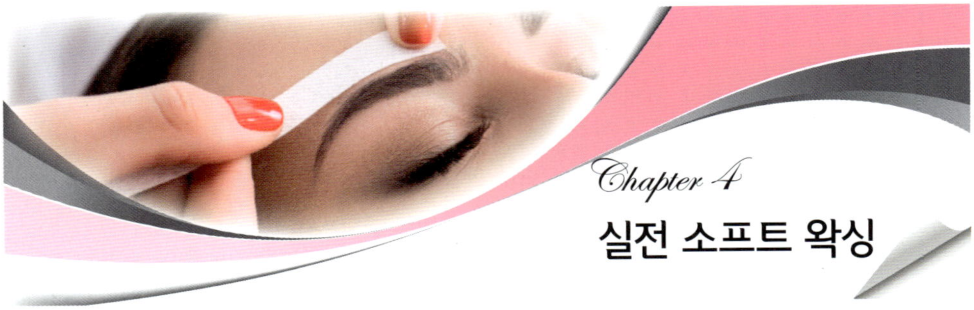

Chapter 4

실전 소프트 왁싱

1. 이마 부위

① 클렌징 제품을 사용하여 페이스 메이크업을 지운다.

② 고객의 얼굴에 터번을 씌운다.

③ 시술자의 손을 소독한다.

④ 전 처리제를 사용하여 피부 노폐물을 제거한다.

⑤ 유 · 수분 제거제를 사용하여 시술 부위의 유 · 수분을 제거한다.

⑥ 피부 보호를 위해 파우더 또는 오일을 바른다.

⑦ 스파츌라로 왁스를 떠서 시술자의 손목 안쪽에 온도를 테스트한다.

⑧ 왁스의 적정온도를 확인한 뒤 모발의 성장 방향을 체크하고 구역을 나누어 순차적으로 시술을 이어간다.

⑨ 모발에 왁스를 고르게 바르기 위해 피부에 텐션을 주며 스파츌라는 45° 각도를 유지시킨 뒤 모발의 성장 방향으로 얇고 고르게 바른다.

⑩ 제거를 위해 왁스를 도포 후 부직포를 피부에 밀착시킨다. 이때 손잡이 부분을 약 1cm 정도 남겨두고 피부에 밀착시킨다.

⑪ 부직포를 제거할 때에도 피부에 텐션을 주며 45° 각도를 유지한 뒤 모발의 성장 방향과 반대 방향으로 신속하게 잡아당겨서 제거한다.

⑫ 부직포를 제거한 뒤 텐션을 주었던 손으로 왁싱 부위를 눌러 진정 및 통증을 완화시킨다.

⑬ 모든 시술을 마친 후 왁싱 오일을 사용하여 왁스의 잔여물을 제거한다.

⑭ 제거되지 않은 모발은 확대경을 이용하여 확인한 뒤 트위저를 사용하여 모발의 성장 방향으로 제거한다.

⑮ 시술이 끝난 뒤 진정젤을 바르고 쿨러를 이용하여 예민해진 피부를 진정시킨다.

⑯ 시술 후 유 · 수분 균형을 맞추기 위해 피부 타입에 따른 왁싱 전용 진정 크림을 바른다.

[이마 부위 관리 순서]

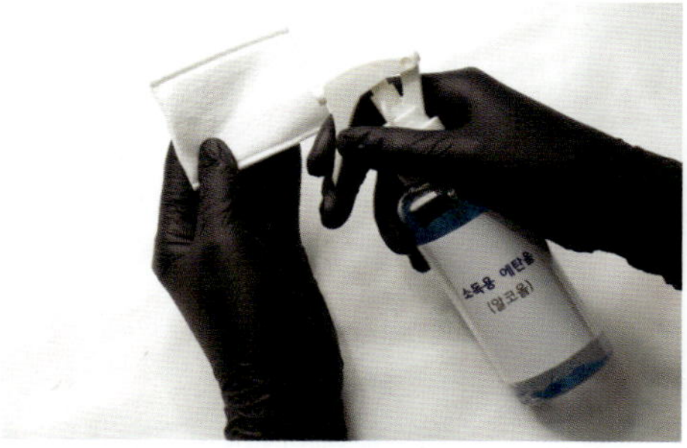

① 시술자의 손을 소독한다.

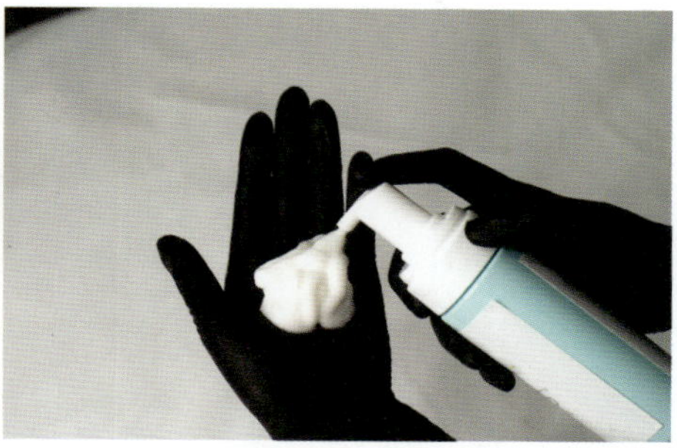

② 전 처리제를 사용하여 피부 노폐물을 제거한다.

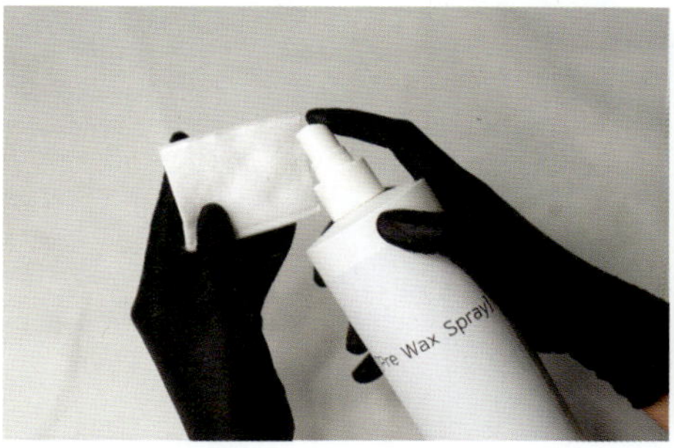

③ 유 · 수분 제거제를 사용하여 시술 부위의 유 · 수분을 제거한다.

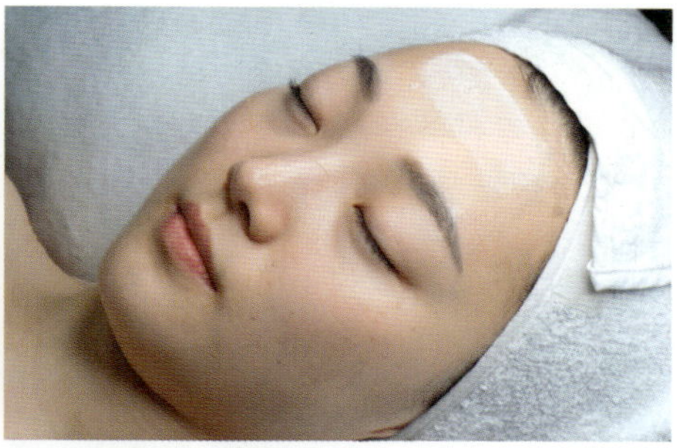

④ 피부 보호를 위해 파우더 또는 오일을 바른다.

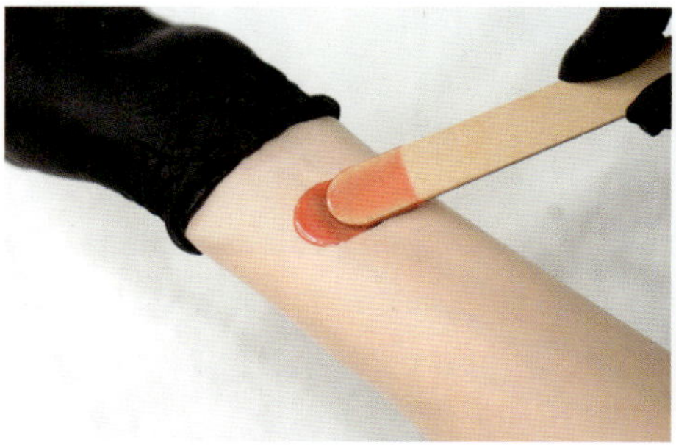

⑤ 스파츌라로 왁스를 떠서 시술자의 손목 안쪽에 온도를 테스트한다.

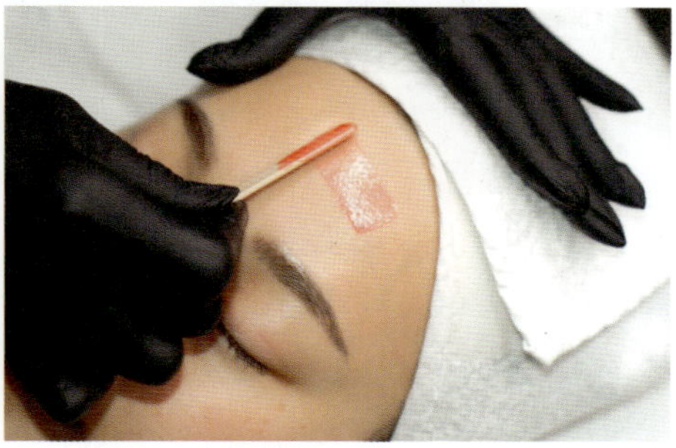

⑥ 모발의 성장 방향을 체크하고 구역을 나누어 텐션을 주며 순차적으로 시술을 이어간다.

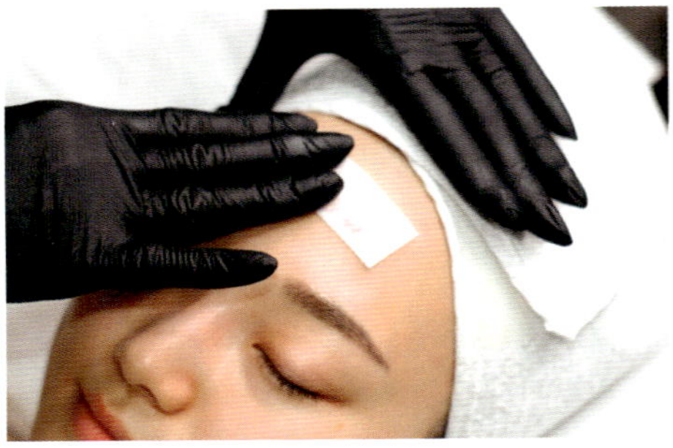

⑦ 제거를 위해 왁스를 도포 후 부직포를 피부에 밀착시킨다. 이때 손잡이 부분을 약 1cm 정도 남겨두고 피부에 밀착시킨다.

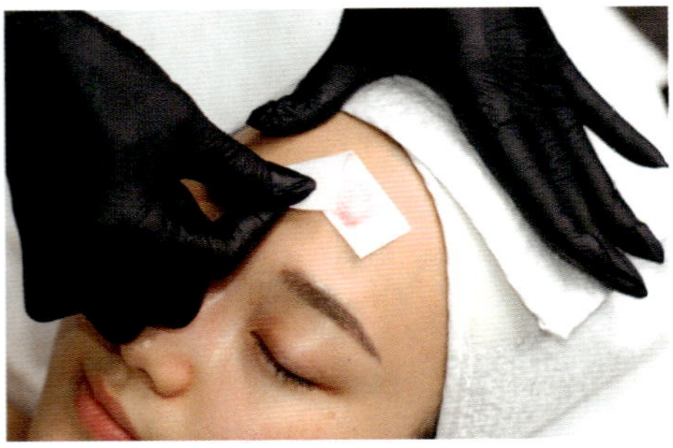

⑧ 부직포를 제거할 때에도 피부에 텐션을 주며 45° 각도를 유지한 뒤 모발의 성장 방향과 반대 방향으로 신속하게 잡아당겨 제거한다.

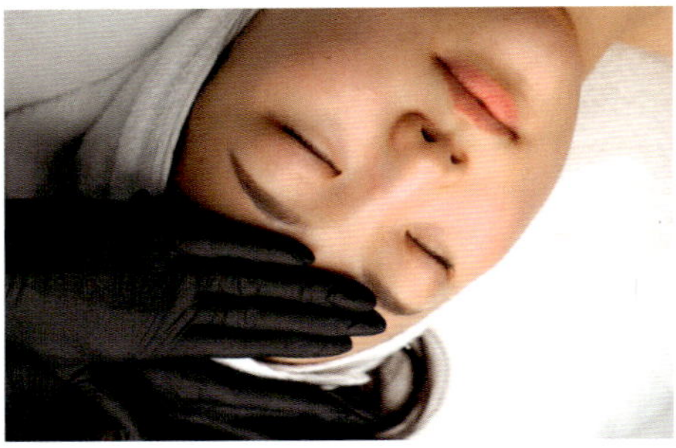

⑨ 왁스를 제거한 뒤 텐션을 주었던 손으로 왁싱 부위를 눌러 진정 및 통증을 완화시킨다.

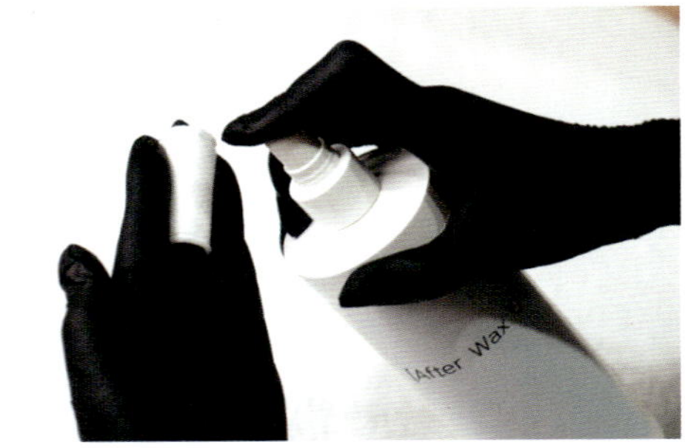

⑩ 왁싱 오일을 사용하여 왁스의 잔여물을 제거한다.

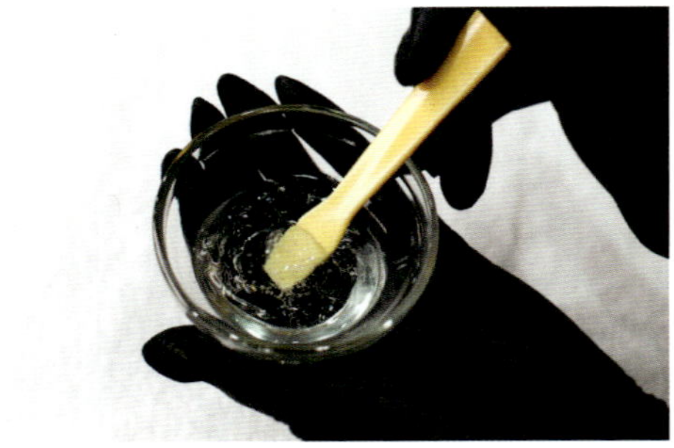

⑪ 시술이 끝난 뒤 진정 젤을 바르고 쿨러를 이용하여 예민해진 피부를 진정시킨다.

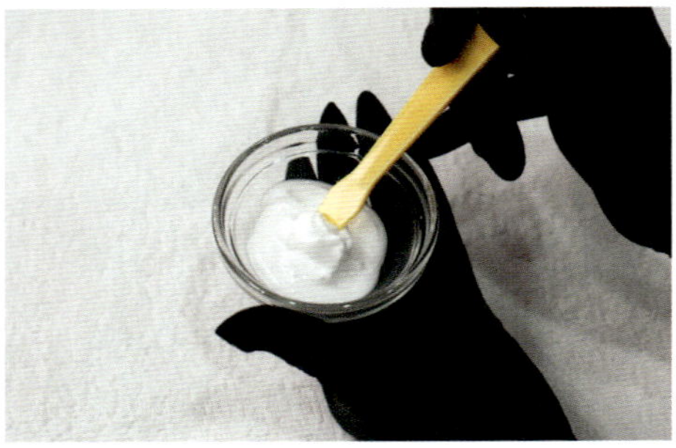

⑫ 시술 후 유 · 수분 균형을 맞추기 위해 피부 타입에 따른 왁싱 전용 진정 크림을 바른다.

2. 눈썹 부위

① 클렌징 제품을 사용하여 아이 메이크업을 지운다.

② 고객의 얼굴에 터번을 씌운다.

③ 시술자의 손을 소독한다.

④ 펜슬을 사용하여 원하는 눈썹 모양을 디자인한다.

⑤ 고객에게 디자인 된 눈썹을 확인시킨 뒤 시술을 시작한다.

⑥ 시술자의 손을 소독한다.

⑦ 유 · 수분 제거제를 사용하여 시술 부위의 유 · 수분을 제거한다.

⑧ 피부 보호를 위해 파우더 또는 오일을 바른다.

⑨ 스파츌라로 왁스를 떠서 시술자의 손목 안쪽에 온도를 테스트한다.

⑩ 왁스의 적정온도를 확인한 뒤 모발의 성장 방향을 체크하고 구역을 나누어 순차적으로 시술을 이어간다.

⑪ 모발에 왁스를 고르게 바르기 위해 피부에 텐션을 주며 스파츌라는 45° 각도를 유지시킨 뒤 모발의 성장 방향으로 얇고 고르게 바른다.

⑫ 제거를 위해 왁스를 도포 후 부직포를 피부에 밀착시킨다. 이때 손잡이 부분을 약 1cm 정도 남겨두고 피부에 밀착시킨다.

⑬ 부직포를 제거할 때에도 피부에 텐션을 주며 45° 각도를 유지한 뒤 모발의 성장 방향과 반대 방향으로 신속하게 잡아당겨서 제거한다.

⑭ 부직포를 제거한 뒤 텐션을 주었던 손으로 왁싱 부위를 눌러 진정 및 통증을 완화시킨다.

⑮ 왁싱 오일을 사용하여 왁스의 잔여물을 제거한다.

⑯ 제거되지 않은 모발은 확대경을 사용하여 확인한 뒤 트위저를 이용하여 모발의 성장 방향으로 제거한다.

⑰ 눈썹 브러시를 사용하여 눈썹을 정리한 후 눈썹 가위를 사용하여 모양을 정리한다.

⑱ 모발을 자르고 잔여물은 제거한다.

⑲ 시술이 끝난 뒤 진정 젤을 바르고 쿨러를 이용하여 예민해진 피부를 진정시킨다.

⑳ 시술 후 유 · 수분 균형을 맞추기 위해 피부 타입에 따른 왁싱 전용 진정 크림을 바른다.

[눈썹 부위 관리 순서]

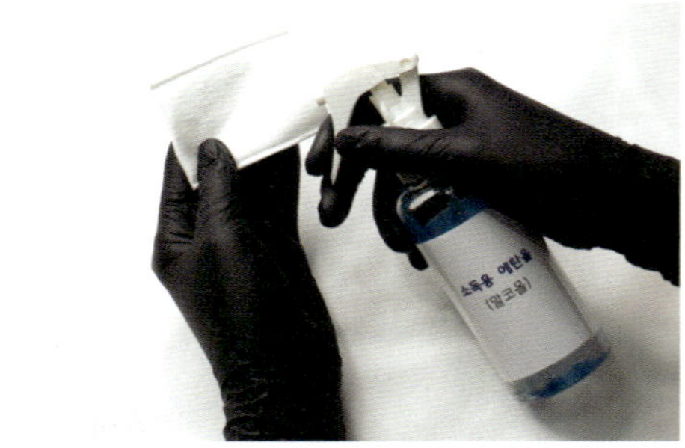

① 시술자의 손을 소독한다.

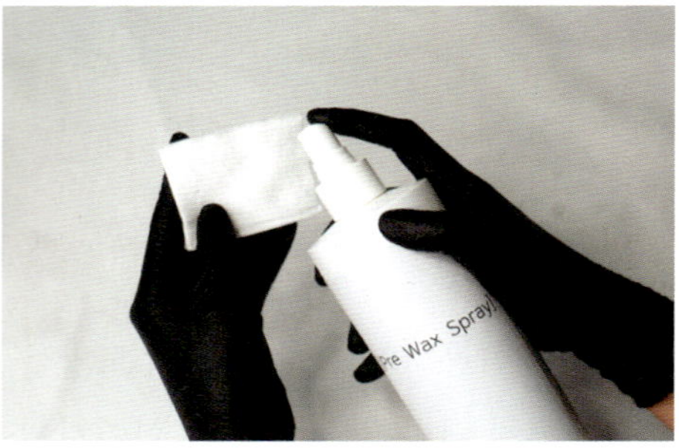

② 전 처리제를 사용하여 시술 부위의 유·수분을 제거한다.

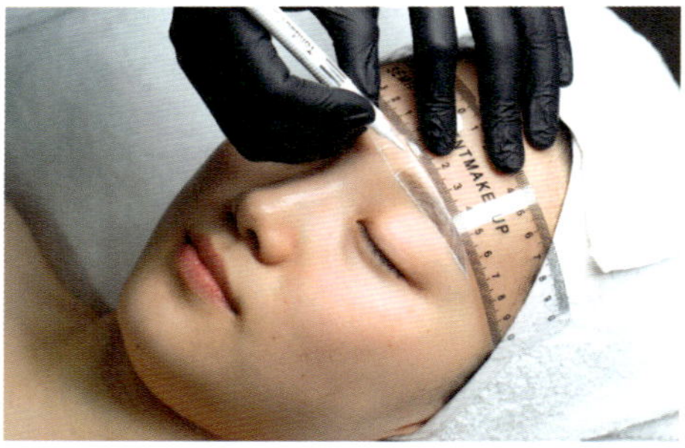

③ 눈썹에 펜슬을 사용하여 원하는 눈썹 모양을 디자인한다.

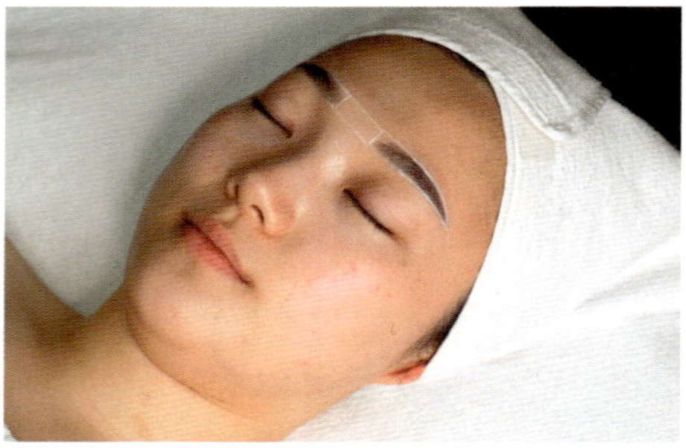

④ 고객에게 디자인된 눈썹을 확인시킨 뒤 시술을 시작한다.

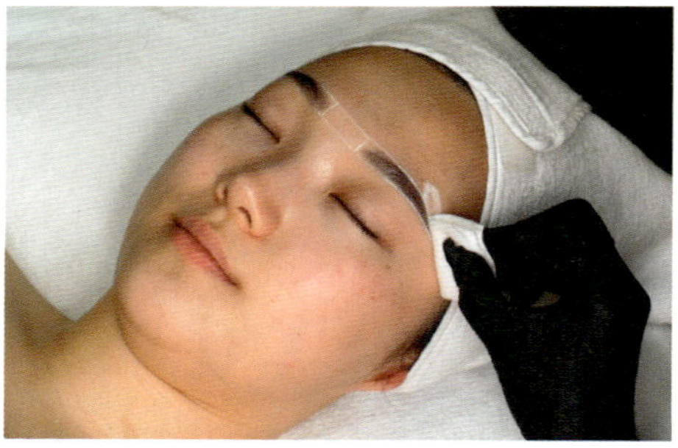

⑤ 피부 보호를 위해 파우더 또는 오일을 바른다.

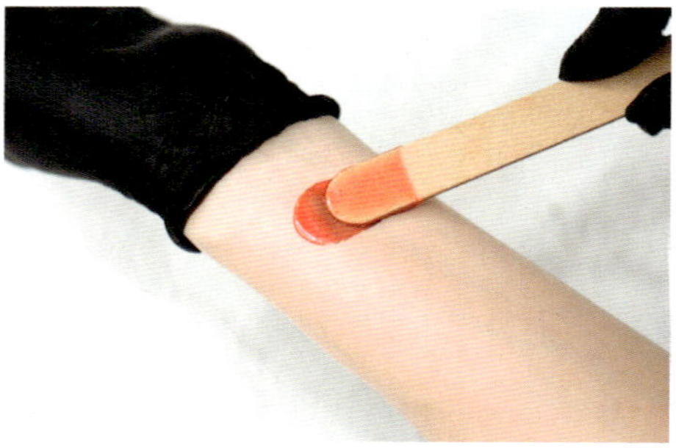

⑥ 스파츌라로 왁스를 떠서 시술자의 손목 안쪽에 온도를 테스트한다.

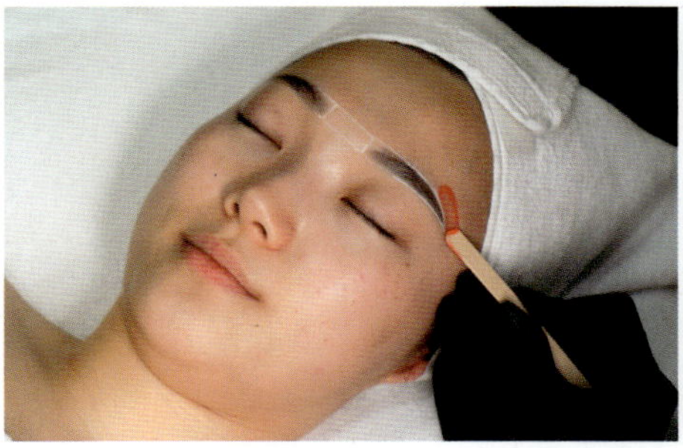

⑦ 모발의 성장 방향을 체크하고 구역을 나누어 텐션을 주며 순차적으로 시술을 이어간다.

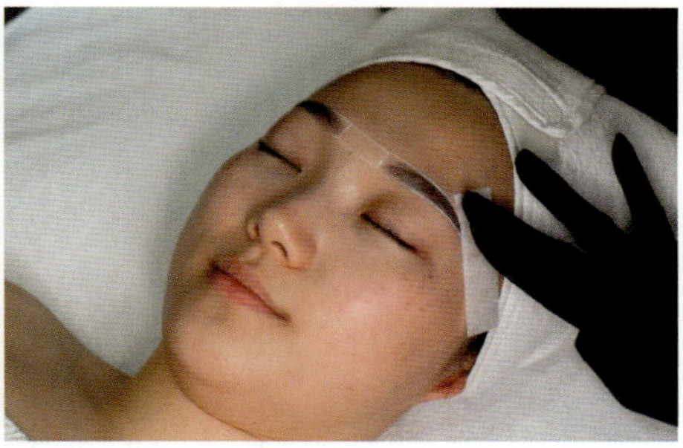

⑧ 제거를 위해 왁스를 도포 후 부직포를 피부에 밀착시킨다. 이때 손잡이 부분을 약 1cm 정도 남겨두고 피부에 밀착시킨다.

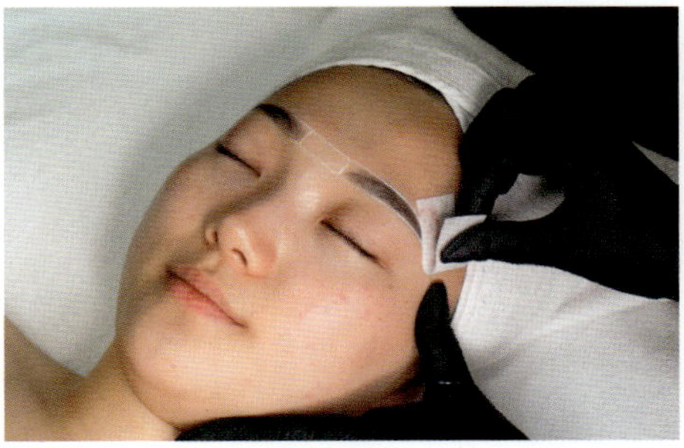

⑨ 부직포를 제거할 때에도 피부에 텐션을 주며 45° 각도를 유지한 뒤 모발의 성장 방향과 반대 방향으로 신속하게 잡아당겨서 제거한다.

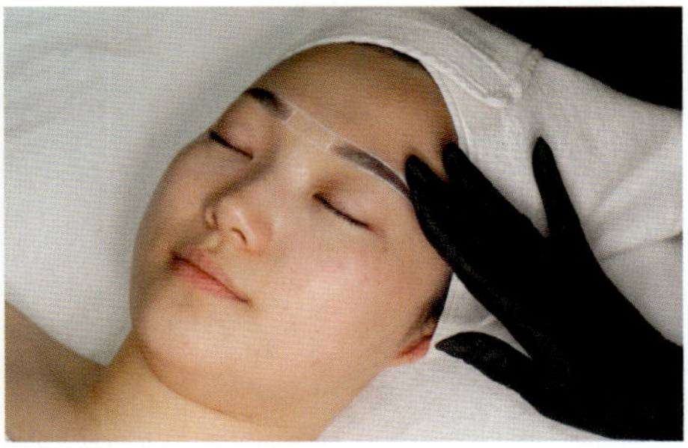

⑩ 왁스를 제거한 뒤 텐션을 주었던 손으로 왁싱 부위를 눌러 진정 및 통증을 완화시킨다.

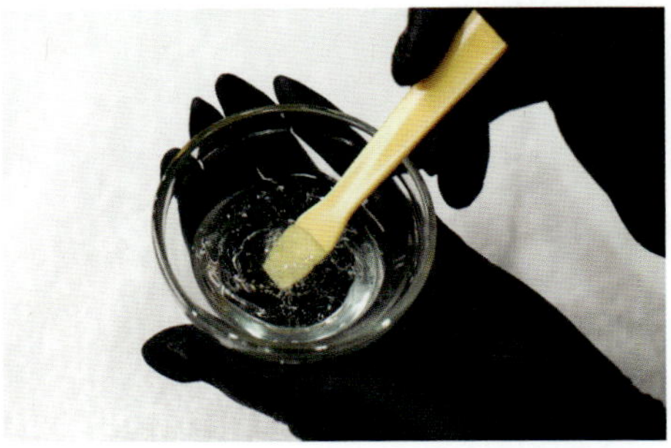

⑪ 시술이 끝난 뒤 진정 젤을 바르고 쿨러를 이용하여 예민해진 피부를 진정시킨 후 진정 크림을 바른다.

3. 인중 부위

① 클렌징 제품을 사용하여 페이스 메이크업을 지운다.

② 고객의 얼굴에 터번을 씌운다.

③ 시술자의 손을 소독한다.

④ 전 처리제를 사용하여 피부 노폐물을 제거한다.

⑤ 유 · 수분 제거제를 사용하여 시술 부위의 유 · 수분을 제거한다.

⑥ 피부 보호를 위해 파우더 또는 오일을 바른다.

⑦ 스파츌라로 왁스를 떠서 시술자의 손목 안쪽에 온도를 테스트한다.

⑧ 왁스의 적정온도를 확인한 뒤 모발의 성장 방향을 체크하고 구역을 나누어 순차적으로 시술을 이어간다.

⑨ 모발에 왁스를 고르게 바르기 위해 피부에 텐션을 주며 스파츌라는 45° 각도를 유지시킨 뒤 모발의 성장 방향으로 얇고 고르게 바른다.

⑩ 제거를 위해 왁스를 도포 후 부직포를 피부에 밀착시킨다. 이때 손잡이 부분을 약 1cm 정도 남겨두고 피부에 밀착시킨다.

⑪ 부직포를 제거할 때에도 피부에 텐션을 주며 45° 각도를 유지한 뒤 모발의 성장 방향과 반대 방향으로 신속하게 잡아당겨서 제거한다.

⑫ 부직포를 제거한 뒤 텐션을 주었던 손으로 왁싱 부위를 눌러 진정 및 통증을 완화시킨다.

⑬ 모든 시술을 마친 후 왁싱 오일을 사용하여 왁스의 잔여물을 제거한다.

⑭ 제거되지 않은 모발은 확대경을 이용하여 확인한 뒤 트위저를 사용하여 모발의 성장 방향으로 제거한다.

⑮ 시술이 끝난 뒤 진정 젤을 바르고 쿨러를 이용하여 예민해진 피부를 진정시킨다.

⑯ 시술 후 유 · 수분 균형을 맞추기 위해 피부 타입에 따른 왁싱 전용 진정 크림을 바른다.

[인중 부위 관리 순서]

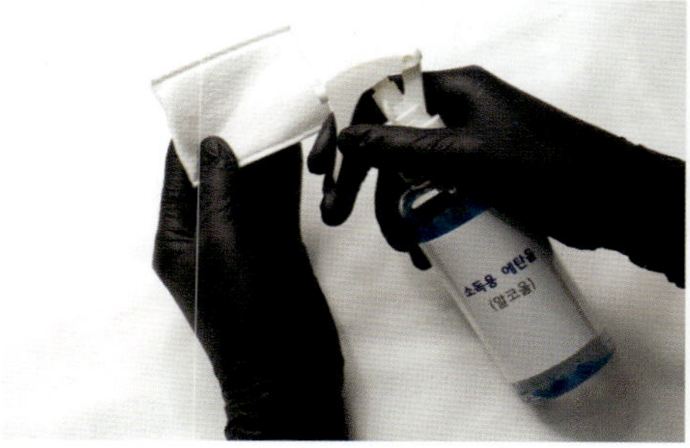

① 시술자의 손을 소독한다.

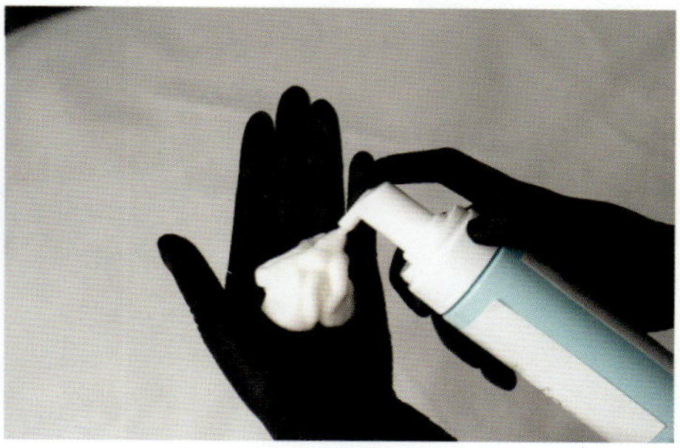

② 전 처리제를 사용하여 피부 노폐물을 제거한다.

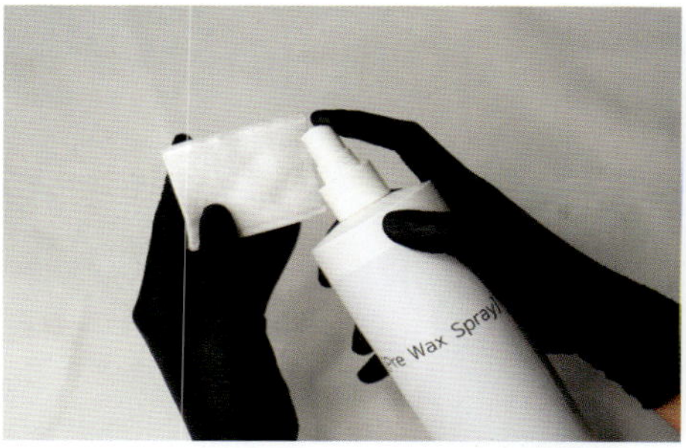

③ 유 · 수분 제거제를 사용하여 시술 부위의 유 · 수분을 제거한다.

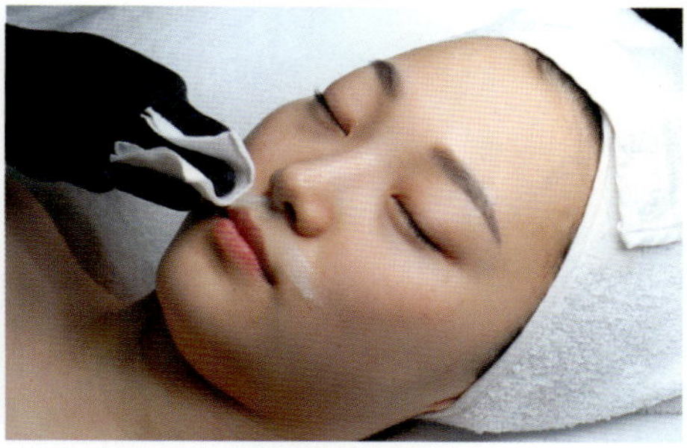

④ 피부 보호를 위해 파우더 또는 오일을 바른다.

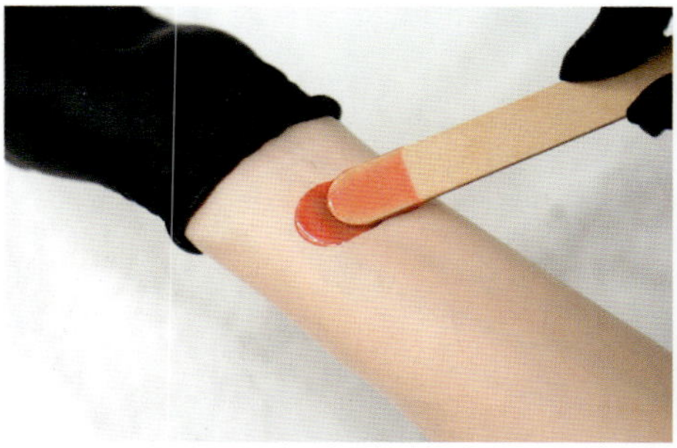

⑤ 스파츌라로 왁스를 떠서 시술자의 손목 안쪽에 온도를 테스트한다.

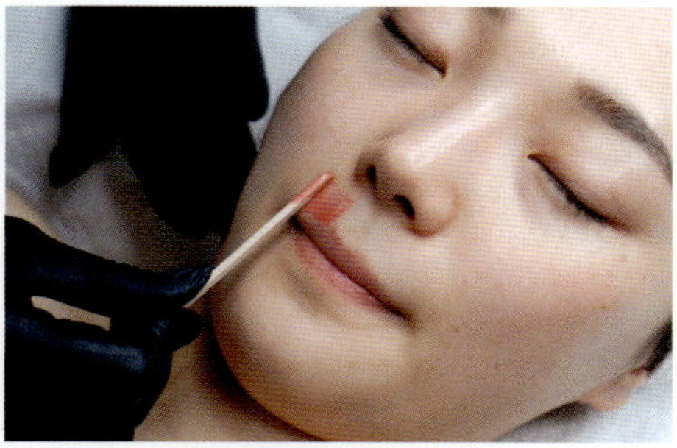

⑥ 모발의 성장 방향을 체크하고 구역을 나누어 텐션을 주며 순차적으로 시술을 이어간다.

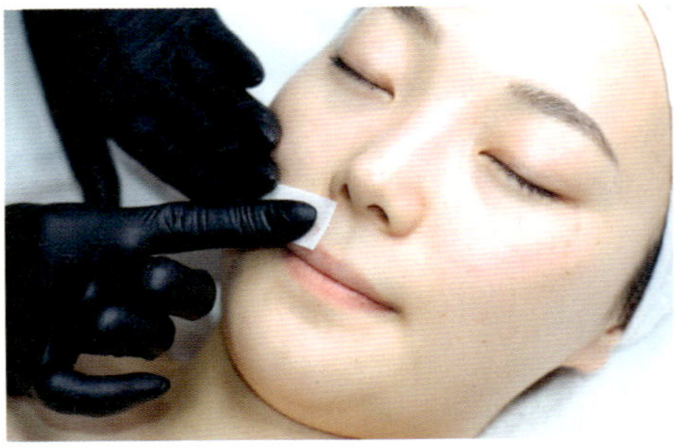

⑦ 제거를 위해 왁스를 도포 후 부직포를 피부에 밀착시킨다. 이때 손잡이 부분을 약 1cm 정도 남겨두고 피부에 밀착시킨다.

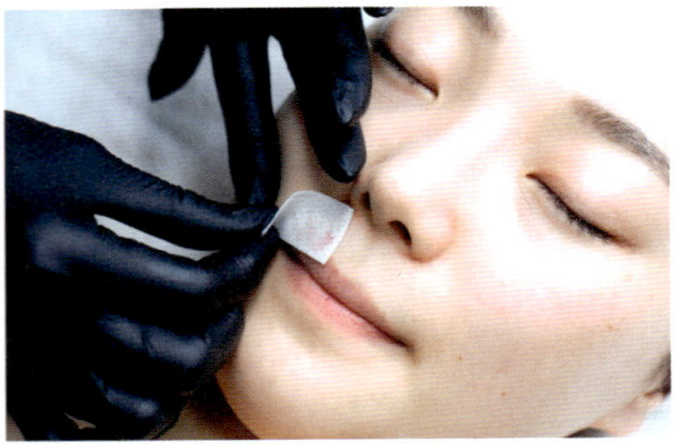

⑧ 부직포를 제거할 때에도 피부에 텐션을 주며 45° 각도를 유지한 뒤 모발의 성장 방향과 반대 방향으로 신속하게 잡아당겨서 제거한다.

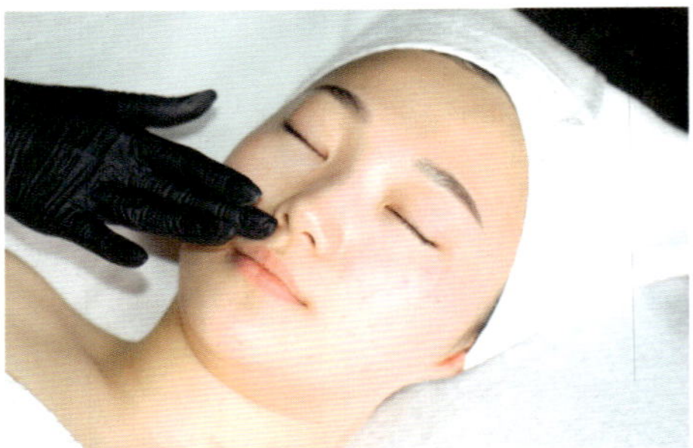

⑨ 왁스를 제거한 뒤 텐션을 주었던 손으로 왁싱 부위를 눌러 진정 및 통증을 완화시킨다.

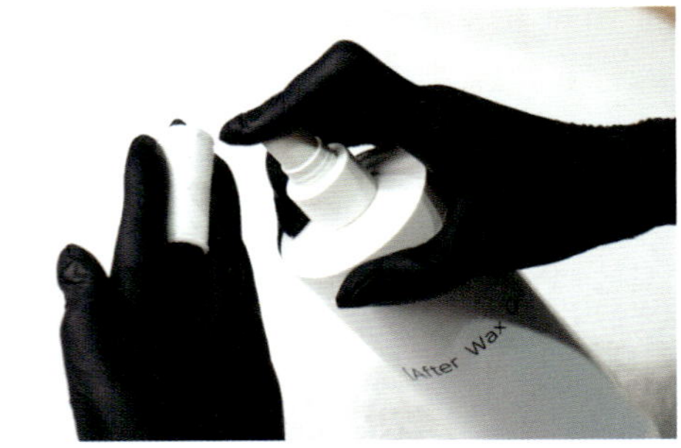

⑩ 왁싱 오일을 사용하여 왁스의 잔여물을 제거한다.

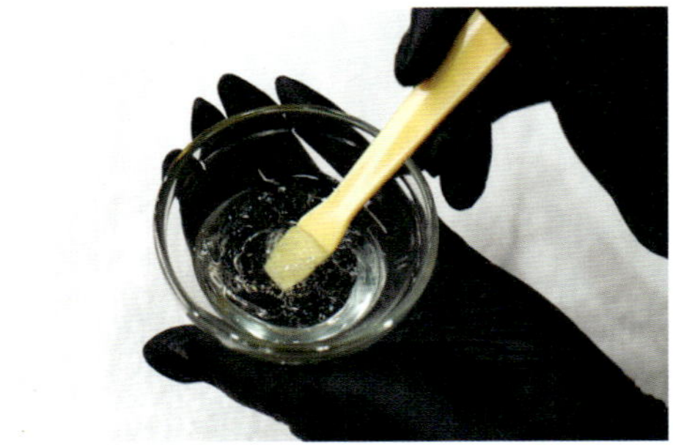

⑪ 시술이 끝난 뒤 진정 젤을 바르고 쿨러를 이용하여 예민해진 피부를 진정시킨다.

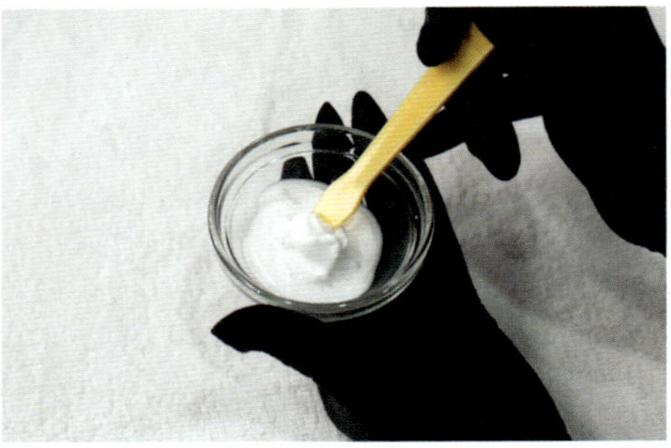

⑫ 시술 후 유 · 수분 균형을 맞추기 위해 피부 타입에 따른 왁싱 전용 진정 크림을 바른다.

4. 뒷목 부위

① 고객의 얼굴에 터번을 씌운다.
② 시술자의 손을 소독한다.
③ 펜슬을 사용하여 원하는 모양을 디자인한다.
④ 고객에게 디자인된 뒷목을 확인시킨 뒤 꼬리빗을 사용하여 뒷목 라인을 정리한다.
⑤ 정리된 모발은 제모용 가위를 사용하여 자른 뒤 시술을 시작한다.
⑥ 시술자의 손을 다시 소독한다.
⑦ 유 · 수분 제거제를 사용하여 시술 부위의 유 · 수분을 제거한다.
⑧ 피부 보호를 위해 파우더 또는 오일을 바른다.
⑨ 스파츌라로 왁스를 떠서 시술자의 손목 안쪽에 온도를 테스트한다.
⑩ 왁스의 적정온도를 확인한 뒤 모발의 성장 방향을 체크하고 구역을 나누어 순차적으로 시술을 이어간다.
⑪ 모발에 왁스를 고르게 바르기 위해 피부에 텐션을 주며 스파츌라는 45° 각도를 유지시킨 뒤 모발의 성장 방향으로 얇고 고르게 바른다.
⑫ 제거를 위해 왁스를 도포 후 부직포를 피부에 밀착시킨다. 이때 손잡이 부분을 약 1cm 정도 남겨두고 피부에 밀착시킨다.
⑬ 부직포를 제거할 때에도 피부에 텐션을 주며 45° 각도를 유지한 뒤 모발의 성장 방향과 반대 방향으로 신속하게 잡아당겨서 제거한다.
⑭ 부직포를 제거한 뒤 텐션을 주었던 손으로 왁싱 부위를 눌러 진정 및 통증을 완화시킨다.
⑮ 왁싱 오일을 사용하여 왁스의 잔여물을 제거한다.
⑯ 제거되지 않은 모발은 확대경을 사용하여 확인한 뒤 트위저를 이용하여 모발의 성장 방향으로 제거한다.
⑰ 시술이 끝난 뒤 진정 젤을 바르고 쿨러를 이용하여 예민해진 피부를 진정시킨다.
⑱ 시술 후 유 · 수분 균형을 맞추기 위해 피부 타입에 따른 왁싱 전용 진정 크림을 바른다.

[뒷목 부위 관리 순서]

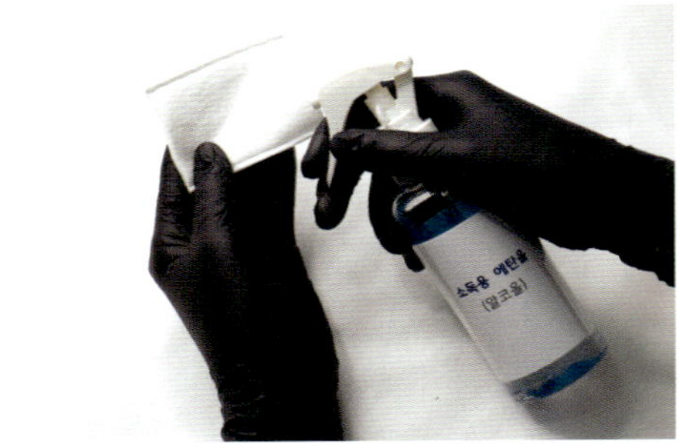

① 시술자의 손을 소독한다.

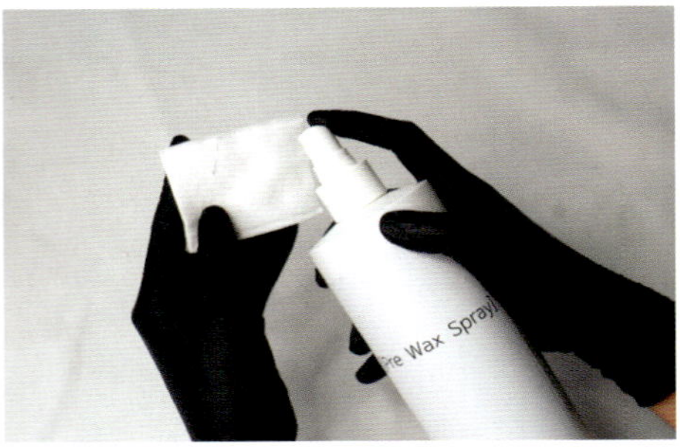

② 전 처리제를 사용하여 시술 부위의 유 · 수분을 제거한다.

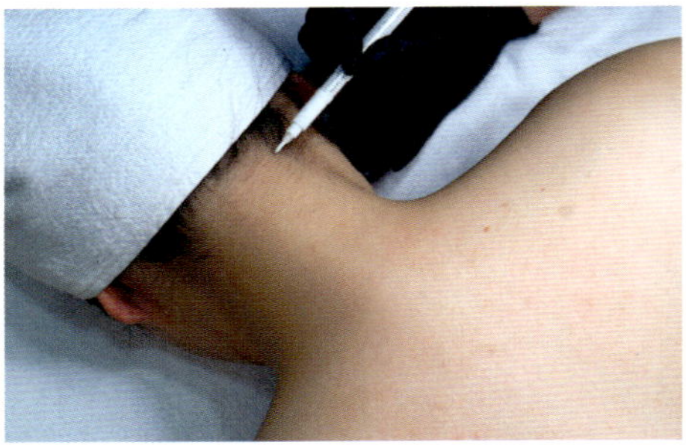

③ 정리한 뒷목에 펜슬을 사용하여 원하는 모양으로 디자인한다.

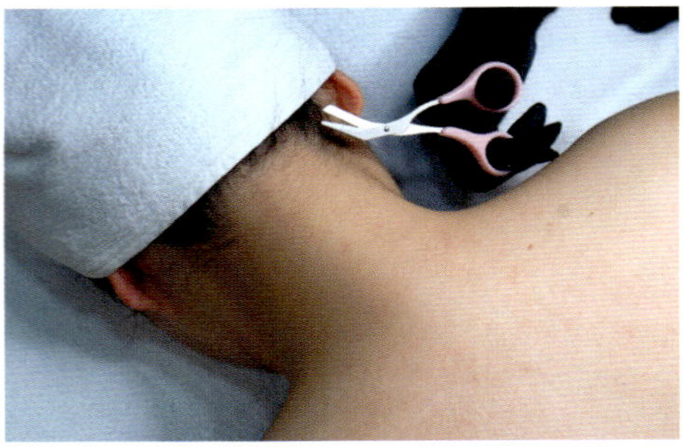

④ 제모용 가위를 사용하여 모발을 자르고 자른 부위를 소독한다.

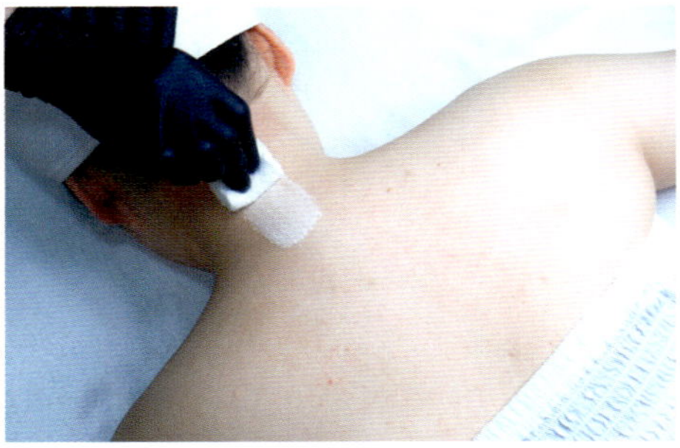

⑤ 피부 보호를 위해 파우더 또는 오일을 바른다.

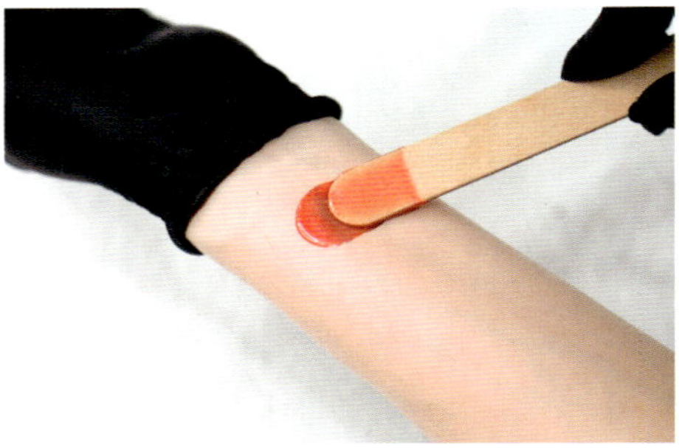

⑥ 스파츌라로 왁스를 떠서 시술자의 손목 안쪽에 온도를 테스트한다.

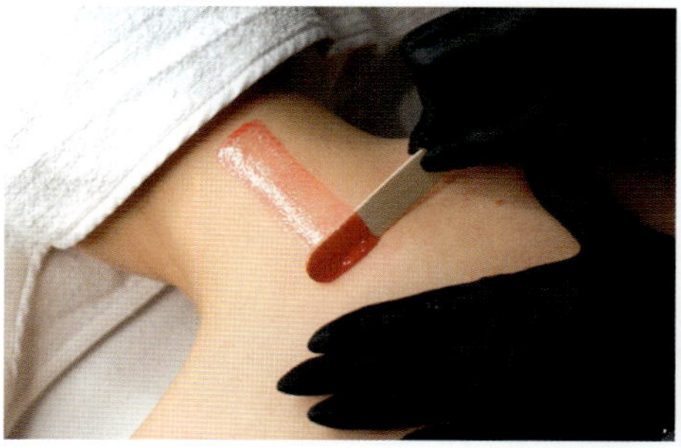

⑦ 모발의 성장 방향을 체크하고 구역을 나누어 텐션을 주며 순차적으로 시술을 이어간다.

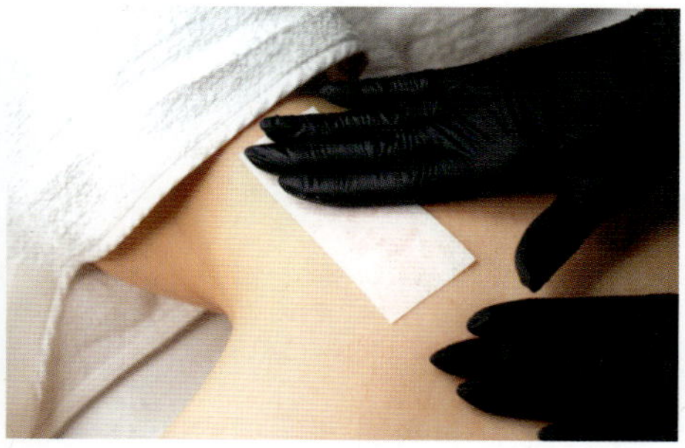

⑧ 제거를 위해 왁스를 도포 후 부직포를 피부에 밀착시킨다. 이때 손잡이 부분을 약 1cm 정도 남겨두고 피부에 밀착시킨다.

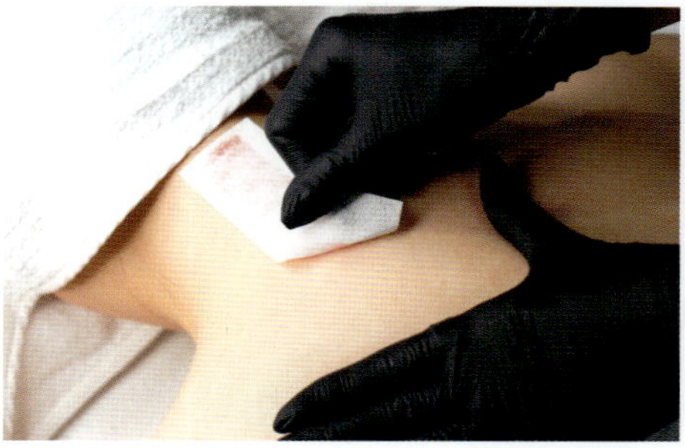

⑨ 부직포를 제거할 때에도 피부에 텐션을 주며 45° 각도를 유지한 뒤 모발의 성장 방향과 반대 방향으로 신속하게 잡아당겨서 제거한다.

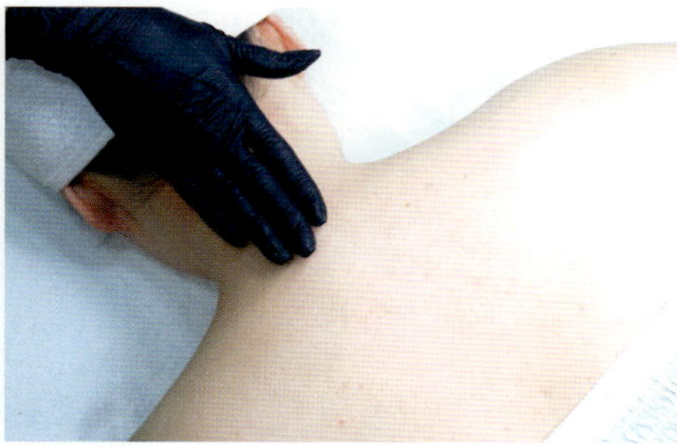

⑩ 왁스를 제거한 뒤 텐션을 주었던 손으로 왁싱 부위를 눌러 진정 및 통증을 완화시킨다.

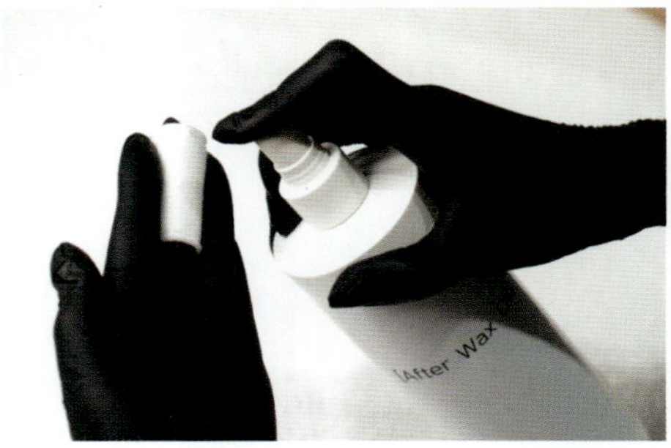

⑪ 왁싱 오일을 사용하여 왁스의 잔여물을 제거한다.

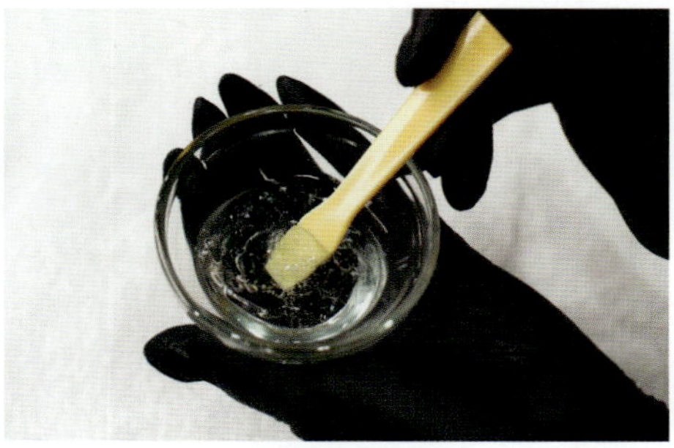

⑫ 쿨러를 이용하여 예민해진 피부를 진정시킨 후 진정크림을 바른다.

5. 팔 부위

① 시술자의 손을 소독한다.

② 전 처리제를 사용하여 피부 노폐물을 제거한다.

③ 유 · 수분 제거제를 사용하여 시술 부위의 유 · 수분을 제거한다.

④ 피부 보호를 위해 파우더 또는 오일을 바른다.

⑤ 스파츌라로 왁스를 떠서 시술자의 손목 안쪽에 온도를 테스트한다.

⑥ 왁스의 적정온도를 확인한 뒤 모발의 성장 방향을 체크하고 구역을 나누어 순차적으로 시술을 이어간다.

⑦ 모발에 왁스를 고르게 바르기 위해 피부에 텐션을 주며 스파츌라는 45° 각도를 유지시킨 뒤 모발의 성장 방향으로 얇고 고르게 바른다.

⑧ 제거를 위해 왁스를 도포 후 부직포를 피부에 밀착시킨다. 이때 손잡이 부분을 약 1cm 정도 남겨두고 피부에 밀착시킨다.

⑨ 부직포를 제거할 때에도 피부에 텐션을 주며 45° 각도를 유지한 뒤 모발의 성장 방향과 반대 방향으로 신속하게 잡아당겨서 제거한다.

⑩ 부직포를 제거한 뒤 텐션을 주었던 손으로 왁싱 부위를 눌러 진정 및 통증을 완화시킨다.

⑪ 왁싱 오일을 사용하여 왁스의 잔여물을 제거한다.

⑫ 제거되지 않은 모발은 확대경을 사용하여 확인한 뒤 트위저를 이용하여 모발의 성장 방향으로 제거한다.

⑬ 시술이 끝난 뒤 진정 젤을 바르고 쿨러를 이용하여 예민해진 피부를 진정시킨다.

⑭ 시술 후 유 · 수분 균형을 맞추기 위해 피부 타입에 따른 왁싱 전용 진정 크림을 바른다.

[팔 부위 관리 순서]

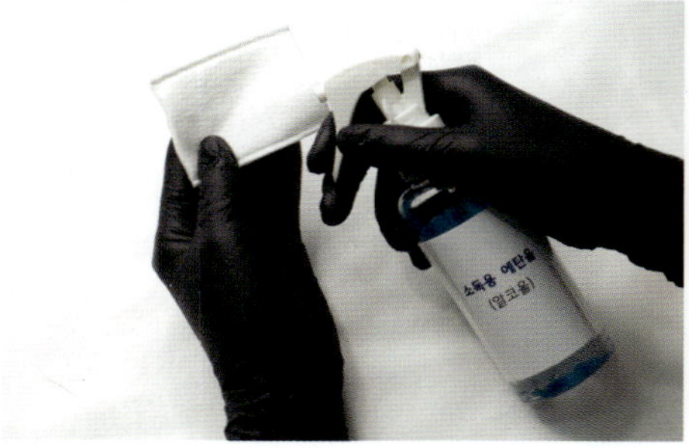

① 시술자의 손을 소독한다.

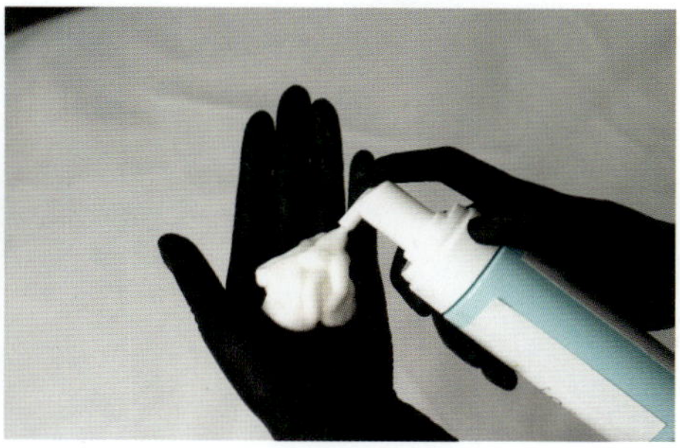

② 전 처리제를 사용하여 피부 노폐물을 제거한다.

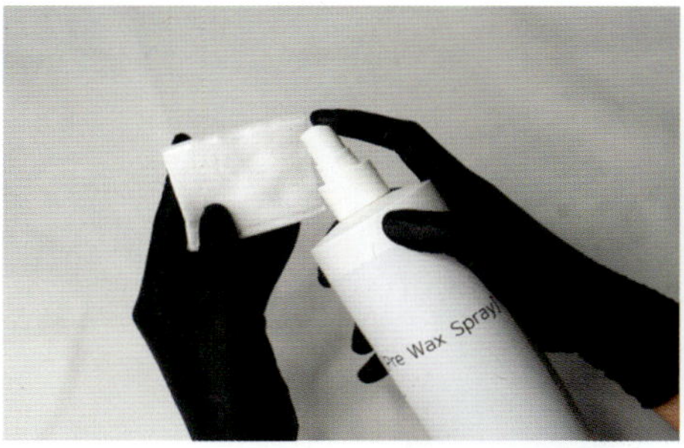

③ 유 · 수분 제거제를 사용하여 시술 부위의 유 · 수분을 제거한다.

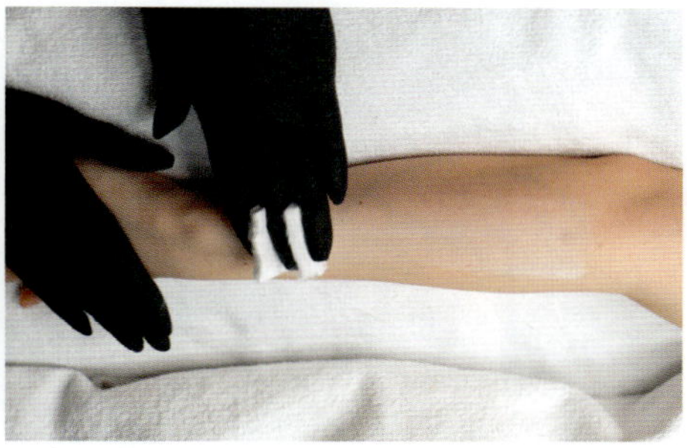

④ 피부 보호를 위해 파우더 또는 오일을 바른다.

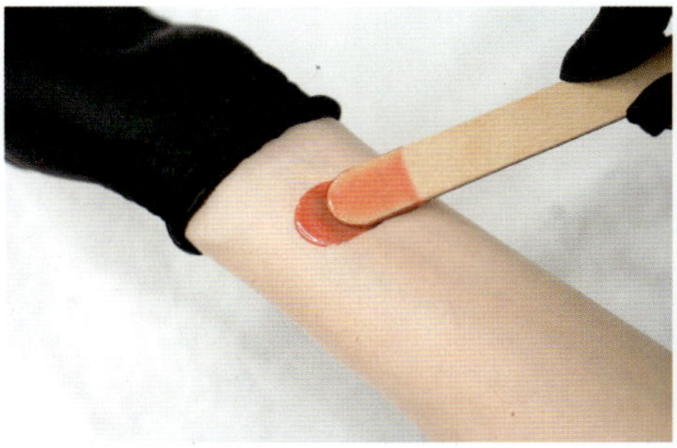

⑤ 스파츌라로 왁스를 떠서 시술자의 손목 안쪽에 온도를 테스트한다.

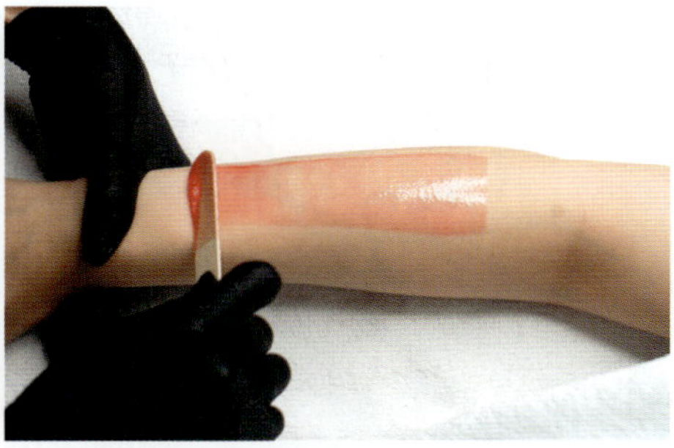

⑥ 모발의 성장 방향을 체크하고 구역을 나누어 텐션을 주며 순차적으로 시술을 이어간다.

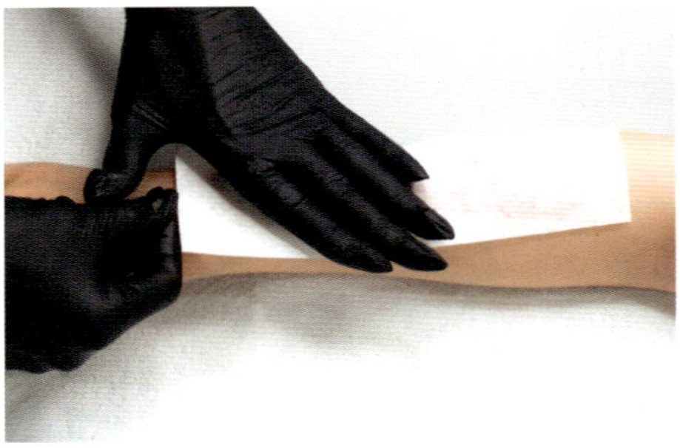

⑦ 제거를 위해 왁스를 도포 후 부직포를 피부에 밀착시킨다. 이때 손잡이 부분을 약 1cm 정도 남겨두고 피부에 밀착시킨다.

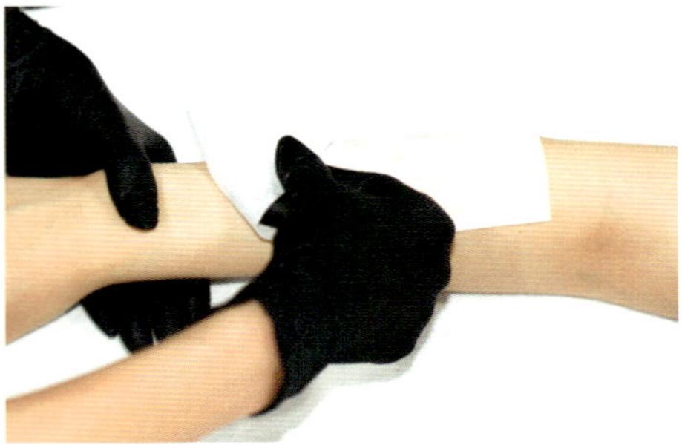

⑧ 부직포를 제거할 때에도 피부에 텐션을 주며 45° 각도를 유지한 뒤 모발의 성장 방향과 반대 방향으로 신속하게 잡아당겨서 제거한다.

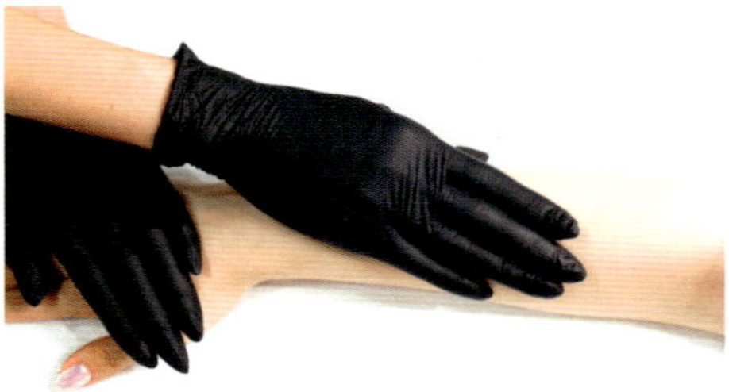

⑨ 왁스를 제거한 뒤 텐션을 주었던 손으로 왁싱 부위를 눌러 진정 및 통증을 완화시킨다.

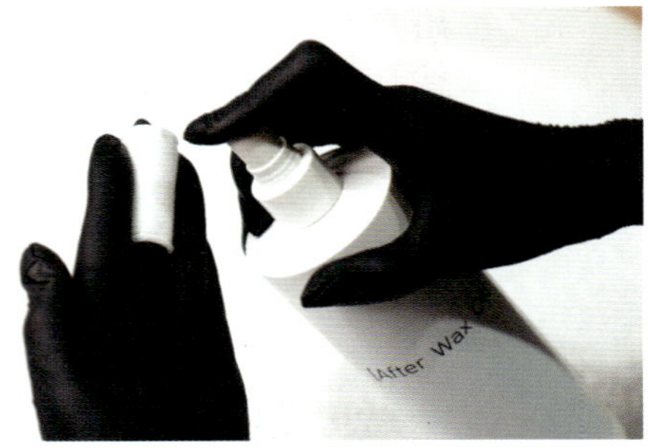

⑩ 왁싱 오일을 사용하여 왁스의 잔여물을 제거한다.

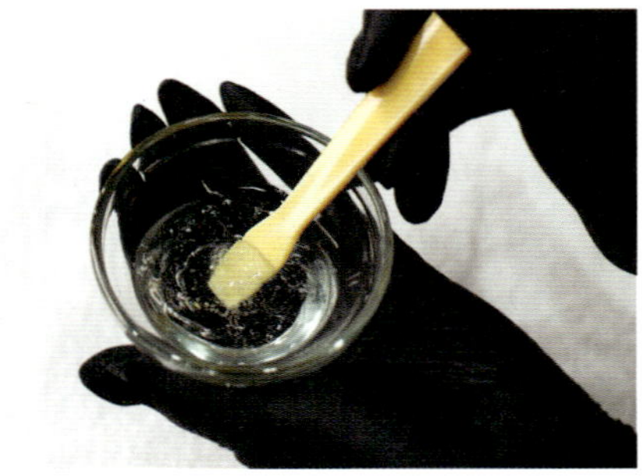

⑪ 시술이 끝난 뒤 진정 젤을 바르고 쿨러를 이용하여 예민해진 피부를 진정시킨다.

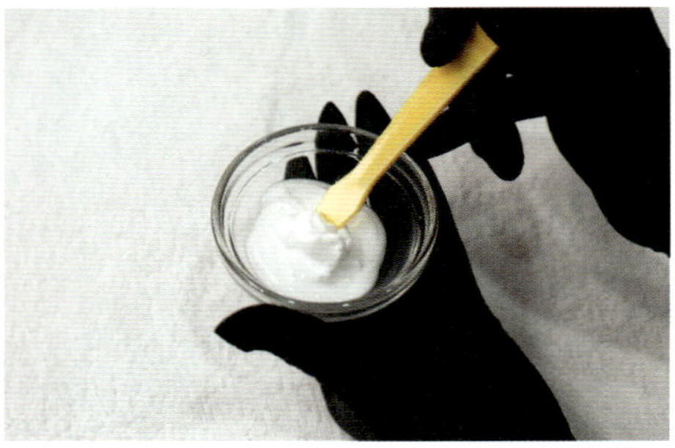

⑫ 시술 후 유 · 수분 균형을 맞추기 위해 피부 타입에 따른 왁싱 전용 진정 크림을 바른다.

6. 팔꿈치 부위

① 시술자의 손을 소독한다.

② 전 처리제를 사용하여 피부 노폐물을 제거한다.

③ 유 · 수분 제거제를 사용하여 시술 부위의 유 · 수분을 제거한다.

④ 피부 보호를 위해 파우더 또는 오일을 바른다.

⑤ 스파츌라로 왁스를 떠서 시술자의 손목 안쪽에 온도를 테스트한다.

⑥ 왁스의 적정온도를 확인한 뒤 모발의 성장 방향을 체크하고 구역을 나누어 순차적으로 시술을 이어간다.

⑦ 모발에 왁스를 고르게 바르기 위해 피부에 텐션을 주며 스파츌라는 45° 각도를 유지시킨 뒤 모발의 성장 방향으로 얇고 고르게 바른다.

⑧ 제거를 위해 왁스를 도포 후 부직포를 피부에 밀착시킨다. 이때 손잡이 부분을 약 1cm 정도 남겨두고 피부에 밀착시킨다.

⑨ 부직포를 제거할 때에도 피부에 텐션을 주며 45° 각도를 유지한 뒤 모발의 성장 방향과 반대 방향으로 신속하게 잡아당겨서 제거한다.

⑩ 부직포를 제거한 뒤 텐션을 주었던 손으로 왁싱 부위를 눌러 진정 및 통증을 완화시킨다.

⑪ 왁싱 오일을 사용하여 왁스의 잔여물을 제거한다.

⑫ 제거되지 않은 모발은 확대경을 사용하여 확인한 뒤 트위저를 이용하여 모발의 성장 방향으로 제거한다.

⑬ 시술이 끝난 뒤 진정 젤을 바르고 쿨러를 이용하여 예민해진 피부를 진정시킨다.

⑭ 시술 후 유 · 수분 균형을 맞추기 위해 피부 타입에 따른 왁싱 전용 진정 크림을 바른다.

[팔꿈치 부위 관리 순서]

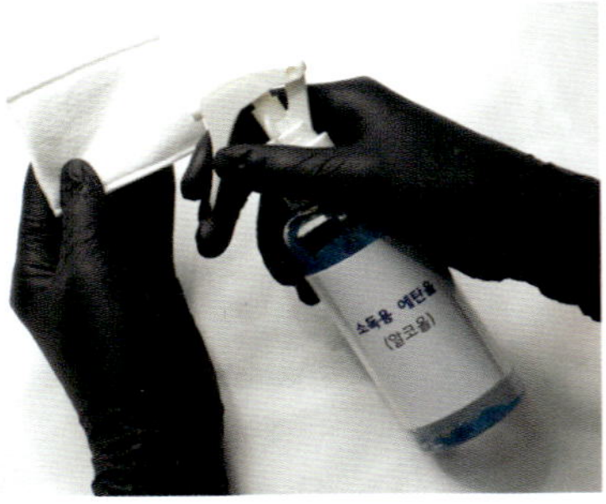

① 시술자의 손을 소독한다.

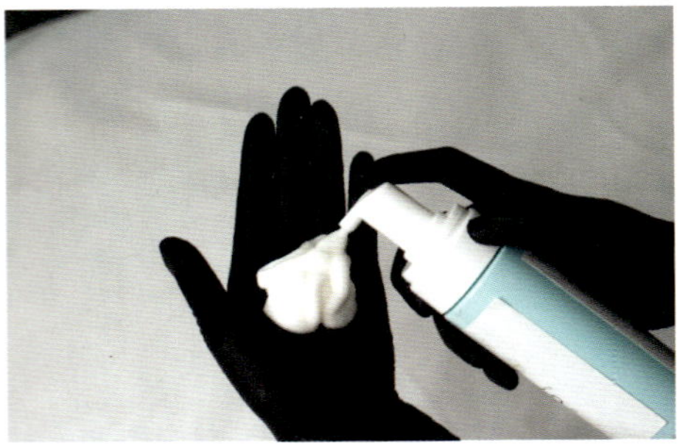

② 전 처리제를 사용하여 피부 노폐물을 제거한다.

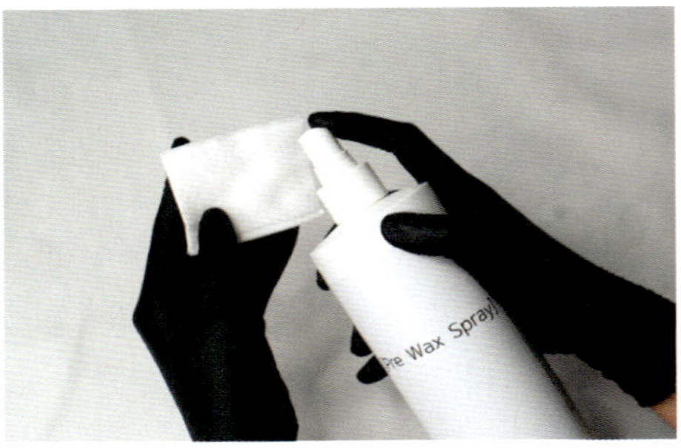

③ 유 · 수분 제거제를 사용하여 시술 부위의 유 · 수분을 제거한다.

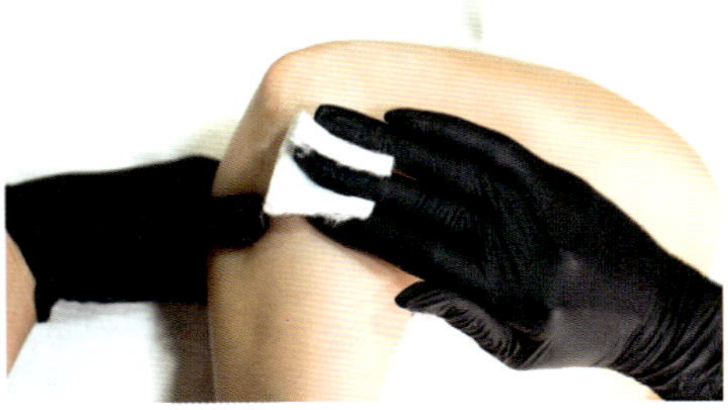

④ 피부 보호를 위해 파우더 또는 오일을 바른다.

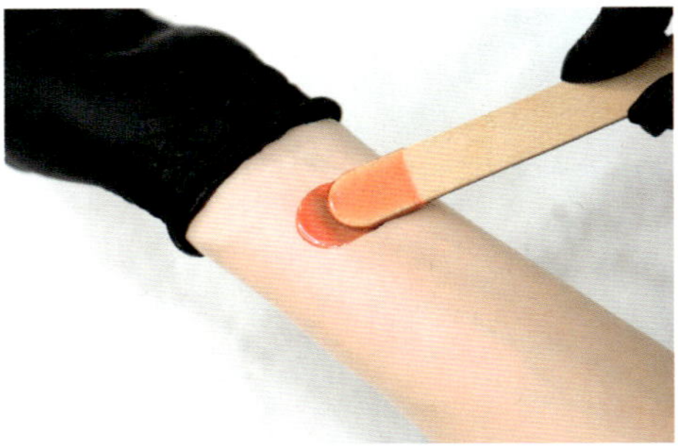

⑤ 스파츌라로 왁스를 떠서 시술자의 손목 안쪽에 온도를 테스트한다.

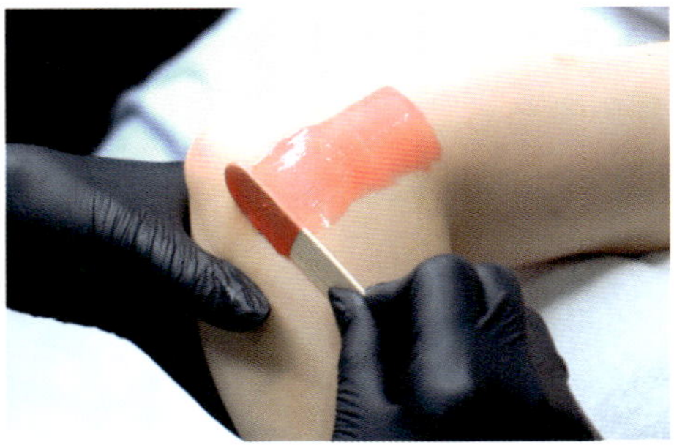

⑥ 모발의 성장 방향을 체크하고 구역을 나누어 텐션을 주며 순차적으로 시술을 이어간다.

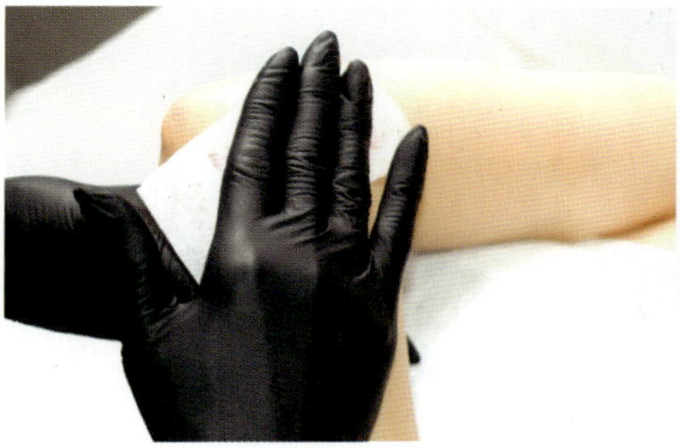

⑦ 제거를 위해 왁스를 도포 후 부직포를 피부에 밀착시킨다. 이때 손잡이 부분을 약 1cm 정도 남겨두고 피부에 밀착시킨다.

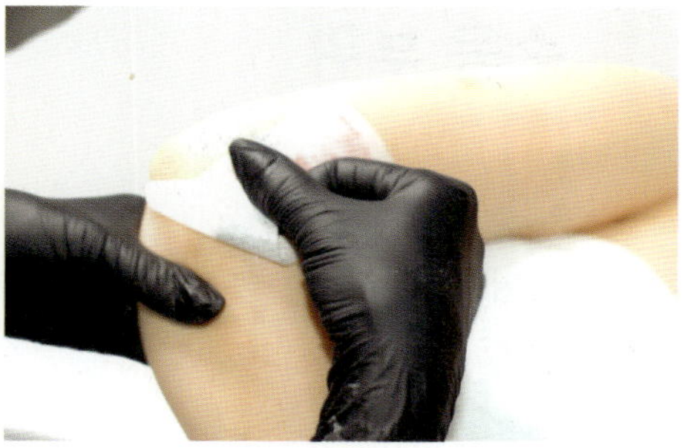

⑧ 부직포를 제거할 때에도 피부에 텐션을 주며 45° 각도를 유지한 뒤 모발의 성장 방향과 반대 방향으로 신속하게 잡아당겨서 제거한다.

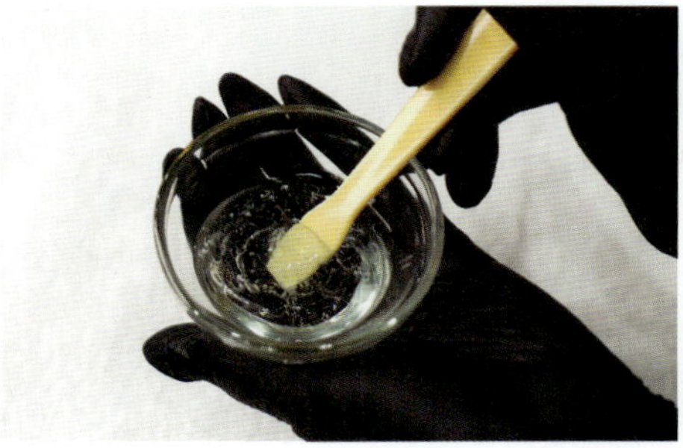

⑨ 시술이 끝난 뒤 진정 젤을 바르고 쿨러를 이용하여 예민해진 피부를 진정시킨다

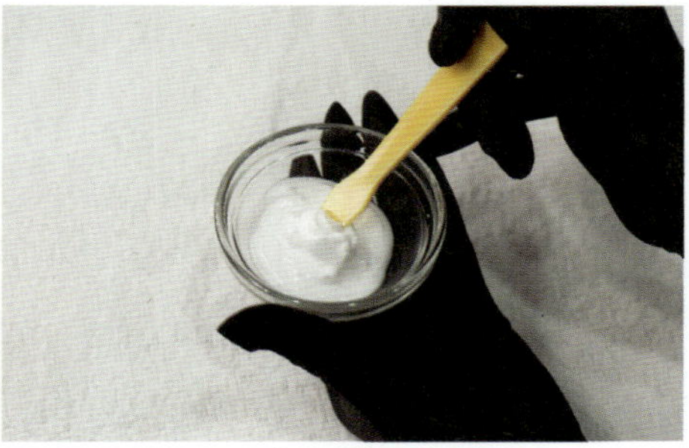

⑩ 시술 후 유 · 수분 균형을 맞추기 위해 피부 타입에 따른 왁싱 전용 진정 크림을 바른다.

7. 손등 부위

① 시술자의 손을 소독한다.

② 전 처리제를 사용하여 피부 노폐물을 제거한다.

③ 유 · 수분 제거제를 사용하여 시술 부위의 유 · 수분을 제거한다.

④ 피부 보호를 위해 파우더 또는 오일을 바른다.

⑤ 스파츌라로 왁스를 떠서 시술자의 손목 안쪽에 온도를 테스트한다.

⑥ 왁스의 적정온도를 확인한 뒤 모발의 성장 방향을 체크하고 구역을 나누어 순차적으로 시술을 이어간다.

⑦ 모발에 왁스를 고르게 바르기 위해 피부에 텐션을 주며 스파츌라는 45° 각도를 유지시킨 뒤 모발의 성장 방향으로 얇고 고르게 바른다.

⑧ 제거를 위해 왁스를 도포 후 부직포를 피부에 밀착시킨다. 이때 손잡이 부분을 약 1cm 정도 남겨두고 피부에 밀착시킨다.

⑨ 부직포를 제거할 때에도 피부에 텐션을 주며 45° 각도를 유지한 뒤 모발의 성장 방향과 반대 방향으로 신속하게 잡아당겨서 제거한다.

⑩ 부직포를 제거한 뒤 텐션을 주었던 손으로 왁싱 부위를 눌러 진정 및 통증을 완화시킨다.

⑪ 왁싱 오일을 사용하여 왁스의 잔여물을 제거한다.

⑫ 제거되지 않은 모발은 확대경을 사용하여 확인한 뒤 트위저를 이용하여 모발의 성장 방향으로 제거한다.

⑬ 시술이 끝난 뒤 진정 젤을 바르고 쿨러를 이용하여 예민해진 피부를 진정시킨다.

⑭ 시술 후 유 · 수분 균형을 맞추기 위해 피부 타입에 따른 왁싱 전용 진정 크림을 바른다.

[손등 부위 관리 순서]

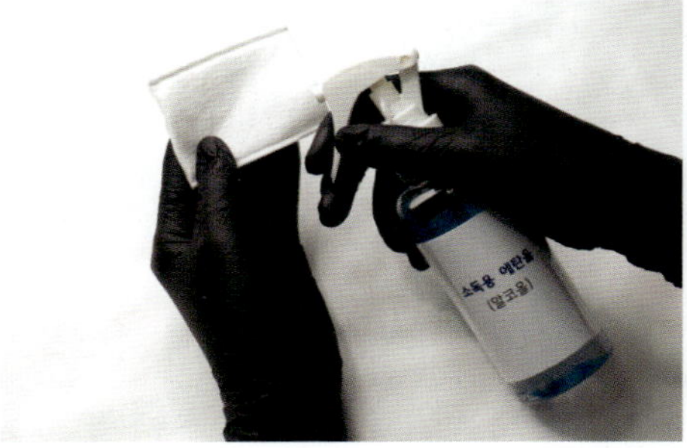

① 시술자의 손을 소독한다.

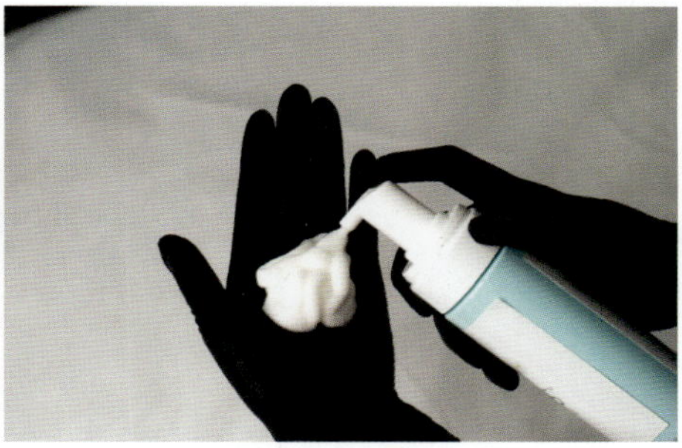

② 전 처리제를 사용하여 피부 노폐물을 제거한다.

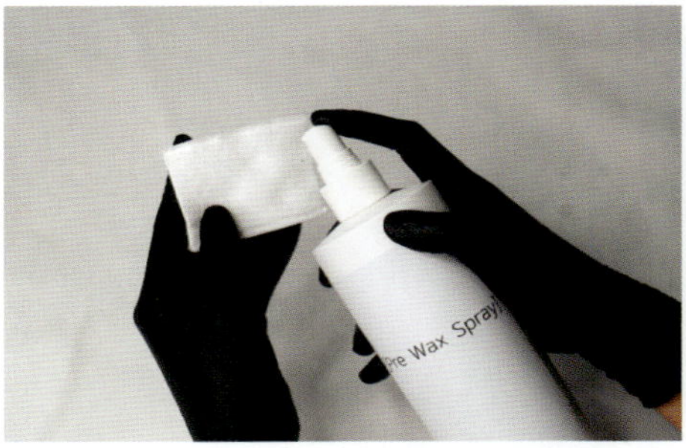

③ 유 · 수분 제거제를 사용하여 시술 부위의 유 · 수분을 제거한다.

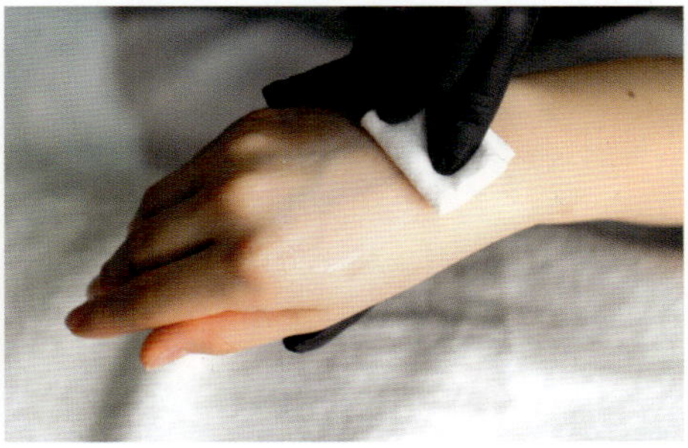

④ 피부 보호를 위해 파우더 또는 오일을 바른다.

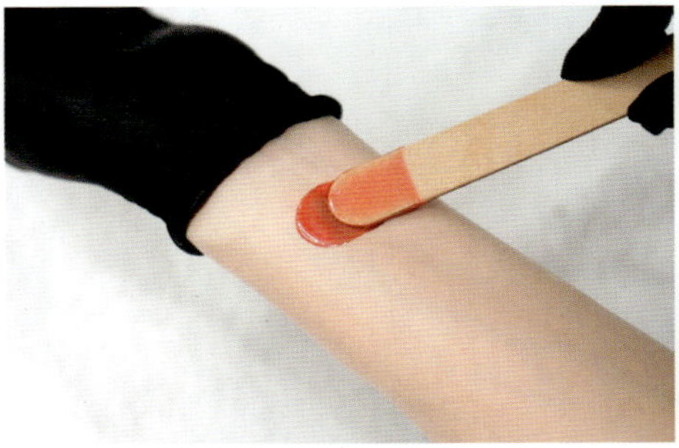

⑤ 스파츌라로 왁스를 떠서 시술자의 손목 안쪽에 온도를 테스트한다.

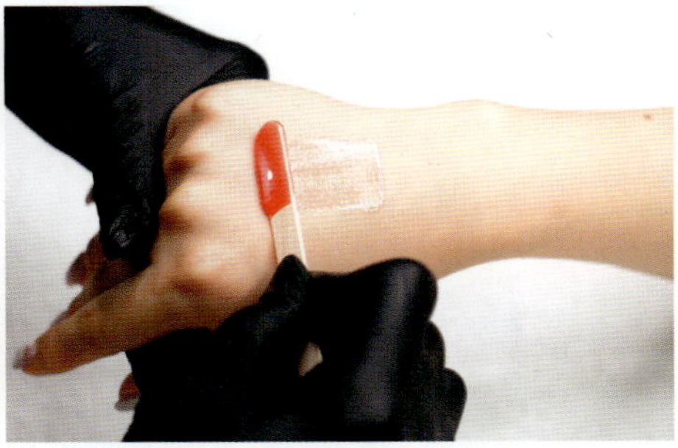

⑥ 모발의 성장 방향을 체크하고 구역을 나누어 텐션을 주며 순차적으로 시술을 이어간다.

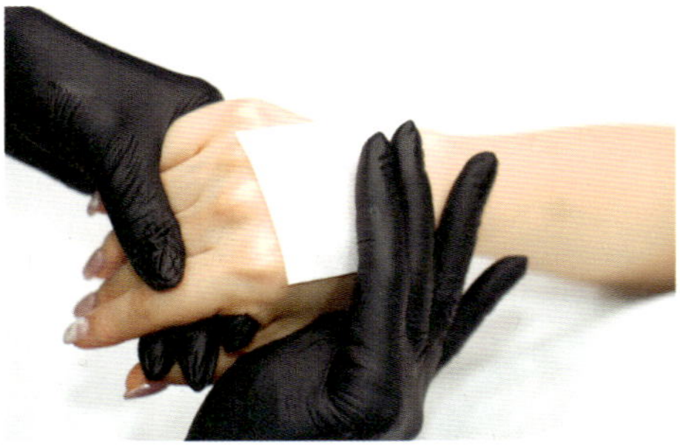

⑦ 제거를 위해 왁스를 도포 후 부직포를 피부에 밀착시킨다. 이때 손잡이 부분을 약 1cm 정도 남겨두고 피부에 밀착시킨다.

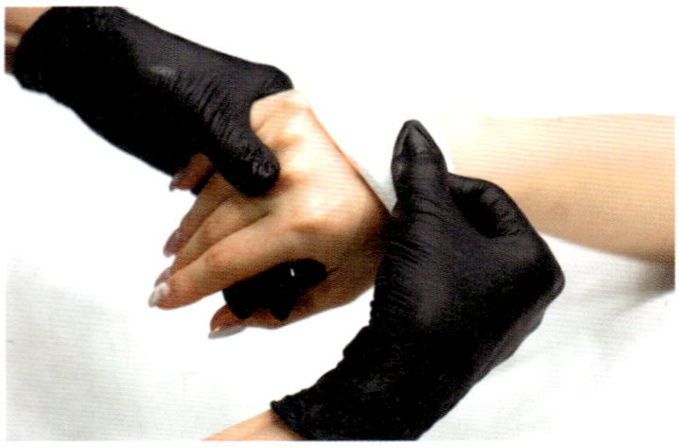

⑧ 부직포를 제거할 때에도 피부에 텐션을 주며 45° 각도를 유지한 뒤 모발의 성장 방향과 반대 방향으로 신속하게 잡아당겨서 제거한다.

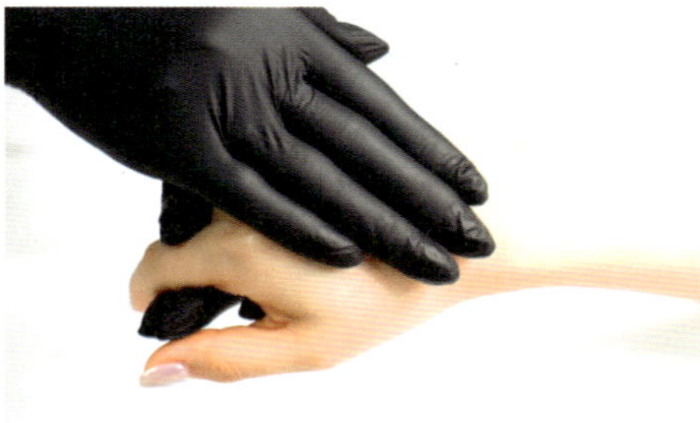

⑨ 왁스를 제거한 뒤 텐션을 주었던 손으로 왁싱 부위를 눌러 진정 및 통증을 완화시킨다.

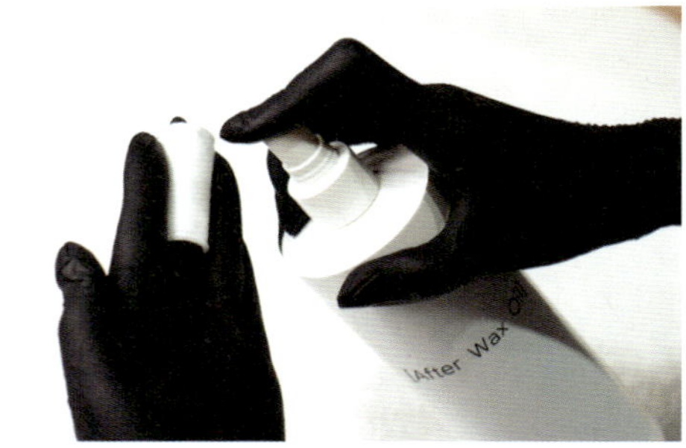

⑩ 왁싱 오일을 사용하여 왁스의 잔여물을 제거한다.

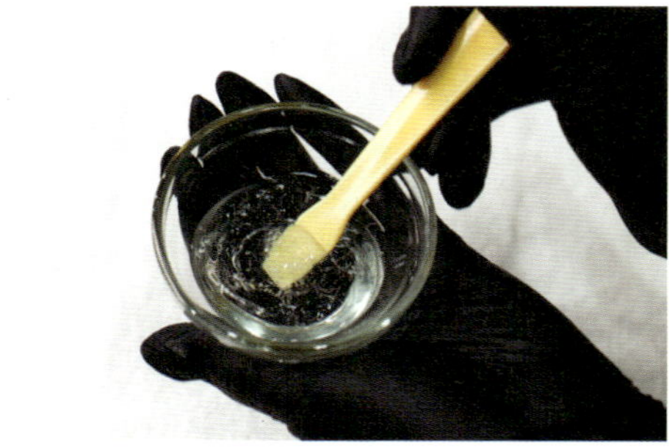

⑪ 시술이 끝난 뒤 진정 젤을 바르고 쿨러를 이용하여 예민해진 피부를 진정시킨다.

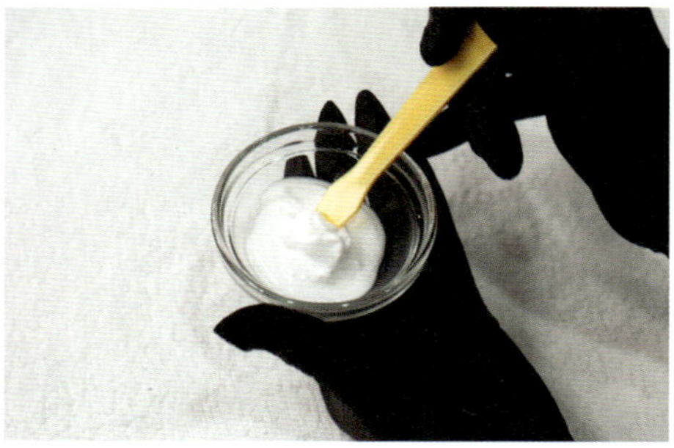

⑫ 시술 후 유 · 수분 균형을 맞추기 위해 피부 타입에 따른 왁싱 전용 진정 크림을 바른다.

8. 손가락 부위

① 시술자의 손을 소독한다.

② 전 처리제를 사용하여 피부 노폐물을 제거한다.

③ 유 · 수분 제거제를 사용하여 시술 부위의 유 · 수분을 제거한다.

④ 피부 보호를 위해 파우더 또는 오일을 바른다.

⑤ 스파츌라로 왁스를 떠서 시술자의 손목 안쪽에 온도를 테스트한다.

⑥ 왁스의 적정온도를 확인한 뒤 모발의 성장 방향을 체크하고 구역을 나누어 순차적으로 시술을 이어간다.

⑦ 모발에 왁스를 고르게 바르기 위해 피부에 텐션을 주며 스파츌라는 45° 각도를 유지시킨 뒤 모발의 성장 방향으로 얇고 고르게 바른다.

⑧ 제거를 위해 왁스를 도포 후 부직포를 피부에 밀착시킨다. 이때 손잡이 부분을 약 1cm 정도 남겨두고 피부에 밀착시킨다.

⑨ 부직포를 제거할 때에도 피부에 텐션을 주며 45° 각도를 유지한 뒤 모발의 성장 방향과 반대 방향으로 신속하게 잡아당겨서 제거한다.

⑩ 부직포를 제거한 뒤 텐션을 주었던 손으로 왁싱 부위를 눌러 진정 및 통증을 완화시킨다.

⑪ 왁싱 오일을 사용하여 왁스의 잔여물을 제거한다.

⑫ 제거되지 않은 모발은 확대경을 사용하여 확인한 뒤 트위저를 이용하여 모발의 성장 방향으로 제거한다.

⑬ 시술이 끝난 뒤 진정 젤을 바르고 쿨러를 이용하여 예민해진 피부를 진정시킨다.

⑭ 시술 후 유 · 수분 균형을 맞추기 위해 피부 타입에 따른 왁싱 전용 진정 크림을 바른다.

[손가락 부위 관리 순서]

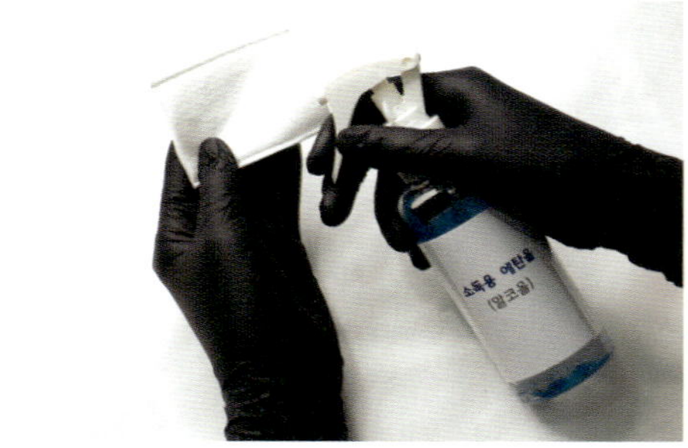

① 시술자의 손을 소독한다.

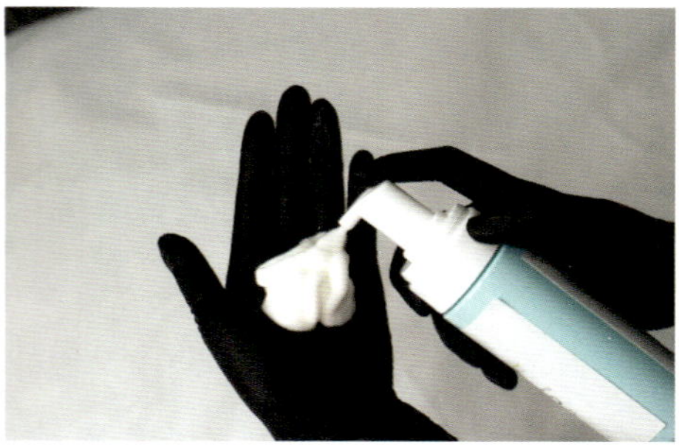

② 전 처리제를 사용하여 피부 노폐물을 제거한다.

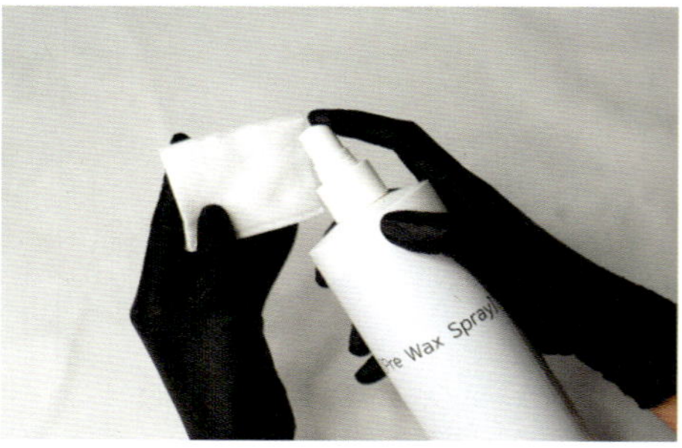

③ 유 · 수분 제거제를 사용하여 시술 부위의 유 · 수분을 제거한다.

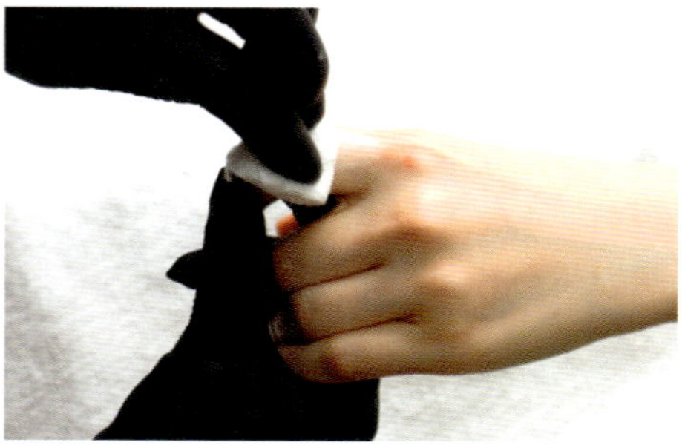

④ 피부 보호를 위해 파우더 또는 오일을 바른다.

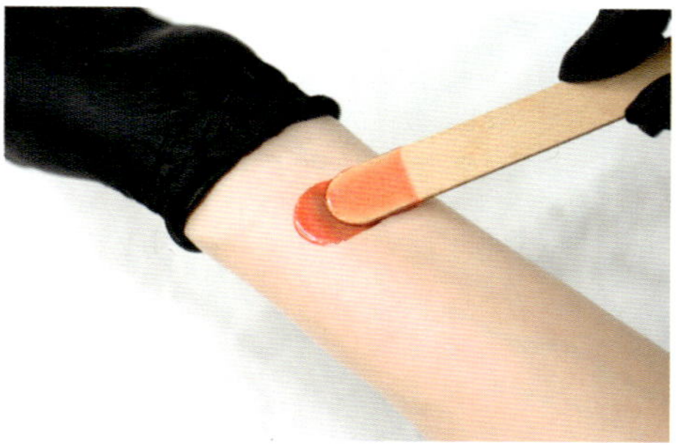

⑤ 스파츌라로 왁스를 떠서 시술자의 손목 안쪽에 온도를 테스트한다.

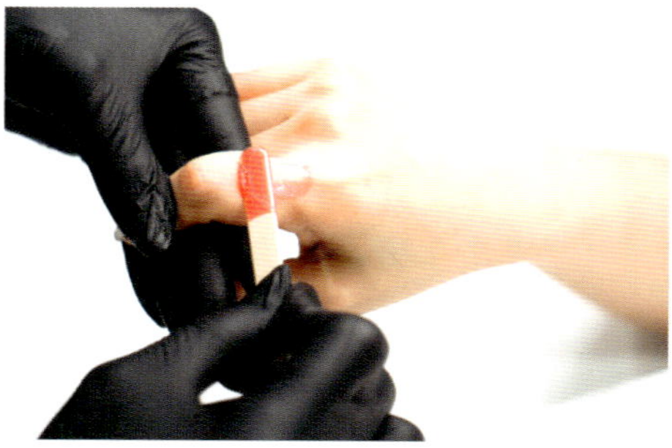

⑥ 모발의 성장 방향을 체크하고 구역을 나누어 텐션을 주며 순차적으로 시술을 이어간다.

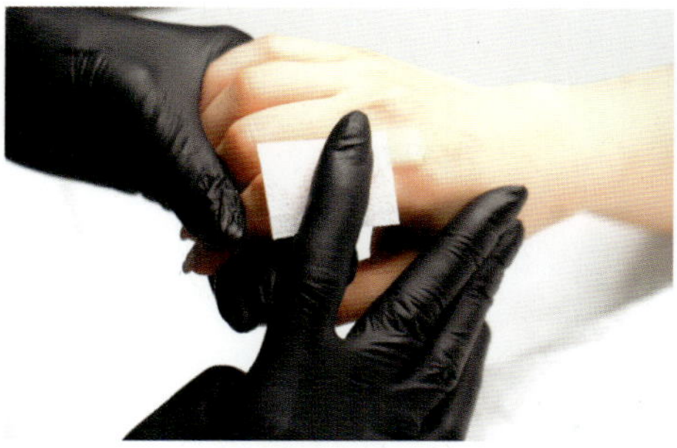

⑦ 제거를 위해 왁스를 도포 후 부직포를 피부에 밀착시킨다. 이때 손잡이 부분을 약 1cm 정도 남겨두고 피부에 밀착시킨다.

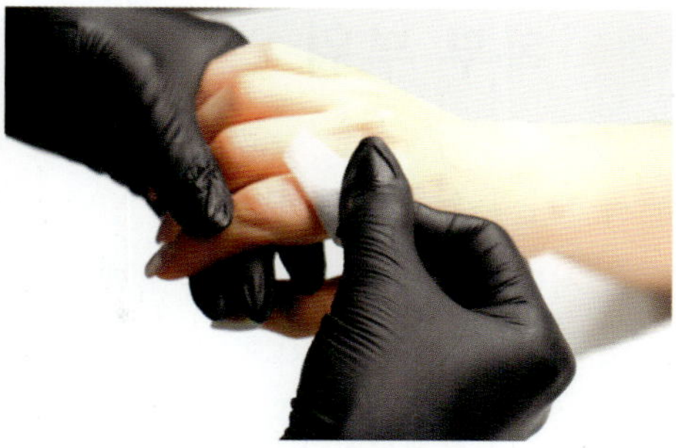

⑧ 부직포를 제거할 때에도 피부에 텐션을 주며 45° 각도를 유지한 뒤 모발의 성장 방향과 반대 방향으로 신속하게 잡아당겨서 제거한다.

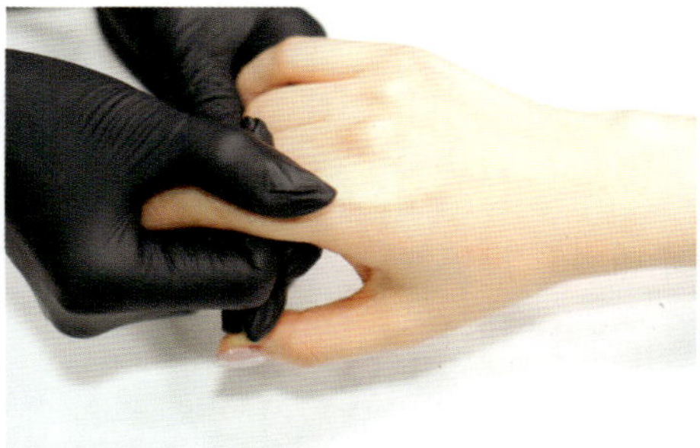

⑨ 왁스를 제거한 뒤 텐션을 주었던 손으로 왁싱 부위를 눌러 진정 및 통증을 완화시킨다.

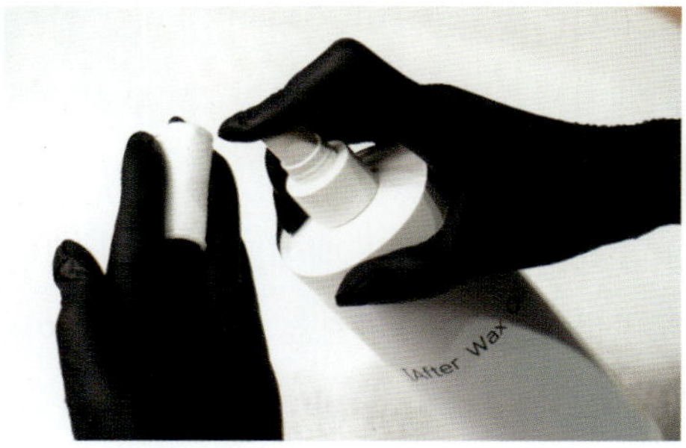

⑩ 왁싱 오일을 사용하여 왁스의 잔여물을 제거한다.

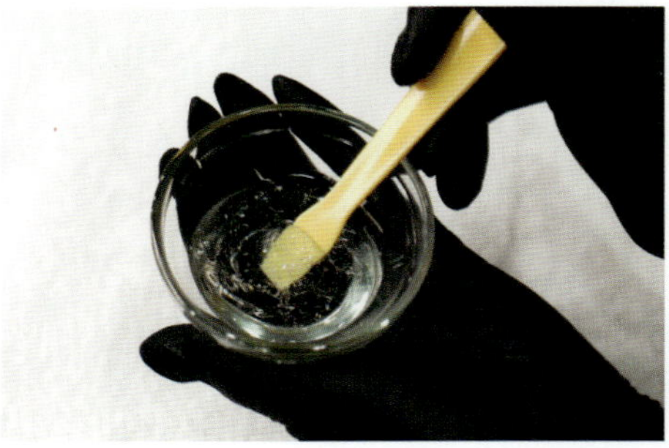

⑪ 시술이 끝난 뒤 진정 젤을 바르고 쿨러를 이용하여 예민해진 피부를 진정시킨다.

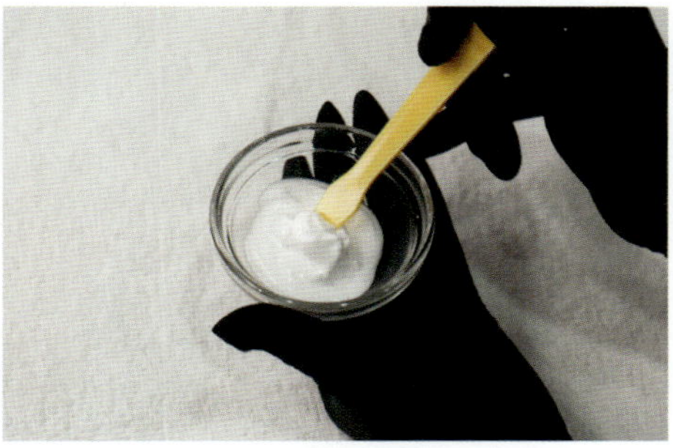

⑫ 시술 후 유 · 수분 균형을 맞추기 위해 피부 타입에 따른 왁싱 전용 진정 크림을 바른다.

9. 복부 부위

① 시술자의 손을 소독한다.

② 전 처리제를 사용하여 피부 노폐물을 제거한다.

③ 유 · 수분 제거제를 사용하여 시술 부위의 유 · 수분을 제거한다.

④ 피부 보호를 위해 파우더 또는 오일을 바른다.

⑤ 스파츌라로 왁스를 떠서 시술자의 손목 안쪽에 온도를 테스트한다.

⑥ 왁스의 적정온도를 확인한 뒤 모발의 성장 방향을 체크하고 구역을 나누어 순차적으로 시술을 이어간다.

⑦ 모발에 왁스를 고르게 바르기 위해 피부에 텐션을 주며 스파츌라는 45° 각도를 유지시킨 뒤 모발의 성장 방향으로 얇고 고르게 바른다.

⑧ 제거를 위해 왁스를 도포 후 부직포를 피부에 밀착시킨다. 이때 손잡이 부분을 약 1cm 정도 남겨두고 피부에 밀착시킨다.

⑨ 부직포를 제거할 때에도 피부에 텐션을 주며 45° 각도를 유지한 뒤 모발의 성장 방향과 반대 방향으로 신속하게 잡아당겨서 제거한다.

⑩ 부직포를 제거한 뒤 텐션을 주었던 손으로 왁싱 부위를 눌러 진정 및 통증을 완화시킨다.

⑪ 왁싱 오일을 사용하여 왁스의 잔여물을 제거한다.

⑫ 제거되지 않은 모발은 확대경을 사용하여 확인한 뒤 트위저를 이용하여 모발의 성장 방향으로 제거한다.

⑬ 시술이 끝난 뒤 진정 젤을 바르고 쿨러를 이용하여 예민해진 피부를 진정시킨다.

⑭ 시술 후 유 · 수분 균형을 맞추기 위해 피부 타입에 따른 왁싱 전용 진정 크림을 바른다.

[복부 부위 관리 순서]

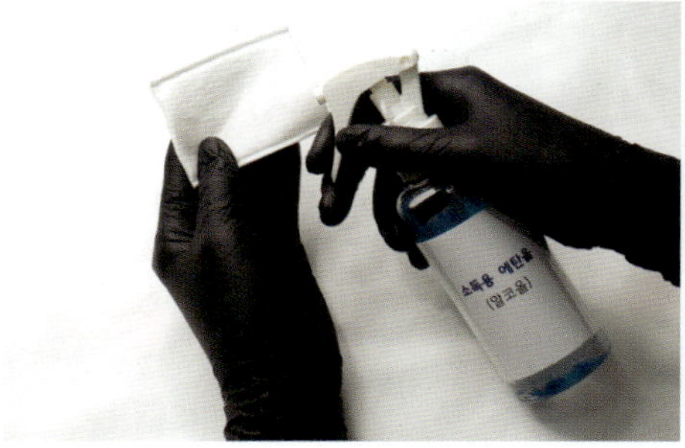

① 시술자의 손을 소독한다.

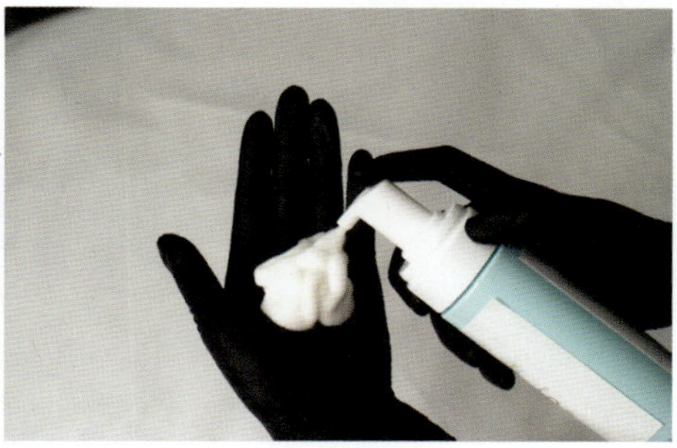

② 전 처리제를 사용하여 피부 노폐물을 제거한다.

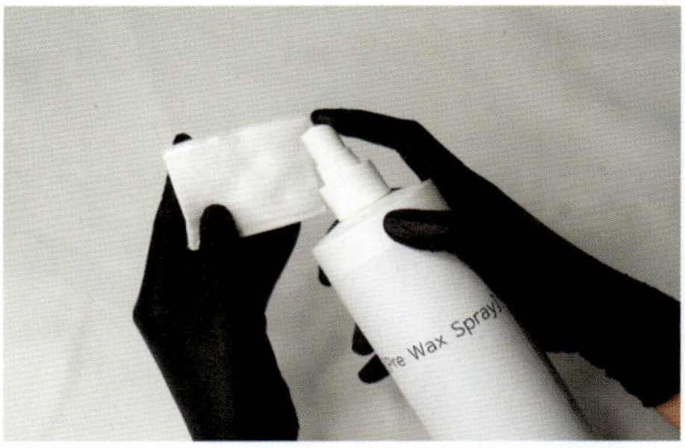

③ 유 · 수분 제거제를 사용하여 시술 부위의 유 · 수분을 제거한다.

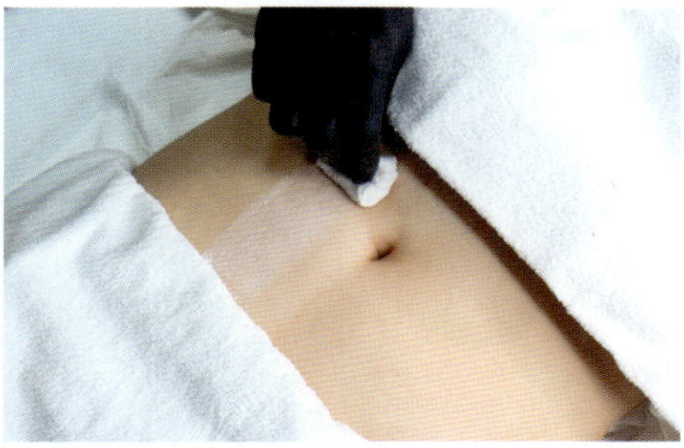

④ 피부 보호를 위해 파우더 또는 오일을 바른다.

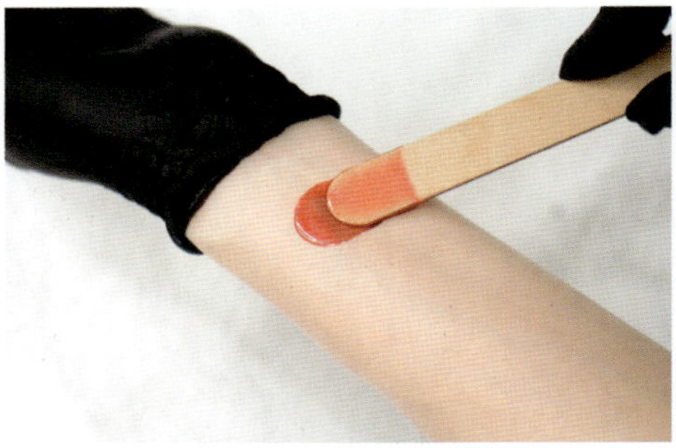

⑤ 스파츌라로 왁스를 떠서 시술자의 손목 안쪽에 온도를 테스트한다.

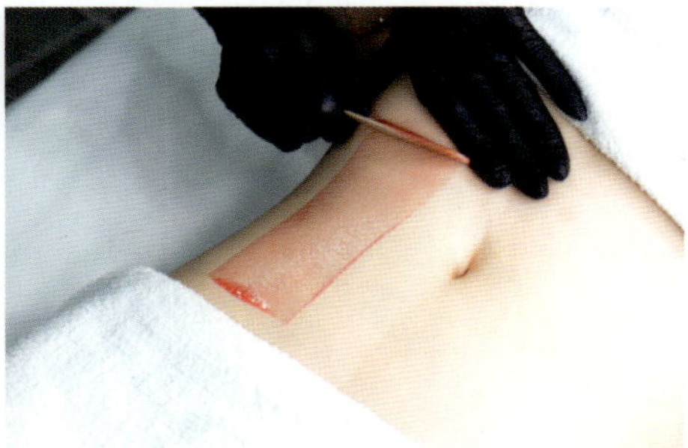

⑥ 모발의 성장 방향을 체크하고 구역을 나누어 텐션을 주며 순차적으로 시술을 이어간다.

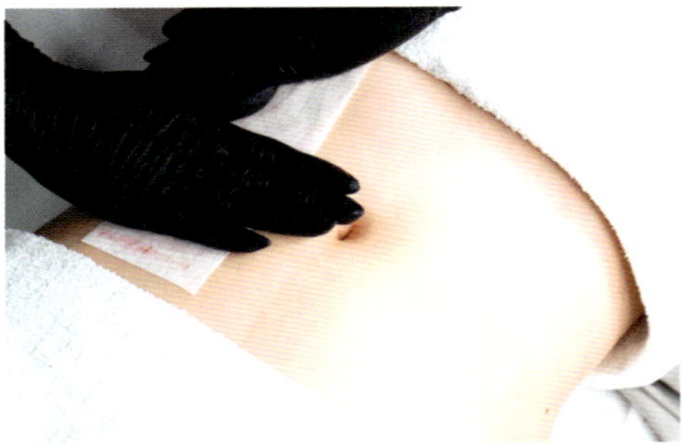

⑦ 제거를 위해 왁스를 도포 후 부직포를 피부에 밀착시킨다. 이때 손잡이 부분을 약 1cm 정도 남겨두고 피부에 밀착시킨다.

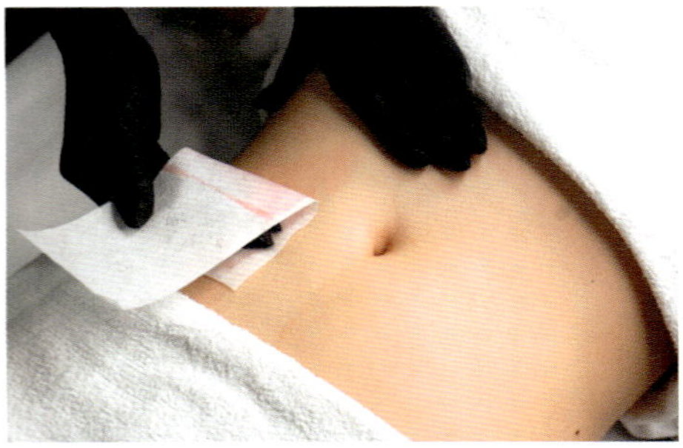

⑧ 부직포를 제거할 때에도 피부에 텐션을 주며 45° 각도를 유지한 뒤 모발의 성장 방향과 반대 방향으로 신속하게 잡아당겨서 제거한다.

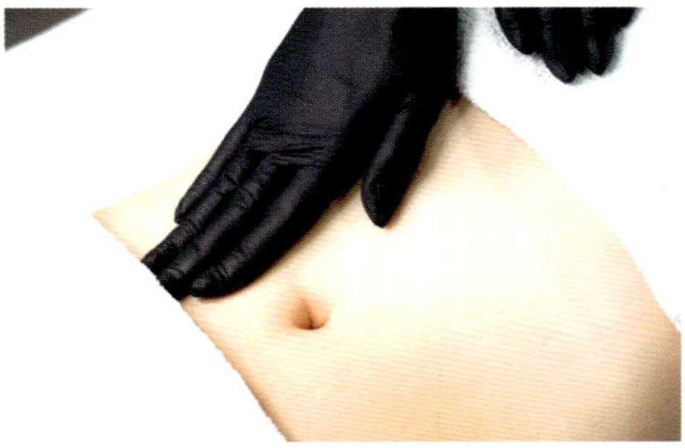

⑨ 왁스를 제거한 뒤 텐션을 주었던 손으로 왁싱 부위를 눌러 진정 및 통증을 완화시킨다.

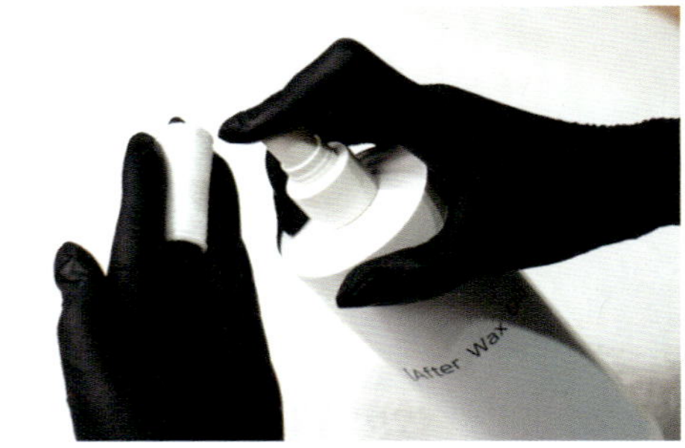

⑩ 왁싱 오일을 사용하여 왁스의 잔여물을 제거한다.

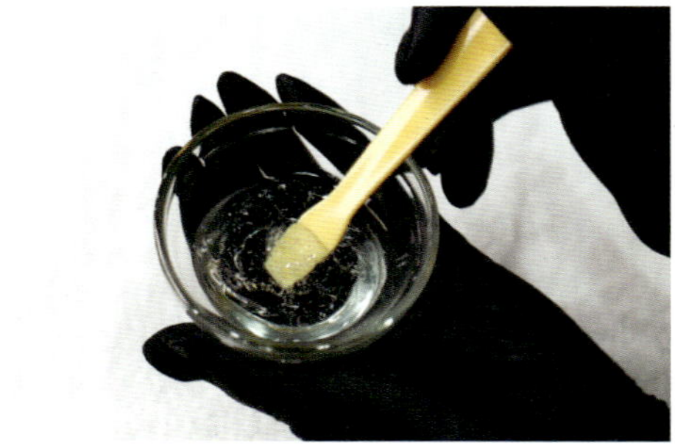

⑪ 시술이 끝난 뒤 진정 젤을 바르고 쿨러를 이용하여 예민해진 피부를 진정시킨다.

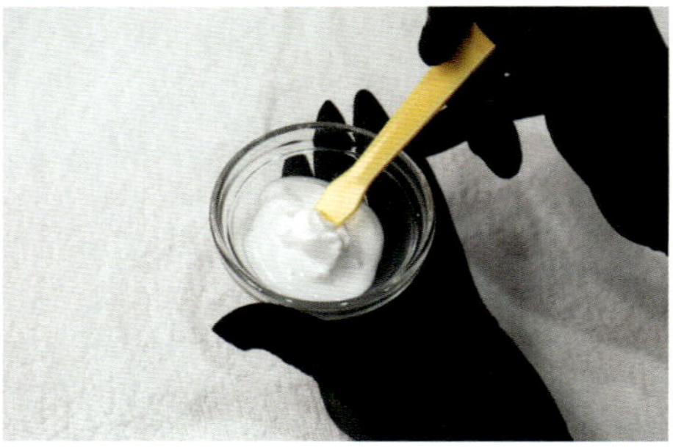

⑫ 시술 후 유 · 수분 균형을 맞추기 위해 피부 타입에 따른 왁싱 전용 진정 크림을 바른다.

10. 등 부위

① 시술자의 손을 소독한다.

② 전 처리제를 사용하여 피부 노폐물을 제거한다.

③ 유 · 수분 제거제를 사용하여 시술 부위의 유 · 수분을 제거한다.

④ 피부 보호를 위해 파우더 또는 오일을 바른다.

⑤ 스파츌라로 왁스를 떠서 시술자의 손목 안쪽에 온도를 테스트한다.

⑥ 왁스의 적정온도를 확인한 뒤 모발의 성장 방향을 체크하고 구역을 나누어 순차적으로 시술을 이어간다.

⑦ 모발에 왁스를 고르게 바르기 위해 피부에 텐션을 주며 스파츌라는 45° 각도를 유지시킨 뒤 모발의 성장 방향으로 얇고 고르게 바른다.

⑧ 제거를 위해 왁스를 도포 후 부직포를 피부에 밀착시킨다. 이때 손잡이 부분을 약 1cm 정도 남겨두고 피부에 밀착시킨다.

⑨ 부직포를 제거할 때에도 피부에 텐션을 주며 45° 각도를 유지한 뒤 모발의 성장 방향과 반대 방향으로 신속하게 잡아당겨서 제거한다.

⑩ 부직포를 제거한 뒤 텐션을 주었던 손으로 왁싱 부위를 눌러 진정 및 통증을 완화시킨다.

⑪ 왁싱 오일을 사용하여 왁스의 잔여물을 제거한다.

⑫ 제거되지 않은 모발은 확대경을 사용하여 확인한 뒤 트위저를 이용하여 모발의 성장 방향으로 제거한다.

⑬ 시술이 끝난 뒤 진정 젤을 바르고 쿨러를 이용하여 예민해진 피부를 진정시킨다.

⑭ 시술 후 유 · 수분 균형을 맞추기 위해 피부 타입에 따른 왁싱 전용 진정 크림을 바른다.

[등 부위 관리 순서]

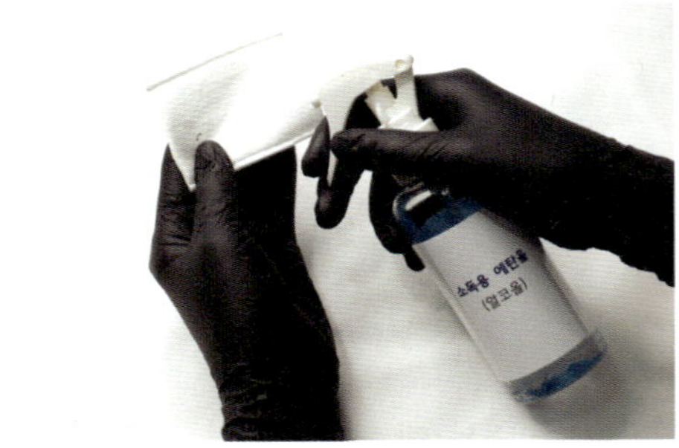

① 시술자의 손을 소독한다.

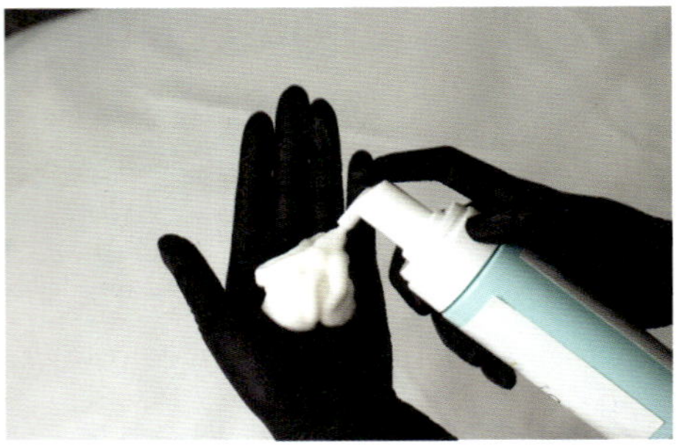

② 전 처리제를 사용하여 피부 노폐물을 제거한다.

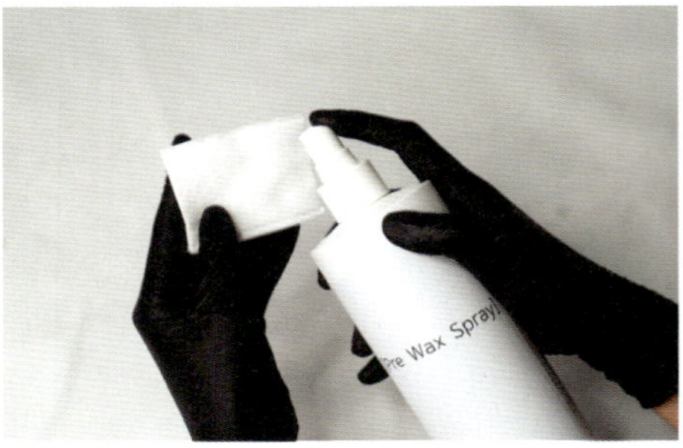

③ 유 · 수분 제거제를 사용하여 시술 부위의 유 · 수분을 제거한다.

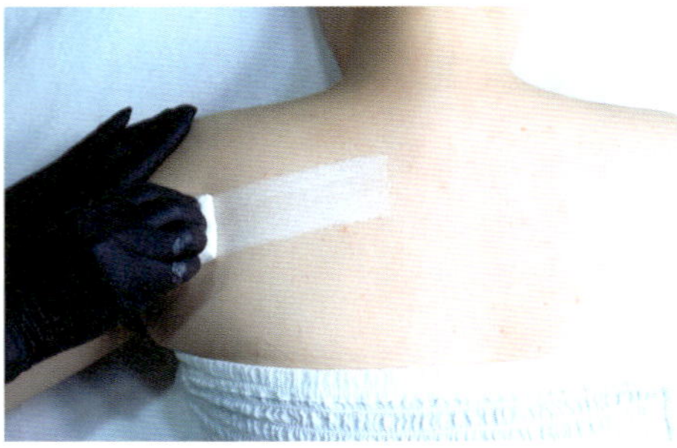

④ 피부 보호를 위해 파우더 또는 오일을 바른다.

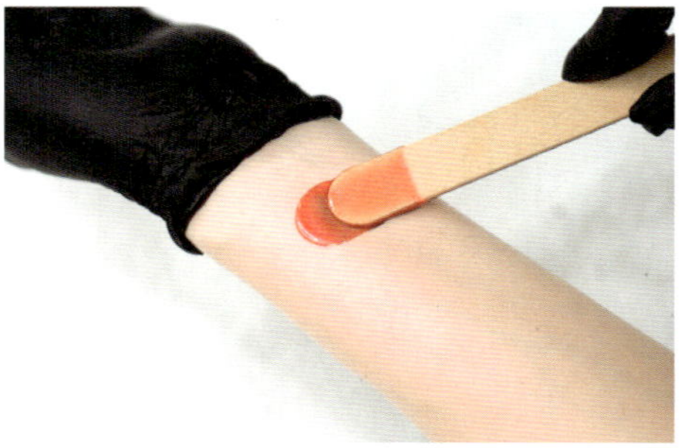

⑤ 스파츌라로 왁스를 떠서 시술자의 손목 안쪽에 온도를 테스트한다.

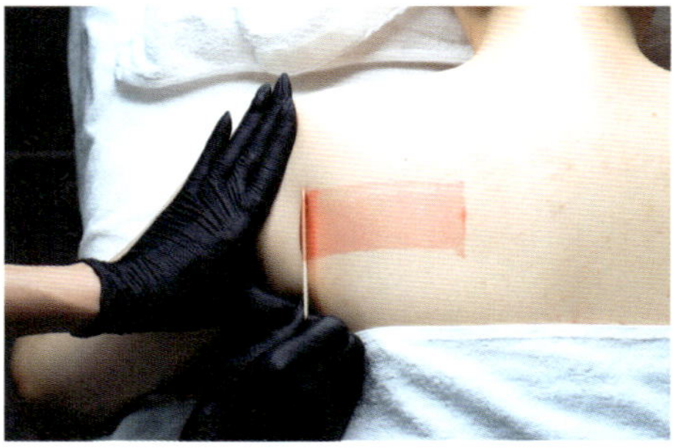

⑥ 모발의 성장 방향을 체크하고 구역을 나누어 텐션을 주며 순차적으로 시술을 이어간다.

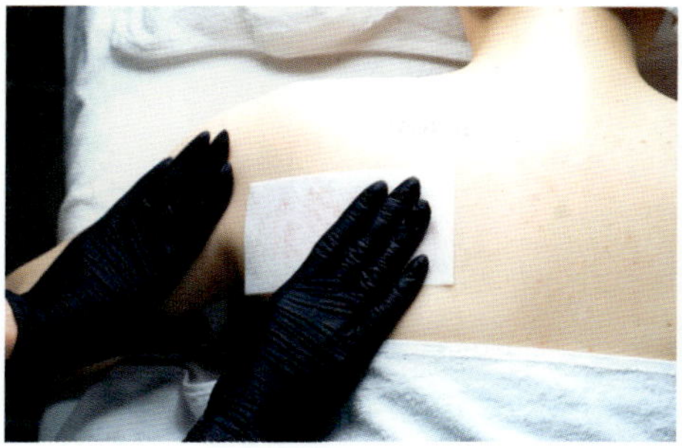

⑦ 제거를 위해 왁스를 도포 후 부직포를 피부에 밀착시킨다. 이때 손잡이 부분을 약 1cm 정도 남겨두고 피부에 밀착시킨다.

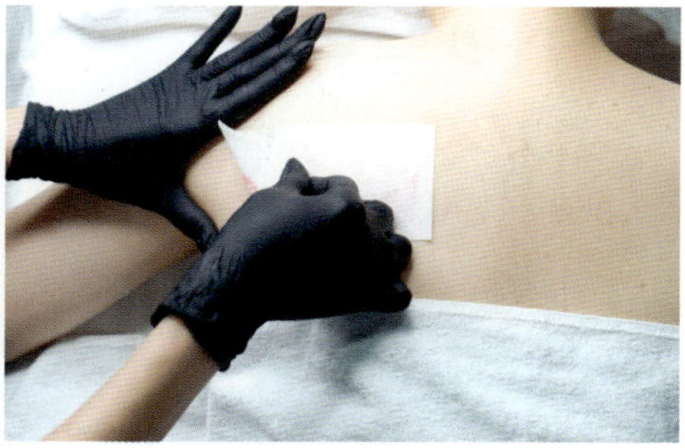

⑧ 부직포를 제거할 때에도 피부에 텐션을 주며 45° 각도를 유지한 뒤 모발의 성장 방향과 반대 방향으로 신속하게 잡아당겨서 제거한다.

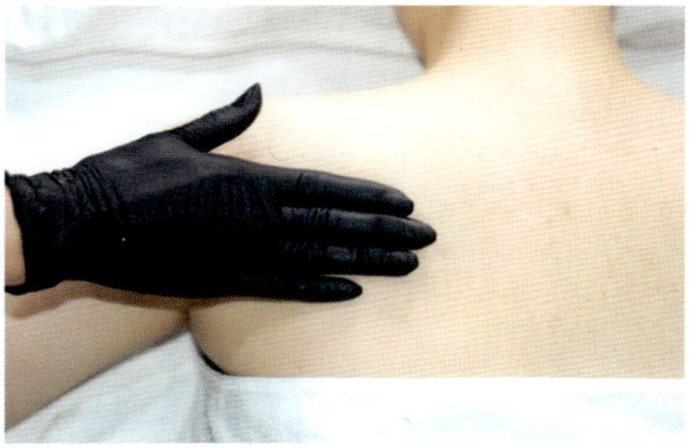

⑨ 왁스를 제거한 뒤 텐션을 주었던 손으로 왁싱 부위를 눌러 진정 및 통증을 완화시킨다.

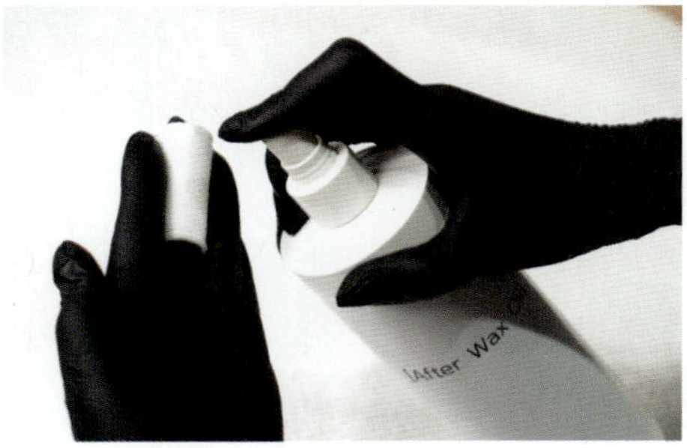

⑩ 왁싱 오일을 사용하여 왁스의 잔여물을 제거한다.

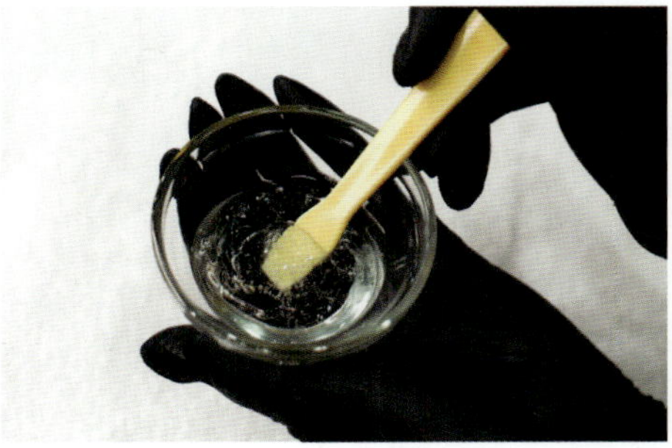

⑪ 시술이 끝난 뒤 진정 젤을 바르고 쿨러를 이용하여 예민해진 피부를 진정시킨다.

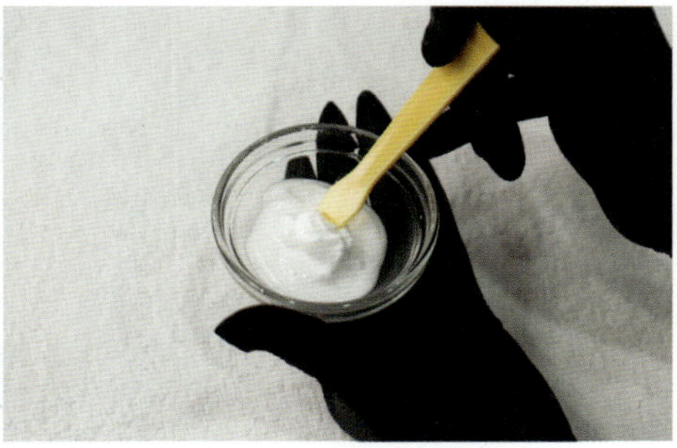

⑫ 시술 후 유 · 수분 균형을 맞추기 위해 피부 타입에 따른 왁싱 전용 진정 크림을 바른다.

11. 다리 부위

① 시술자의 손을 소독한다.

② 전 처리제를 사용하여 피부 노폐물을 제거한다.

③ 유 · 수분 제거제를 사용하여 시술 부위의 유 · 수분을 제거한다.

④ 피부 보호를 위해 파우더 또는 오일을 바른다.

⑤ 스파츌라로 왁스를 떠서 시술자의 손목 안쪽에 온도를 테스트한다.

⑥ 왁스의 적정온도를 확인한 뒤 모발의 성장 방향을 체크하고 구역을 나누어 순차적으로 시술을 이어간다.

⑦ 모발에 왁스를 고르게 바르기 위해 피부에 텐션을 주며 스파츌라는 45° 각도를 유지시킨 뒤 모발의 성장 방향으로 얇고 고르게 바른다.

⑧ 제거를 위해 왁스를 도포 후 부직포를 피부에 밀착시킨다. 이때 손잡이 부분을 약 1cm 정도 남겨두고 피부에 밀착시킨다.

⑨ 부직포를 제거할 때에도 피부에 텐션을 주며 45° 각도를 유지한 뒤 모발의 성장 방향과 반대 방향으로 신속하게 잡아당겨서 제거한다.

⑩ 부직포를 제거한 뒤 텐션을 주었던 손으로 왁싱 부위를 눌러 진정 및 통증을 완화시킨다.

⑪ 왁싱 오일을 사용하여 왁스의 잔여물을 제거한다.

⑫ 제거되지 않은 모발은 확대경을 사용하여 확인한 뒤 트위저를 이용하여 모발의 성장 방향으로 제거한다.

⑬ 시술이 끝난 뒤 진정 젤을 바르고 쿨러를 이용하여 예민해진 피부를 진정시킨다.

⑭ 시술 후 유 · 수분 균형을 맞추기 위해 피부 타입에 따른 왁싱 전용 진정 크림을 바른다.

[다리 부위 관리 순서]

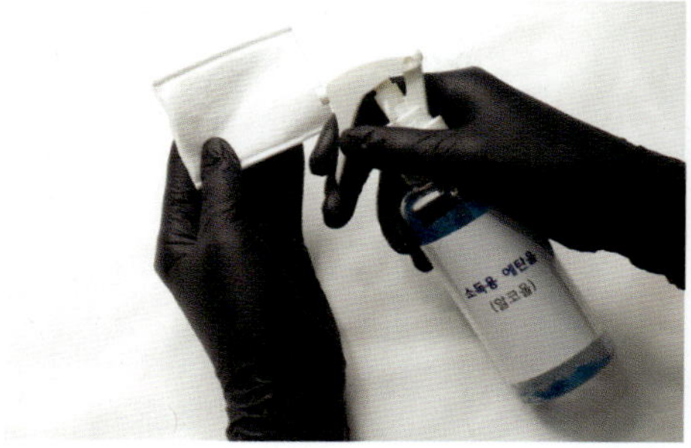

① 시술자의 손을 소독한다.

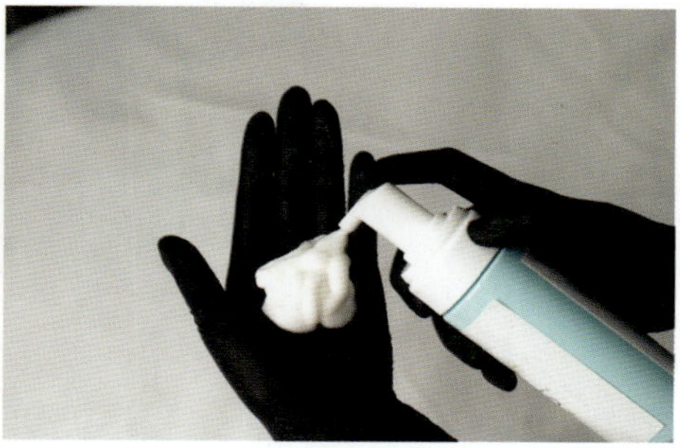

② 전 처리제를 사용하여 피부 노폐물을 제거한다.

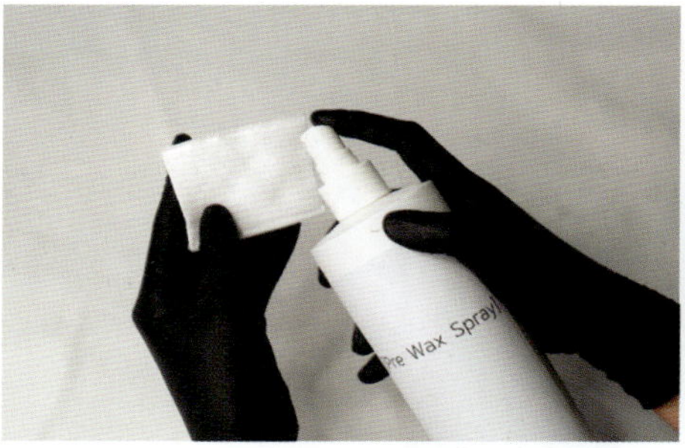

③ 유 · 수분 제거제를 사용하여 시술 부위의 유 · 수분을 제거한다.

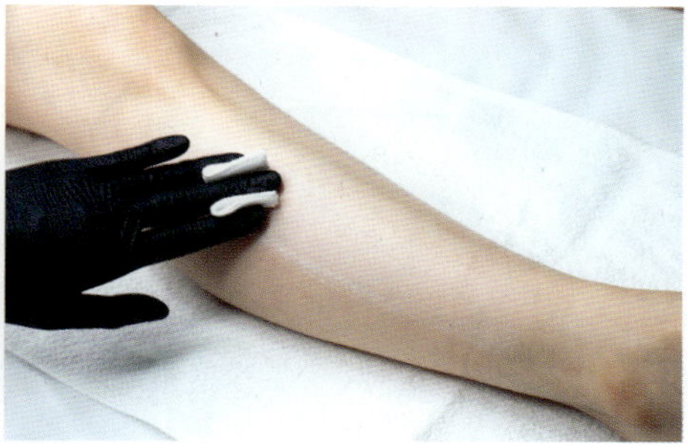

④ 피부 보호를 위해 파우더 또는 오일을 바른다.

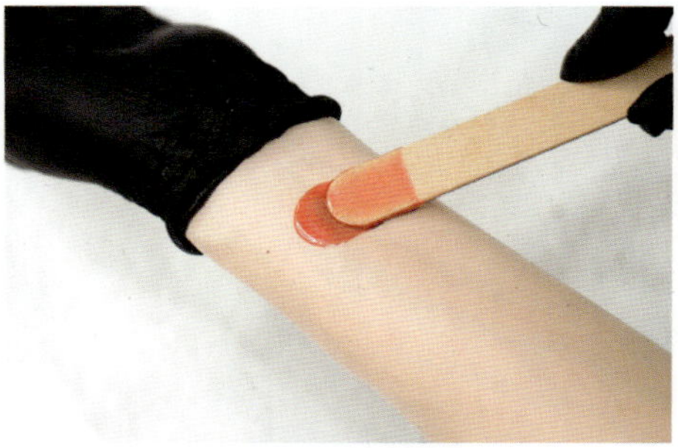

⑤ 스파츌라로 왁스를 떠서 시술자의 손목 안쪽에 온도를 테스트한다.

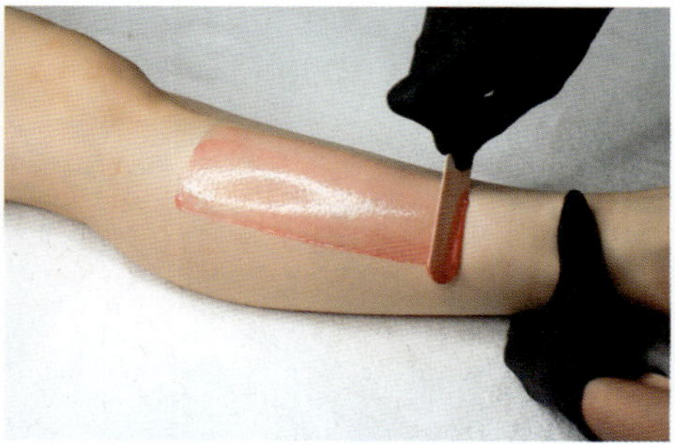

⑥ 모발의 성장 방향을 체크하고 구역을 나누어 텐션을 주며 순차적으로 시술을 이어간다.

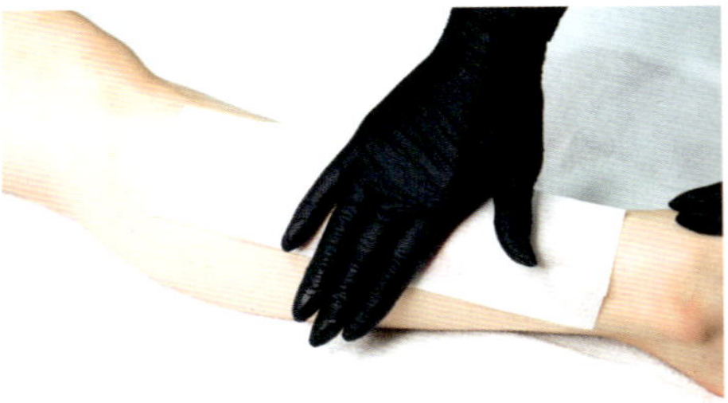

⑦ 제거를 위해 왁스를 도포 후 부직포를 피부에 밀착시킨다. 이때 손잡이 부분을 약 1cm 정도 남겨두고 피부에 밀착시킨다.

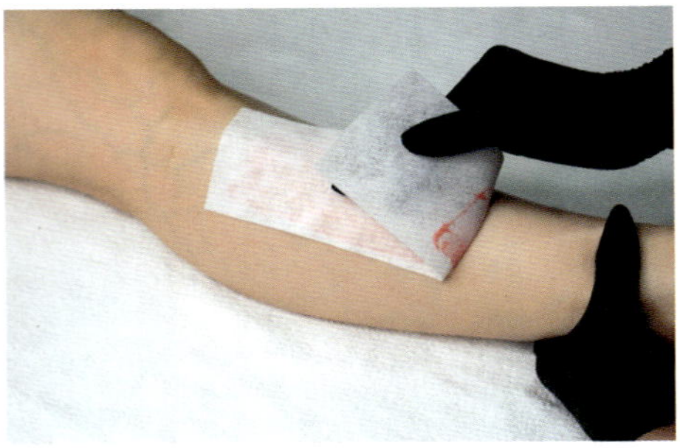

⑧ 부직포를 제거할 때에도 피부에 텐션을 주며 45° 각도를 유지한 뒤 모발의 성장 방향과 반대 방향으로 신속하게 잡아당겨서 제거한다.

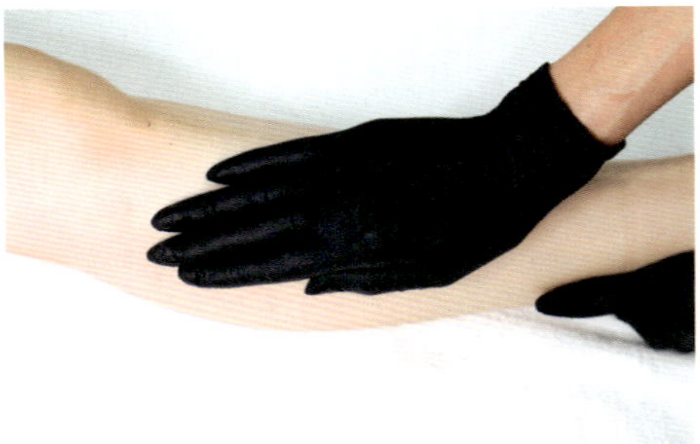

⑨ 왁스를 제거한 뒤 텐션을 주었던 손으로 왁싱 부위를 눌러 진정 및 통증을 완화시킨다.

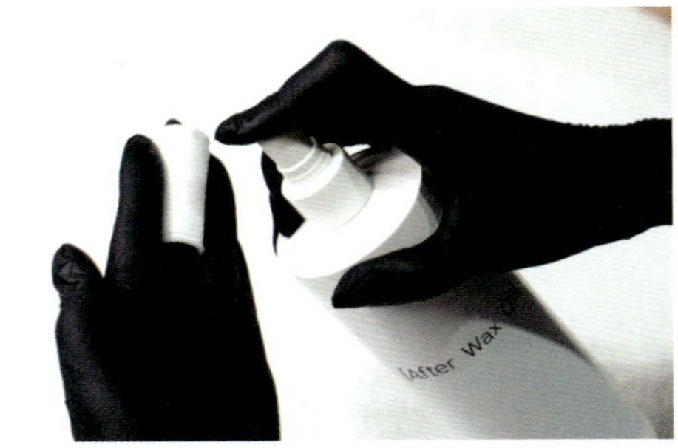

⑩ 왁싱 오일을 사용하여 왁스의 잔여물을 제거한다.

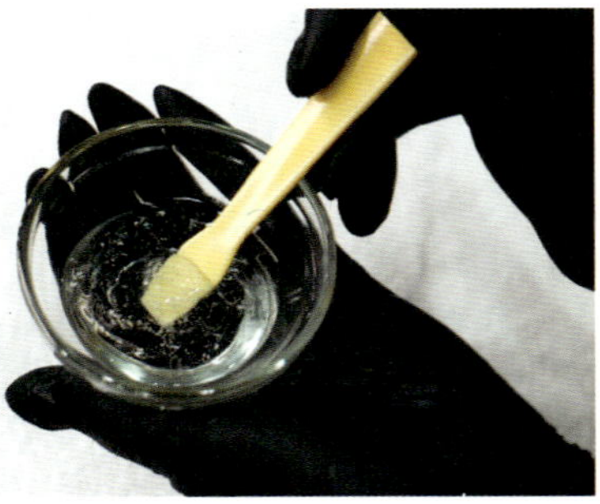

⑪ 시술이 끝난 뒤 진정 젤을 바르고 쿨러를 이용하여 예민해진 피부를 진정시킨다.

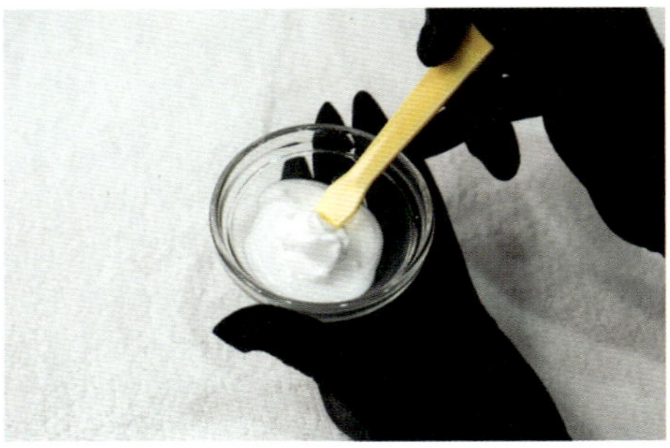

⑫ 시술 후 유 · 수분 균형을 맞추기 위해 피부 타입에 따른 왁싱 전용 진정 크림을 바른다.

12. 무릎 부위

① 시술자의 손을 소독한다.

② 전 처리제를 사용하여 피부 노폐물을 제거한다.

③ 유 · 수분 제거제를 사용하여 시술 부위의 유 · 수분을 제거한다.

④ 피부 보호를 위해 파우더 또는 오일을 바른다.

⑤ 스파츌라로 왁스를 떠서 시술자의 손목 안쪽에 온도를 테스트한다.

⑥ 왁스의 적정온도를 확인한 뒤 모발의 성장 방향을 체크하고 구역을 나누어 순차적으로 시술을 이어간다.

⑦ 모발에 왁스를 고르게 바르기 위해 피부에 텐션을 주며 스파츌라는 45° 각도를 유지시킨 뒤 모발의 성장 방향으로 얇고 고르게 바른다.

⑧ 제거를 위해 왁스를 도포 후 부직포를 피부에 밀착시킨다. 이때 손잡이 부분을 약 1cm 정도 남겨두고 피부에 밀착시킨다.

⑨ 부직포를 제거할 때에도 피부에 텐션을 주며 45° 각도를 유지한 뒤 모발의 성장 방향과 반대 방향으로 신속하게 잡아당겨서 제거한다.

⑩ 부직포를 제거한 뒤 텐션을 주었던 손으로 왁싱 부위를 눌러 진정 및 통증을 완화시킨다.

⑪ 왁싱 오일을 사용하여 왁스의 잔여물을 제거한다.

⑫ 제거되지 않은 모발은 확대경을 사용하여 확인한 뒤 트위저를 이용하여 모발의 성장 방향으로 제거한다.

⑬ 시술이 끝난 뒤 진정 젤을 바르고 쿨러를 이용하여 예민해진 피부를 진정시킨다.

⑭ 시술 후 유 · 수분 균형을 맞추기 위해 피부 타입에 따른 왁싱 전용 진정 크림을 바른다.

[무릎 부위 관리 순서]

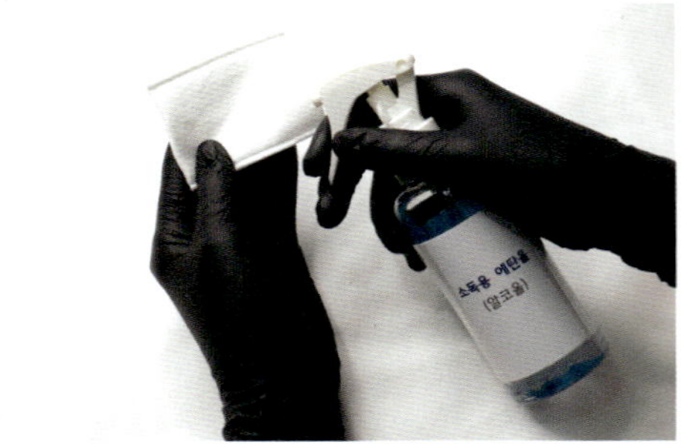

① 시술자의 손을 소독한다.

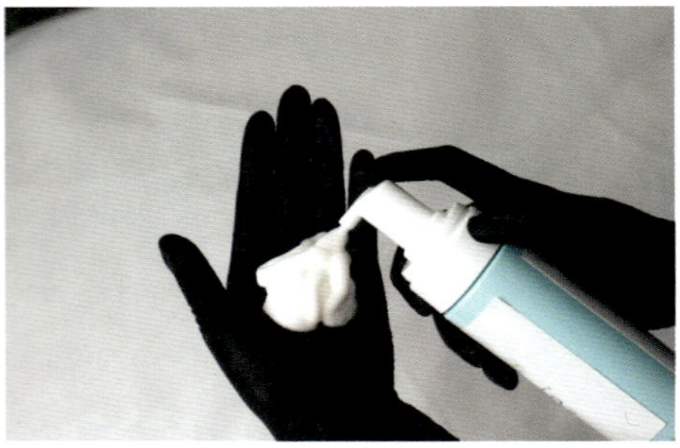

② 전 처리제를 사용하여 피부 노폐물을 제거한다.

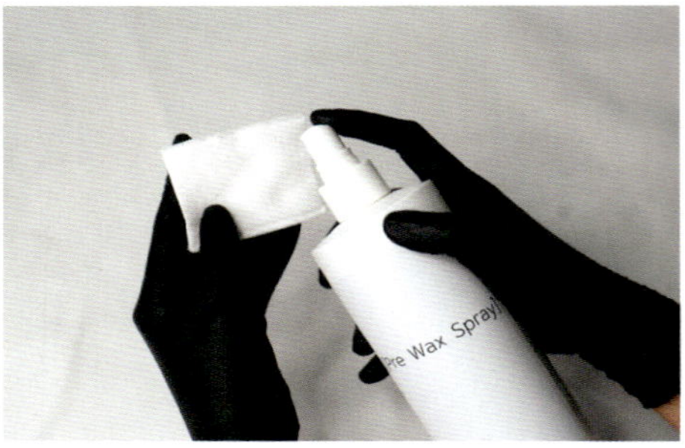

③ 유 · 수분 제거제를 사용하여 시술 부위의 유 · 수분을 제거한다.

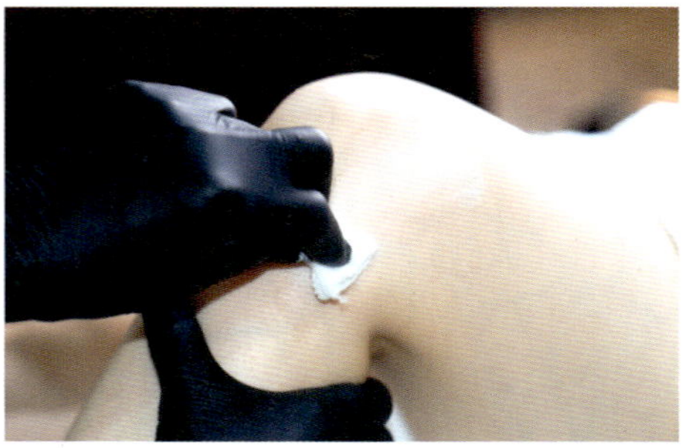

④ 피부 보호를 위해 파우더 또는 오일을 바른다.

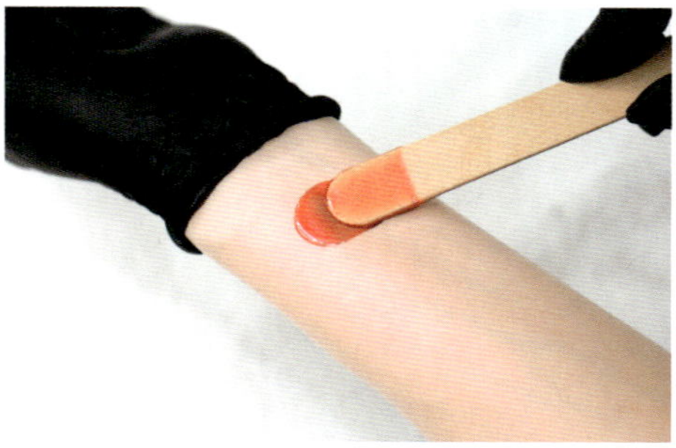

⑤ 스파츌라로 왁스를 떠서 시술자의 손목 안쪽에 온도를 테스트한다.

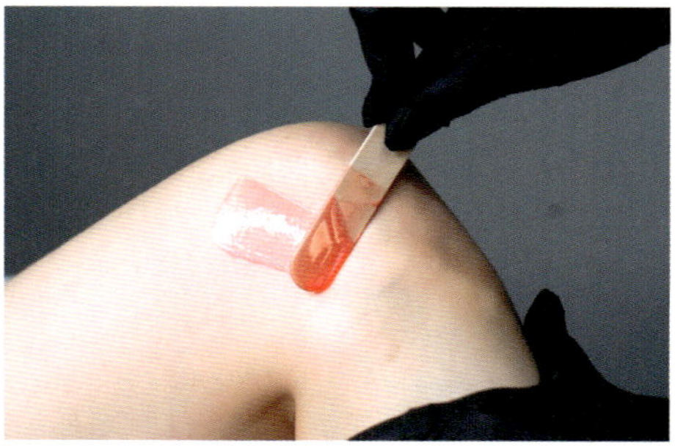

⑥ 모발의 성장 방향을 체크하고 구역을 나누어 텐션을 주며 순차적으로 시술을 이어간다.

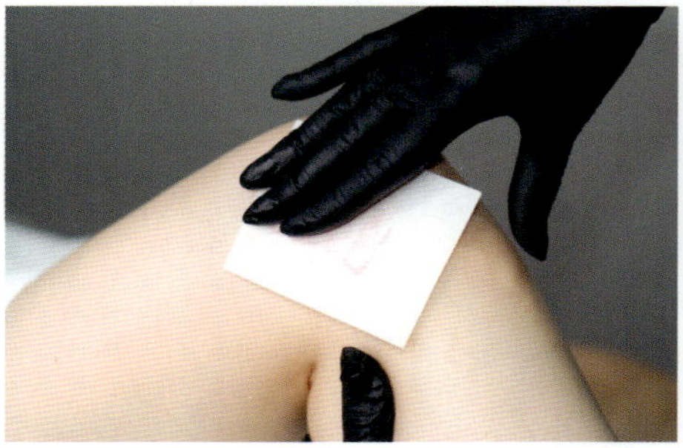

⑦ 제거를 위해 왁스를 도포 후 부직포를 피부에 밀착시킨다. 이때 손잡이 부분을 약 1cm 정도 남겨두고 피부에 밀착시킨다.

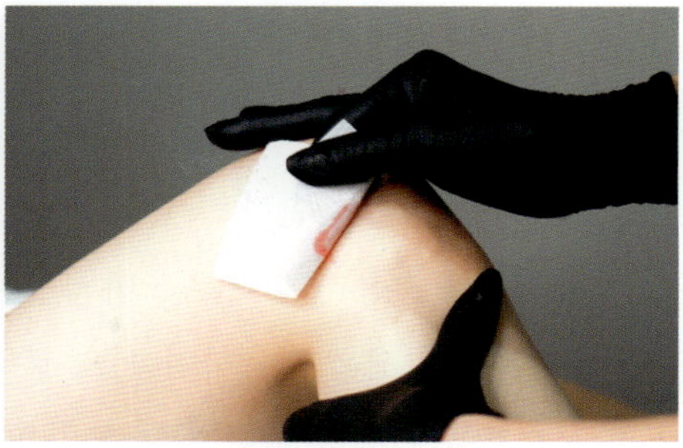

⑧ 부직포를 제거할 때에도 피부에 텐션을 주며 45° 각도를 유지한 뒤 모발의 성장 방향과 반대 방향으로 신속하게 잡아당겨서 제거한다.

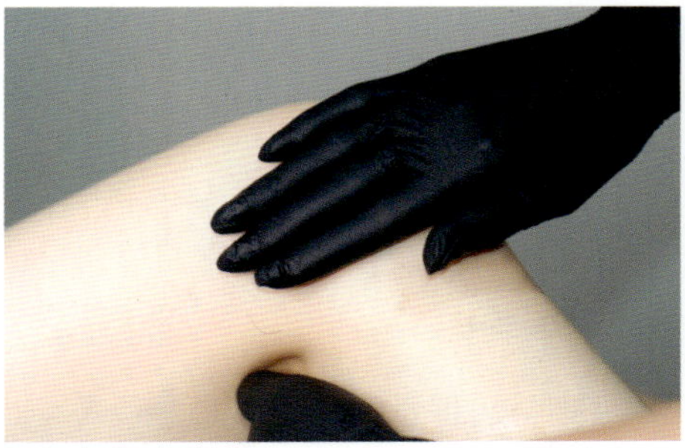

⑨ 왁스를 제거한 뒤 텐션을 주었던 손으로 왁싱 부위를 눌러 진정 및 통증을 완화시킨다.

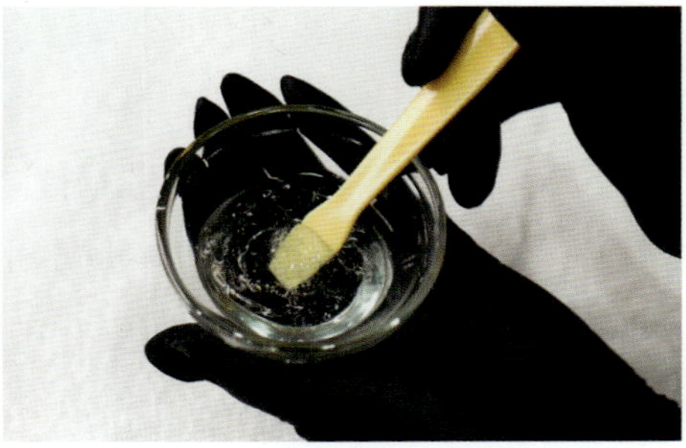

⑩ 시술이 끝난 뒤 진정 젤을 바르고 쿨러를 이용하여 예민해진 피부를 진정시킨다.

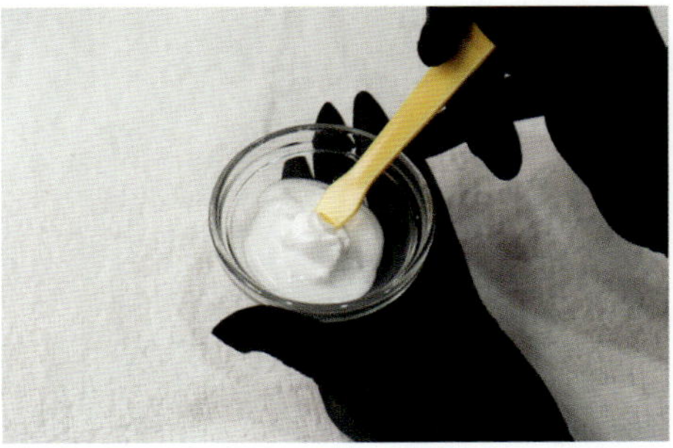

⑪ 시술 후 유 · 수분 균형을 맞추기 위해 피부 타입에 따른 왁싱 전용 진정 크림을 바른다.

13. 발등 부위

① 시술자의 손을 소독한다.

② 전 처리제를 사용하여 피부 노폐물을 제거한다.

③ 유 · 수분 제거제를 사용하여 시술 부위의 유 · 수분을 제거한다.

④ 피부 보호를 위해 파우더 또는 오일을 바른다.

⑤ 스파츌라로 왁스를 떠서 시술자의 손목 안쪽에 온도를 테스트한다.

⑥ 왁스의 적정온도를 확인한 뒤 모발의 성장 방향을 체크하고 구역을 나누어 순차적으로 시술을 이어간다.

⑦ 모발에 왁스를 고르게 바르기 위해 피부에 텐션을 주며 스파츌라는 45° 각도를 유지시킨 뒤 모발의 성장 방향으로 얇고 고르게 바른다.

⑧ 제거를 위해 왁스를 도포 후 부직포를 피부에 밀착시킨다. 이때 손잡이 부분을 약 1cm 정도 남겨두고 피부에 밀착시킨다.

⑨ 부직포를 제거할 때에도 피부에 텐션을 주며 45° 각도를 유지한 뒤 모발의 성장 방향과 반대 방향으로 신속하게 잡아당겨서 제거한다.

⑩ 부직포를 제거한 뒤 텐션을 주었던 손으로 왁싱 부위를 눌러 진정 및 통증을 완화시킨다.

⑪ 왁싱 오일을 사용하여 왁스의 잔여물을 제거한다.

⑫ 제거되지 않은 모발은 확대경을 사용하여 확인한 뒤 트위저를 이용하여 모발의 성장 방향으로 제거한다.

⑬ 시술이 끝난 뒤 진정 젤을 바르고 쿨러를 이용하여 예민해진 피부를 진정시킨다.

⑭ 시술 후 유 · 수분 균형을 맞추기 위해 피부 타입에 따른 왁싱 전용 진정 크림을 바른다.

[발등 부위 관리 순서]

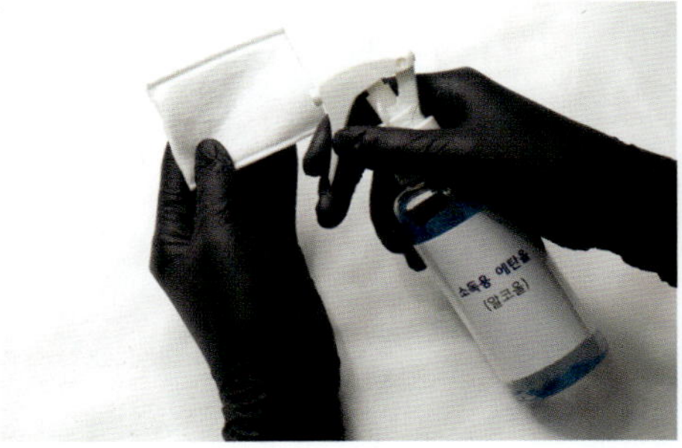

① 시술자의 손을 소독한다.

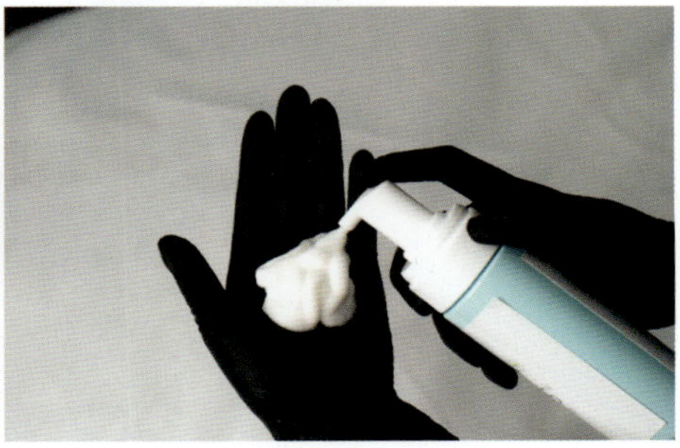

② 전 처리제를 사용하여 피부 노폐물을 제거한다.

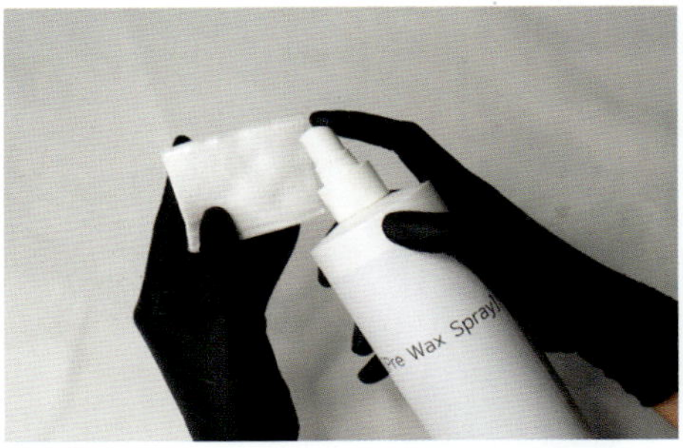

③ 유 · 수분 제거제를 사용하여 시술 부위의 유 · 수분을 제거한다.

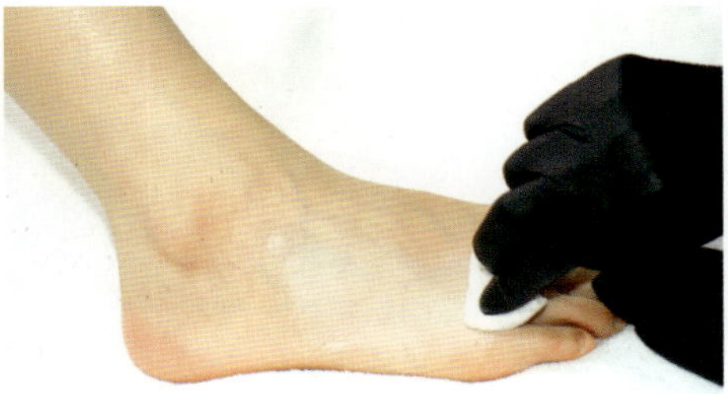

④ 피부 보호를 위해 파우더 또는 오일을 바른다.

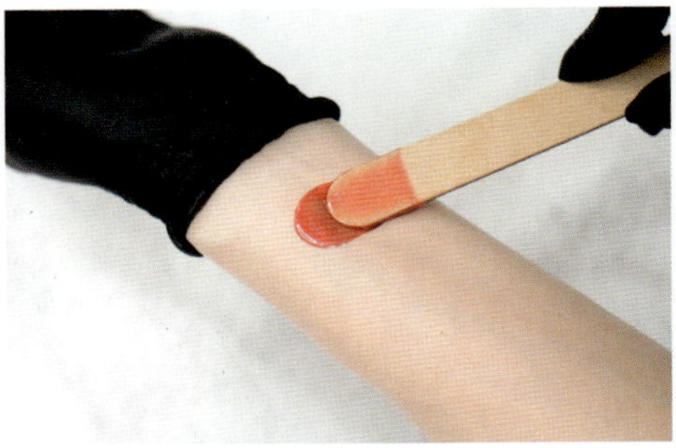

⑤ 스파츌라로 왁스를 떠서 시술자의 손목 안쪽에 온도를 테스트한다.

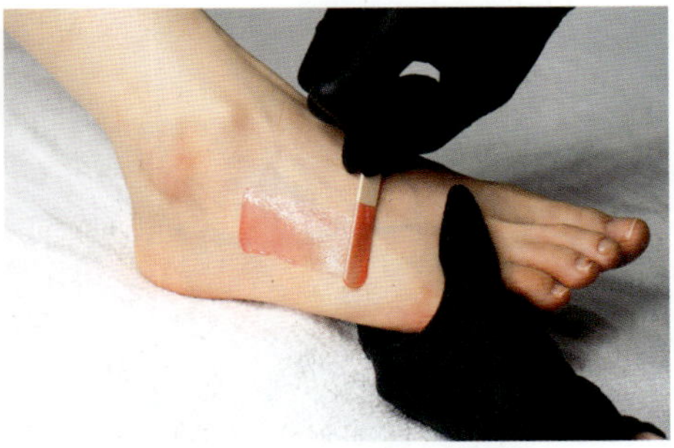

⑥ 모발의 성장 방향을 체크하고 구역을 나누어 텐션을 주며 순차적으로 시술을 이어간다.

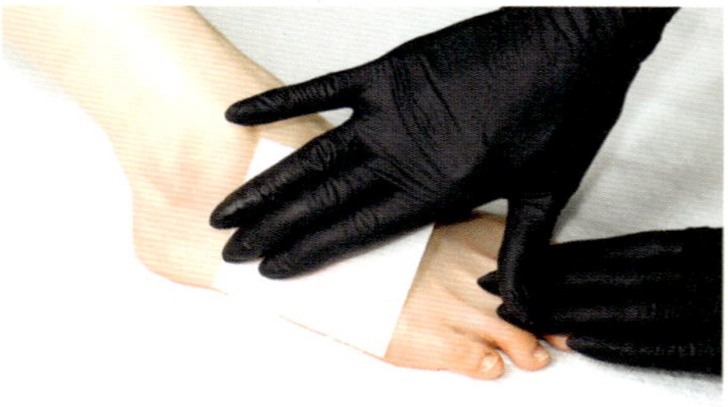

⑦ 제거를 위해 왁스를 도포 후 부직포를 피부에 밀착시킨다. 이때 손잡이 부분을 약 1cm 정도 남겨두고 피부에 밀착시킨다.

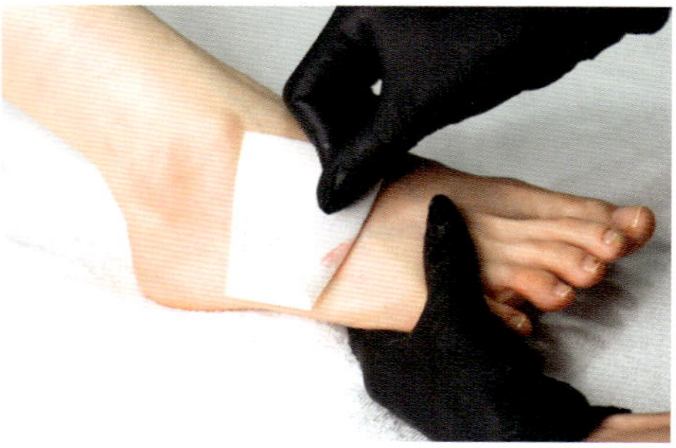

⑧ 부직포를 제거할 때에도 피부에 텐션을 주며 45° 각도를 유지한 뒤 모발의 성장 방향과 반대 방향으로 신속하게 잡아당겨서 제거한다.

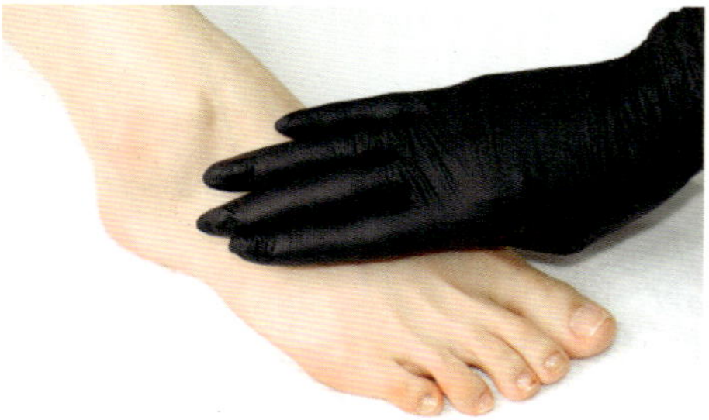

⑨ 왁스를 제거한 뒤 텐션을 주었던 손으로 왁싱 부위를 눌러 진정 및 통증을 완화시킨다.

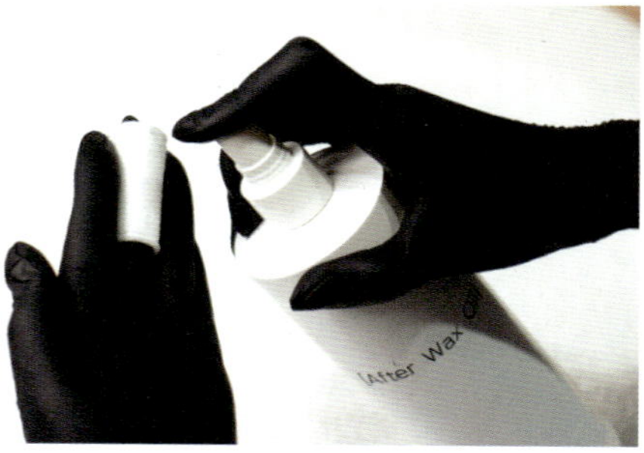

⑩ 왁싱 오일을 사용하여 왁스의 잔여물을 제거한다.

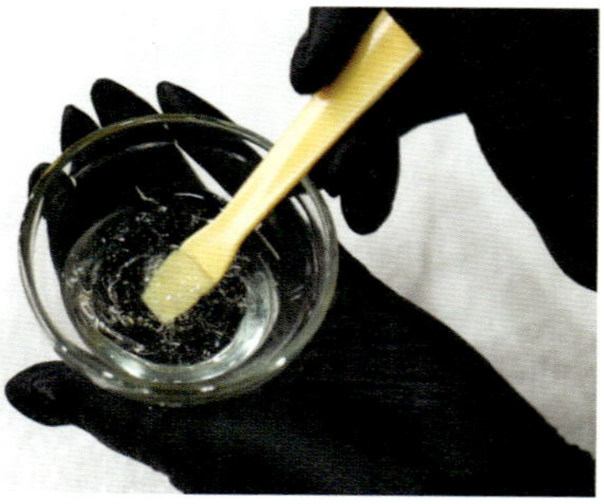

⑪ 시술이 끝난 뒤 진정 젤을 바르고 쿨러를 이용하여 예민해진 피부를 진정시킨다.

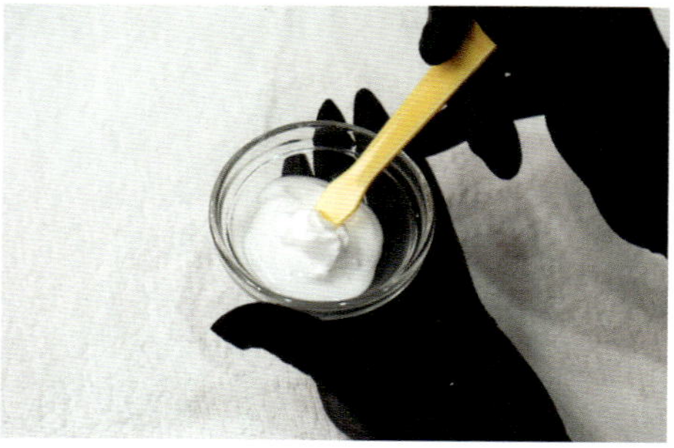

⑫ 시술 후 유 · 수분 균형을 맞추기 위해 피부 타입에 따른 왁싱 전용 진정 크림을 바른다.

14. 발가락 부위

① 시술자의 손을 소독한다.

② 전 처리제를 사용하여 피부 노폐물을 제거한다.

③ 유 · 수분 제거제를 사용하여 시술 부위의 유 · 수분을 제거한다.

④ 피부 보호를 위해 파우더 또는 오일을 바른다.

⑤ 스파츌라로 왁스를 떠서 시술자의 손목 안쪽에 온도를 테스트한다.

⑥ 왁스의 적정온도를 확인한 뒤 모발의 성장 방향을 체크하고 구역을 나누어 순차적으로 시술을 이어간다.

⑦ 모발에 왁스를 고르게 바르기 위해 피부에 텐션을 주며 스파츌라는 45° 각도를 유지시킨 뒤 모발의 성장 방향으로 얇고 고르게 바른다.

⑧ 제거를 위해 왁스를 도포 후 부직포를 피부에 밀착시킨다. 이때 손잡이 부분을 약 1cm 정도 남겨두고 피부에 밀착시킨다.

⑨ 부직포를 제거할 때에도 피부에 텐션을 주며 45° 각도를 유지한 뒤 모발의 성장 방향과 반대 방향으로 신속하게 잡아당겨서 제거한다.

⑩ 부직포를 제거한 뒤 텐션을 주었던 손으로 왁싱 부위를 눌러 진정 및 통증을 완화시킨다.

⑪ 왁싱 오일을 사용하여 왁스의 잔여물을 제거한다.

⑫ 제거되지 않은 모발은 확대경을 사용하여 확인한 뒤 트위저를 이용하여 모발의 성장 방향으로 제거한다.

⑬ 시술이 끝난 뒤 진정 젤을 바르고 쿨러를 이용하여 예민해진 피부를 진정시킨다.

⑭ 시술 후 유 · 수분 균형을 맞추기 위해 피부 타입에 따른 왁싱 전용 진정 크림을 바른다.

[발가락 부위 관리 순서]

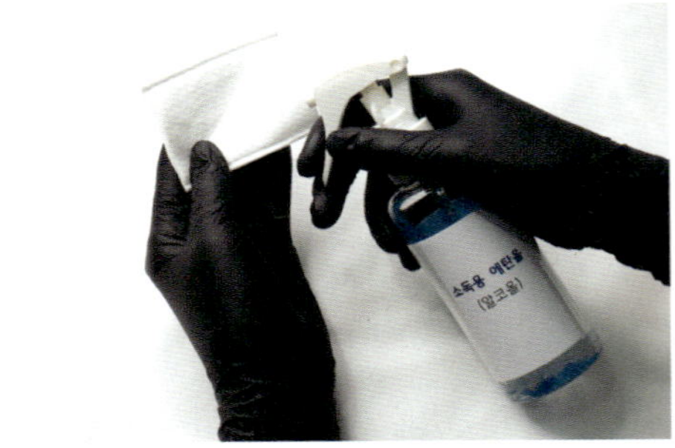

① 시술자의 손을 소독한다.

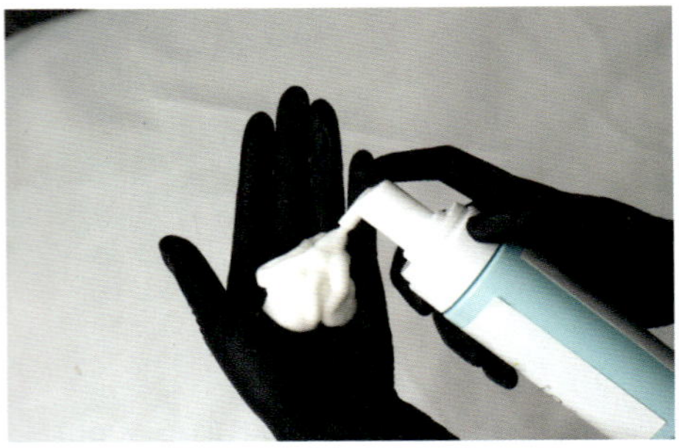

② 전 처리제를 사용하여 피부 노폐물을 제거한다.

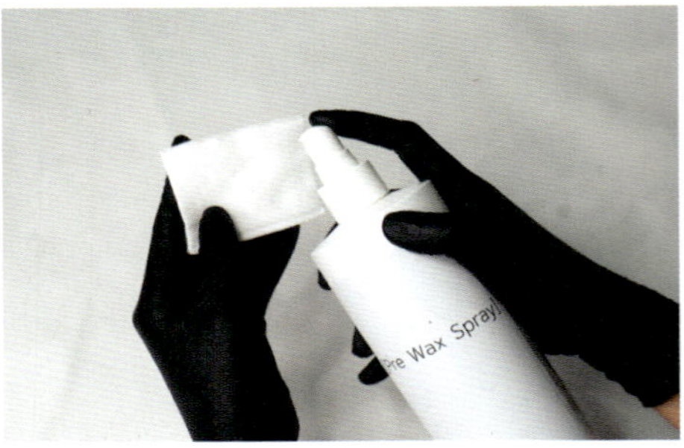

③ 유 · 수분 제거제를 사용하여 시술 부위의 유 · 수분을 제거한다.

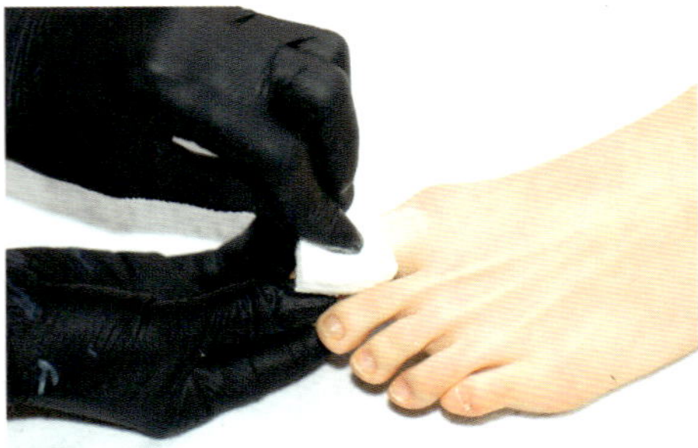

④ 피부 보호를 위해 파우더 또는 오일을 바른다.

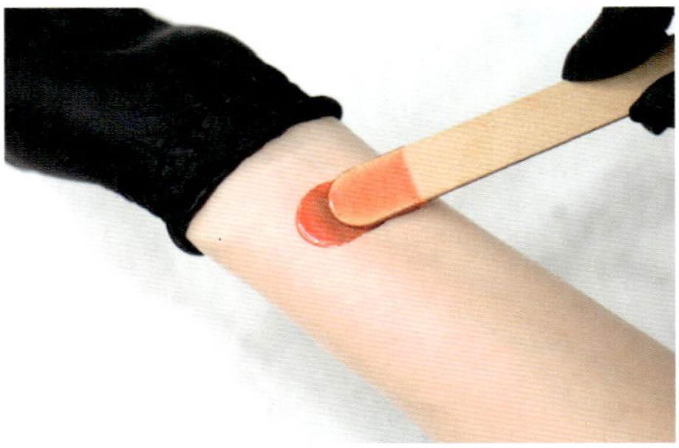

⑤ 스파츌라로 왁스를 떠서 시술자의 손목 안쪽에 온도를 테스트한다.

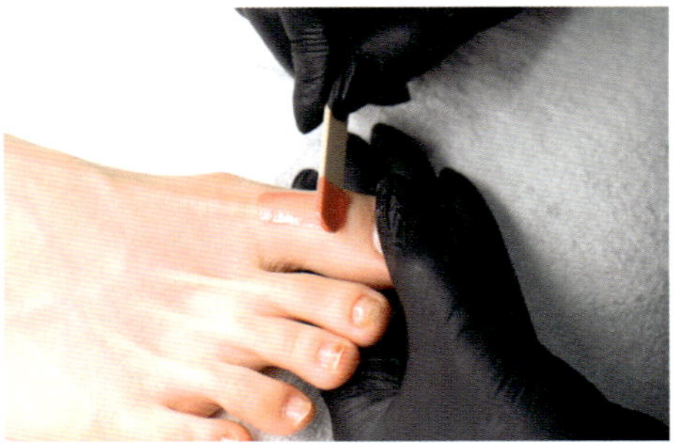

⑥ 모발의 성장 방향을 체크하고 구역을 나누어 텐션을 주며 순차적으로 시술을 이어간다.

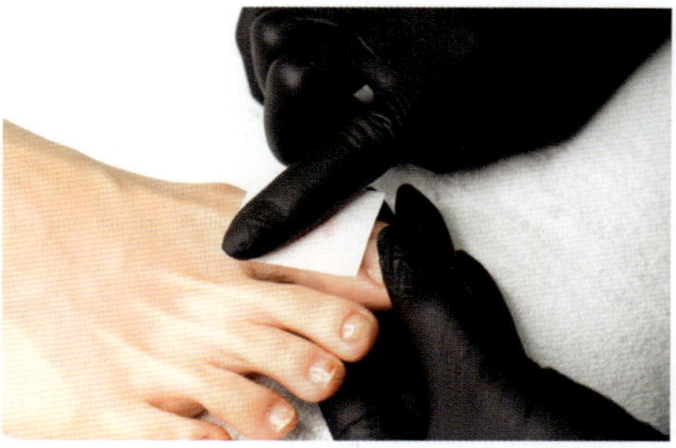

⑦ 제거를 위해 왁스를 도포 후 부직포를 피부에 밀착시킨다. 이때 손잡이 부분을 약 1cm 정도 남겨두고 피부에 밀착시킨다.

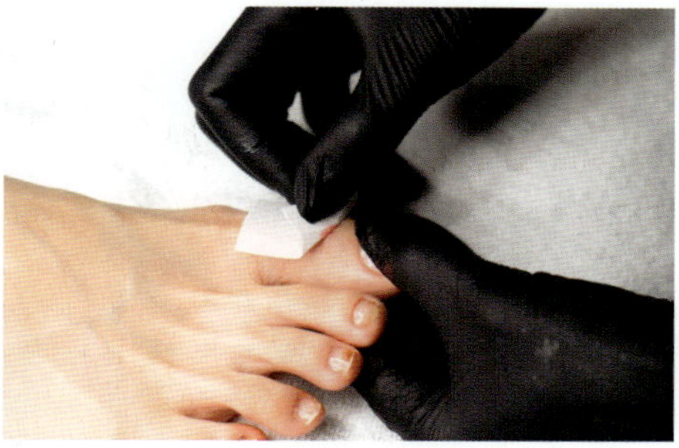

⑧ 부직포를 제거할 때에도 피부에 텐션을 주며 45° 각도를 유지한 뒤 모발의 성장 방향과 반대 방향으로 신속하게 잡아당겨서 제거한다.

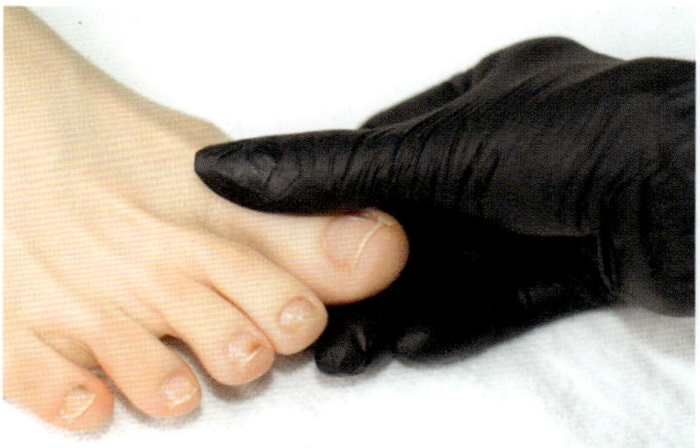

⑨ 왁스를 제거한 뒤 텐션을 주었던 손으로 왁싱 부위를 눌러 진정 및 통증을 완화시킨다.

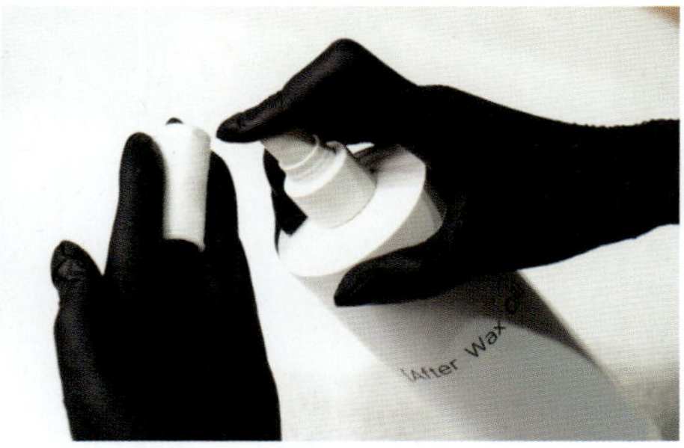

⑩ 왁싱 오일을 사용하여 왁스의 잔여물을 제거한다.

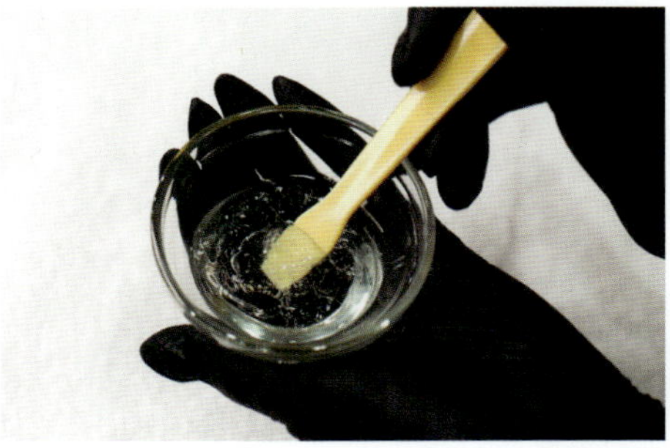

⑪ 시술이 끝난 뒤 진정젤을 바르고 쿨러를 이용하여 예민해진 피부를 진정시킨다.

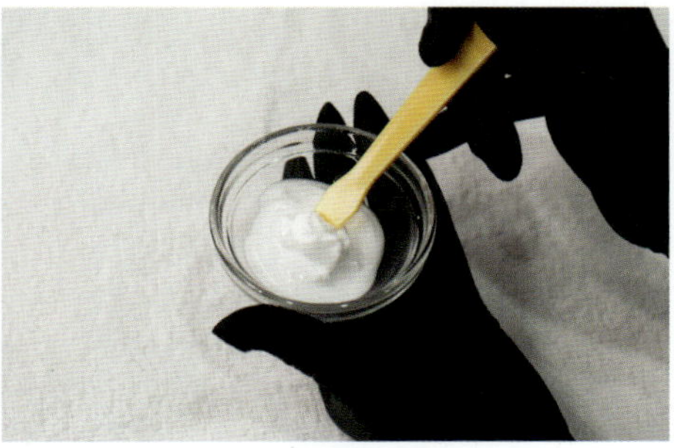

⑫ 시술 후 유 · 수분 균형을 맞추기 위해 피부 타입에 따른 왁싱 전용 진정 크림을 바른다.

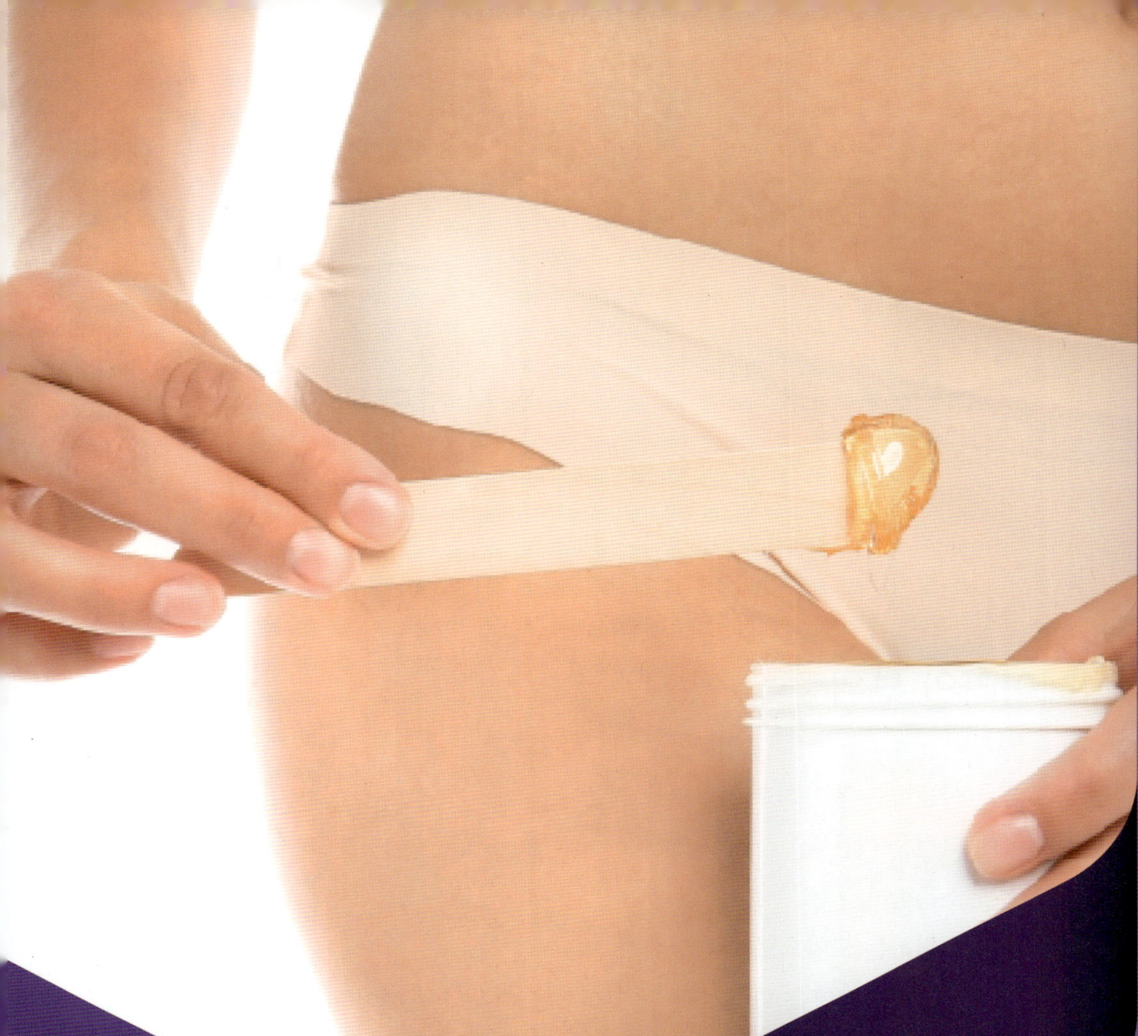

Chapter 5

실전 하드 왁싱

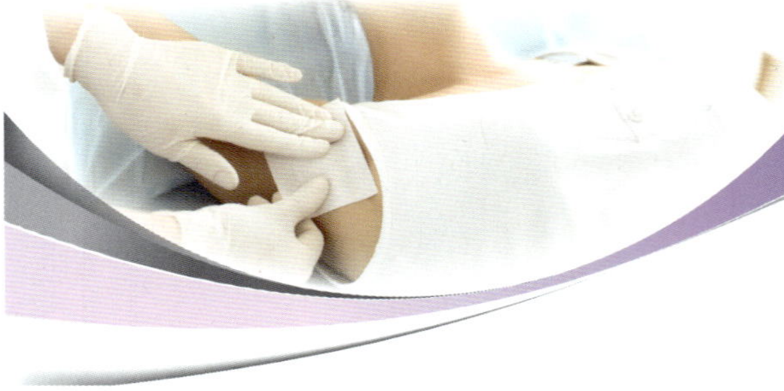

Chapter 5

실전 하드 왁싱

1. 헤어라인 부위

① 클렌징 제품을 사용하여 페이스 메이크업을 지운다.

② 고객의 얼굴에 터번을 씌운다.

③ 시술자의 손을 소독한다.

④ 펜슬을 사용하여 원하는 모양으로 디자인한다.

⑤ 고객에게 디자인된 헤어라인을 확인시킨 뒤 꼬리빗을 사용하여 헤어 라인을 정리한다.

⑥ 정리된 모발은 제모용 가위를 사용하여 자른 뒤 시술을 시작한다.

⑦ 시술자의 손을 다시 소독한다.

⑧ 유 · 수분 제거제를 사용하여 시술 부위의 유 · 수분을 제거한다.

⑨ 피부 보호를 위해 파우더 또는 오일을 바른다.

⑩ 스파츌라로 왁스를 떠서 시술자의 손목 안쪽에 온도를 테스트한다.

⑪ 왁스의 적정온도를 확인한 뒤 모발의 성장 방향을 체크하고 구역을 나누어 순차적으로 시술을 이어간다.

⑫ 모발에 왁스를 고르게 바르기 위해 피부에 텐션을 주며 스파츌라는 45° 각도를 유지시킨 뒤 모발의 성장 방향으로 바른다.

⑬ 시술 부위에 왁스를 도포하였으면 제거를 위해 스파츌라를 사용하여 손잡이 부분을 만든다.

⑭ 굳어진 왁스를 제거할 때에도 피부에 텐션을 주며 45° 각도를 유지한 뒤 모발의 성장 방향과 반대 방향으로 왁스를 신속하게 잡아당겨서 제거한다.

⑮ 왁스를 제거한 뒤 텐션을 주었던 손으로 왁싱 부위를 눌러 진정 및 통증을 완화시킨다.

⑯ 왁싱 오일을 사용하여 왁스의 잔여물을 제거한다.

⑰ 제거되지 않은 모발은 확대경을 사용하여 확인한 뒤 트위저를 이용하여 모발의 성장 방향으로 제거한다.

⑱ 시술이 끝난 뒤 진정 젤을 바르고 쿨러를 이용하여 예민해진 피부를 진정시킨다.

⑲ 시술 후 유 · 수분 균형을 맞추기 위해 피부 타입에 따른 왁싱 전용 진정 크림을 바른다.

[헤어라인 부위 관리 순서]

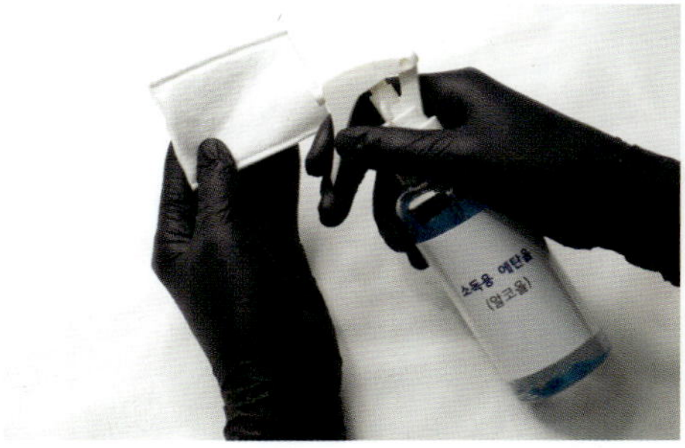

① 시술자의 손을 소독한다.

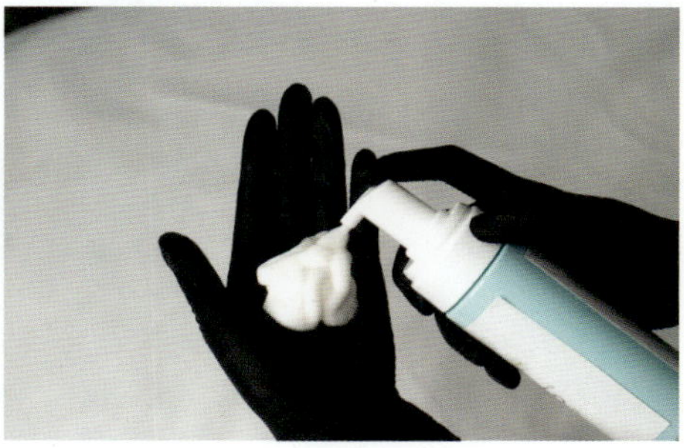

② 전 처리제를 사용하여 피부 노폐물을 제거한다.

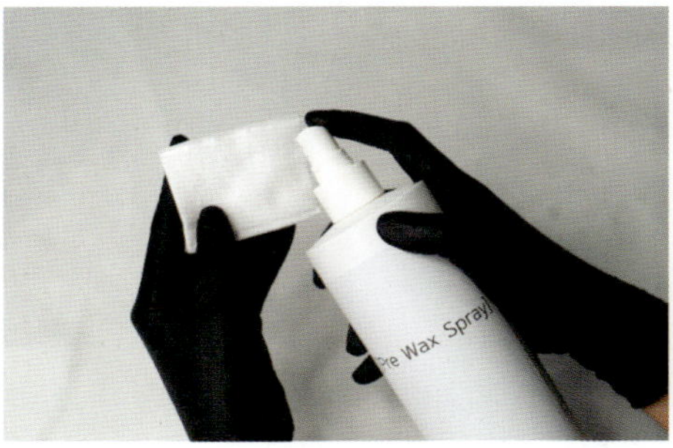

③ 유 · 수분 제거제를 사용하여 시술 부위의 유 · 수분을 제거한다.

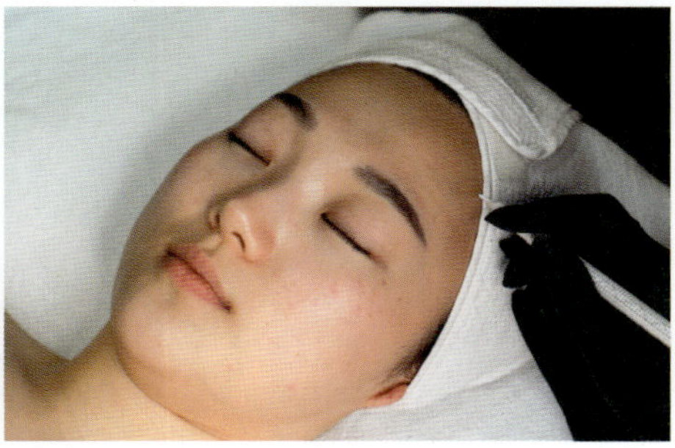

④ 정리한 헤어라인에 펜슬을 사용하여 원하는 모양으로 디자인한다.

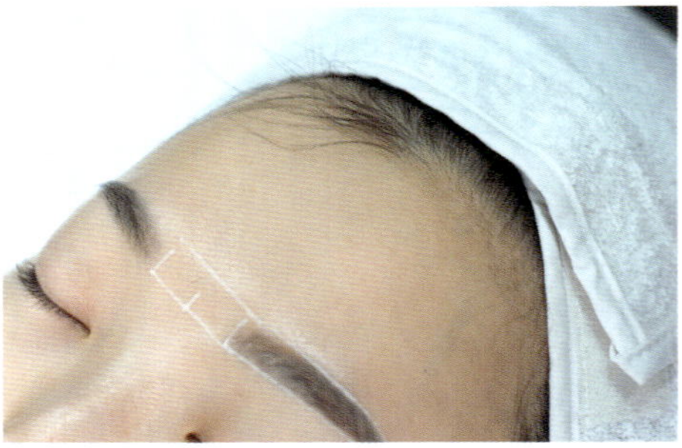

⑤ 꼬리빗을 사용하여 헤어라인을 정리한 후 제모용 가위를 사용하여 모양을 정리하고 자른 부위를 소독한다.

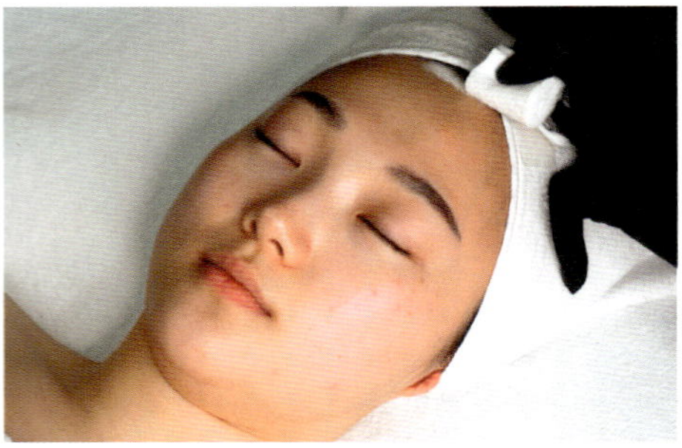

⑥ 피부 보호를 위해 파우더 또는 오일을 바른다.

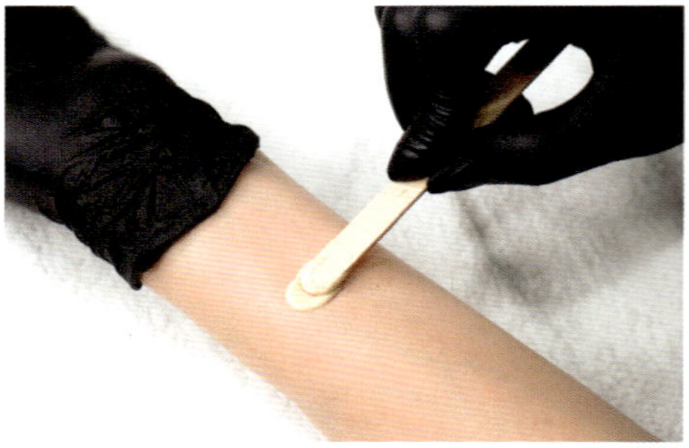

⑦ 스파출라로 왁스를 떠서 시술자의 손목 안쪽에 온도를 테스트한다.

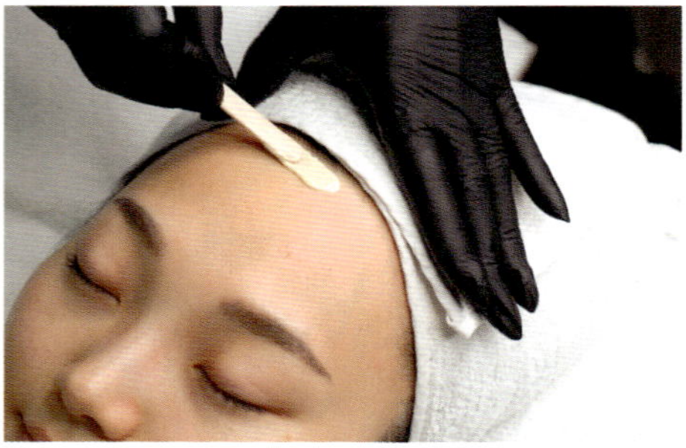

⑧ 모발의 성장 방향을 체크하고 구역을 나누어 텐션을 주며 순차적으로 시술을 이어간다.

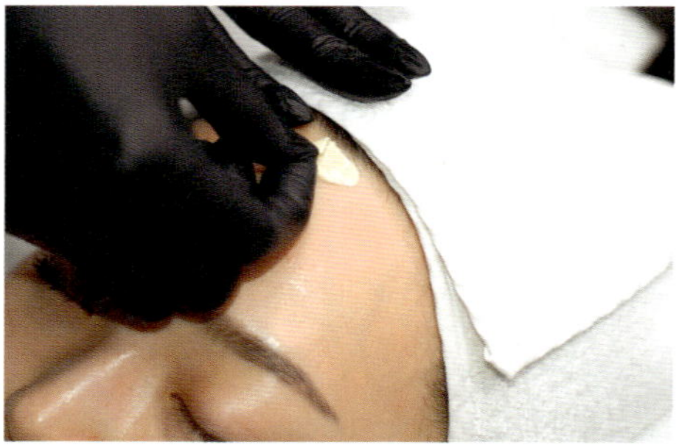

⑨ 굳어진 왁스를 제거할 때에도 피부에 텐션을 주며 45° 각도를 유지한 뒤 모발의 성장 방향과 반대 방향으로 왁스를 신속하게 잡아당겨서 제거한다.

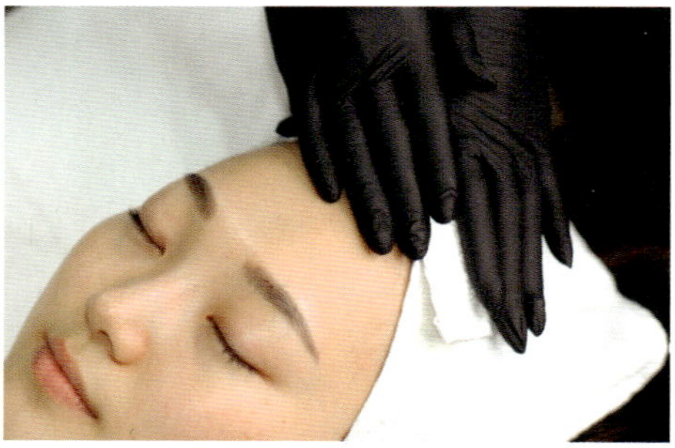

⑩ 왁스를 제거한 뒤 텐션을 주었던 손으로 왁싱 부위를 눌러 진정 및 통증을 완화시킨다.

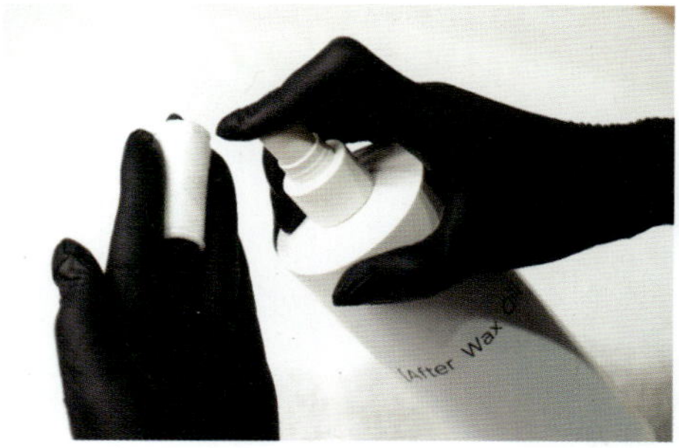

⑪ 왁싱 오일을 사용하여 왁스의 잔여물을 제거한다.

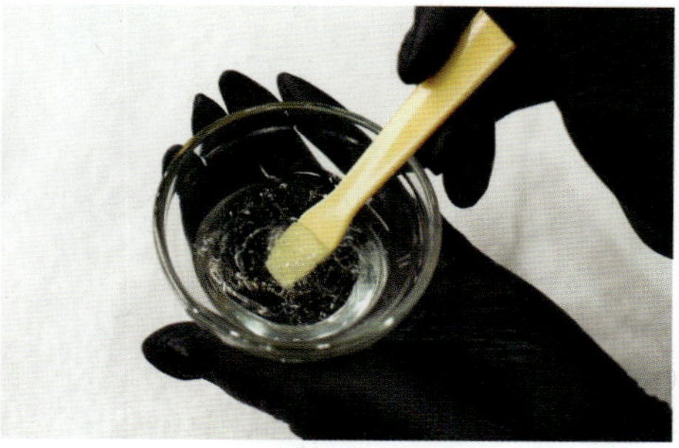

⑫ 시술이 끝난 뒤 진정 젤을 바르고 쿨러를 이용하여 예민해진 피부를 진정시킨다.

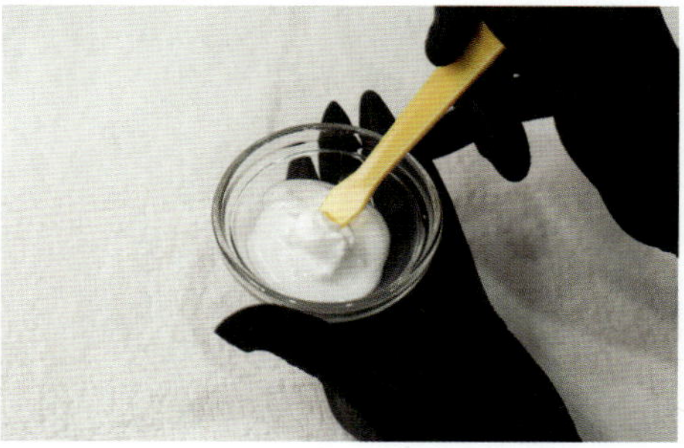

⑬ 시술 후 유 · 수분 균형을 맞추기 위해 피부 타입에 따른 왁싱 전용 진정 크림을 바른다.

2. 구레나룻 부위

① 클렌징 제품을 사용하여 페이스 메이크업을 지운다.

② 고객의 얼굴에 터번을 씌운다.

③ 시술자의 손을 소독한다.

④ 펜슬을 사용하여 원하는 모양으로 디자인한다.

⑤ 고객에게 디자인된 구레나룻을 확인시킨 뒤 꼬리빗을 사용하여 구레나룻을 정리한다.

⑥ 정리된 모발은 제모용 가위를 사용하여 자른 뒤 시술을 시작한다.

⑦ 시술자의 손을 다시 소독한다

⑧ 유 · 수분 제거제를 사용하여 시술 부위의 유 · 수분을 제거한다.

⑨ 피부 보호를 위해 파우더 또는 오일을 바른다.

⑩ 스파츌라로 왁스를 떠서 시술자의 손목 안쪽에 온도를 테스트한다.

⑪ 왁스의 적정온도를 확인한 뒤 모발의 성장 방향을 체크하고 구역을 나누어 순차적으로 시술을 이어간다.

⑫ 모발에 왁스를 고르게 바르기 위해 피부에 텐션을 주며 스파츌라는 45° 각도를 유지시킨 뒤 모발의 성장 방향으로 바른다.

⑬ 시술 부위에 왁스를 도포하였으면 제거를 위해 스파츌라를 사용하여 손잡이 부분을 만든다.

⑭ 굳어진 왁스를 제거할 때에도 피부에 텐션을 주며 45° 각도를 유지한 뒤 모발의 성장 방향과 반대 방향으로 왁스를 신속하게 잡아당겨서 제거한다.

⑮ 왁스를 제거한 뒤 텐션을 주었던 손으로 왁싱 부위를 눌러 진정 및 통증을 완화시킨다.

⑯ 왁싱 오일을 사용하여 왁스의 잔여물을 제거한다.

⑰ 제거되지 않은 모발은 확대경을 사용하여 확인한 뒤 트위저를 이용하여 모발의 성장 방향으로 제거한다.

⑱ 시술이 끝난 뒤 진정 젤을 바르고 쿨러를 이용하여 예민해진 피부를 진정시킨다.

⑲ 시술 후 유 · 수분 균형을 맞추기 위해 피부 타입에 따른 왁싱 전용 진정 크림을 바른다.

[구레나룻 부위 관리 순서]

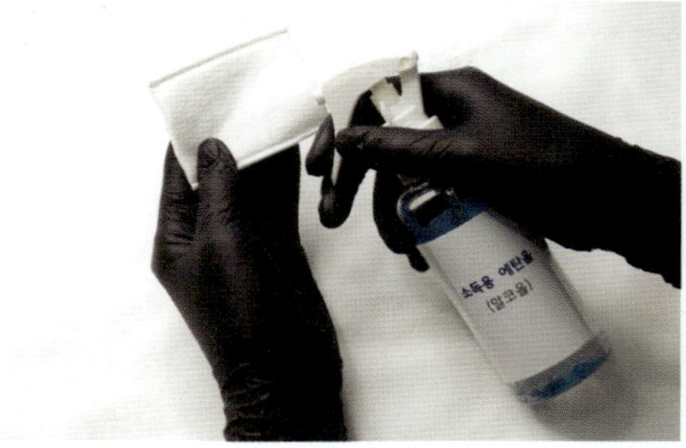

① 시술자의 손을 소독한다.

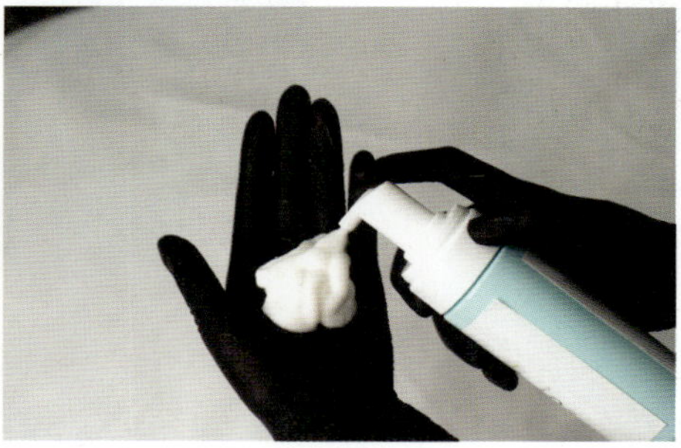

② 전 처리제를 사용하여 피부 노폐물을 제거한다.

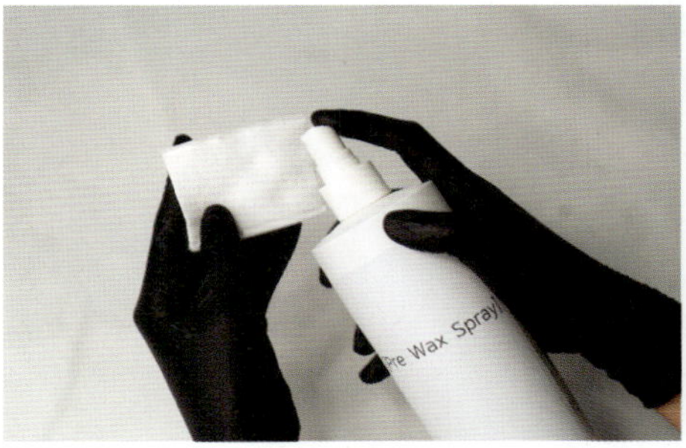

③ 유 · 수분 제거제를 사용하여 시술 부위의 유 · 수분을 제거한다.

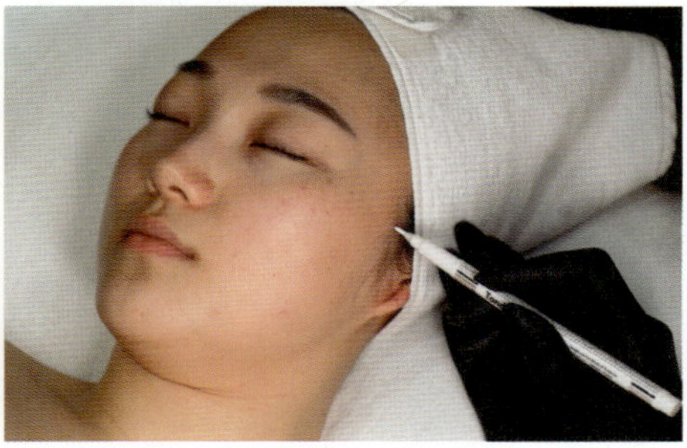

④ 정리한 구레나룻에 펜슬을 사용하여 원하는 모양으로 디자인한다.

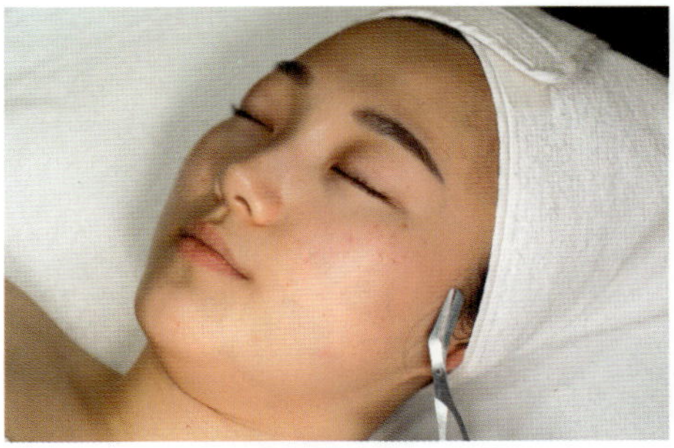

⑤ 꼬리빗을 사용하여 구레나룻을 정리한 후 제모용 가위를 사용하여 모양을 정리하고 자른 부위를 소독한다.

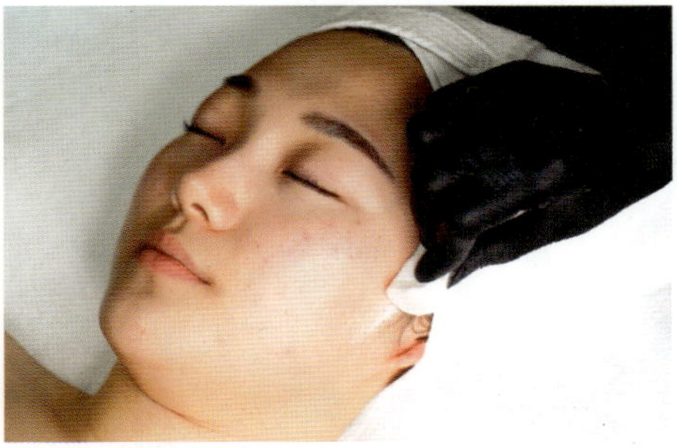

⑥ 피부 보호를 위해 파우더 또는 오일을 바른다.

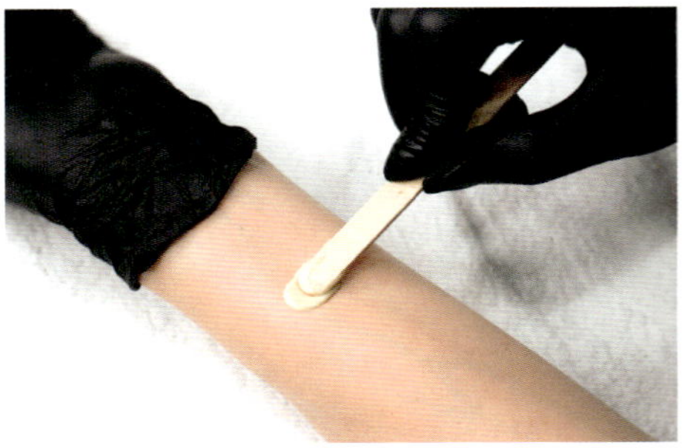

⑦ 스파츌라로 왁스를 떠서 시술자의 손목 안쪽에 온도를 테스트한다.

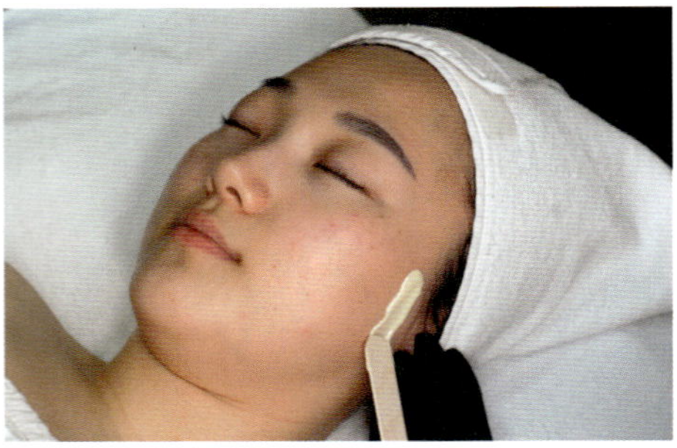

⑧ 모발의 성장 방향을 체크하고 구역을 나누어 텐션을 주며 순차적으로 시술을 이어간다.

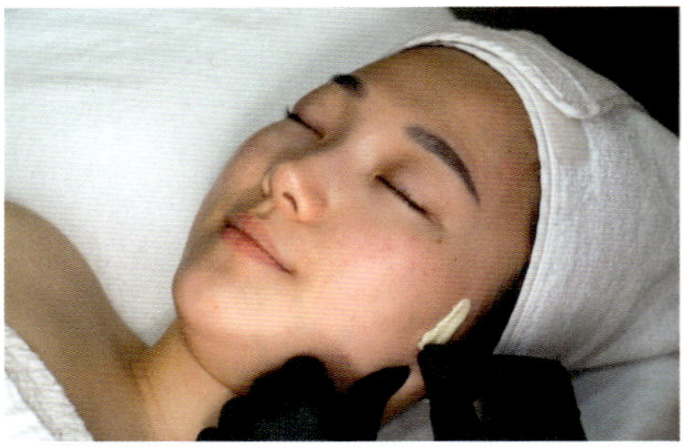

⑨ 굳어진 왁스를 제거할 때에도 피부에 텐션을 주며 45° 각도를 유지한 뒤 모발의 성장 방향과 반대 방향으로 왁스를 신속하게 잡아당겨서 제거한다.

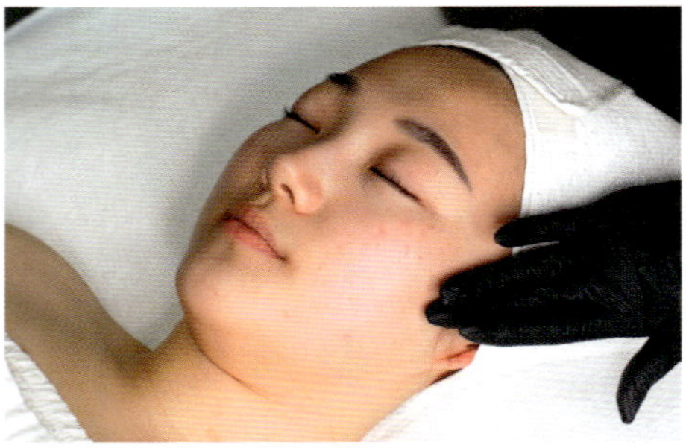

⑩ 왁스를 제거한 뒤 텐션을 주었던 손으로 왁싱 부위를 눌러 진정 및 통증을 완화시킨다.

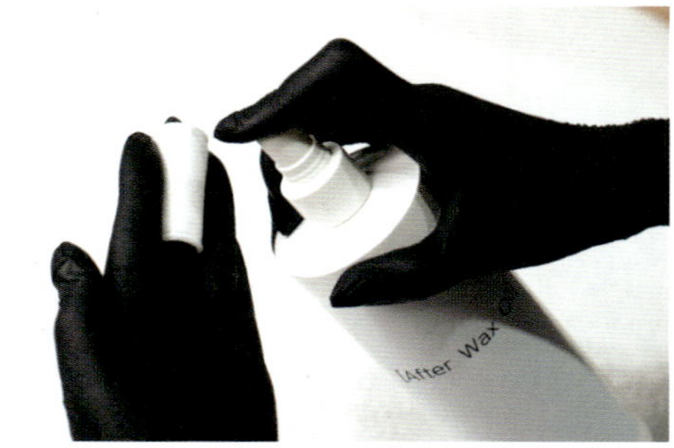

⑪ 왁싱 오일을 사용하여 왁스의 잔여물을 제거한다.

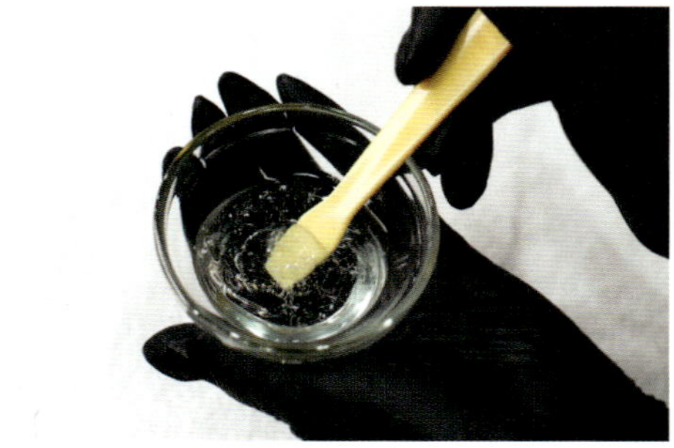

⑫ 시술이 끝난 뒤 진정 젤을 바르고 쿨러를 이용하여 예민해진 피부를 진정시킨 후 진정 크림을 바른다.

3. 이마 부위

① 클렌징 제품을 사용하여 페이스 메이크업을 지운다.

② 고객의 얼굴에 터번을 씌운다.

③ 시술자의 손을 소독한다.

④ 유 · 수분 제거제를 사용하여 시술 부위의 유 · 수분을 제거한다.

⑤ 피부 보호를 위해 파우더 또는 오일을 바른다.

⑥ 스파츌라로 왁스를 떠서 시술자의 손목 안쪽에 온도를 테스트한다.

⑦ 왁스의 적정온도를 확인한 뒤 모발의 성장 방향을 체크하고 구역을 나누어 순차적으로 시술을 이어간다.

⑧ 모발에 왁스를 고르게 바르기 위해 피부에 텐션을 주며 스파츌라는 45° 각도를 유지시킨 뒤 모발의 성장 방향으로 바른다.

⑨ 시술 부위에 왁스를 도포하였으면 제거를 위해 스파츌라를 사용하여 손잡이 부분을 만든다.

⑩ 굳어진 왁스를 제거할 때에도 피부에 텐션을 주며 45° 각도를 유지한 뒤 모발의 성장 방향과 반대 방향으로 왁스를 신속하게 잡아당겨서 제거한다.

⑪ 왁스를 제거한 뒤 텐션을 주었던 손으로 왁싱 부위를 눌러 진정 및 통증을 완화시킨다.

⑫ 왁싱 오일을 사용하여 왁스의 잔여물을 제거한다.

⑬ 제거되지 않은 모발은 확대경을 사용하여 확인한 뒤 트위저를 이용하여 모발의 성장 방향으로 제거한다.

⑭ 시술이 끝난 뒤 진정 젤을 바르고 쿨러를 이용하여 예민해진 피부를 진정시킨다.

⑮ 시술 후 유 · 수분 균형을 맞추기 위해 피부 타입에 따른 왁싱 전용 진정 크림을 바른다.

[이마 부위 관리 순서]

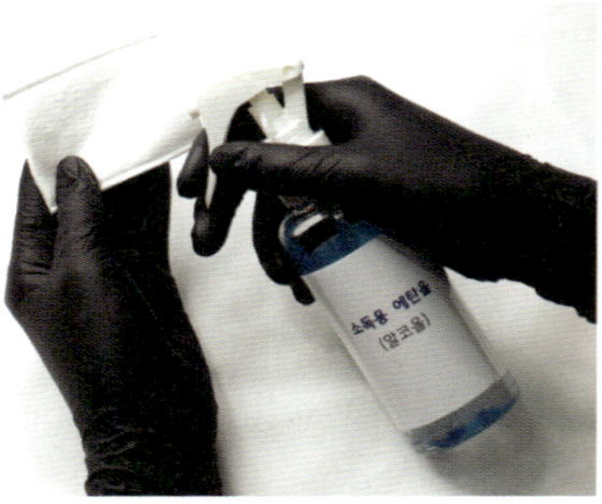

① 시술자의 손을 소독한다.

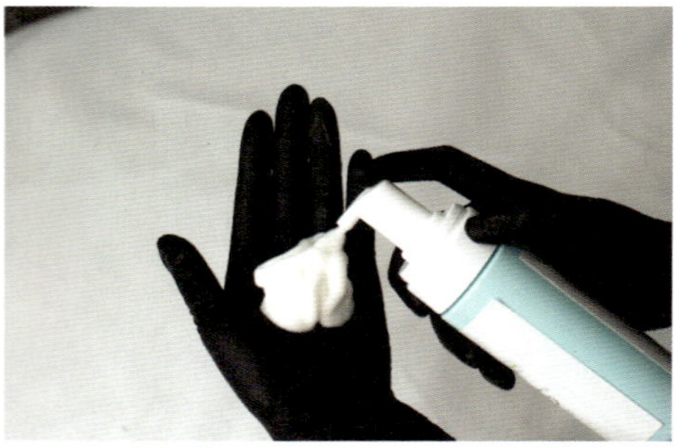

② 전 처리제를 사용하여 피부 노폐물을 제거한다.

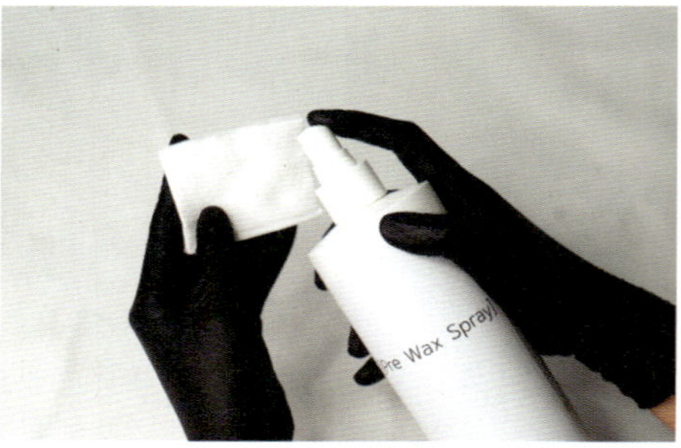

③ 유 · 수분 제거제를 사용하여 시술 부위의 유 · 수분을 제거한다.

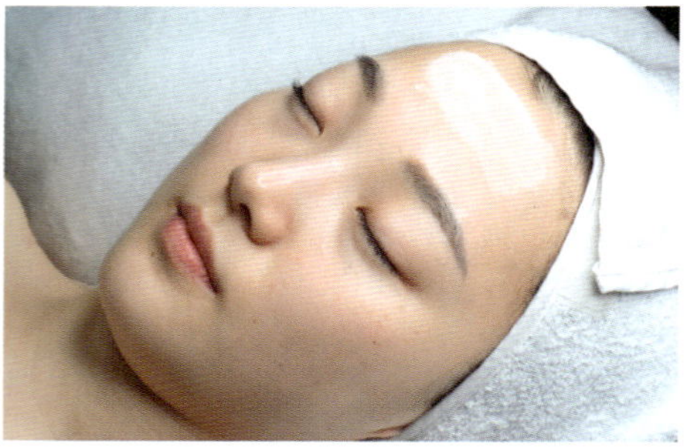

④ 피부 보호를 위해 파우더 또는 오일을 바른다.

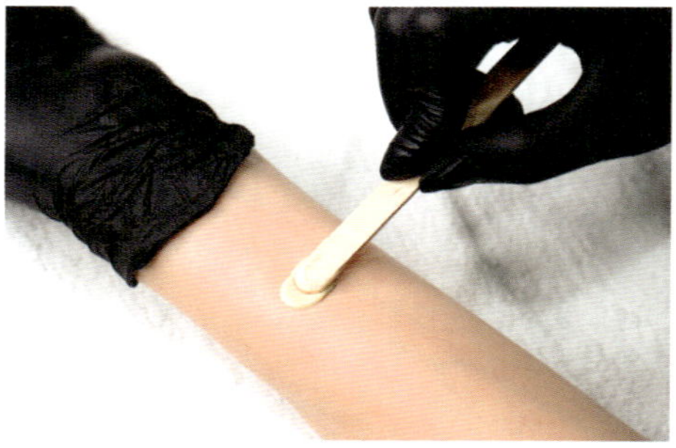

⑤ 스파츌라로 왁스를 떠서 시술자의 손목 안쪽에 온도를 테스트한다.

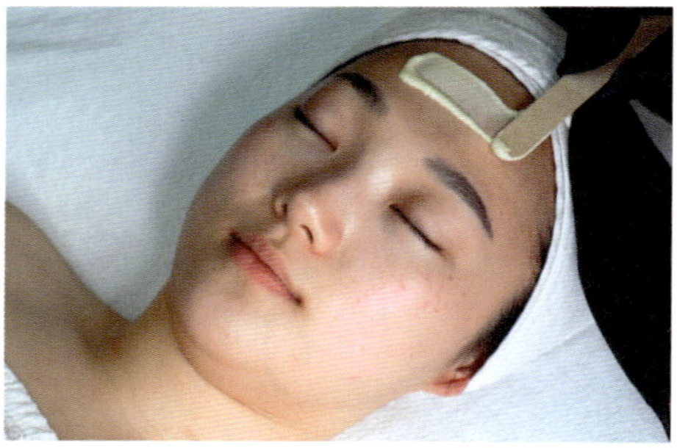

⑥ 모발의 성장 방향을 체크하고 구역을 나누어 텐션을 주며 순차적으로 시술을 이어간다.

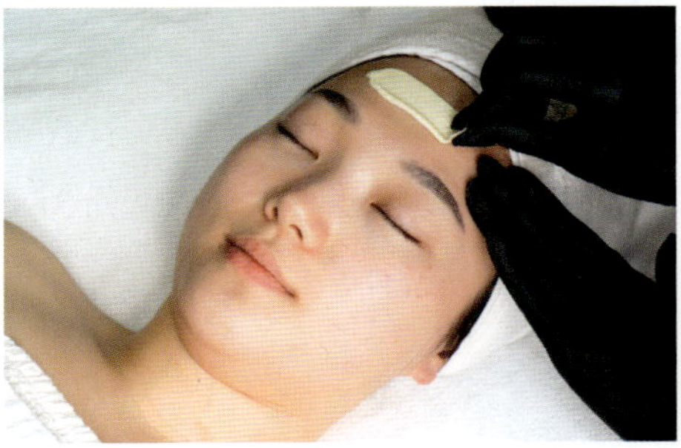

⑦ 굳어진 왁스를 제거할 때에도 피부에 텐션을 주며 45° 각도를 유지한 뒤 모발의 성장 방향과 반대 방향으로 왁스를 신속하게 잡아당겨서 제거한다.

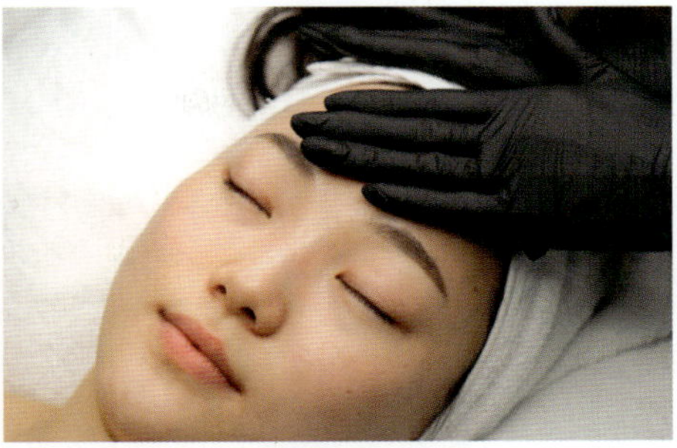

⑧ 왁스를 제거한 뒤 텐션을 주었던 손으로 왁싱 부위를 눌러 진정 및 통증을 완화시킨다.

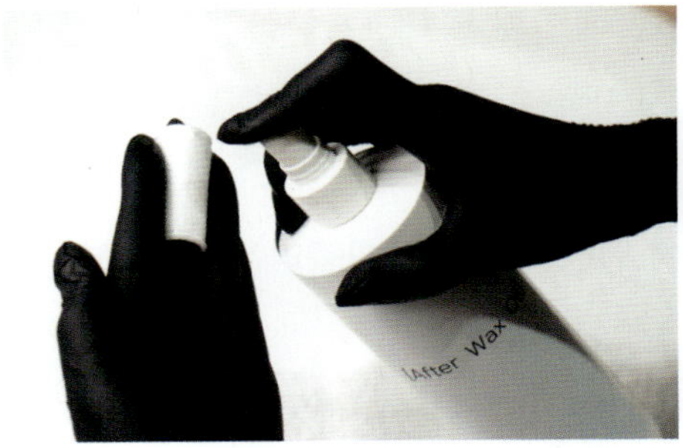

⑨ 왁싱 오일을 사용하여 왁스의 잔여물을 제거한다.

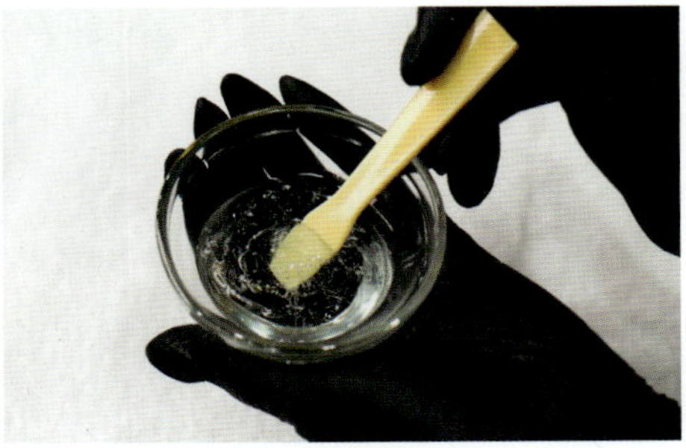

⑩ 시술이 끝난 뒤 진정 젤을 바르고 쿨러를 이용하여 예민해진 피부를 진정시킨다.

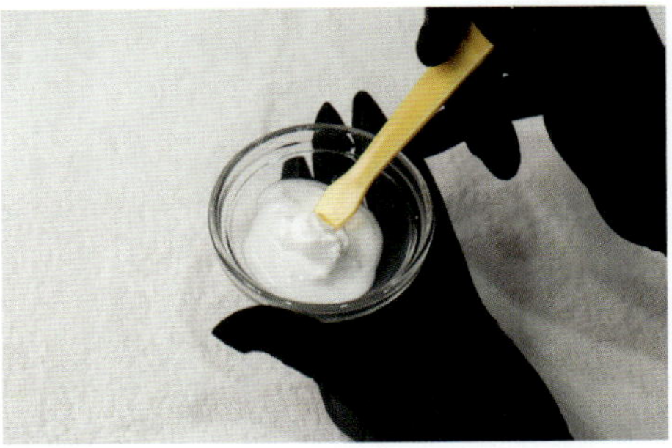

⑪ 시술 후 유 · 수분 균형을 맞추기 위해 피부 타입에 따른 왁싱 전용 진정 크림을 바른다.

4. 눈썹 부위

① 클렌징 제품을 사용하여 아이 메이크업을 지운다.

② 고객의 얼굴에 터번을 씌운다.

③ 시술자의 손을 소독한다.

④ 펜슬을 사용하여 원하는 눈썹 모양을 디자인한다.

⑤ 고객에게 디자인된 눈썹을 확인시킨 뒤 시술을 시작한다.

⑥ 시술자의 손을 다시 소독한다

⑦ 유 · 수분 제거제를 사용하여 시술 부위의 유 · 수분을 제거한다.

⑧ 피부 보호를 위해 파우더 또는 오일을 바른다.

⑨ 스파츌라로 왁스를 떠서 시술자의 손목 안쪽에 온도를 테스트한다.

⑩ 왁스의 적정온도를 확인한 뒤 모발의 성장 방향을 체크하고 구역을 나누어 순차적으로 시술을 이어간다.

⑪ 모발에 왁스를 고르게 바르기 위해 피부에 텐션을 주며 스파츌라는 45° 각도를 유지시킨 뒤 모발의 성장 방향으로 바른다.

⑫ 시술 부위에 왁스를 도포하였으면 제거를 위해 스파츌라를 사용하여 손잡이 부분을 만든다.

⑬ 굳어진 왁스를 제거할 때에도 피부에 텐션을 주며 45° 각도를 유지한 뒤 모발의 성장 방향과 반대 방향으로 왁스를 신속하게 잡아당겨서 제거한다.

⑭ 왁스를 제거한 뒤 텐션을 주었던 손으로 왁싱 부위를 눌러 진정 및 통증을 완화시킨다.

⑮ 왁싱 오일을 사용하여 왁스의 잔여물을 제거한다.

⑯ 제거되지 않은 모발은 확대경을 사용하여 확인한 뒤 트위저를 이용하여 모발의 성장 방향으로 제거한다.

⑰ 눈썹 브러시를 사용하여 눈썹을 정리한 후 눈썹 가위를 사용하여 모양을 정리한다.

⑱ 모발을 자르고 잔여물은 제거한다.

⑲ 시술이 끝난 뒤 진정 젤을 바르고 쿨러를 이용하여 예민해진 피부를 진정시킨다.

⑳ 시술 후 유 · 수분 균형을 맞추기 위해 피부 타입에 따른 왁싱 전용 진정 크림을 바른다.

[눈썹 부위 관리 순서]

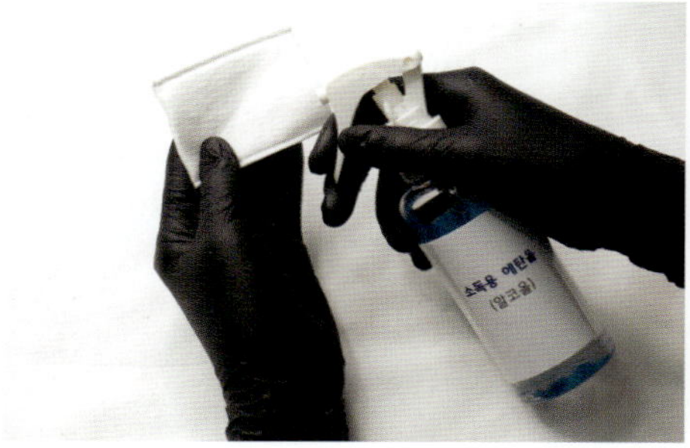

① 시술자의 손을 소독한다.

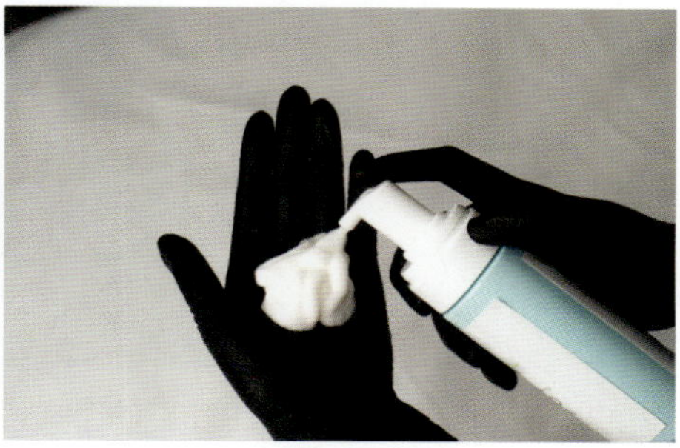

② 전 처리제를 사용하여 피부 노폐물을 제거한다.

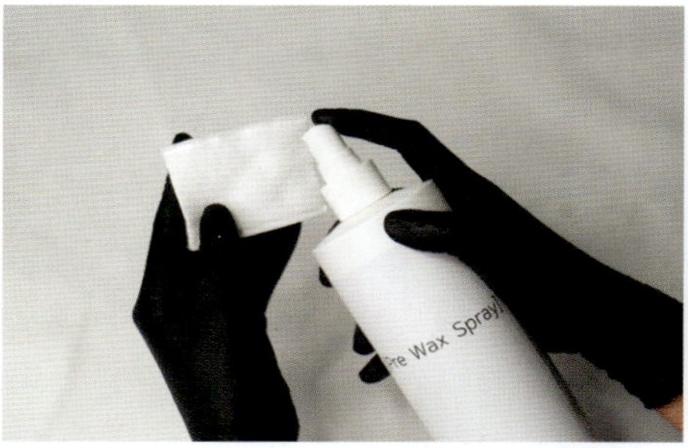

③ 유 · 수분 제거제를 사용하여 시술 부위의 유 · 수분을 제거한다.

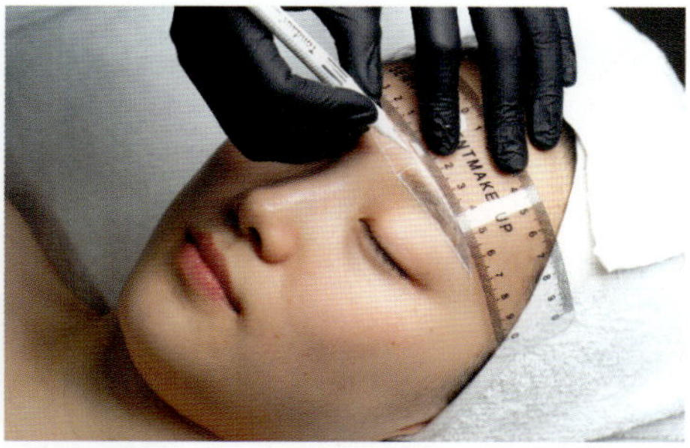

④ 눈썹에 펜슬을 사용하여 원하는 눈썹 모양을 디자인한다.

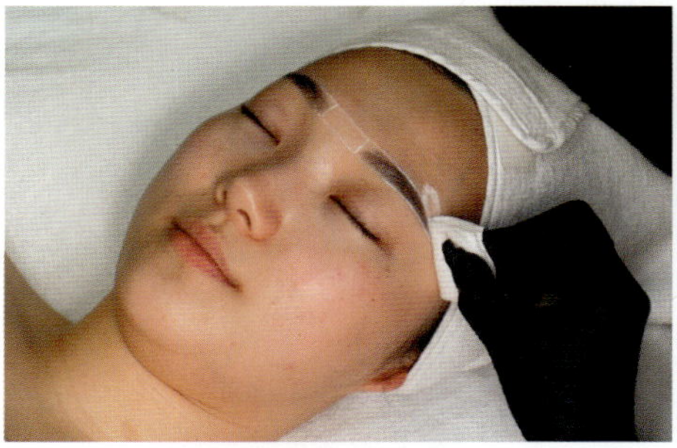

⑤ 피부 보호를 위해 파우더 또는 오일을 바른다.

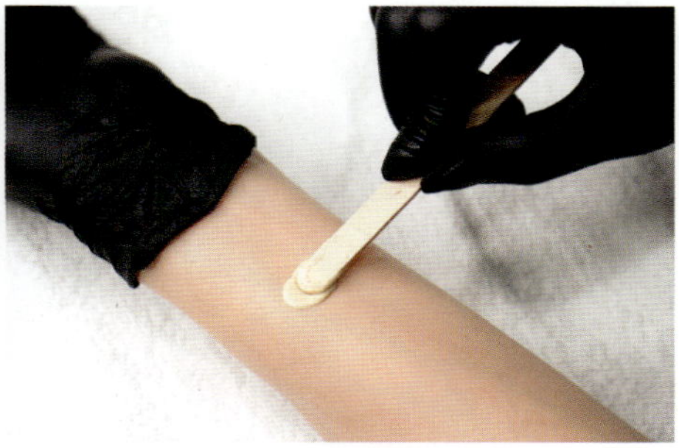

⑥ 스파츌라로 왁스를 떠서 시술자의 손목 안쪽에 온도를 테스트한다.

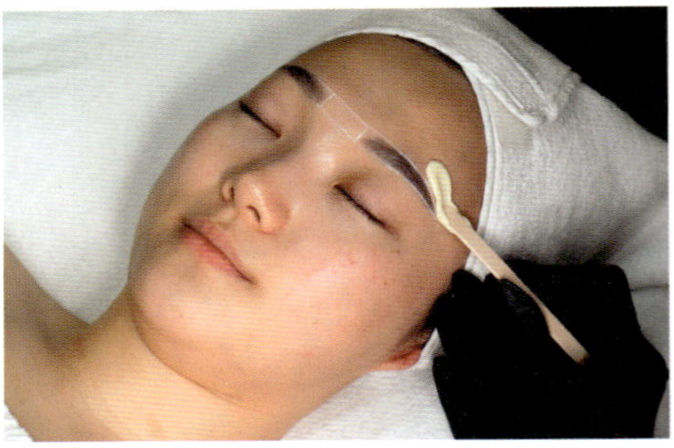

⑦ 모발의 성장 방향을 체크하고 구역을 나누어 텐션을 주며 순차적으로 시술을 이어간다.

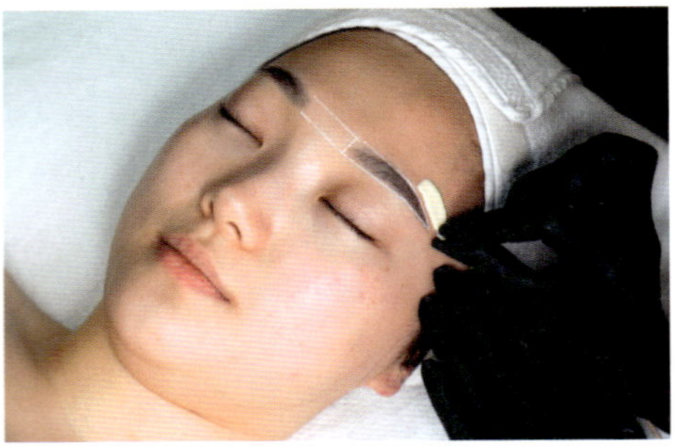

⑧ 굳어진 왁스를 제거할 때에도 피부에 텐션을 주며 45° 각도를 유지한 뒤 모발의 성장 방향과 반대 방향으로 왁스를 신속하게 잡아당겨서 제거한다.

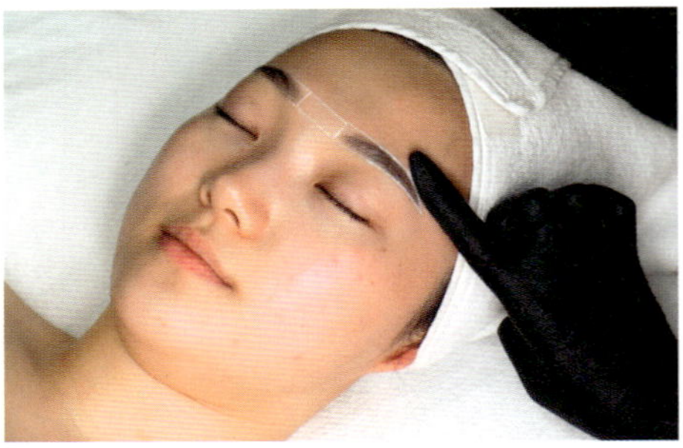

⑨ 왁스를 제거한 뒤 텐션을 주었던 손으로 왁싱 부위를 눌러 진정 및 통증을 완화시킨다.

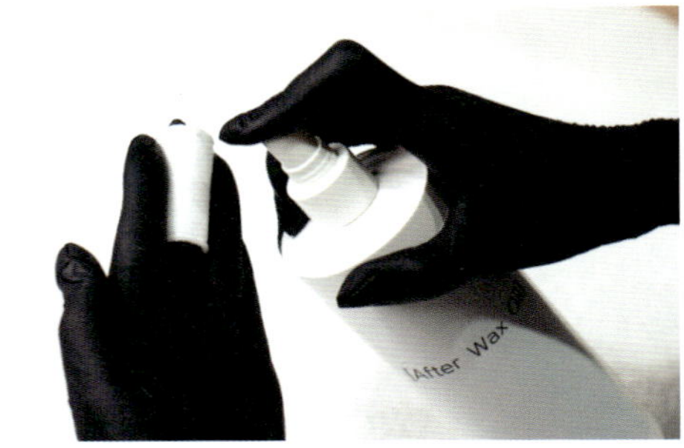

⑩ 왁싱 오일을 사용하여 왁스의 잔여물을 제거한다.

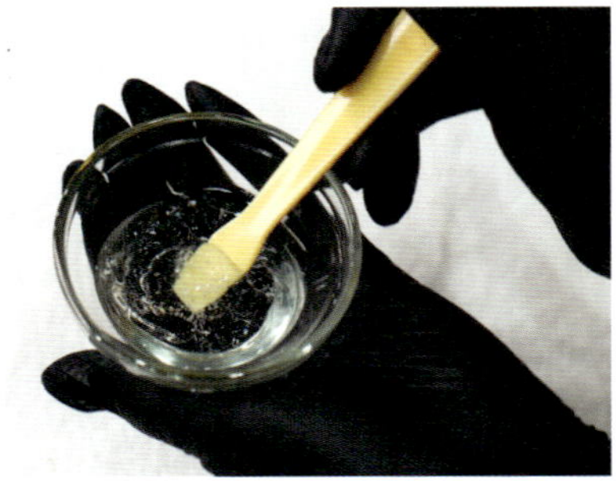

⑪ 시술이 끝난 뒤 진정 젤을 바르고 쿨러를 이용하여 예민해진 피부를 진정시킨다.

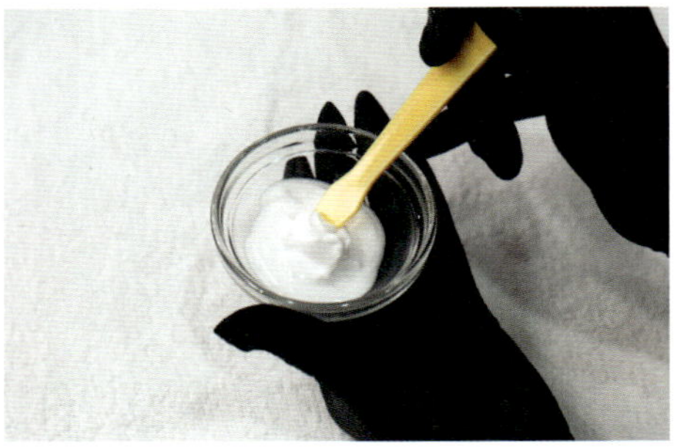

⑫ 시술 후 유 · 수분 균형을 맞추기 위해 피부 타입에 따른 왁싱 전용 진정 크림을 바른다.

5. 인중 부위

① 클렌징 제품을 사용하여 페이스 메이크업을 지운다.
② 고객의 얼굴에 터번을 씌운다.
③ 시술자의 손을 소독한다.
④ 유 · 수분 제거제를 사용하여 시술 부위의 유 · 수분을 제거한다.
⑤ 피부 보호를 위해 파우더 또는 오일을 바른다.
⑥ 스파츌라로 왁스를 떠서 시술자의 손목 안쪽에 온도를 테스트한다.
⑦ 왁스의 적정온도를 확인한 뒤 모발의 성장 방향을 체크하고 구역을 나누어 순차적으로 시술을 이어간다.
⑧ 모발에 왁스를 고르게 바르기 위해 피부에 텐션을 주며 스파츌라는 45° 각도를 유지시킨 뒤 모발의 성장 방향으로 바른다.
⑨ 시술 부위에 왁스를 도포하였으면 제거를 위해 스파츌라를 사용하여 손잡이 부분을 만든다.
⑩ 굳어진 왁스를 제거할 때에도 피부에 텐션을 주며 45° 각도를 유지한 뒤 모발의 성장 방향과 반대 방향으로 왁스를 신속하게 잡아당겨서 제거한다.
⑪ 왁스를 제거한 뒤 텐션을 주었던 손으로 왁싱 부위를 눌러 진정 및 통증을 완화시킨다.
⑫ 왁싱 오일을 사용하여 왁스의 잔여물을 제거한다.
⑬ 제거되지 않은 모발은 확대경을 사용하여 확인한 뒤 트위저를 이용하여 모발의 성장 방향으로 제거한다.
⑭ 시술이 끝난 뒤 진정 젤을 바르고 쿨러를 이용하여 예민해진 피부를 진정시킨다.
⑮ 시술 후 유 · 수분 균형을 맞추기 위해 피부 타입에 따른 왁싱 전용 진정 크림을 바른다.

[인중 부위 관리 순서]

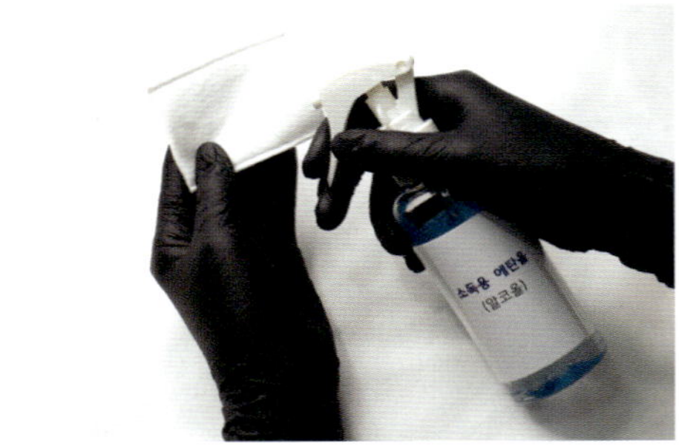

① 시술자의 손을 소독한다.

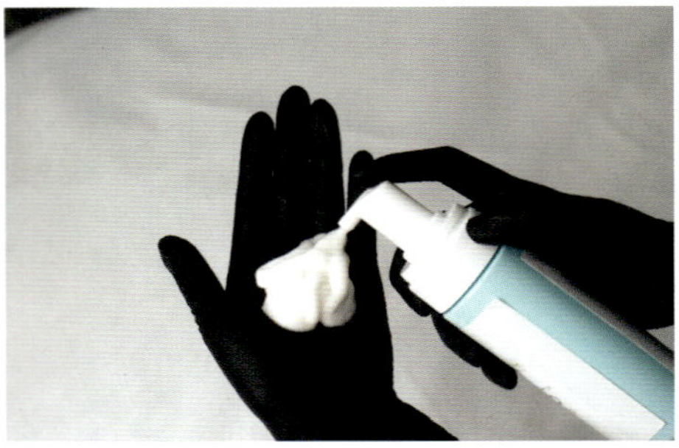

② 전 처리제를 사용하여 피부 노폐물을 제거한다.

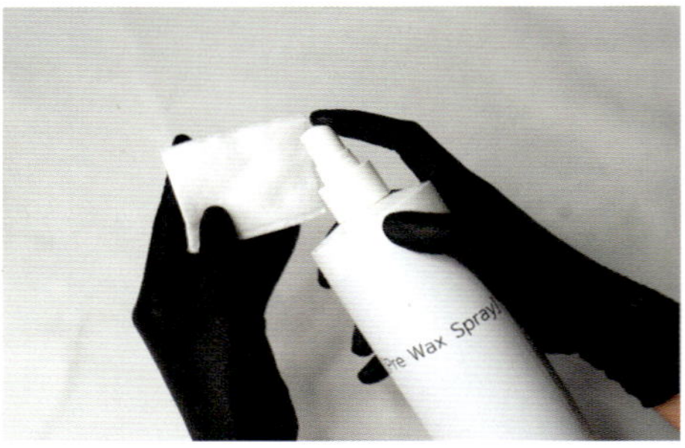

③ 유 · 수분 제거제를 사용하여 시술 부위의 유 · 수분을 제거한다.

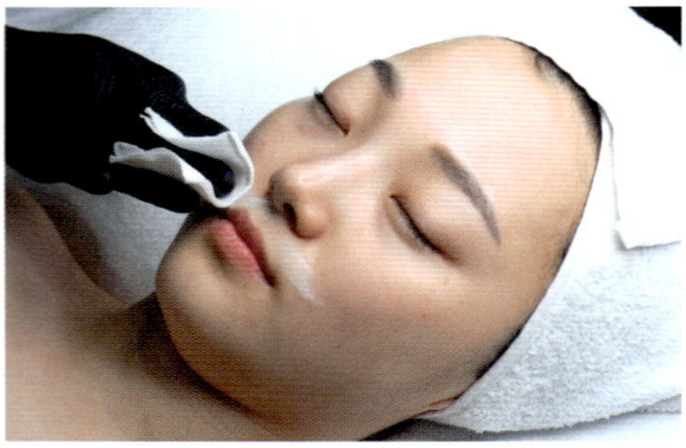

④ 피부 보호를 위해 파우더 또는 오일을 바른다.

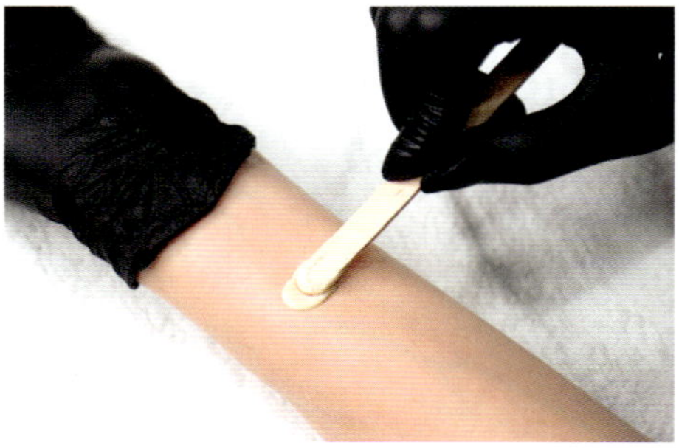

⑤ 스파츌라로 왁스를 떠서 시술자의 손목 안쪽에 온도를 테스트한다.

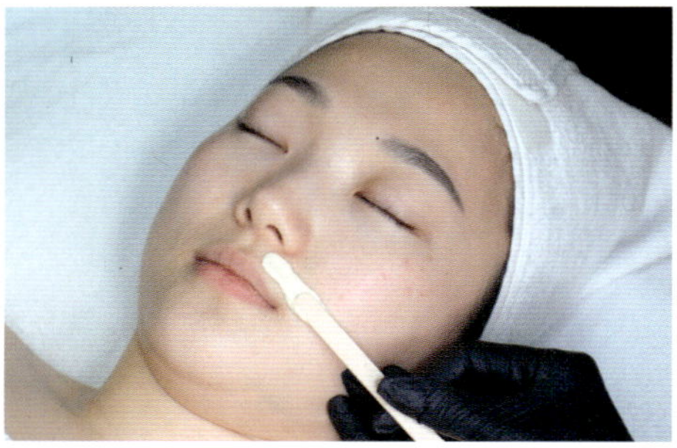

⑥ 모발의 성장 방향을 체크하고 구역을 나누어 텐션을 주며 순차적으로 시술을 이어간다.

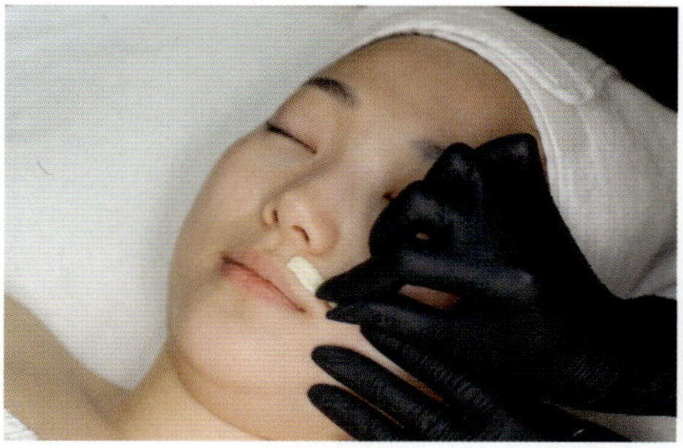

⑦ 굳어진 왁스를 제거할 때에도 피부에 텐션을 주며 45° 각도를 유지한 뒤 모발의 성장 방향과 반대 방향으로 왁스를 신속하게 잡아당겨서 제거한다.

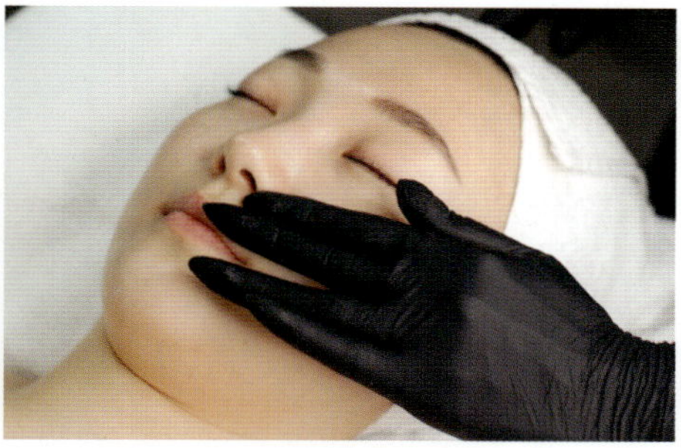

⑧ 왁스를 제거한 뒤 텐션을 주었던 손으로 왁싱 부위를 눌러 진정 및 통증을 완화시킨다.

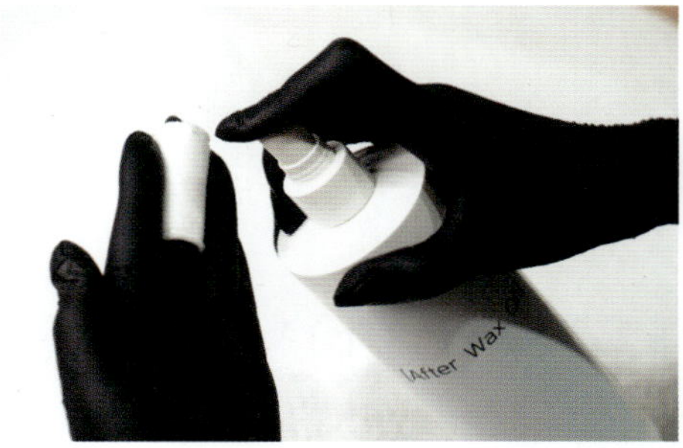

⑨ 왁싱 오일을 사용하여 왁스의 잔여물을 제거한다.

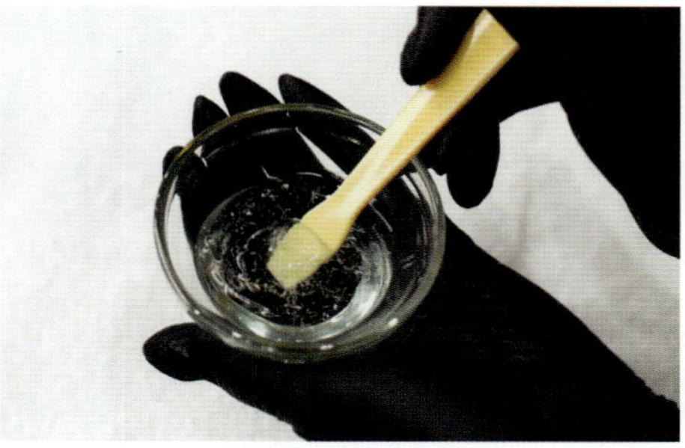

⑩ 시술이 끝난 뒤 진정 젤을 바르고 쿨러를 이용하여 예민해진 피부를 진정시킨다.

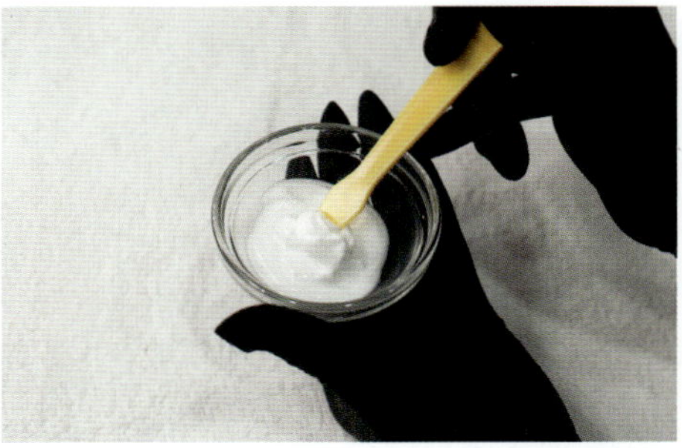

⑪ 시술 후 유 · 수분 균형을 맞추기 위해 피부 타입에 따른 왁싱 전용 진정 크림을 바른다.

6. 뒷목 부위

① 고객의 얼굴에 터번을 씌운다.

② 시술자의 손을 소독한다.

③ 펜슬을 사용하여 원하는 모양으로 디자인한다.

④ 고객에게 디자인된 뒷목라인을 확인시킨 뒤 꼬리빗을 사용하여 뒷목 라인을 정리한다.

⑤ 정리된 모발은 제모용 가위를 사용하여 자른 뒤 시술을 시작한다.

⑥ 시술자의 손을 다시 소독한다.

⑦ 유 · 수분 제거제를 사용하여 시술 부위의 유 · 수분을 제거한다.

⑧ 피부 보호를 위해 파우더 또는 오일을 바른다.

⑨ 스파츌라로 왁스를 떠서 시술자의 손목 안쪽에 온도를 테스트한다.

⑩ 왁스의 적정온도를 확인한 뒤 모발의 성장 방향을 체크하고 구역을 나누어 순차적으로 시술을 이어간다.

⑪ 모발에 왁스를 고르게 바르기 위해 피부에 텐션을 주며 스파츌라는 45° 각도를 유지시킨 뒤 모발의 성장 방향으로 바른다.

⑫ 시술 부위에 왁스를 도포하였으면 제거를 위해 스파츌라를 사용하여 손잡이 부분을 만든다.

⑬ 굳어진 왁스를 제거할 때에도 피부에 텐션을 주며 45° 각도를 유지한 뒤 모발의 성장 방향과 반대 방향으로 왁스를 신속하게 잡아당겨서 제거한다.

⑭ 왁스를 제거한 뒤 텐션을 주었던 손으로 왁싱 부위를 눌러 진정 및 통증을 완화시킨다.

⑮ 왁싱 오일을 사용하여 왁스의 잔여물을 제거한다.

⑯ 제거되지 않은 모발은 확대경을 사용하여 확인한 뒤 트위저를 이용하여 모발의 성장 방향으로 제거한다.

⑰ 시술이 끝난 뒤 진정 젤을 바르고 쿨러를 이용하여 예민해진 피부를 진정시킨다.

⑱ 시술 후 유 · 수분 균형을 맞추기 위해 피부 타입에 따른 왁싱 전용 진정 크림을 바른다.

[뒷목 부위 관리 순서]

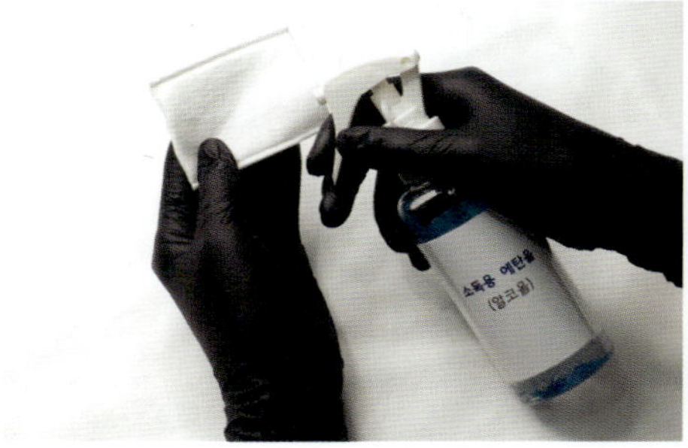

① 시술자의 손을 소독한다.

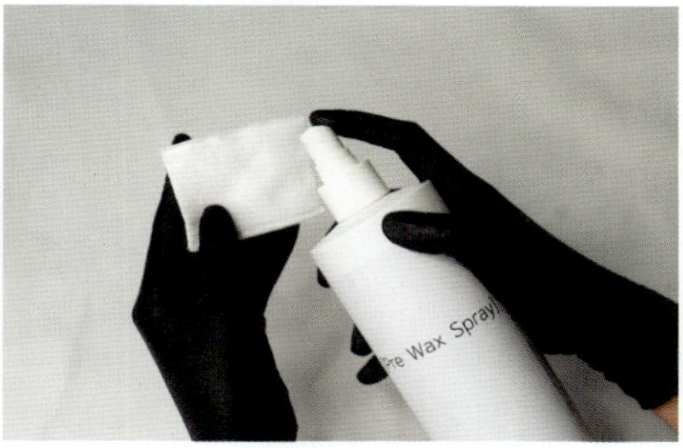

② 전 처리제를 사용하여 시술 부위의 유 · 수분을 제거한다.

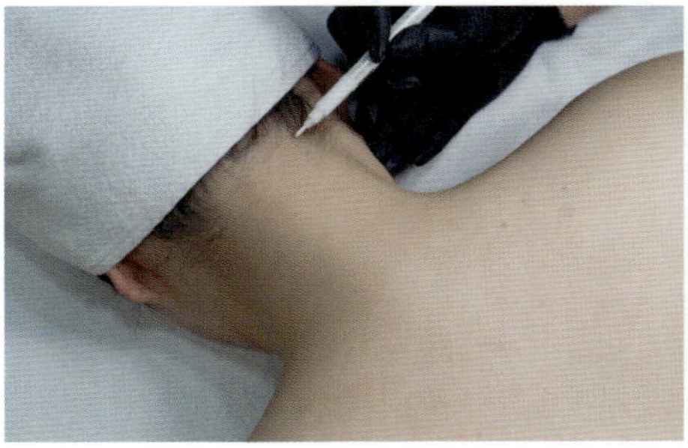

③ 정리한 뒷목에 펜슬을 사용하여 원하는 모양으로 디자인한다.

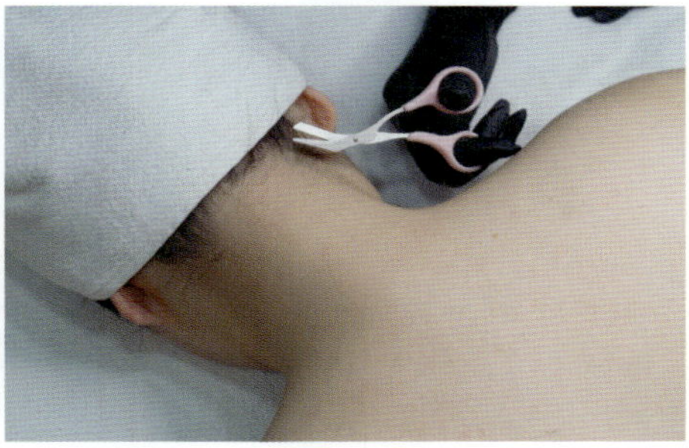

④ 제모용 가위를 사용하여 모발을 자르고 자른 부위를 소독한다.

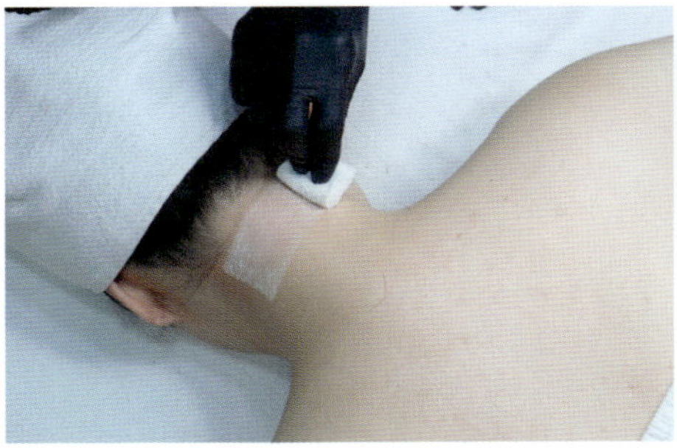

⑤ 피부 보호를 위해 파우더 또는 오일을 바른다.

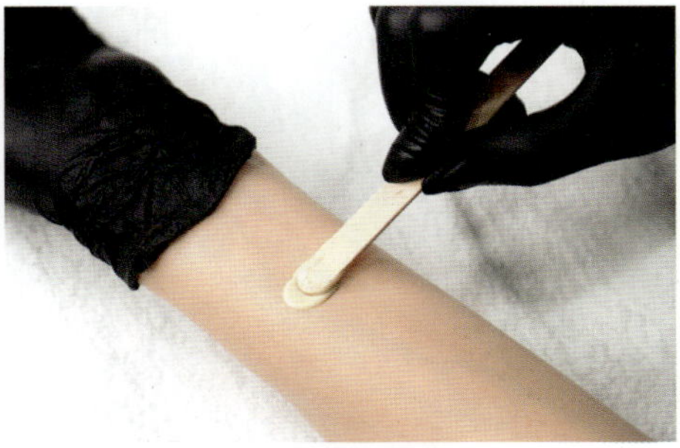

⑥ 스파츌라로 왁스를 떠서 시술자의 손목 안쪽에 온도를 테스트한다.

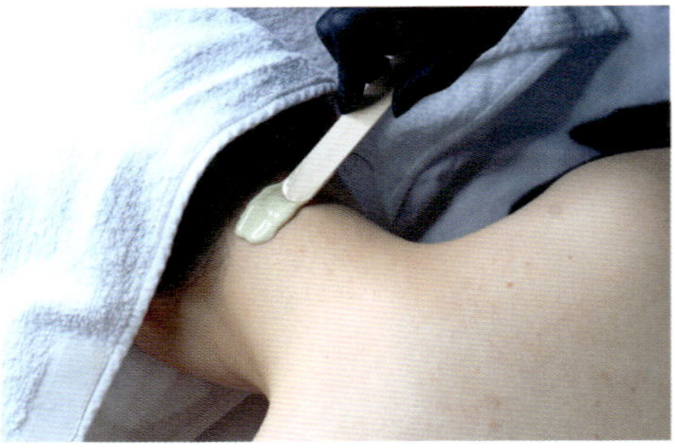

⑦ 모발의 성장 방향을 체크하고 구역을 나누어 텐션을 주며 순차적으로 시술을 이어간다.

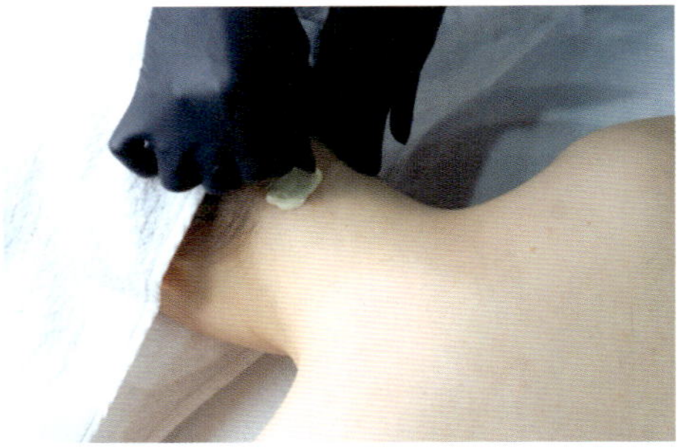

⑧ 피부의 텐션을 주며 45° 각도를 유지한 뒤 모발의 성장 방향과 반대 방향으로 왁스를 신속하게 잡아당겨서 제거한다.

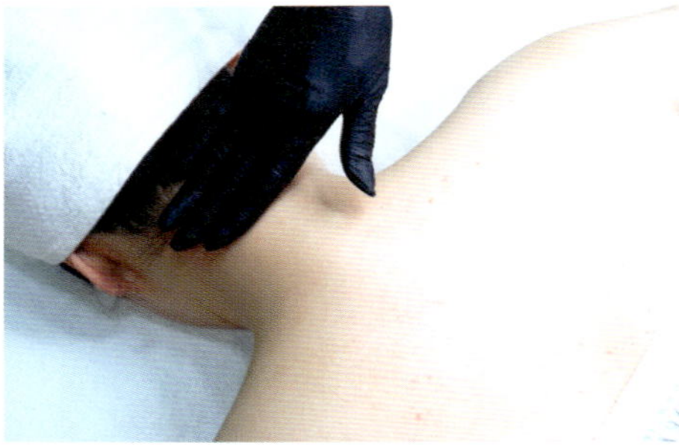

⑨ 왁스를 제거한 뒤 텐션을 주었던 손으로 왁싱 부위를 눌러 진정 및 통증을 완화시킨다.

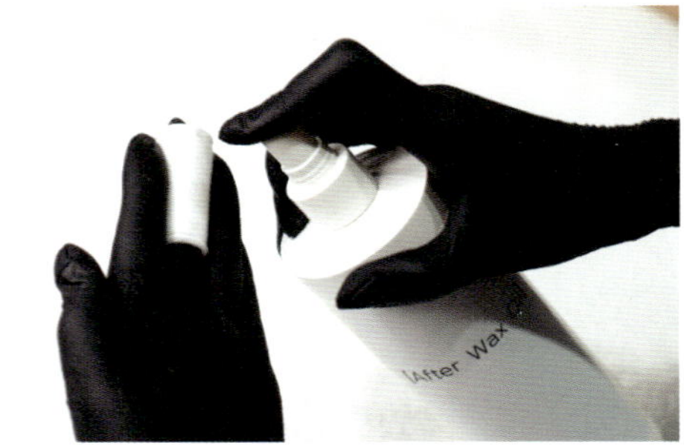

⑩ 왁싱 오일을 사용하여 왁스의 잔여물을 제거한다.

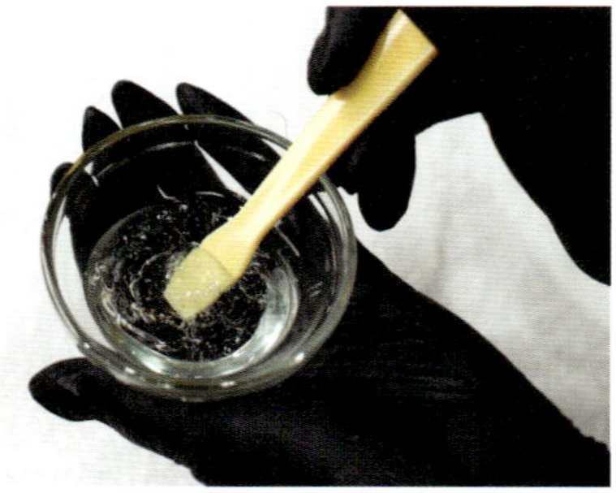

⑪ 시술이 끝난 뒤 진정 젤을 바르고 쿨러를 이용하여 예민해진 피부를 진정시킨 후 진정 크림을 바른다.

7. 겨드랑이 부위

① 시술 전 깨끗하게 씻고 건조시킨다.

② 시술자의 손을 소독한다.

③ 모발의 길이가 길면 제모용 가위를 사용하여 길이를 정리한다.

④ 모발을 자르고 자른 부위를 소독한다.

⑤ 시술자의 손을 다시 소독한다.

⑥ 유 · 수분 제거제를 사용하여 시술 부위의 유 · 수분을 제거한다.

⑦ 피부 보호를 위해 파우더 또는 오일을 바른다.

⑧ 스파츌라로 왁스를 떠서 시술자의 손목 안쪽에 온도를 테스트한다.

⑨ 왁스의 적정온도를 확인한 뒤 모발의 성장 방향을 체크하고 구역을 나누어 순차적으로 시술을 이어간다.

⑩ 모발에 왁스를 고르게 바르기 위해 피부에 텐션을 주며 스파츌라는 45° 각도를 유지시킨 뒤 모발의 성장 방향으로 바른다.

⑪ 시술 부위에 왁스를 도포하였으면 제거를 위해 스파츌라를 사용하여 손잡이 부분을 만든다.

⑫ 굳어진 왁스를 제거할 때에도 피부에 텐션을 주며 45° 각도를 유지한 뒤 모발의 성장 방향과 반대 방향으로 왁스를 신속하게 잡아당겨서 제거한다.

⑬ 왁스를 제거한 뒤 텐션을 주었던 손으로 왁싱 부위를 눌러 진정 및 통증을 완화시킨다.

⑭ 왁싱 오일을 사용하여 왁스의 잔여물을 제거한다.

⑮ 제거되지 않은 모발은 확대경을 사용하여 확인한 뒤 트위저를 이용하여 모발의 성장 방향으로 제거한다.

⑯ 시술이 끝난 뒤 진정 젤을 바르고 쿨러를 이용하여 예민해진 피부를 진정시킨다.

⑰ 시술 후 유 · 수분 균형을 맞추기 위해 피부 타입에 따른 왁싱 전용 진정 크림을 바른다.

[겨드랑이 부위 관리 순서]

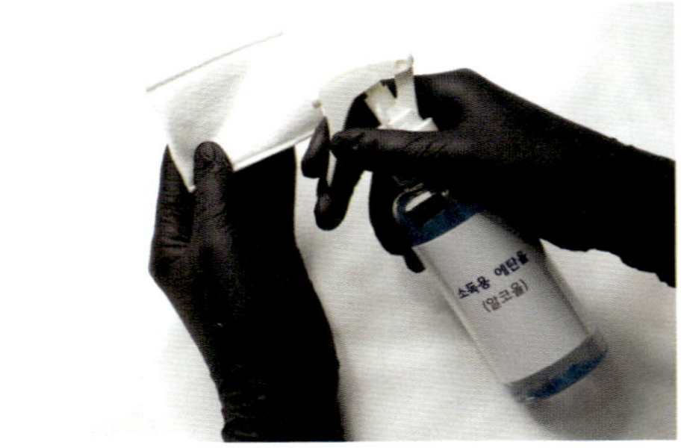

① 시술자의 손을 소독한다.

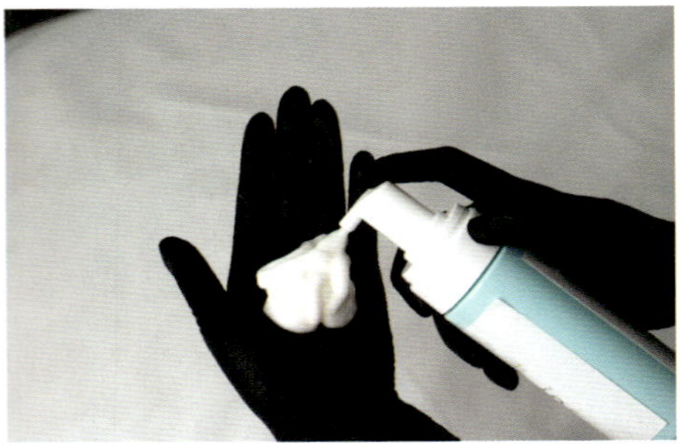

② 전 처리제를 사용하여 피부 노폐물을 제거한다.

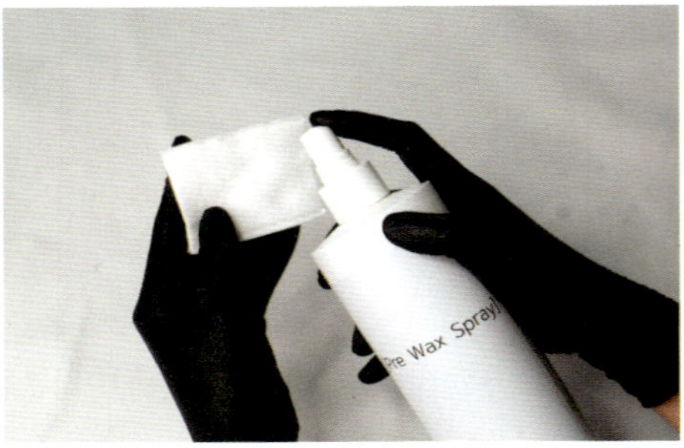

③ 유 · 수분 제거제를 사용하여 시술 부위의 유 · 수분을 제거한다.

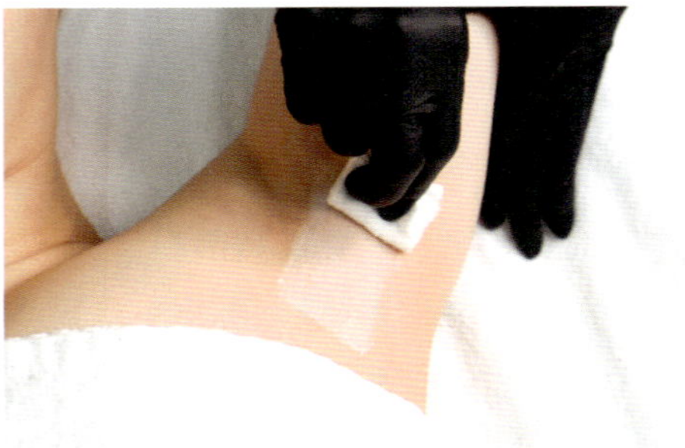

④ 피부 보호를 위해 파우더 또는 오일을 바른다.

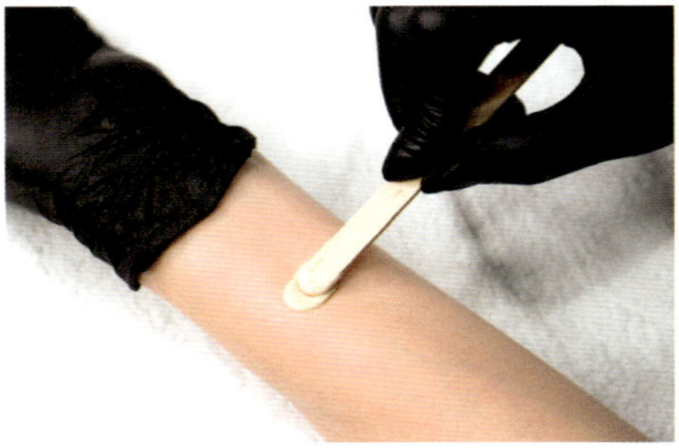

⑤ 스파츌라로 왁스를 떠서 시술자의 손목 안쪽에 온도를 테스트한다.

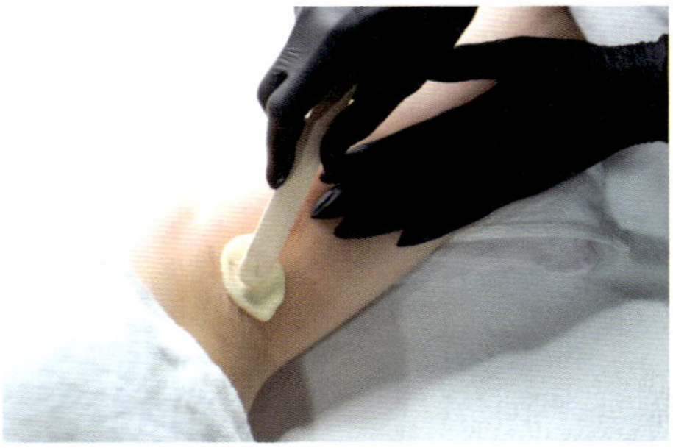

⑥ 모발의 성장 방향을 체크하고 구역을 나누어 텐션을 주며 순차적으로 시술을 이어간다.

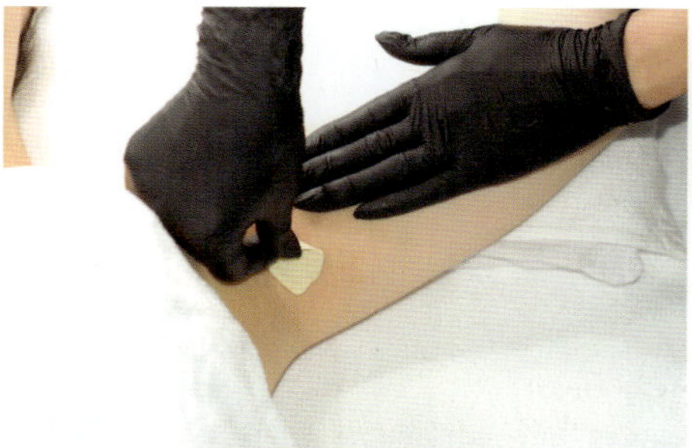

⑦ 굳어진 왁스를 제거할 때에도 피부에 텐션을 주며 45° 각도를 유지한 뒤 모발의 성장 방향과 반대 방향으로 왁스를 신속하게 잡아당겨서 제거한다.

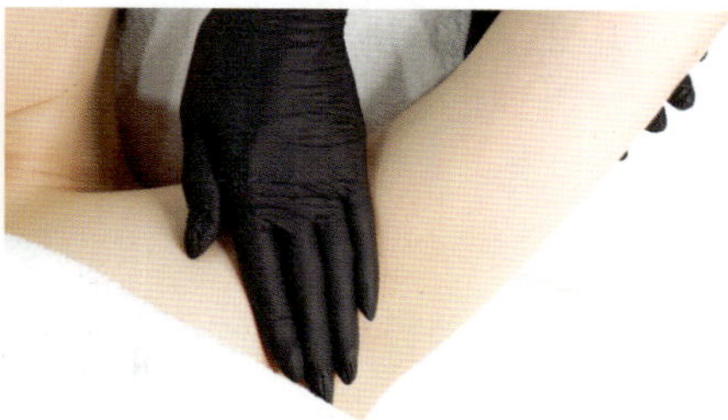

⑧ 왁스를 제거한 뒤 텐션을 주었던 손으로 왁싱 부위를 눌러 진정 및 통증을 완화시킨다.

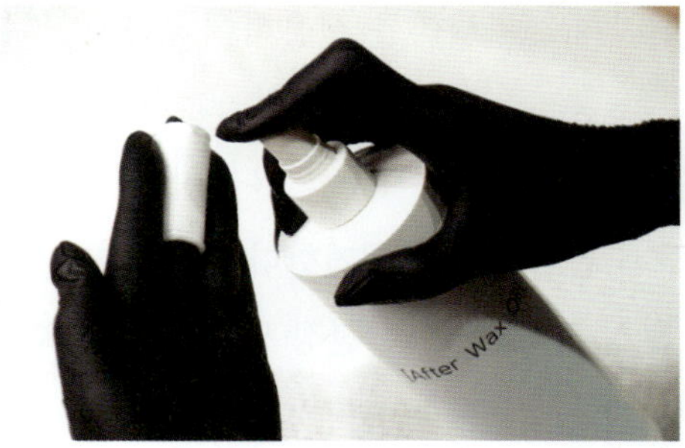

⑨ 왁싱 오일을 사용하여 왁스의 잔여물을 제거한다.

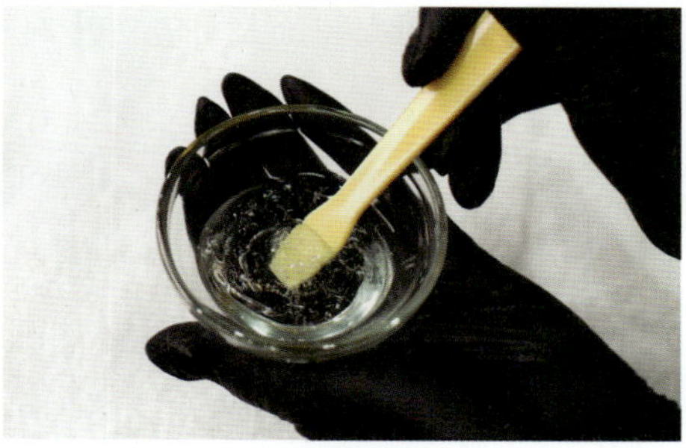

⑩ 시술이 끝난 뒤 진정 젤을 바르고 쿨러를 이용하여 예민해진 피부를 진정시킨다.

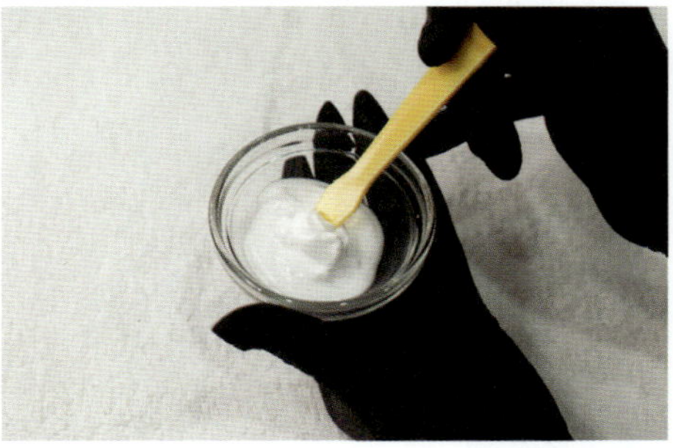

⑪ 시술 후 유 · 수분 균형을 맞추기 위해 피부 타입에 따른 왁싱 전용 진정 크림을 바른다.

8. 손등 부위

① 시술자의 손을 소독한다.

② 유 · 수분 제거제를 사용하여 시술 부위의 유 · 수분을 제거한다.

③ 피부 보호를 위해 파우더 또는 오일을 바른다.

④ 스파츌라로 왁스를 떠서 시술자의 손목 안쪽에 온도를 테스트한다.

⑤ 왁스의 적정온도를 확인한 뒤 모발의 성장 방향을 체크하고 구역을 나누어 순차적으로 시술을 이어간다.

⑥ 모발에 왁스를 고르게 바르기 위해 피부에 텐션을 주며 스파츌라는 45° 각도를 유지시킨 뒤 모발의 성장 방향으로 바른다.

⑦ 시술 부위에 왁스를 도포하였으면 제거를 위해 스파츌라를 사용하여 손잡이 부분을 만든다.

⑧ 굳어진 왁스를 제거할 때에도 피부에 텐션을 주며 45° 각도를 유지한 뒤 모발의 성장 방향과 반대 방향으로 왁스를 신속하게 잡아당겨서 제거한다.

⑨ 왁스를 제거한 뒤 텐션을 주었던 손으로 왁싱 부위를 눌러 진정 및 통증을 완화시킨다.

⑩ 왁싱 오일을 사용하여 왁스의 잔여물을 제거한다.

⑪ 제거되지 않은 모발은 확대경을 사용하여 확인한 뒤 트위저를 이용하여 모발의 성장 방향으로 제거한다.

⑫ 시술이 끝난 뒤 진정 젤을 바르고 쿨러를 이용하여 예민해진 피부를 진정시킨다.

⑬ 시술 후 유 · 수분 균형을 맞추기 위해 피부 타입에 따른 왁싱 전용 진정 크림을 바른다.

[손등 부위 관리 순서]

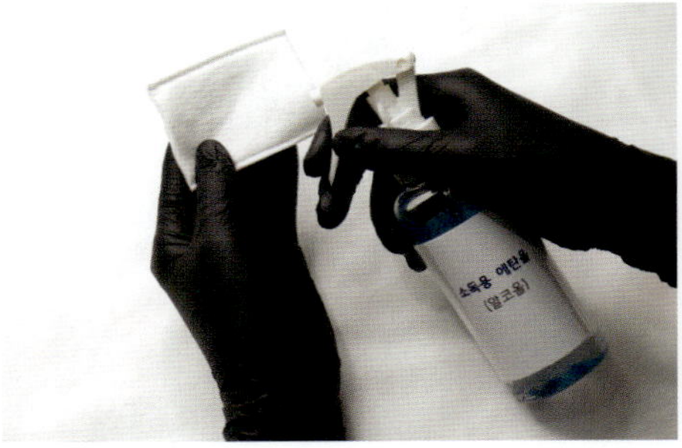

① 시술자의 손을 소독한다.

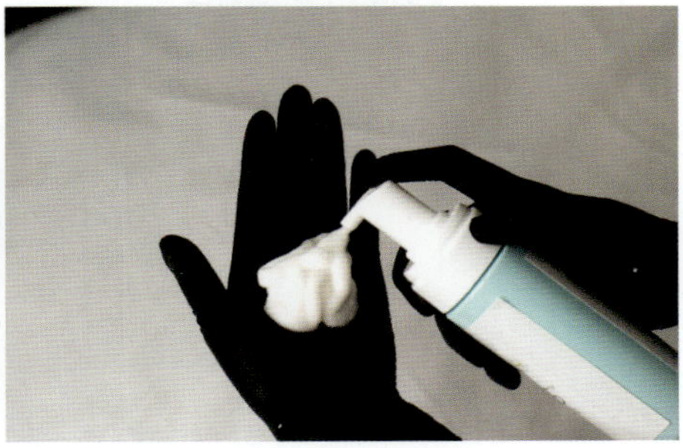

② 전 처리제를 사용하여 피부 노폐물을 제거한다.

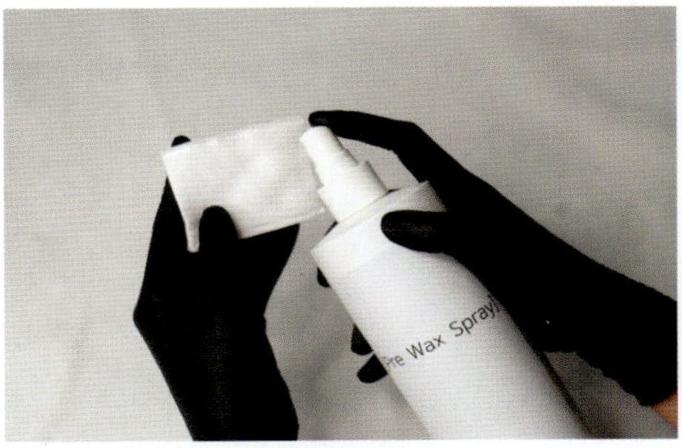

③ 유 · 수분 제거제를 사용하여 시술 부위의 유 · 수분을 제거한다.

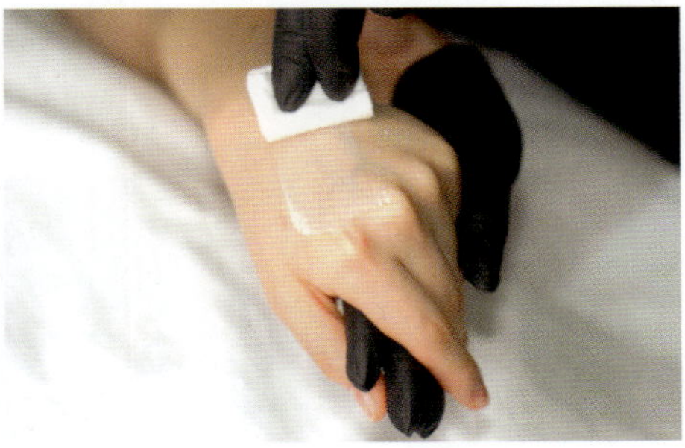

④ 피부 보호를 위해 파우더 또는 오일을 바른다.

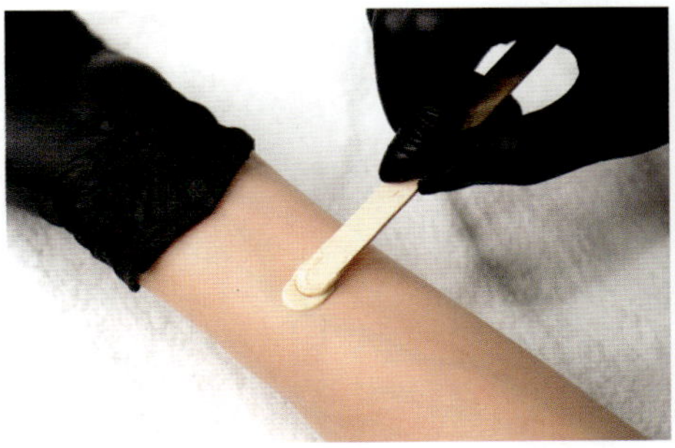

⑤ 스파츌라로 왁스를 떠서 시술자의 손목 안쪽에 온도를 테스트한다.

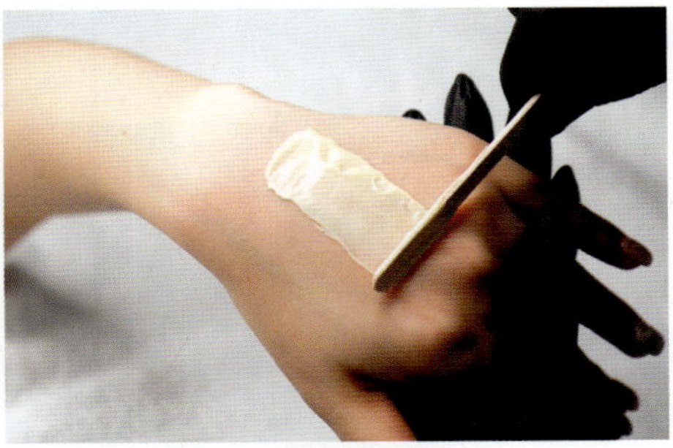

⑥ 모발의 성장 방향을 체크하고 구역을 나누어 텐션을 주며 순차적으로 시술을 이어간다.

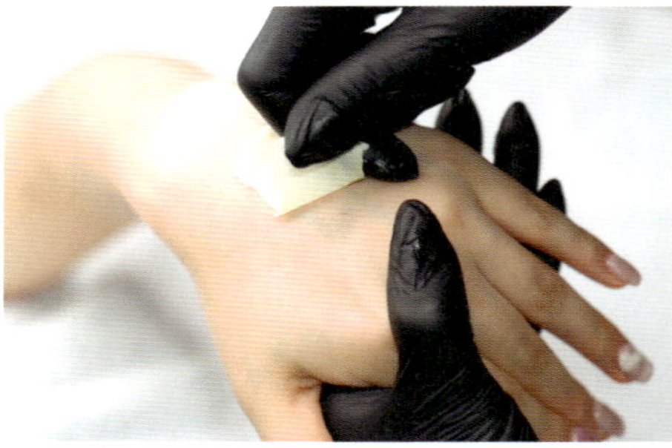

⑦ 굳어진 왁스를 제거할 때에도 피부에 텐션을 주며 45° 각도를 유지한 뒤 모발의 성장 방향과 반대 방향으로 왁스를 신속하게 잡아당겨서 제거한다.

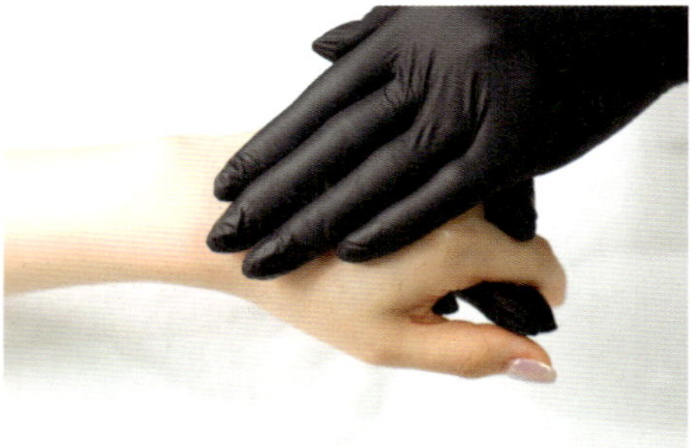

⑧ 왁스를 제거한 뒤 텐션을 주었던 손으로 왁싱 부위를 눌러 진정 및 통증을 완화시킨다.

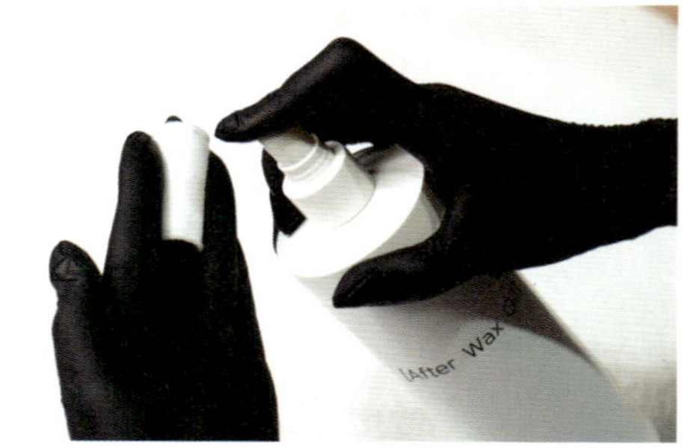

⑨ 왁싱 오일을 사용하여 왁스의 잔여물을 제거한다.

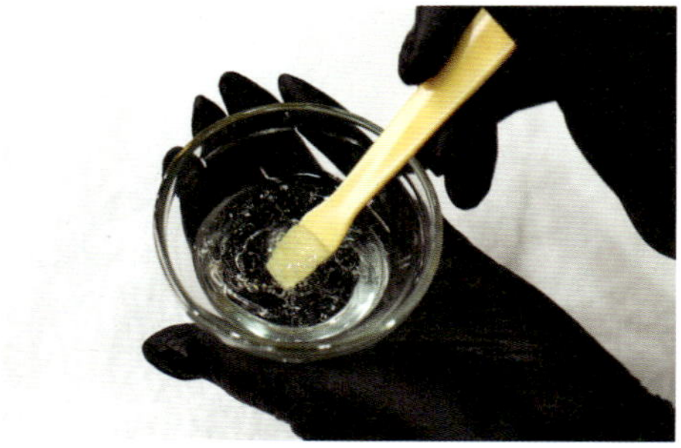

⑩ 시술이 끝난 뒤 진정 젤을 바르고 쿨러를 이용하여 예민해진 피부를 진정시킨다.

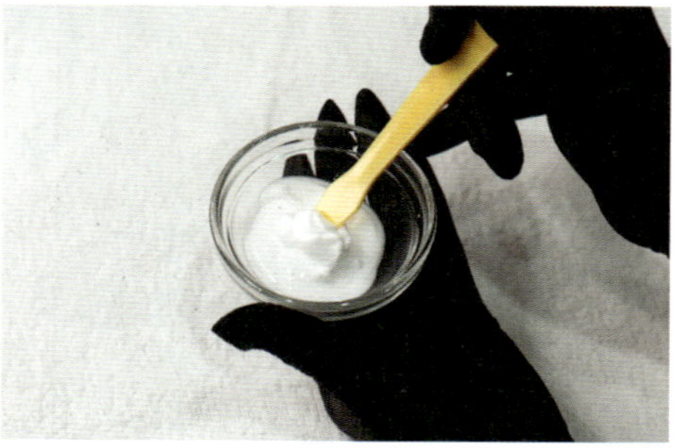

⑪ 시술 후 유 · 수분 균형을 맞추기 위해 피부 타입에 따른 왁싱 전용 진정 크림을 바른다.

9. 손가락 부위

① 시술자의 손을 소독한다.

② 유 · 수분 제거제를 사용하여 시술 부위의 유 · 수분을 제거한다.

③ 피부 보호를 위해 파우더 또는 오일을 바른다.

④ 스파츌라로 왁스를 떠서 시술자의 손목 안쪽에 온도를 테스트한다.

⑤ 왁스의 적정온도를 확인한 뒤 모발의 성장 방향을 체크하고 구역을 나누어 순차적으로 시술을 이어간다.

⑥ 모발에 왁스를 고르게 바르기 위해 피부에 텐션을 주며 스파츌라는 45° 각도를 유지시킨 뒤 모발의 성장 방향으로 바른다.

⑦ 시술 부위에 왁스를 도포하였으면 제거를 위해 스파츌라를 사용하여 손잡이 부분을 만든다.

⑧ 굳어진 왁스를 제거할 때에도 피부에 텐션을 주며 45° 각도를 유지한 뒤 모발의 성장 방향과 반대 방향으로 왁스를 신속하게 잡아당겨서 제거한다.

⑨ 왁스를 제거한 뒤 텐션을 주었던 손으로 왁싱 부위를 눌러 진정 및 통증을 완화시킨다.

⑩ 왁싱 오일을 사용하여 왁스의 잔여물을 제거한다.

⑪ 제거되지 않은 모발은 확대경을 사용하여 확인한 뒤 트위저를 이용하여 모발의 성장 방향으로 제거한다.

⑫ 시술이 끝난 뒤 진정 젤을 바르고 쿨러를 이용하여 예민해진 피부를 진정시킨다.

⑬ 시술 후 유 · 수분 균형을 맞추기 위해 피부 타입에 따른 왁싱 전용 진정 크림을 바른다.

[손가락 부위 관리 순서]

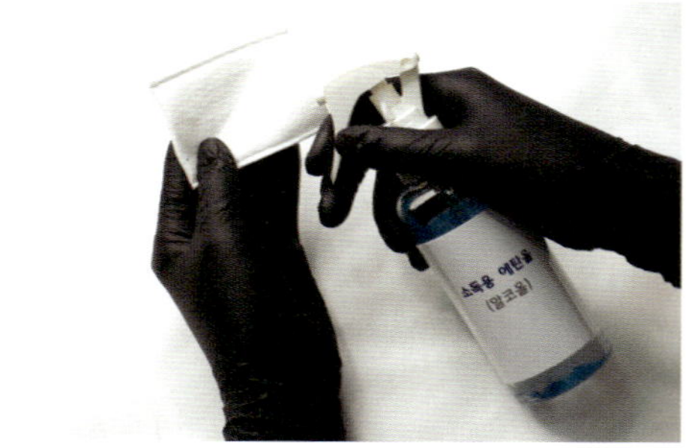

① 시술자의 손을 소독한다.

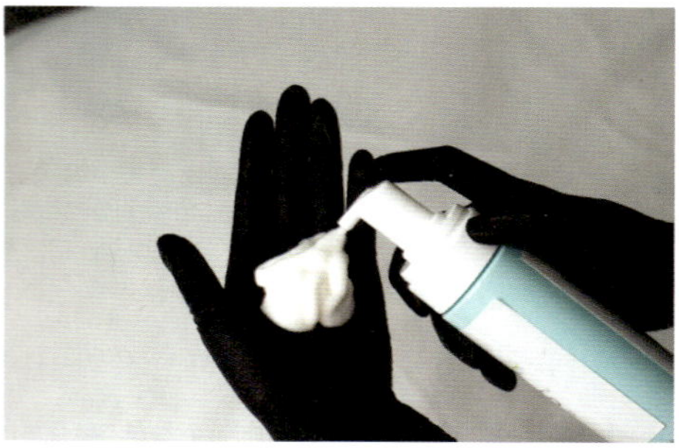

② 전 처리제를 사용하여 피부 노폐물을 제거한다.

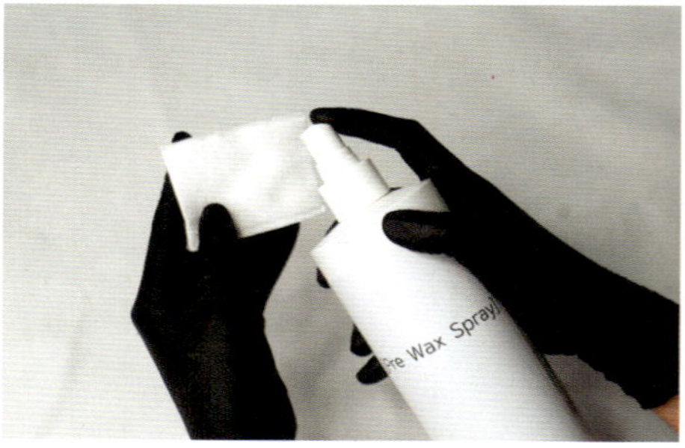

③ 유 · 수분 제거제를 사용하여 시술 부위의 유 · 수분을 제거한다.

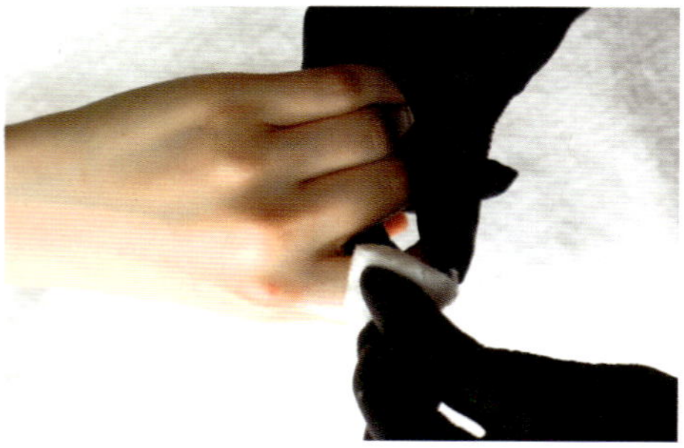

④ 피부 보호를 위해 파우더 또는 오일을 바른다.

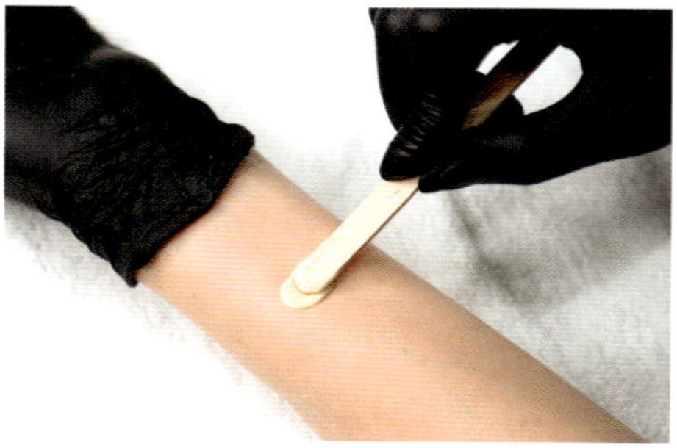

⑤ 스파츌라로 왁스를 떠서 시술자의 손목 안쪽에 온도를 테스트한다.

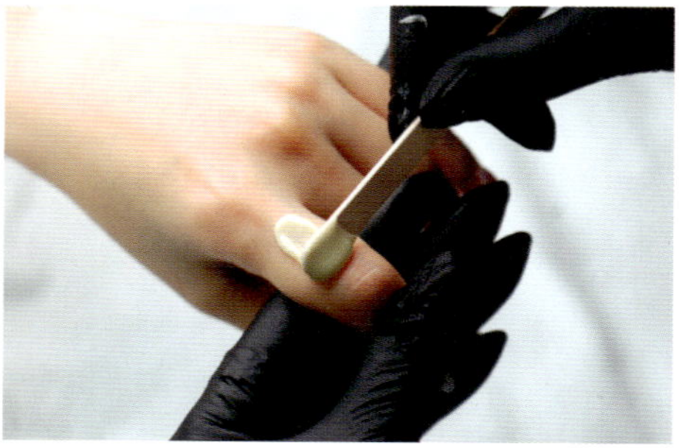

⑥ 모발의 성장 방향을 체크하고 구역을 나누어 텐션을 주며 순차적으로 시술을 이어간다.

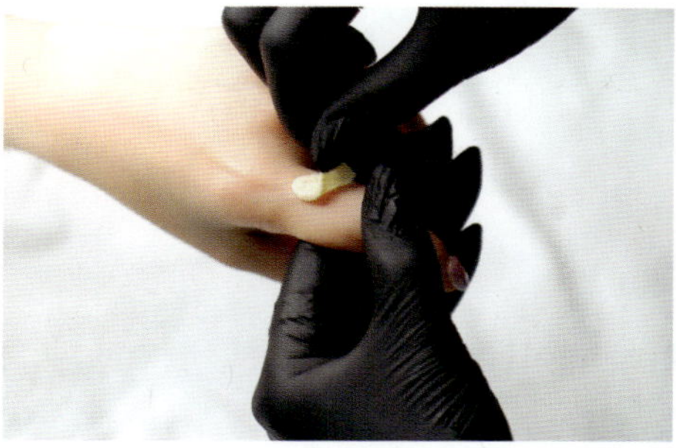

⑦ 굳어진 왁스를 제거할 때에도 피부에 텐션을 주며 45° 각도를 유지한 뒤 모발의 성장 방향과 반대 방향으로 왁스를 신속하게 잡아당겨서 제거한다.

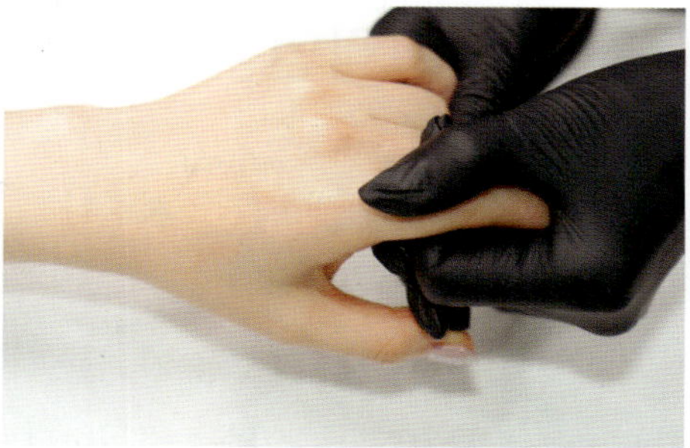

⑧ 왁스를 제거한 뒤 텐션을 주었던 손으로 왁싱 부위를 눌러 진정 및 통증을 완화시킨다.

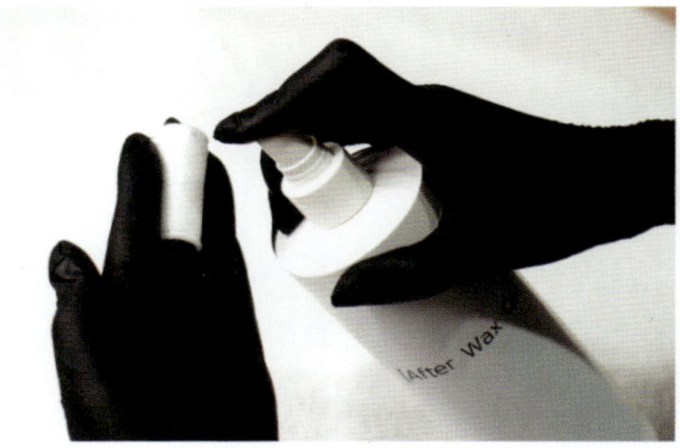

⑨ 왁싱 오일을 사용하여 왁스의 잔여물을 제거한다.

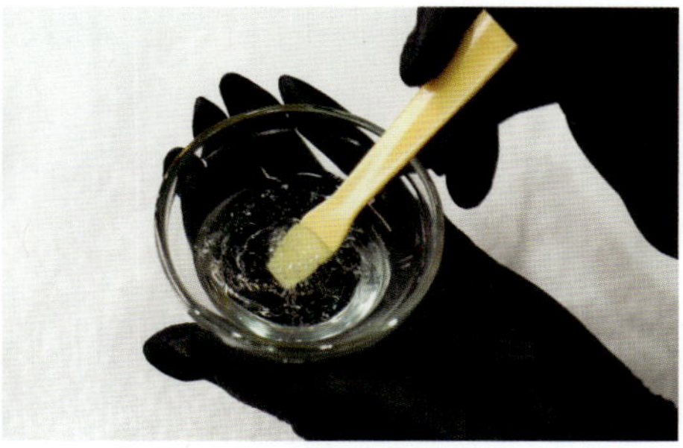

⑩ 시술이 끝난 뒤 진정 젤을 바르고 쿨러를 이용하여 예민해진 피부를 진정시킨다.

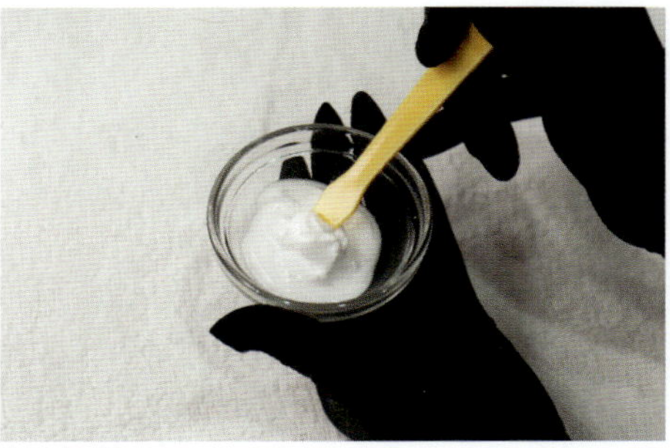

⑪ 시술 후 유 · 수분 균형을 맞추기 위해 피부 타입에 따른 왁싱 전용 진정 크림을 바른다.

10. 브라질리언 부위

① 시술 전 깨끗하게 씻고 건조시킨다.

② 시술자의 손을 소독한다

③ 모발의 길이가 길면 제모용 가위를 사용하여 길이를 정리한다.

④ 모발을 자르고 자른 부위를 소독한다.

⑤ 시술자의 손을 다시 소독한다

⑥ 전 처리제를 사용하여 피부 노폐물을 제거한다.

⑦ 스티머나 온습포를 사용하여 모공을 열어준다.

⑧ 유 · 수분 제거제를 사용하여 시술 부위의 유 · 수분을 제거한다.

⑨ 피부 보호를 위해 파우더 또는 오일을 바른다.

⑩ 스파츌라로 왁스를 떠서 시술자의 손목 안쪽에 온도를 테스트한다.

⑪ 왁스의 적정온도를 확인한 뒤 모발의 성장 방향을 체크하고 구역을 나누어 순차적으로 시술을 이어간다.

⑫ 모발에 왁스를 고르게 바르기 위해 피부에 텐션을 주며 스파츌라는 45° 각도를 유지시킨 뒤 모발의 성장 방향으로 바른다.

⑬ 굳어진 왁스를 제거할 때에도 피부에 텐션을 주며 45° 각도를 유지한 뒤 모발의 성장 방향과 반대 방향으로 왁스를 신속하게 잡아당겨서 제거한다.

⑭ 왁스를 제거한 뒤 텐션을 주었던 손으로 왁싱 부위를 눌러 진정 및 통증을 완화시킨다.

⑮ 왁싱 오일을 사용하여 왁스의 잔여물을 제거한다.

⑯ 제거되지 않은 모발은 확대경을 사용하여 확인한 뒤 트위저를 이용하여 모발의 성장 방향으로 제거한다.

⑰ 시술이 끝난 뒤 진정 젤을 바르고 쿨러를 이용하여 예민해진 피부를 진정시킨다.

⑱ 시술 후 유 · 수분 균형을 맞추기 위해 피부 타입에 따른 왁싱 전용 진정 크림을 바른다.

⑲ 모델링팩을 이용하여 피부를 2차 진정시킨다.

[브라질리언 부위 관리 순서]

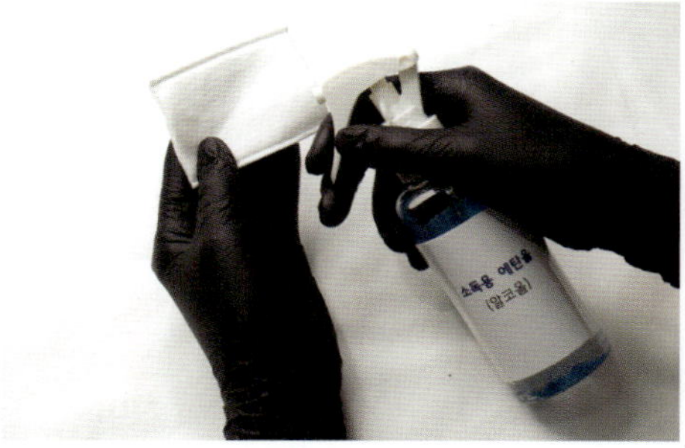

① 시술자의 손을 소독한다.

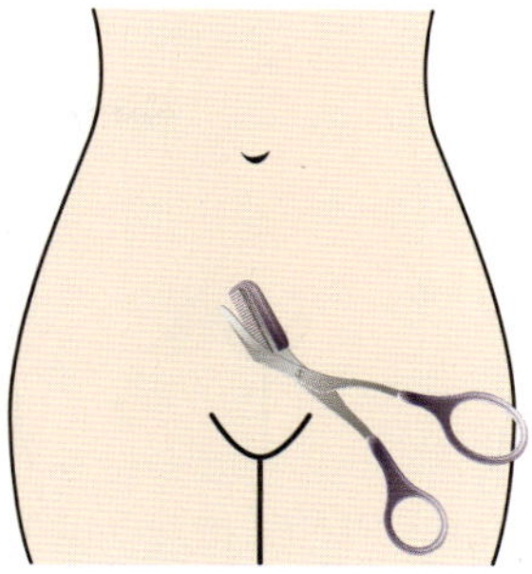

② 제모용 가위를 사용하여 모발을 자르고 자른 부위를 소독한다.

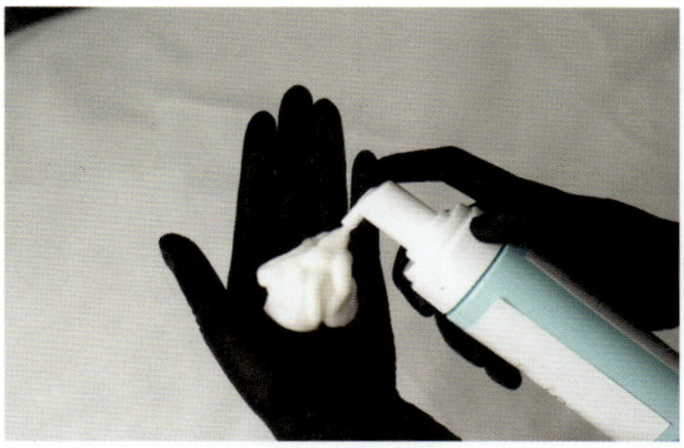

③ 전 처리제를 사용하여 피부 노폐물을 제거한다.

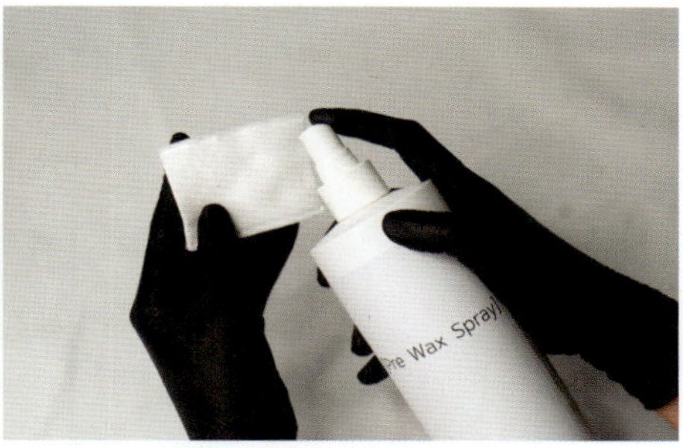

④ 유 · 수분 제거제를 사용하여 시술 부위의 유 · 수분을 제거한다.

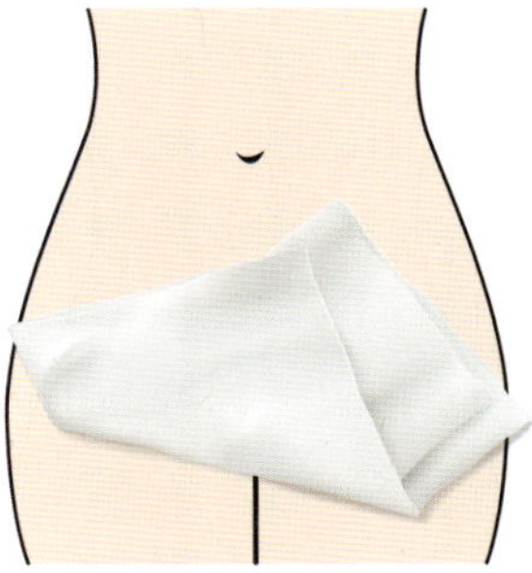

⑤ 스티머나 온습포를 사용하여 모공을 열어준다.

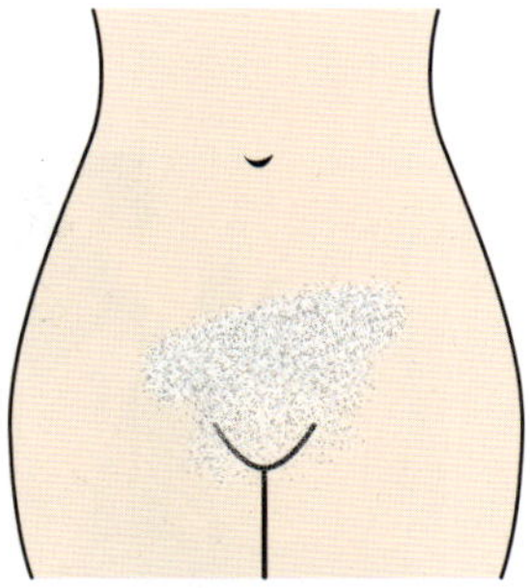

⑥ 피부 보호를 위해 파우더를 바른다.

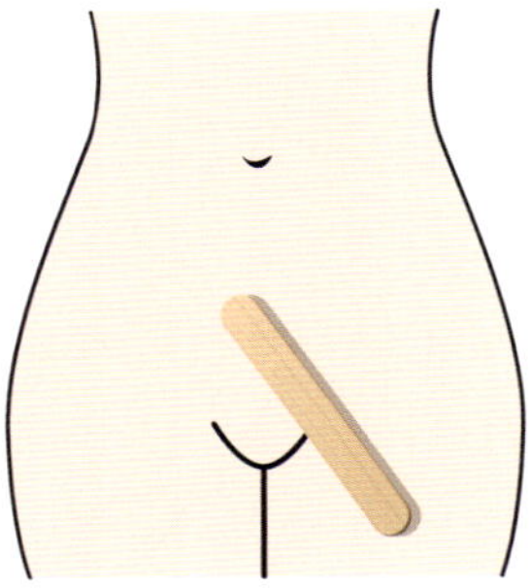

⑦ 스파츌라로 왁스를 떠서 시술자의 손목 안쪽에 온도를 테스트한다.

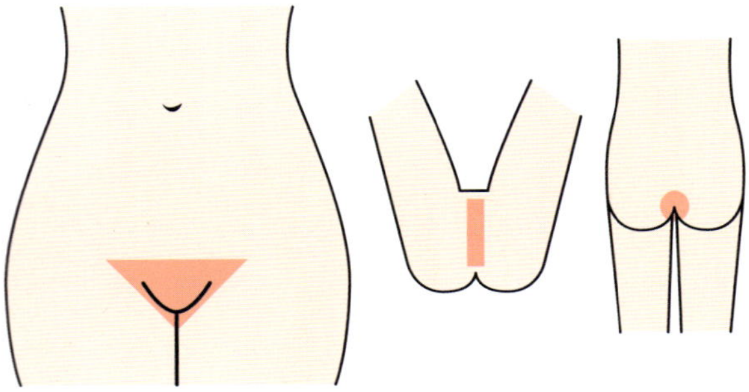

⑧ 모발의 성장방향을 파악한 뒤 정면 상태에서 치구 부위 시술을 마친 뒤 개구리 다리를 하여 회음부 양쪽을 시술하고 다리를 올려 항문 부위까지 이어한다.

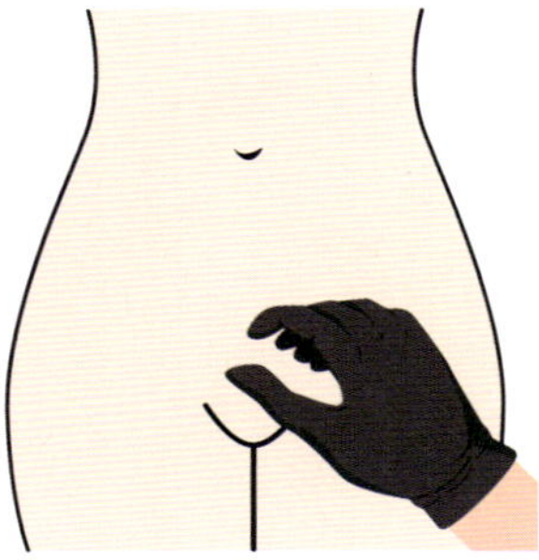

⑨ 왁스를 제거한 뒤 텐션을 주었던 손으로 왁싱 부위를 눌러 진정 및 통증을 완화시킨다.

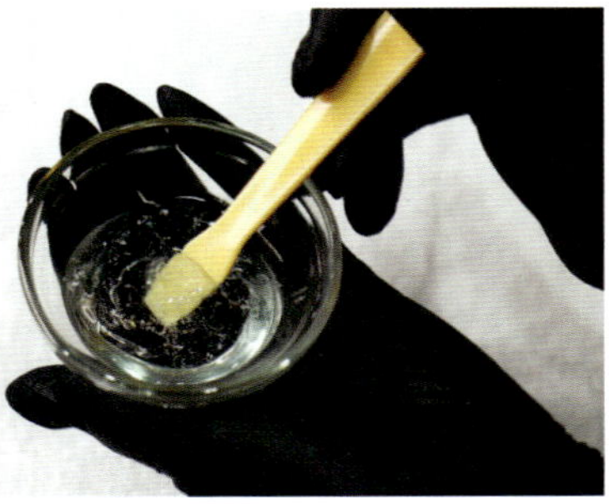

⑩ 시술이 끝난 뒤 진정 젤을 바르고 쿨러를 이용하여 예민해진 피부를 진정시킨다.

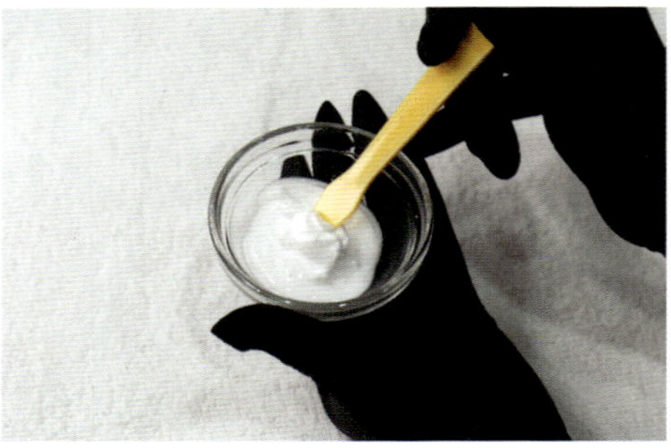

⑪ 시술 후 유 · 수분 균형을 맞추기 위해 피부 타입에 따른 왁싱 전용 진정 크림을 바른다.

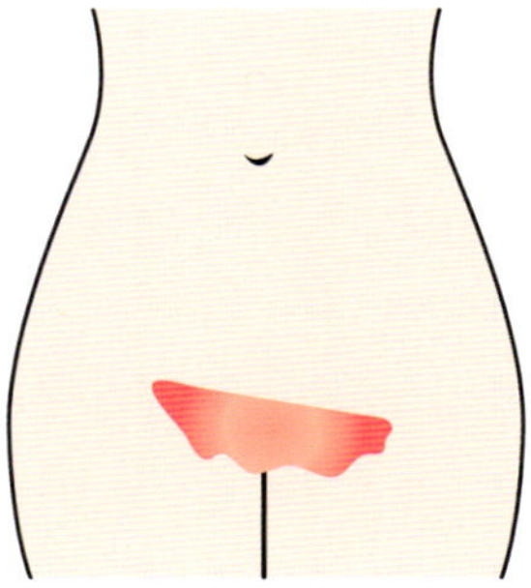

⑫ 모델링팩을 이용하여 피부를 2차 진정 시켜준다.

11. 발등 부위

① 시술자의 손을 소독한다.

② 유 · 수분 제거제를 사용하여 시술 부위의 유 · 수분을 제거한다.

③ 피부 보호를 위해 파우더 또는 오일을 바른다.

④ 스파츌라로 왁스를 떠서 시술자의 손목 안쪽에 온도를 테스트한다.

⑤ 왁스의 적정온도를 확인한 뒤 모발의 성장 방향을 체크하고 구역을 나누어 순차적으로 시술을 이어간다.

⑥ 모발에 왁스를 고르게 바르기 위해 피부에 텐션을 주며 스파츌라는 45° 각도를 유지시킨 뒤 모발의 성장 방향으로 바른다.

⑦ 시술 부위에 왁스를 도포하였으면 제거를 위해 스파츌라를 사용하여 손잡이 부분을 만든다.

⑧ 굳어진 왁스를 제거할 때에도 피부에 텐션을 주며 45° 각도를 유지한 뒤 모발의 성장 방향과 반대 방향으로 왁스를 신속하게 잡아당겨서 제거한다.

⑨ 왁스를 제거한 뒤 텐션을 주었던 손으로 왁싱 부위를 눌러 진정 및 통증을 완화시킨다.

⑩ 왁싱 오일을 사용하여 왁스의 잔여물을 제거한다.

⑪ 제거되지 않은 모발은 확대경을 사용하여 확인한 뒤 트위저를 이용하여 모발의 성장 방향으로 제거한다.

⑫ 시술이 끝난 뒤 진정 젤을 바르고 쿨러를 이용하여 예민해진 피부를 진정시킨다.

⑬ 시술 후 유 · 수분 균형을 맞추기 위해 피부 타입에 따른 왁싱 전용 진정 크림을 바른다.

[발등 부위 관리 순서]

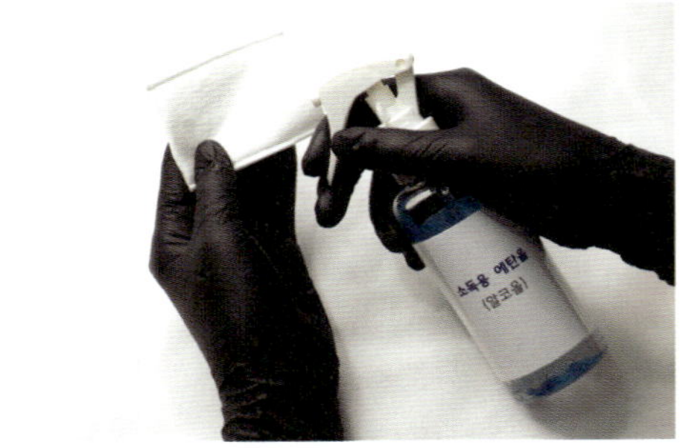

① 시술자의 손을 소독한다.

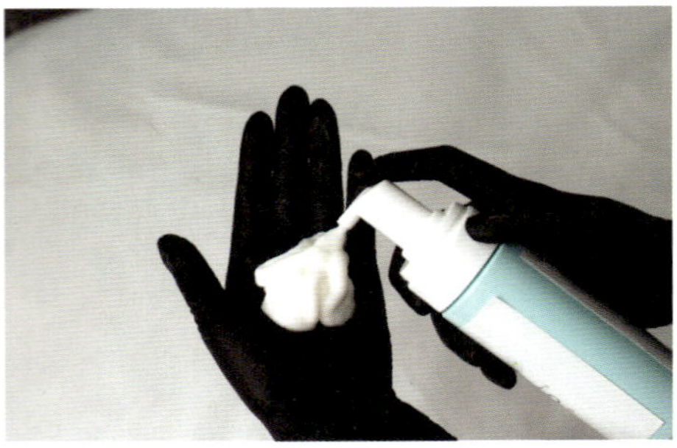

② 전 처리제를 사용하여 피부 노폐물을 제거한다.

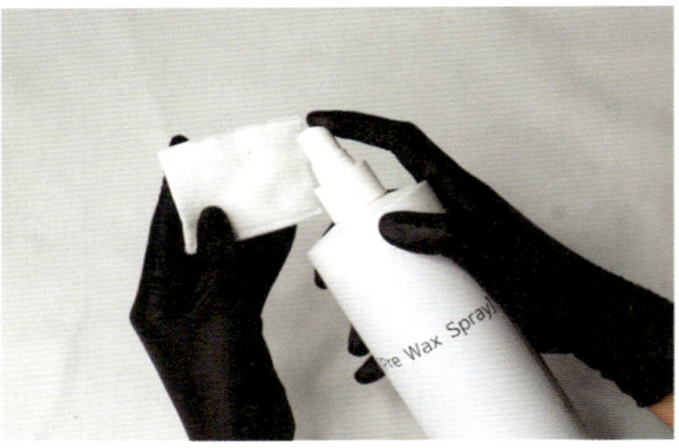

③ 유 · 수분 제거제를 사용하여 시술 부위의 유 · 수분을 제거한다.

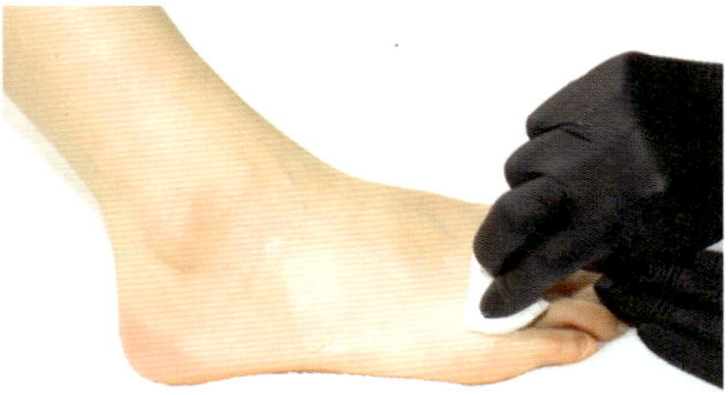

④ 피부 보호를 위해 파우더 또는 오일을 바른다.

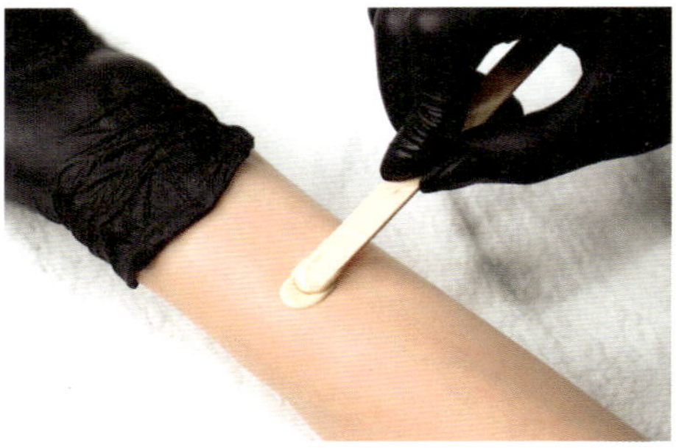

⑤ 스파츌라로 왁스를 떠서 시술자의 손목 안쪽에 온도를 테스트한다.

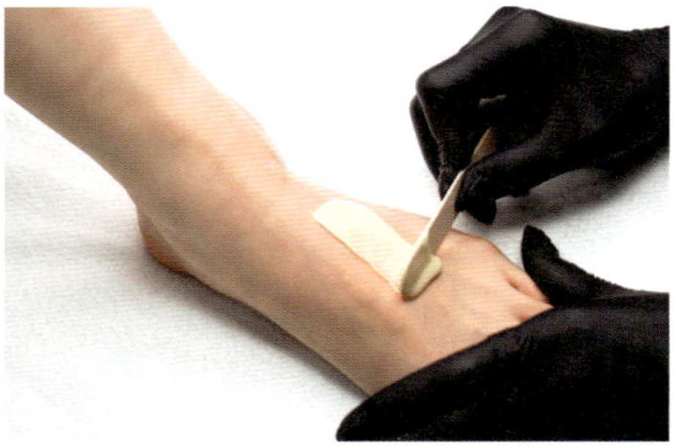

⑥ 모발의 성장 방향을 체크하고 구역을 나누어 텐션을 주며 순차적으로 시술을 이어간다.

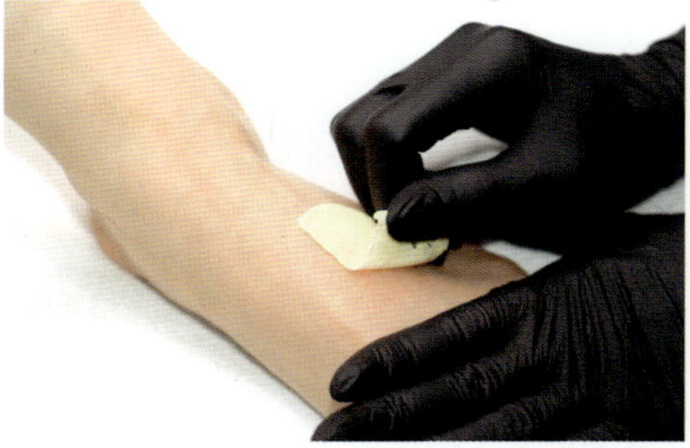

⑦ 굳어진 왁스를 제거할 때에도 피부에 텐션을 주며 45° 각도를 유지한 뒤 모발의 성장 방향과 반대 방향으로 왁스를 신속하게 잡아당겨서 제거한다.

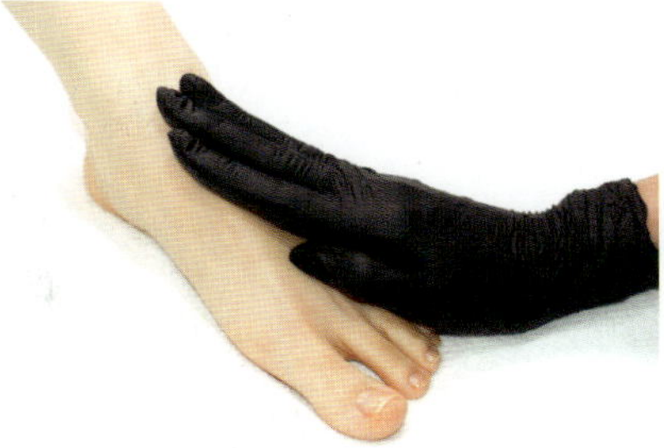

⑧ 왁스를 제거한 뒤 텐션을 주었던 손으로 왁싱 부위를 눌러 진정 및 통증을 완화시킨다.

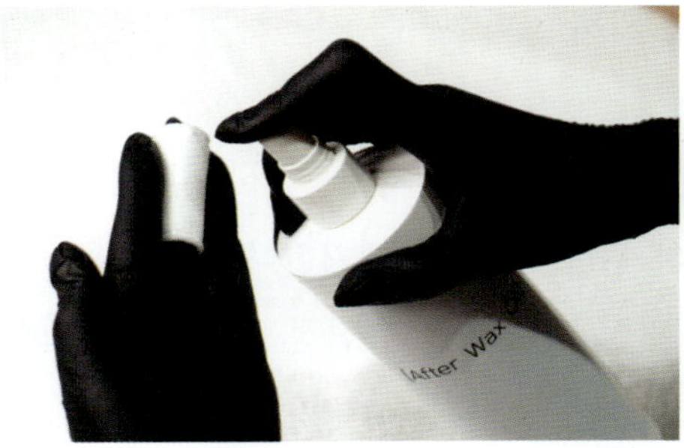

⑨ 왁싱 오일을 사용하여 왁스의 잔여물을 제거한다.

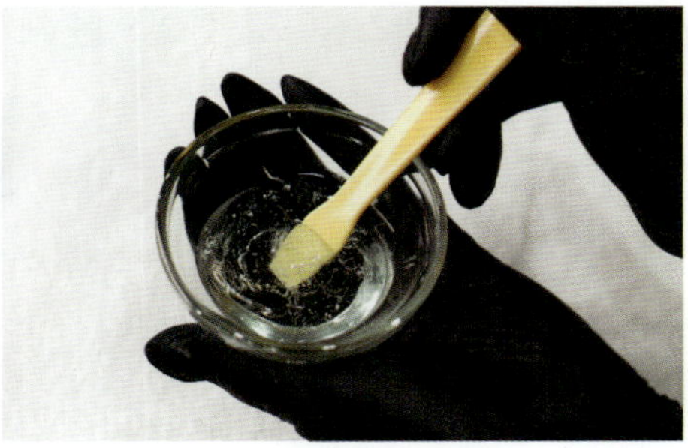

⑩ 시술이 끝난 뒤 진정 젤을 바르고 쿨러를 이용하여 예민해진 피부를 진정시킨다.

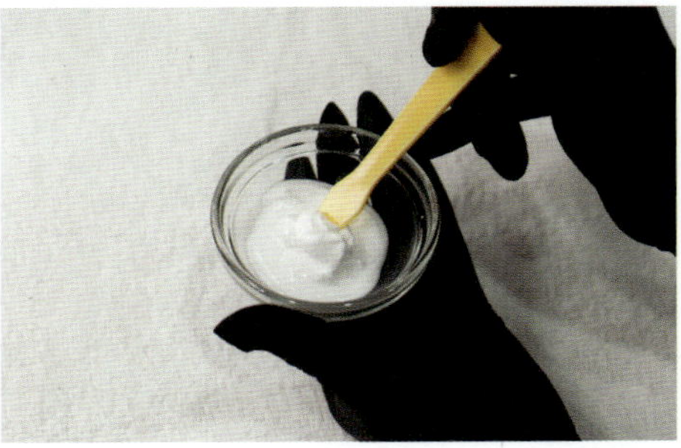

⑪ 시술 후 유 · 수분 균형을 맞추기 위해 피부 타입에 따른 왁싱 전용 진정 크림을 바른다.

12. 발가락 부위

① 시술자의 손을 소독한다.

② 유 · 수분 제거제를 사용하여 시술 부위의 유 · 수분을 제거한다.

③ 피부 보호를 위해 파우더 또는 오일을 바른다.

④ 스파츌라로 왁스를 떠서 시술자의 손목 안쪽에 온도를 테스트한다.

⑤ 왁스의 적정온도를 확인한 뒤 모발의 성장 방향을 체크하고 구역을 나누어 순차적으로 시술을 이어간다.

⑥ 모발에 왁스를 고르게 바르기 위해 피부에 텐션을 주며 스파츌라는 45° 각도를 유지시킨 뒤 모발의 성장 방향으로 바른다.

⑦ 시술 부위에 왁스를 도포하였으면 제거를 위해 스파츌라를 사용하여 손잡이 부분을 만든다.

⑧ 굳어진 왁스를 제거할 때에도 피부에 텐션을 주며 45° 각도를 유지한 뒤 모발의 성장 방향과 반대 방향으로 왁스를 신속하게 잡아당겨서 제거한다.

⑨ 왁스를 제거한 뒤 텐션을 주었던 손으로 왁싱 부위를 눌러 진정 및 통증을 완화시킨다.

⑩ 왁싱 오일을 사용하여 왁스의 잔여물을 제거한다.

⑪ 제거되지 않은 모발은 확대경을 사용하여 확인한 뒤 트위저를 이용하여 모발의 성장 방향으로 제거한다.

⑫ 시술이 끝난 뒤 진정 젤을 바르고 쿨러를 이용하여 예민해진 피부를 진정시킨다.

⑬ 시술 후 유 · 수분 균형을 맞추기 위해 피부 타입에 따른 왁싱 전용 진정 크림을 바른다.

[발가락 부위 관리 순서]

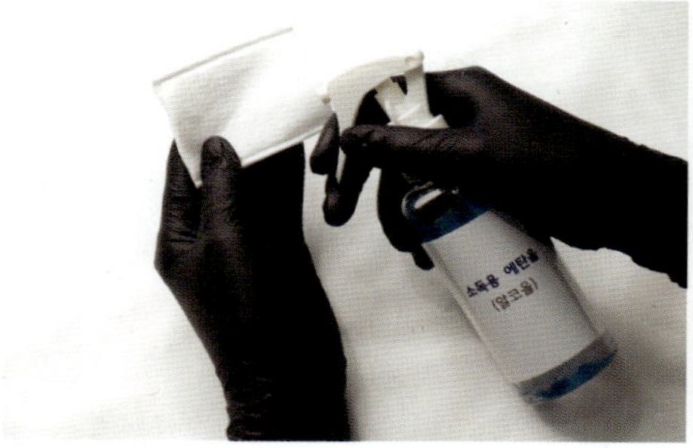

① 시술자의 손을 소독한다.

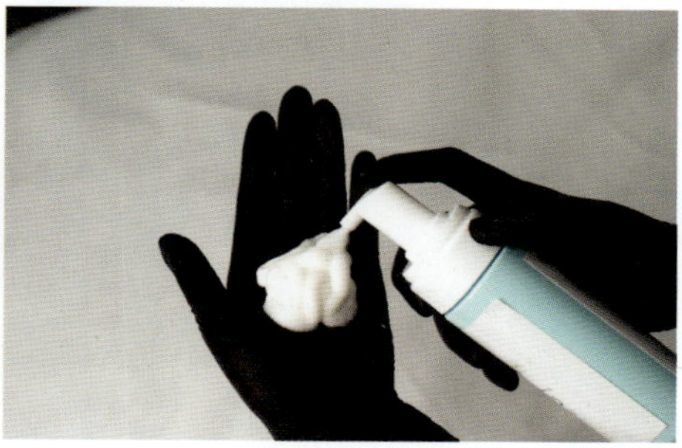

② 전 처리제를 사용하여 피부 노폐물을 제거한다.

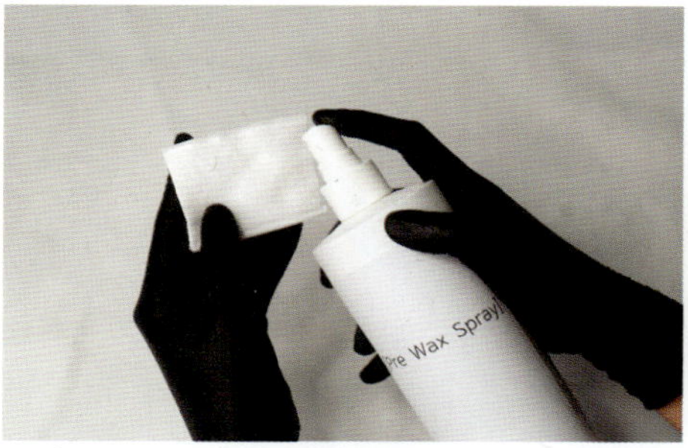

③ 유 · 수분 제거제를 사용하여 시술 부위의 유 · 수분을 제거한다.

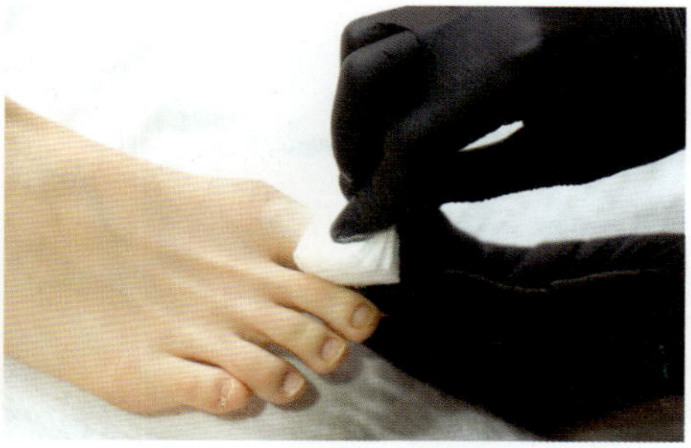

④ 피부 보호를 위해 파우더 또는 오일을 바른다.

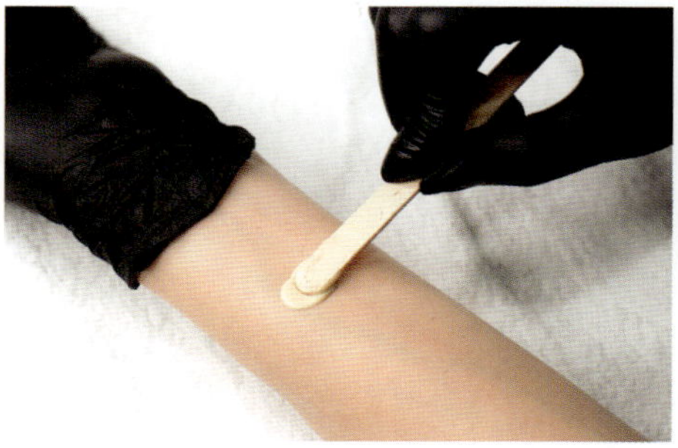

⑤ 스파츌라로 왁스를 떠서 시술자의 손목 안쪽에 온도를 테스트한다.

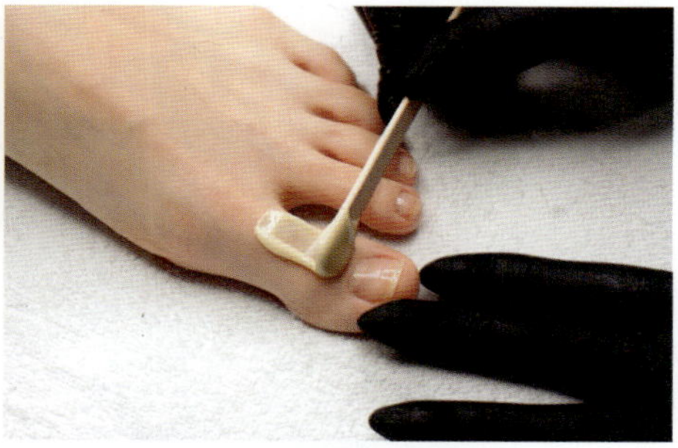

⑥ 모발의 성장 방향을 체크하고 구역을 나누어 텐션을 주며 순차적으로 시술을 이어간다.

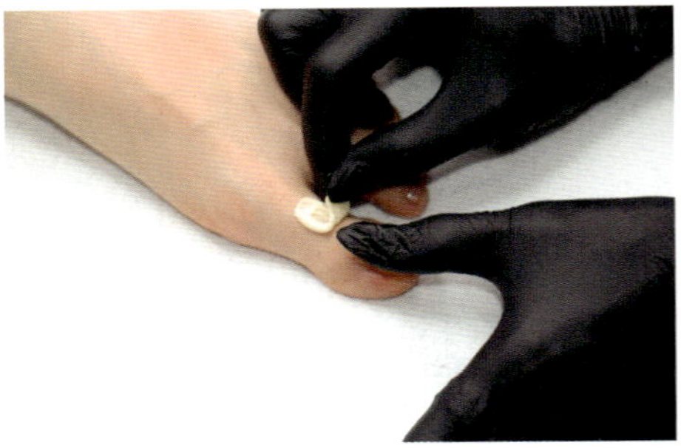

⑦ 굳어진 왁스를 제거할 때에도 피부에 텐션을 주며 45° 각도를 유지한 뒤 모발의 성장 방향과 반대 방향으로 왁스를 신속하게 잡아당겨서 제거한다.

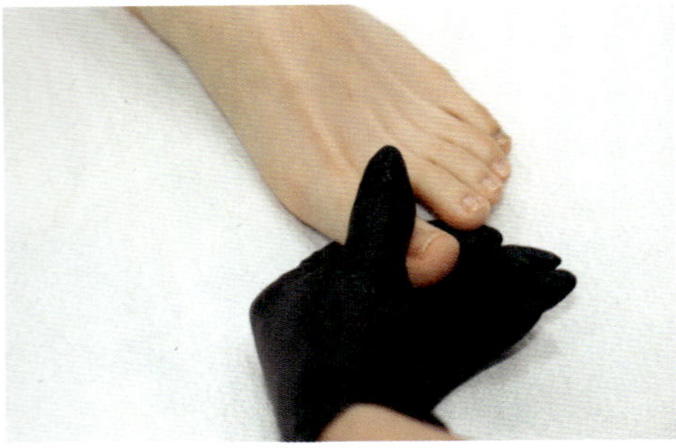

⑧ 왁스를 제거한 뒤 텐션을 주었던 손으로 왁싱 부위를 눌러 진정 및 통증을 완화시킨다.

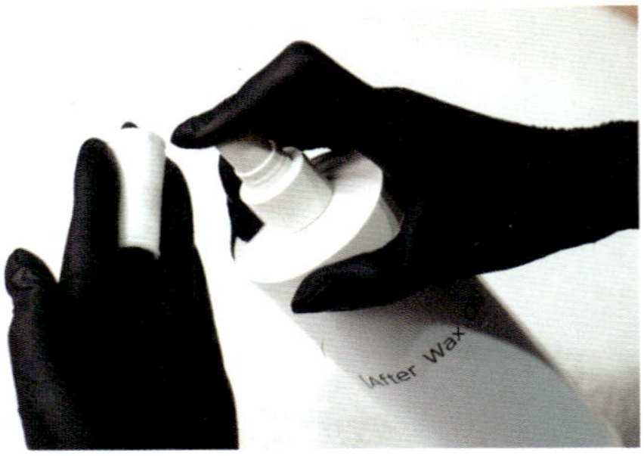

⑨ 왁싱 오일을 사용하여 왁스의 잔여물을 제거한다.

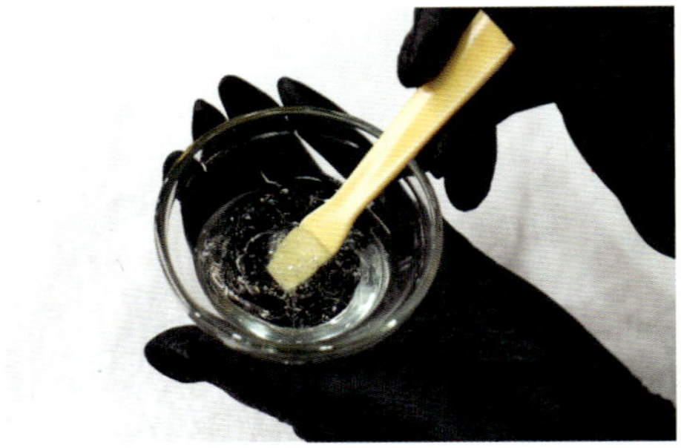

⑩ 시술이 끝난 뒤 진정 젤을 바르고 쿨러를 이용하여 예민해진 피부를 진정시킨다.

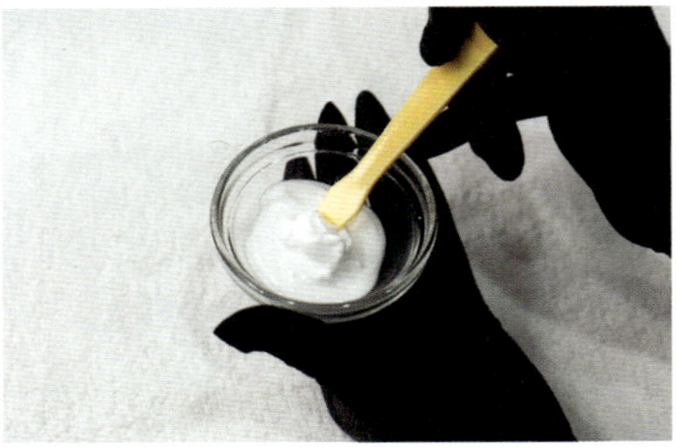

⑪ 시술 후 유·수분 균형을 맞추기 위해 피부 타입에 따른 왁싱 전용 진정 크림을 바른다.

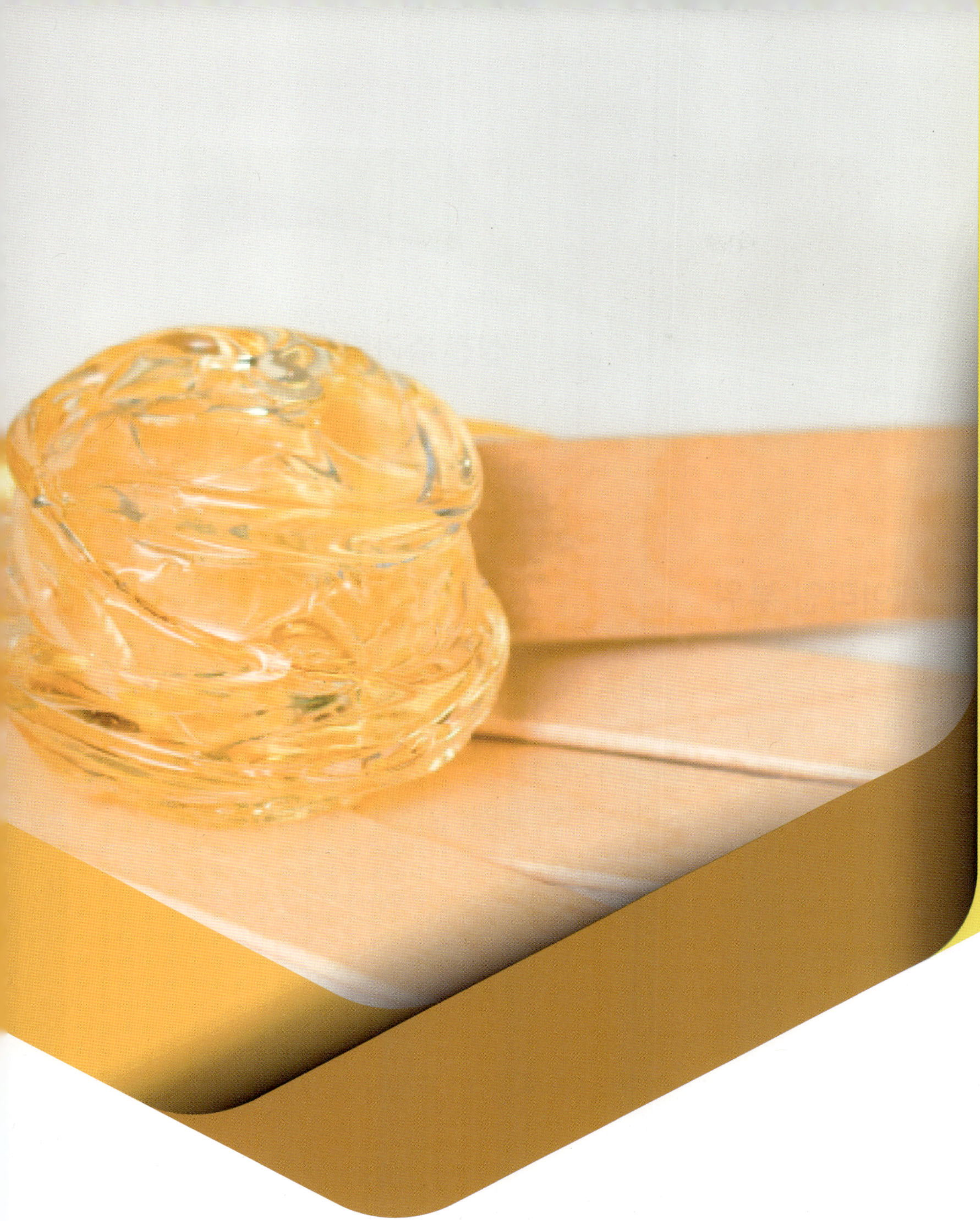

Chapter 6

실전 슈가링 왁싱

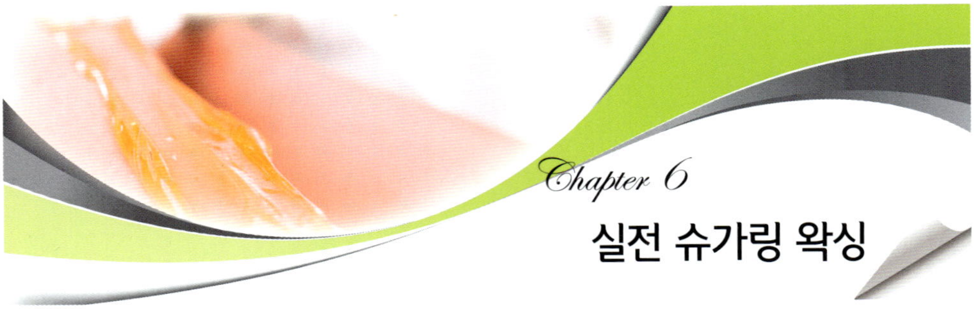

Chapter 6

실전 슈가링 왁싱

1. 헤어라인 부위

① 클렌징 제품을 사용하여 페이스 메이크업을 지운다.

② 고객의 얼굴에 터번을 씌운다.

③ 펜슬을 사용하여 원하는 모양으로 디자인한다.

④ 고객에게 디자인된 헤어라인을 확인시킨 뒤 꼬리빗을 사용하여 헤어라인을 정리한다.

⑤ 정리된 모발은 제모용 가위를 사용하여 자른 뒤 시술을 시작한다.

⑥ 시술자의 손을 소독한다.

⑦ 유 · 수분 제거제를 사용하여 시술 부위의 유 · 수분을 제거한다.

⑧ 피부 보호를 위해 파우더를 바른다.

⑨ 스파츌라로 왁스를 떠서 엄지손가락을 사용해 왁스가 흘러내리지 않도록 원형을 그리며 왁스를 정리한다.

⑩ 모발의 성장 방향을 체크하고 구역을 나누어 순차적으로 시술을 이어간다.

⑪ 모발에 왁스를 고르게 바르기 위해 피부에 텐션을 주며 45° 각도를 유지시킨 뒤 모발의 성장 방향과 반대 방향으로 바른다.

⑫ 처음 바를 땐 가볍게 얹듯이 바르고 두 번째는 피부에 밀착시켜 모발의 성장 반대 방향으로 3~4회 정도 바르며 모발이 반대 방향으로 누워질 수 있도록 도포한다.

⑬ 제거할 때에도 피부에 텐션을 주며 45° 각도를 유지한 뒤 모발의 성장 방향으로 손에 힘을 빼고 가볍게 제거한다.

⑭ 왁스를 제거한 뒤 텐션을 주었던 손으로 왁싱 부위를 눌러 진정 및 통증을 완화시킨다.

⑮ 물에 젖은 일회용 거즈를 사용하여 왁스의 잔여물을 제거한다.

⑯ 제거되지 않은 모발은 확대경을 사용하여 확인한 뒤 트위저를 이용하여 모발의 성장 방향으로 제거한다.

⑰ 시술이 끝난 뒤 진정 젤을 바르고 쿨러를 이용하여 예민해진 피부를 진정시킨다.

⑱ 시술 후 유 · 수분 균형을 맞추기 위해 피부 타입에 따른 왁싱 전용 진정 크림을 바른다.

[헤어라인 부위 관리 순서]

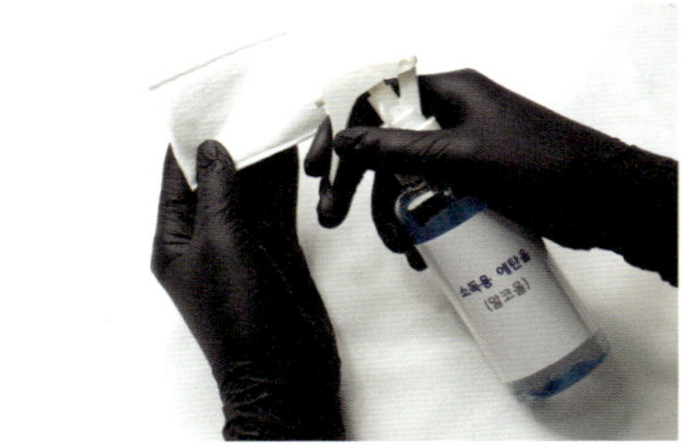

① 시술자의 손을 소독한다.

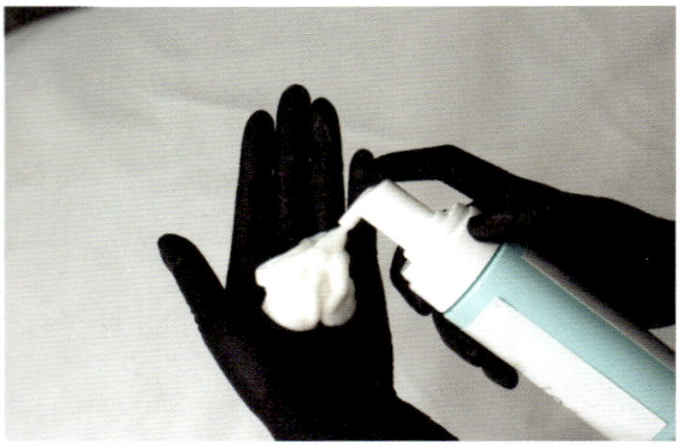

② 전 처리제를 사용하여 피부 노폐물을 제거한다.

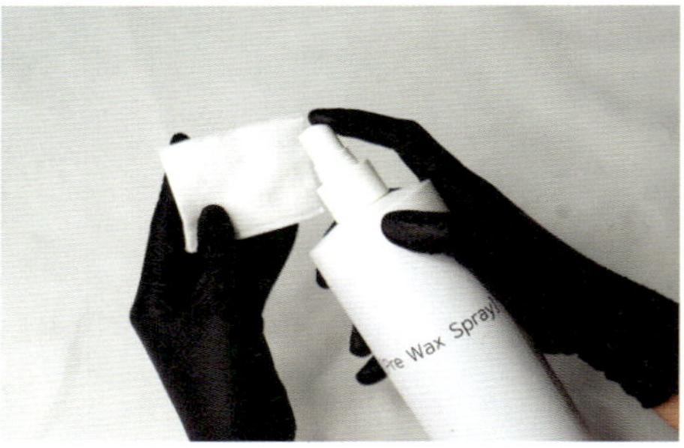

③ 유 · 수분 제거제를 사용하여 시술 부위의 유 · 수분을 제거한다.

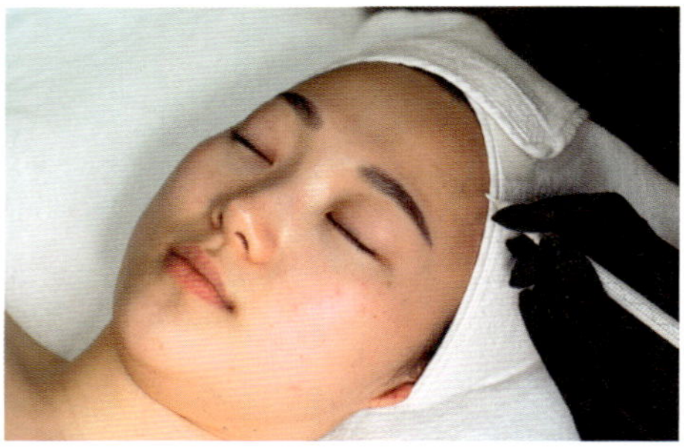

④ 정리한 헤어라인에 펜슬을 사용하여 원하는 모양으로 디자인한다.

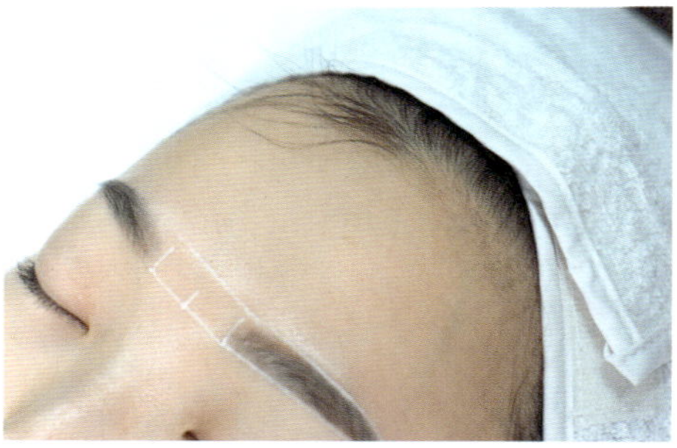

⑤ 꼬리빗을 사용하여 헤어라인을 정리한 후 제모용 가위를 사용하여 모양을 정리한다. 모발을 자르고 자른 부위를 소독한다.

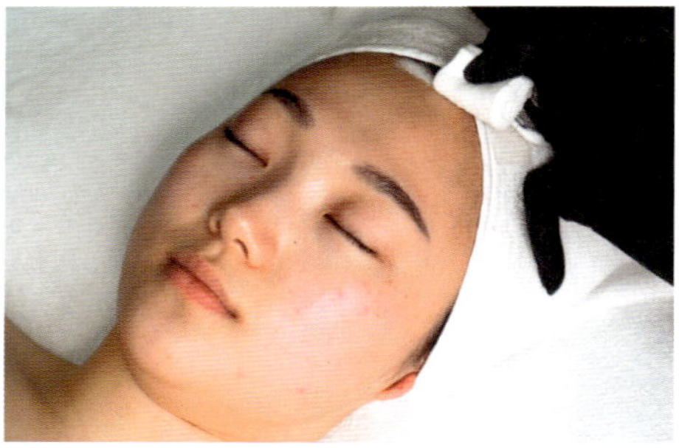

⑥ 피부 보호를 위해 파우더를 바른다.

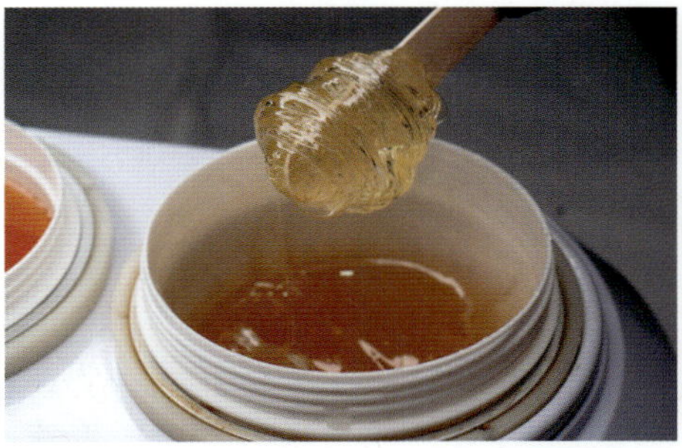

⑦ 스파츌라로 왁스를 떠서 엄지손가락을 사용해 왁스가 흘러내리지 않도록 원형을 그리며 왁스를 정리한다.

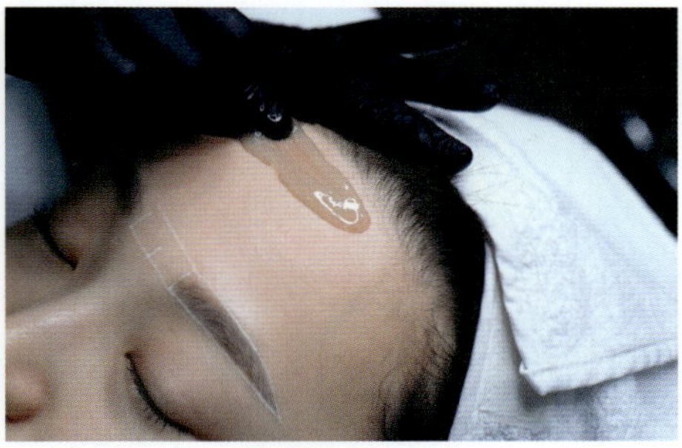

⑧ 모발의 성장 방향을 체크하고 구역을 나누어 텐션을 주며 순차적으로 시술을 이어간다.

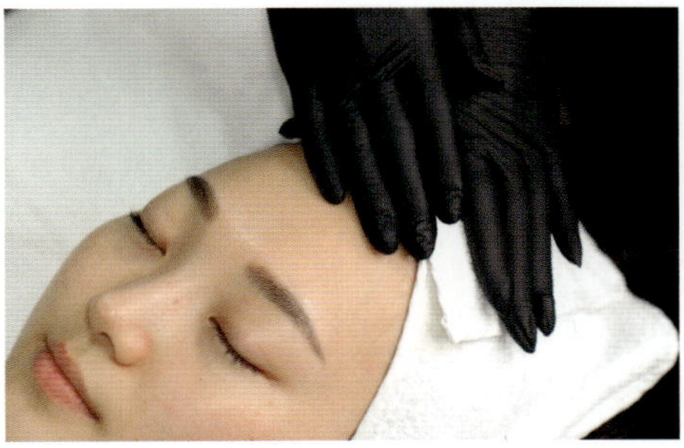

⑨ 왁스를 제거한 뒤 텐션을 주었던 손으로 왁싱 부위를 눌러 진정 및 통증을 완화시킨다.

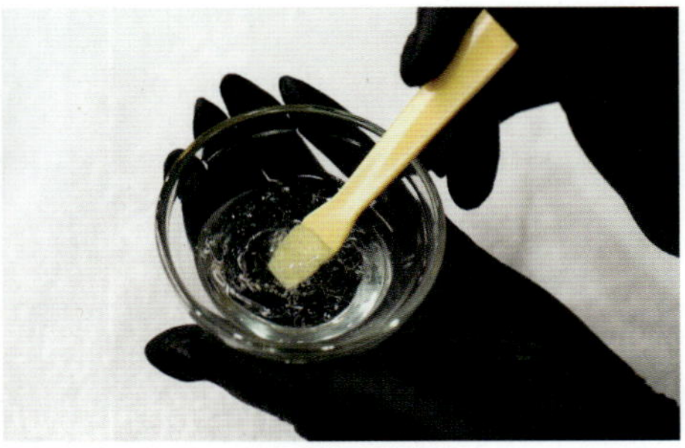

⑩ 시술이 끝난 뒤 진정 젤을 바르고 쿨러를 이용하여 예민해진 피부를 진정시킨다.

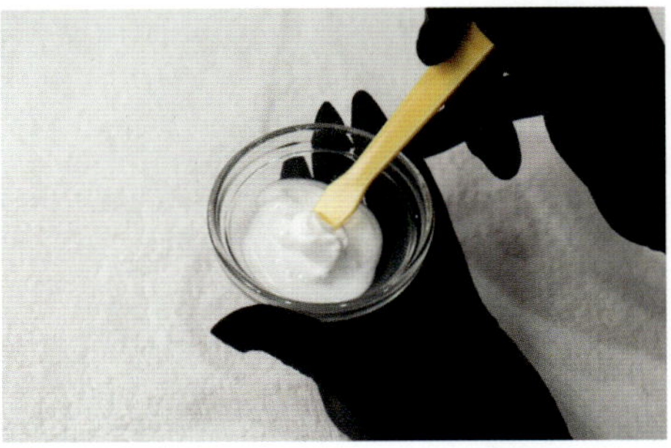

⑪ 시술 후 유·수분 균형을 맞추기 위해 피부 타입에 따른 왁싱 전용 진정 크림을 바른다.

2. 구레나룻 부위

① 클렌징 제품을 사용하여 페이스 메이크업을 지운다.

② 고객의 얼굴에 터번을 씌운다.

③ 펜슬을 사용하여 원하는 모양으로 디자인한다.

④ 고객에게 디자인된 구레나룻을 확인시킨 뒤 꼬리빗을 사용하여 구레나룻을 정리한다.

⑤ 정리된 모발은 제모용 가위를 사용하여 자른 뒤 시술을 시작한다.

⑥ 시술자의 손을 소독한다.

⑦ 유 · 수분 제거제를 사용하여 시술 부위의 유 · 수분을 제거한다.

⑧ 피부 보호를 위해 파우더를 바른다.

⑨ 스파츌라로 왁스를 떠서 엄지손가락을 사용해 왁스가 흘러내리지 않도록 원형을 그리며 왁스를 정리한다.

⑩ 모발의 성장 방향을 체크하고 구역을 나누어 순차적으로 시술을 이어간다.

⑪ 모발에 왁스를 고르게 바르기 위해 피부에 텐션을 주며 45° 각도를 유지시킨 뒤 모발의 성장 방향과 반대 방향으로 바른다.

⑫ 처음 바를 땐 가볍게 얹듯이 바르고 두 번째는 피부에 밀착시켜 모발의 성장 반대 방향으로 3~4회 정도 바르며 모발이 반대 방향으로 누워질 수 있도록 도포한다.

⑬ 제거할 때에도 피부에 텐션을 주며 45° 각도를 유지한 뒤 모발의 성장 방향으로 손에 힘을 빼고 가볍게 제거한다.

⑭ 왁스를 제거한 뒤 텐션을 주었던 손으로 왁싱 부위를 눌러 진정 및 통증을 완화시킨다.

⑮ 물에 젖은 일회용 거즈를 사용하여 왁스의 잔여물을 제거한다.

⑯ 제거되지 않은 모발은 확대경을 사용하여 확인한 뒤 트위저를 이용하여 모발의 성장 방향으로 제거한다.

⑰ 시술이 끝난 뒤 진정 젤을 바르고 쿨러를 이용하여 예민해진 피부를 진정시킨다.

⑱ 시술 후 유 · 수분 균형을 맞추기 위해 피부 타입에 따른 왁싱 전용 진정 크림을 바른다.

[구레나룻 부위 관리 순서]

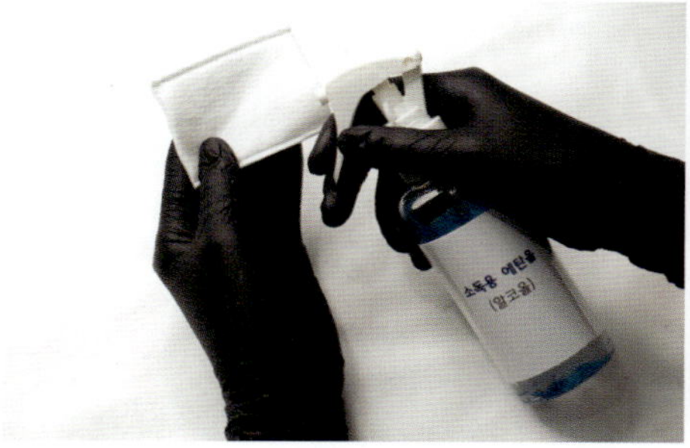

① 시술자의 손을 소독한다.

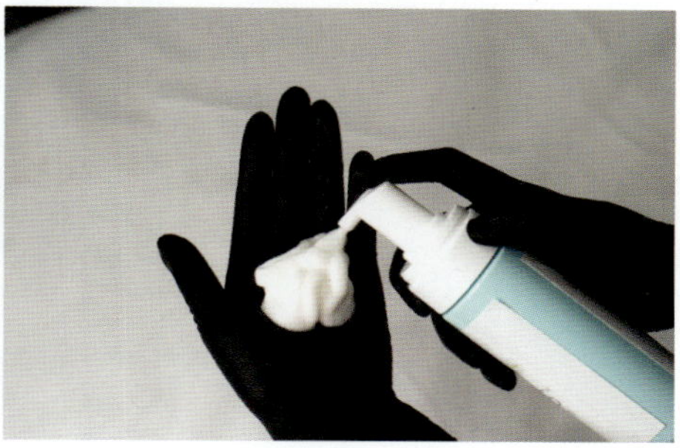

② 전 처리제를 사용하여 피부 노폐물을 제거한다.

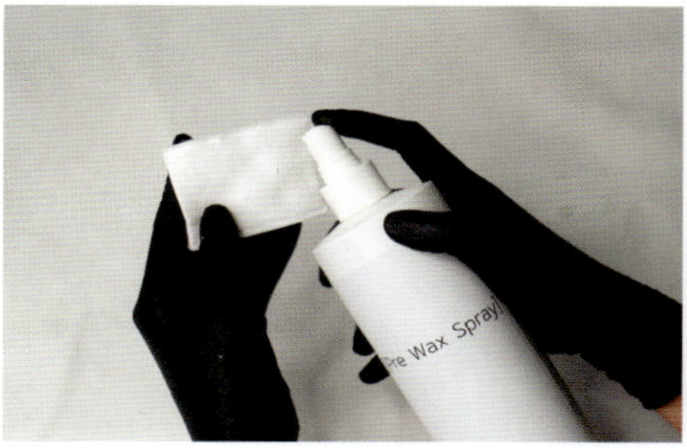

③ 유 · 수분 제거제를 사용하여 시술 부위의 유 · 수분을 제거한다.

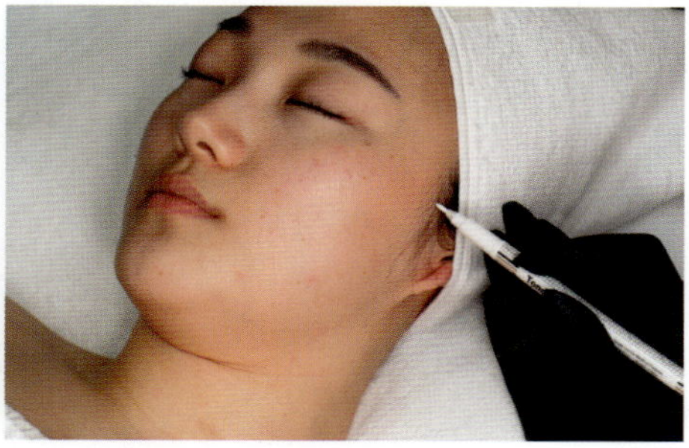

④ 정리한 구레나룻에 펜슬을 사용하여 원하는 모양으로 디자인한다.

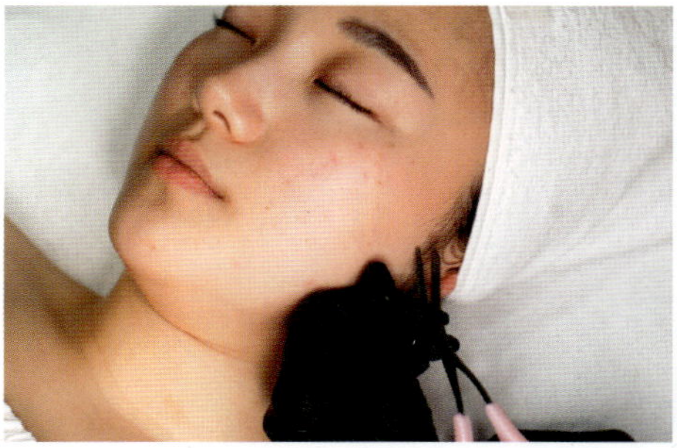

⑤ 꼬리빗을 사용하여 구레나룻을 정리한 후 제모용 가위를 사용하여 모양을 정리한다. 모발을 자르고 자른 부위를 소독한다.

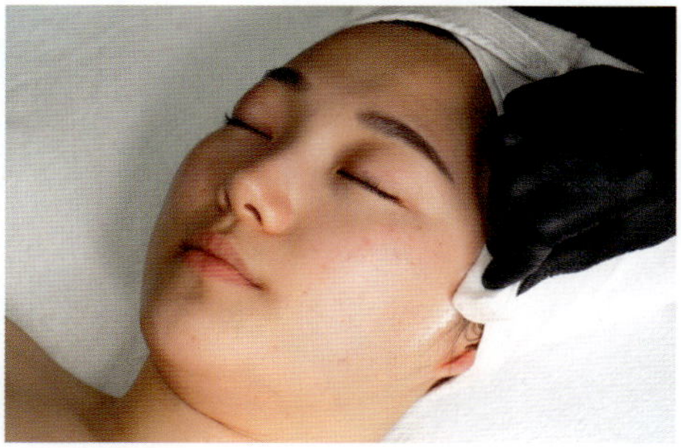

⑥ 피부 보호를 위해 파우더를 바른다.

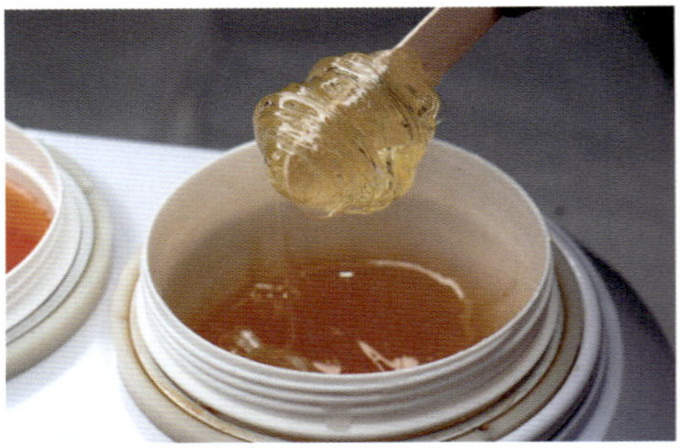

⑦ 스파츌라로 왁스를 떠서 엄지손가락을 사용해 왁스가 흘러내리지 않도록 원형을 그리며 왁스를 정리한다.

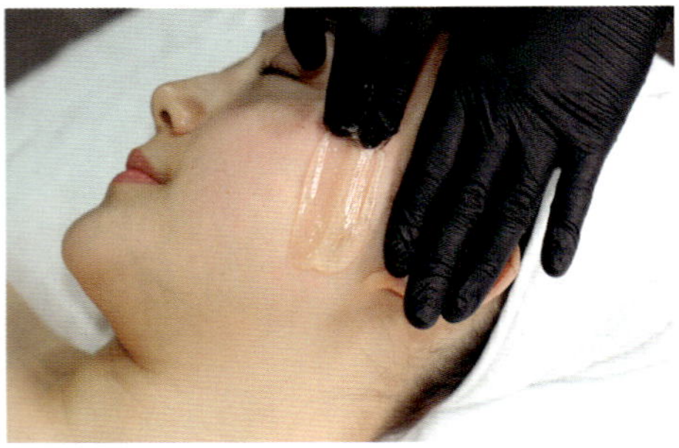

⑧ 모발의 성장 방향을 체크하고 구역을 나누어 텐션을 주며 순차적으로 시술을 이어간다.

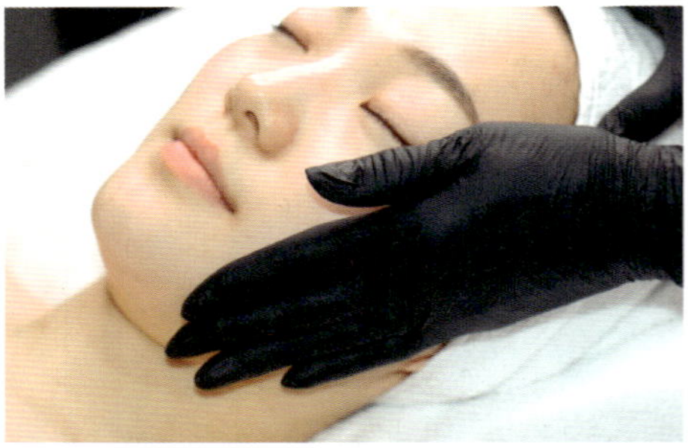

⑨ 왁스를 제거한 뒤 텐션을 주었던 손으로 왁싱 부위를 눌러 진정 및 통증을 완화시킨다.

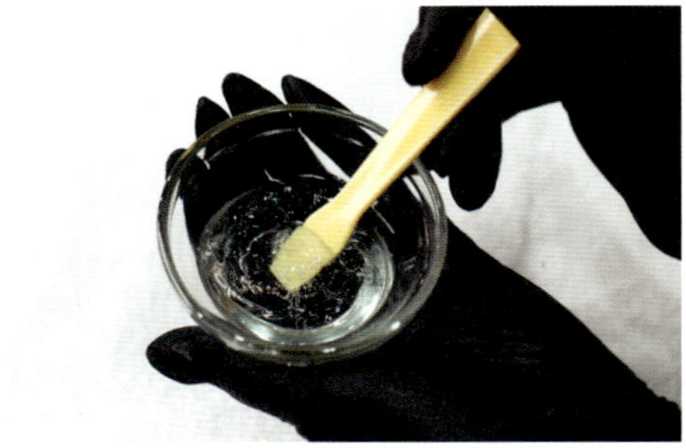

⑩ 시술이 끝난 뒤 진정 젤을 바르고 쿨러를 이용하여 예민해진 피부를 진정시킨다.

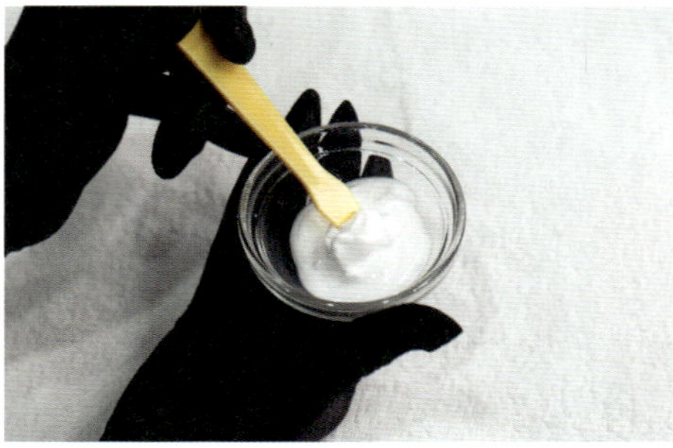

⑪ 시술 후 유 · 수분 균형을 맞추기 위해 피부 타입에 따른 왁싱 전용 진정 크림을 바른다.

3. 이마 부위

① 클렌징 제품을 사용하여 페이스 메이크업을 지운다.
② 고객의 얼굴에 터번을 씌운다.
③ 시술자의 손을 소독한다.
④ 전 처리제를 사용하여 피부 노폐물을 제거한다.
⑤ 유 · 수분 제거제를 사용하여 시술 부위의 유 · 수분을 제거한다.
⑥ 피부 보호를 위해 파우더를 바른다.
⑦ 스파출라로 왁스를 떠서 엄지손가락을 사용해 왁스가 흘러내리지 않도록 원형을 그리며 왁스를 정리한다.
⑧ 모발의 성장 방향을 체크하고 구역을 나누어 순차적으로 시술을 이어간다.
⑨ 모발에 왁스를 고르게 바르기 위해 피부에 텐션을 주며 45° 각도를 유지시킨 뒤 모발의 성장 방향과 반대 방향으로 바른다.
⑩ 처음 바를 땐 가볍게 얹듯이 바르고 두 번째는 피부에 밀착시켜 모발의 성장 반대 방향으로 3~4회 정도 바르며 모발이 반대 방향으로 누워질 수 있도록 도포한다.
⑪ 제거할 때에도 피부에 텐션을 주며 45° 각도를 유지한 뒤 모발의 성장 방향으로 손에 힘을 빼고 가볍게 제거한다.
⑫ 왁스를 제거한 뒤 텐션을 주었던 손으로 왁싱 부위를 눌러 진정 및 통증을 완화시킨다.
⑬ 물에 젖은 일회용 거즈를 사용하여 왁스의 잔여물을 제거한다.
⑭ 제거되지 않은 모발은 확대경을 사용하여 확인한 뒤 트위저를 이용하여 모발의 성장 방향으로 제거한다.
⑮ 시술이 끝난 뒤 진정 젤을 바르고 쿨러를 이용하여 예민해진 피부를 진정시킨다.
⑯ 시술 후 유 · 수분 균형을 맞추기 위해 피부 타입에 따른 왁싱 전용 진정 크림을 바른다.

[이마 부위 관리 순서]

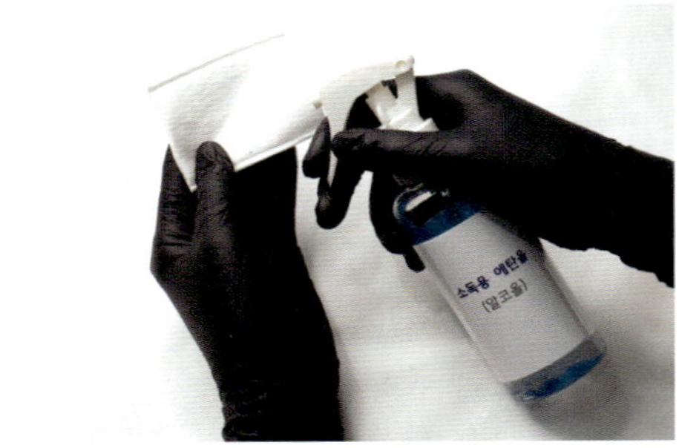

① 시술자의 손을 소독한다.

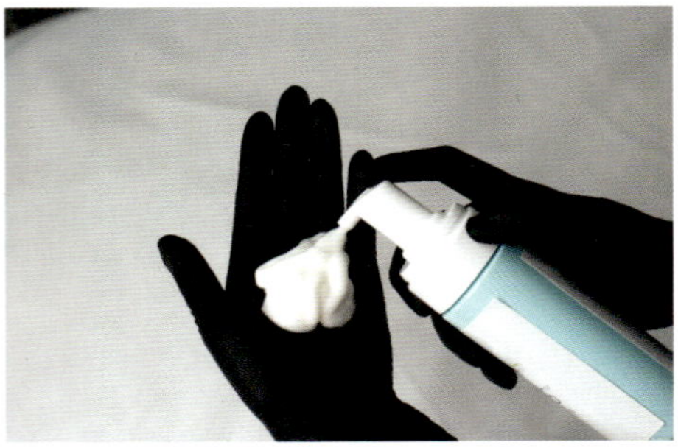

② 전 처리제를 사용하여 피부 노폐물을 제거한다.

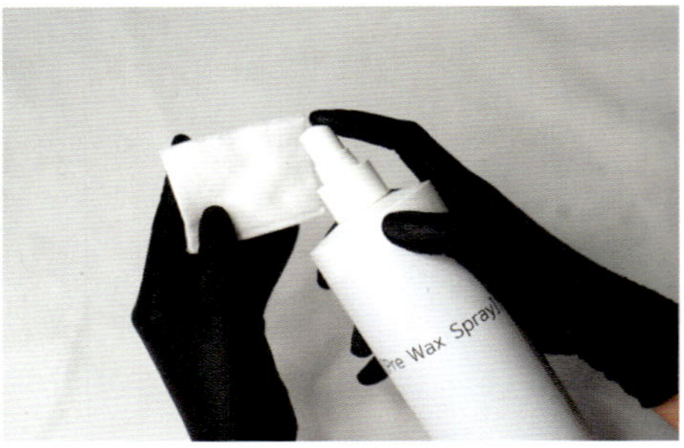

③ 유 · 수분 제거제를 사용하여 시술 부위의 유 · 수분을 제거한다.

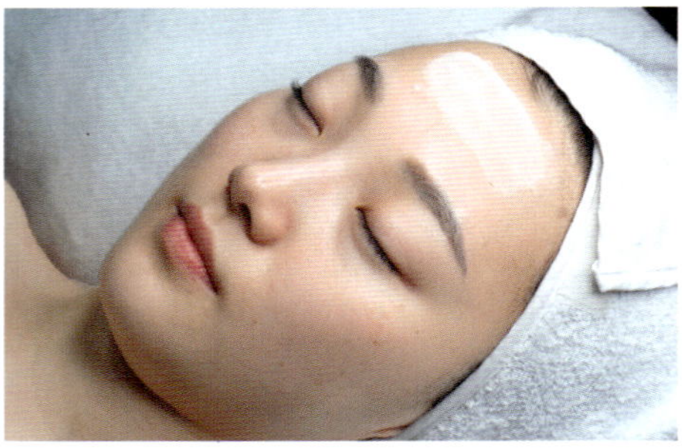

④ 피부 보호를 위해 파우더를 바른다.

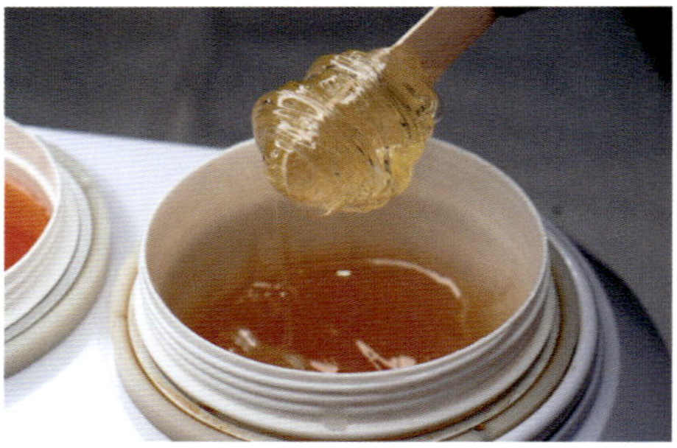

⑤ 스파츌라로 왁스를 떠서 엄지손가락을 사용해 왁스가 흘러내리지 않도록 원형을 그리며 왁스를 정리한다.

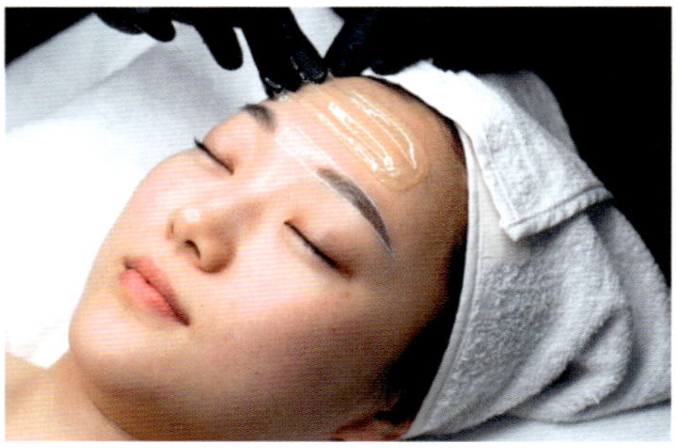

⑥ 모발의 성장 방향을 체크하고 구역을 나누어 텐션을 주며 순차적으로 시술을 이어간다.

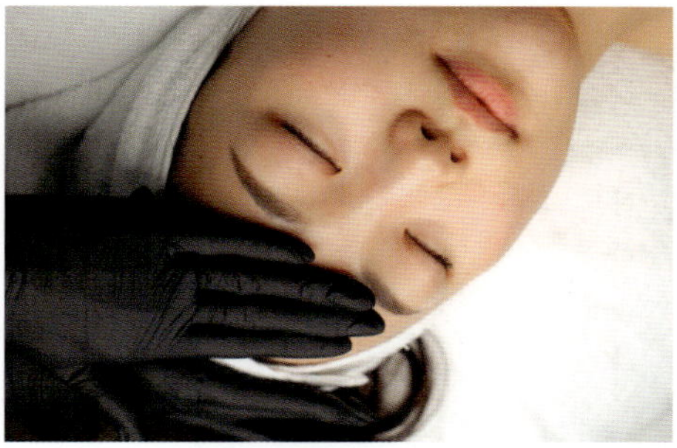

⑦ 왁스를 제거한 뒤 텐션을 주었던 손으로 왁싱 부위를 눌러 진정 및 통증을 완화시킨다.

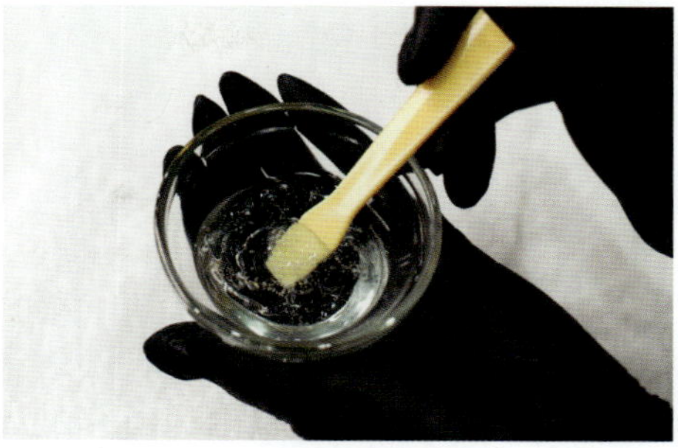

⑧ 시술이 끝난 뒤 진정 젤을 바르고 쿨러를 이용하여 예민해진 피부를 진정시킨다.

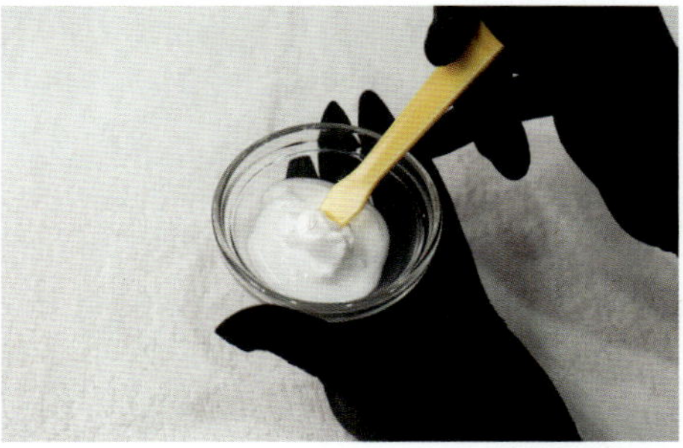

⑨ 시술 후 유 · 수분 균형을 맞추기 위해 피부 타입에 따른 왁싱 전용 진정 크림을 바른다.

4. 눈썹 부위

① 클렌징 제품을 사용하여 아이 메이크업을 지운다.
② 고객의 얼굴에 터번을 씌운다.
③ 시술자의 손을 소독한다.
④ 펜슬을 사용하여 원하는 눈썹 모양을 디자인한다.
⑤ 고객에게 디자인된 눈썹을 확인시킨 뒤 시술을 시작한다.
⑥ 시술자의 손을 다시 소독한다.
⑦ 유 · 수분 제거제를 사용하여 시술 부위의 유 · 수분을 제거한다.
⑧ 피부 보호를 위해 파우더를 바른다.
⑨ 스파츌라로 왁스를 떠서 엄지손가락을 사용해 왁스가 흘러내리지 않도록 원형을 그리며 왁스를 정리한다.
⑩ 모발의 성장 방향을 체크하고 구역을 나누어 순차적으로 시술을 이어간다.
⑪ 모발에 왁스를 고르게 바르기 위해 피부에 텐션을 주며 45° 각도를 유지시킨 뒤 모발의 성장 방향과 반대 방향으로 바른다.
⑫ 처음 바를 땐 가볍게 얹듯이 바르고 두 번째는 피부에 밀착시켜 모발의 성장 반대 방향으로 3~4회 정도 바르며 모발이 반대 방향으로 누워질 수 있도록 도포한다.
⑬ 제거할 때에도 피부에 텐션을 주며 45° 각도를 유지한 뒤 모발의 성장 방향으로 손에 힘을 빼고 가볍게 제거한다.
⑭ 왁스를 제거한 뒤 텐션을 주었던 손으로 왁싱 부위를 눌러 진정 및 통증을 완화시킨다.
⑮ 물에 젖은 일회용 거즈를 사용하여 왁스의 잔여물을 제거한다.
⑯ 제거되지 않은 모발은 확대경을 사용하여 확인한 뒤 트위저를 이용하여 모발의 성장 방향으로 제거한다.
⑰ 눈썹 브러시를 사용하여 눈썹을 정리한 후 눈썹 가위를 사용하여 모양을 정리한다.
⑱ 모발을 자르고 잔여물은 제거한다.
⑲ 시술이 끝난 뒤 진정 젤을 바르고 쿨러를 이용하여 예민해진 피부를 진정시킨다.
⑳ 시술 후 유 · 수분 균형을 맞추기 위해 피부 타입에 따른 왁싱 전용 진정 크림을 바른다.

[눈썹 부위 관리 순서]

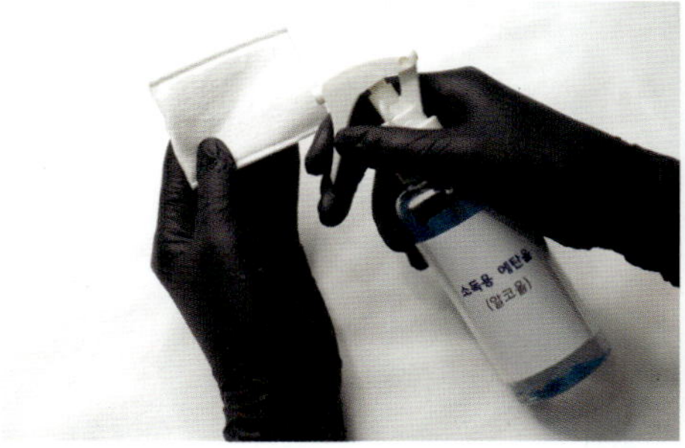

① 시술자의 손을 소독한다.

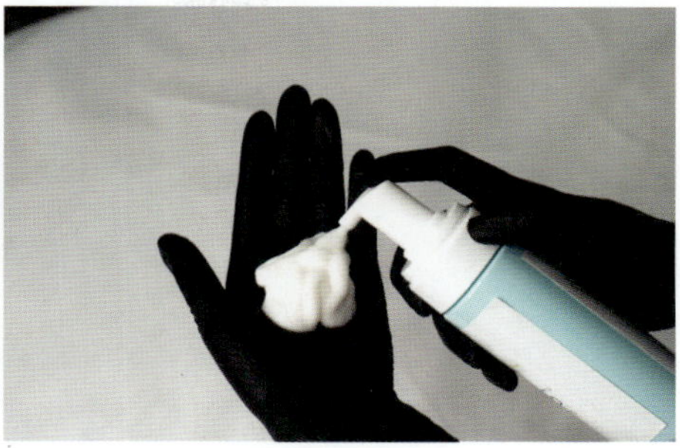

② 전 처리제를 사용하여 피부 노폐물을 제거한다.

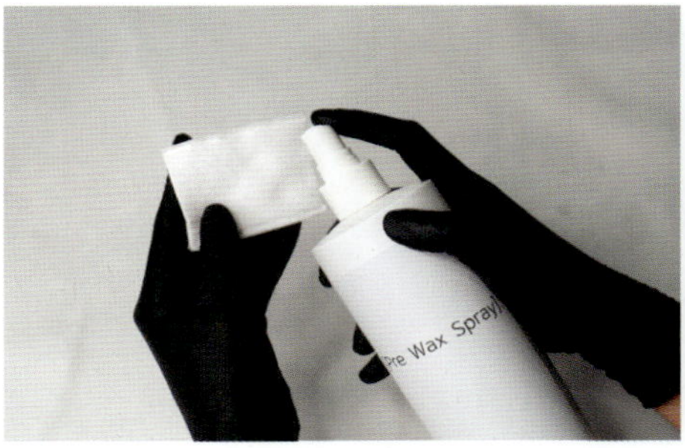

③ 유 · 수분 제거제를 사용하여 시술 부위의 유 · 수분을 제거한다.

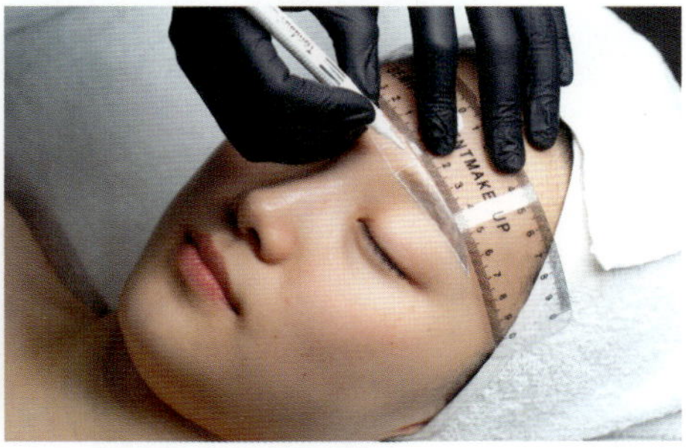

④ 눈썹에 펜슬을 사용하여 원하는 눈썹 모양을 디자인한다.

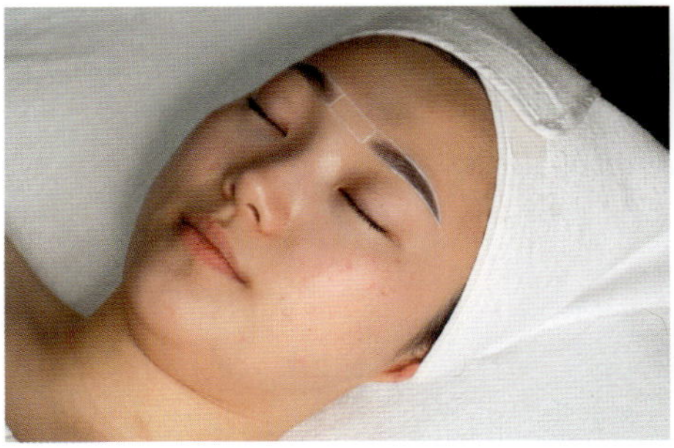

⑤ 고객에게 디자인된 눈썹을 확인시킨 뒤 시술을 시작한다.

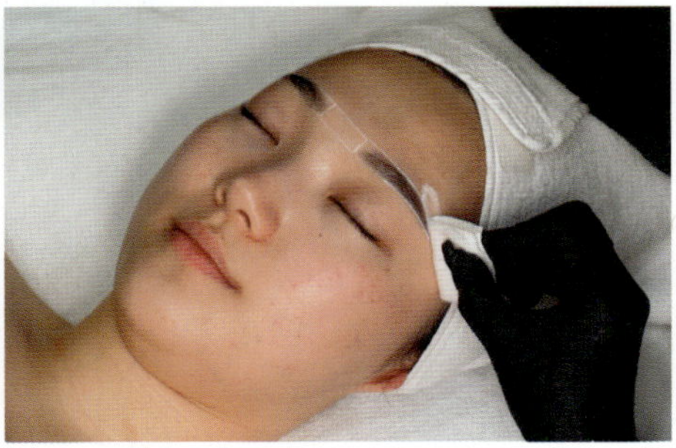

⑥ 피부 보호를 위해 파우더를 바른다.

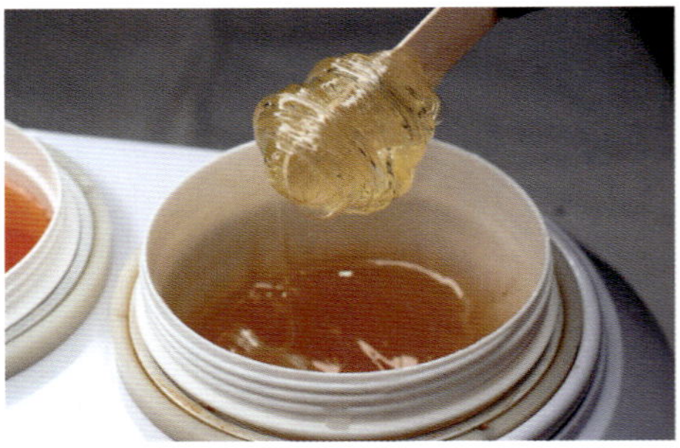

⑦ 스파츌라로 왁스를 떠서 엄지손가락을 사용해 왁스가 흘러내리지 않도록 원형을 그리며 왁스를 정리한다.

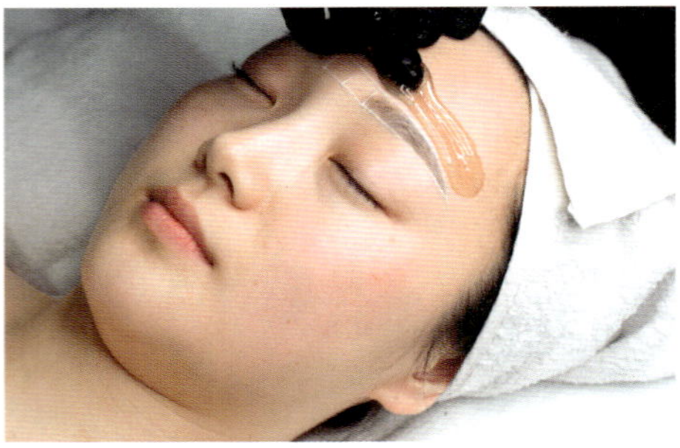

⑧ 모발의 성장 방향을 체크하고 구역을 나누어 텐션을 주며 순차적으로 시술을 이어간다.

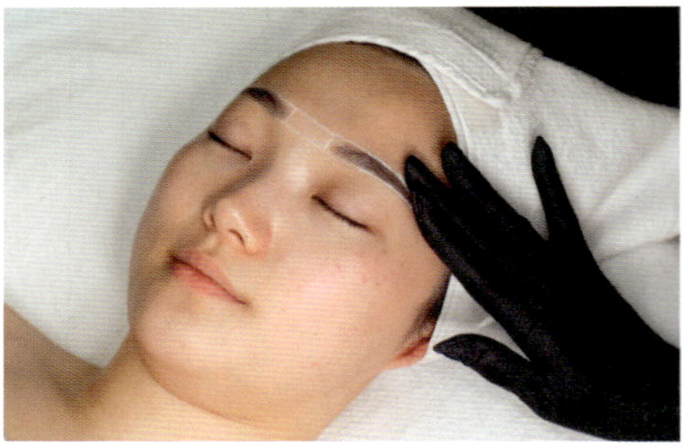

⑨ 왁스를 제거한 뒤 텐션을 주었던 손으로 왁싱 부위를 눌러 진정 및 통증을 완화시킨다.

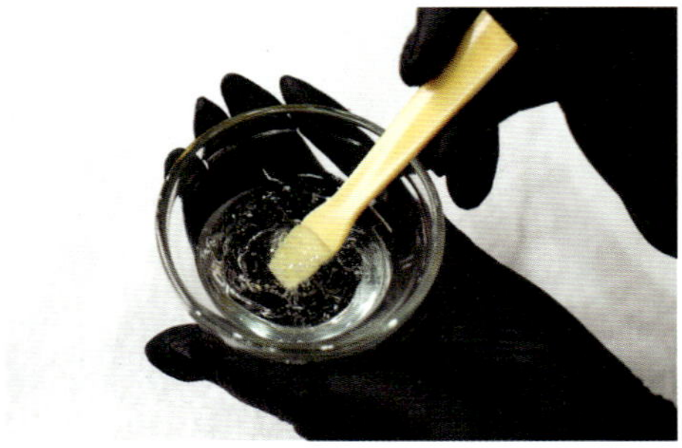

⑩ 시술이 끝난 뒤 진정 젤을 바르고 쿨러를 이용하여 예민해진 피부를 진정시킨다.

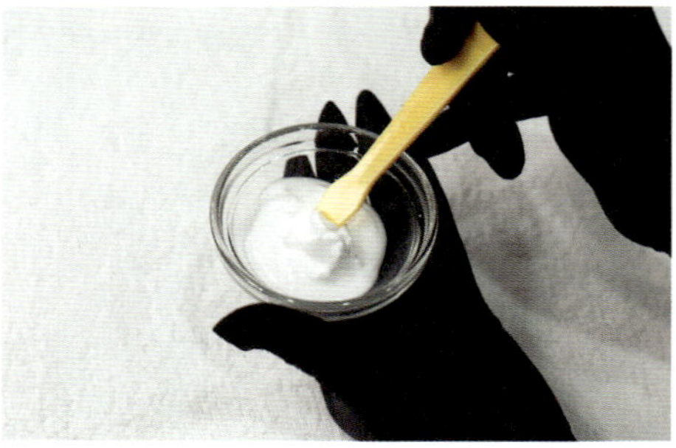

⑪ 시술 후 유 · 수분 균형을 맞추기 위해 피부 타입에 따른 왁싱 전용 진정 크림을 바른다.

5. 인중 부위

① 클렌징 제품을 사용하여 페이스 메이크업을 지운다.

② 고객의 얼굴에 터번을 씌운다.

③ 시술자의 손을 소독한다.

④ 전 처리제를 사용하여 피부 노폐물을 제거한다.

⑤ 유 · 수분 제거제를 사용하여 시술 부위의 유 · 수분을 제거한다.

⑥ 피부 보호를 위해 파우더를 바른다.

⑦ 스파츌라로 왁스를 떠서 엄지손가락을 사용해 왁스가 흘러내리지 않도록 원형을 그리며 왁스를 정리한다.

⑧ 모발의 성장 방향을 체크하고 구역을 나누어 순차적으로 시술을 이어간다.

⑨ 모발에 왁스를 고르게 바르기 위해 피부에 텐션을 주며 45° 각도를 유지시킨 뒤 모발의 성장 방향과 반대 방향으로 바른다.

⑩ 처음 바를 땐 가볍게 얹듯이 바르고 두 번째는 피부에 밀착시켜 모발의 성장 반대 방향으로 3~4회 정도 바르며 모발이 반대 방향으로 누워질 수 있도록 도포한다.

⑪ 제거할 때에도 피부에 텐션을 주며 45° 각도를 유지한 뒤 모발의 성장 방향으로 손에 힘을 빼고 가볍게 제거한다.

⑫ 왁스를 제거한 뒤 텐션을 주었던 손으로 왁싱 부위를 눌러 진정 및 통증을 완화시킨다.

⑬ 물에 젖은 일회용 거즈를 사용하여 왁스의 잔여물을 제거한다.

⑭ 제거되지 않은 모발은 확대경을 사용하여 확인한 뒤 트위저를 이용하여 모발의 성장 방향으로 제거한다.

⑮ 시술이 끝난 뒤 진정 젤을 바르고 쿨러를 이용하여 예민해진 피부를 진정시킨다.

⑯ 시술 후 유 · 수분 균형을 맞추기 위해 피부 타입에 따른 왁싱 전용 진정 크림을 바른다.

[인중 부위 관리 순서]

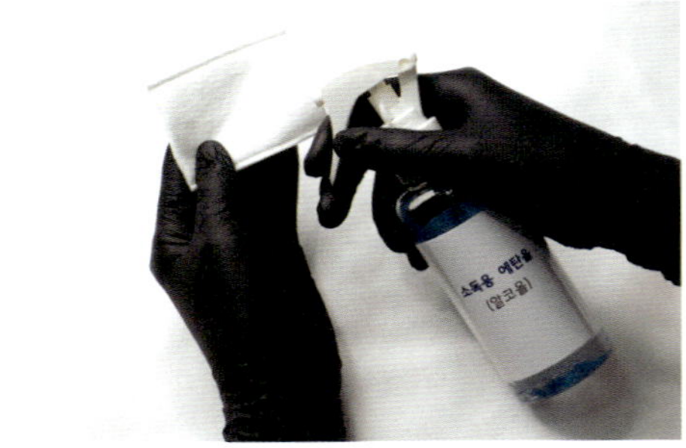

① 시술자의 손을 소독한다.

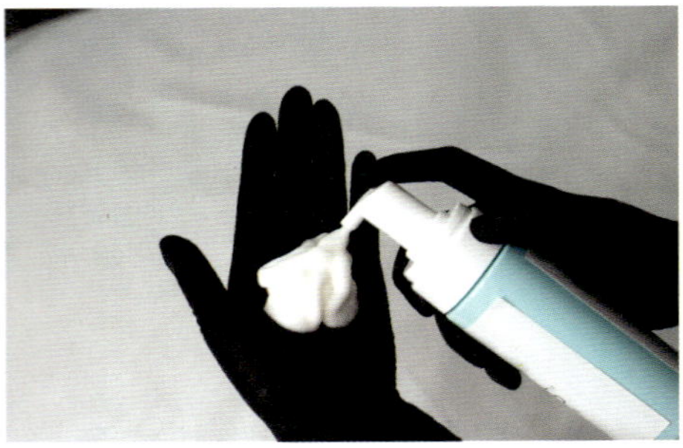

② 전 처리제를 사용하여 피부 노폐물을 제거한다.

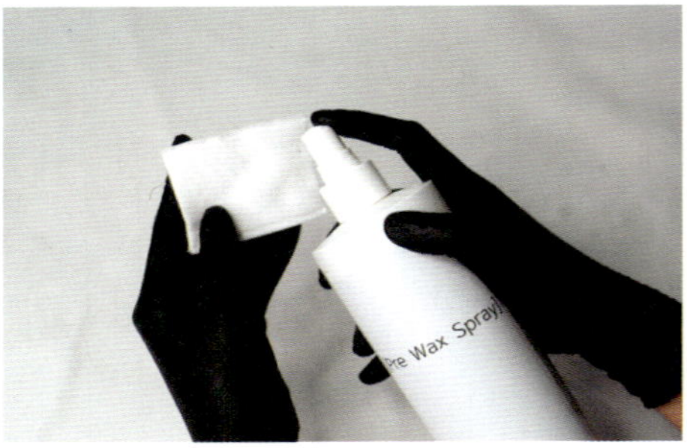

③ 유 · 수분 제거제를 사용하여 시술 부위의 유 · 수분을 제거한다.

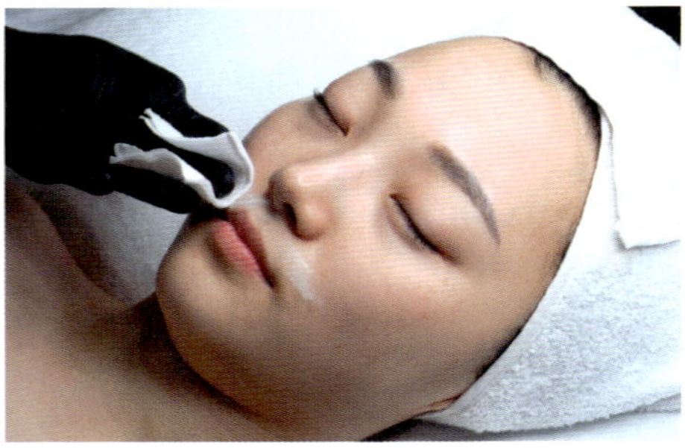

④ 피부 보호를 위해 파우더를 바른다.

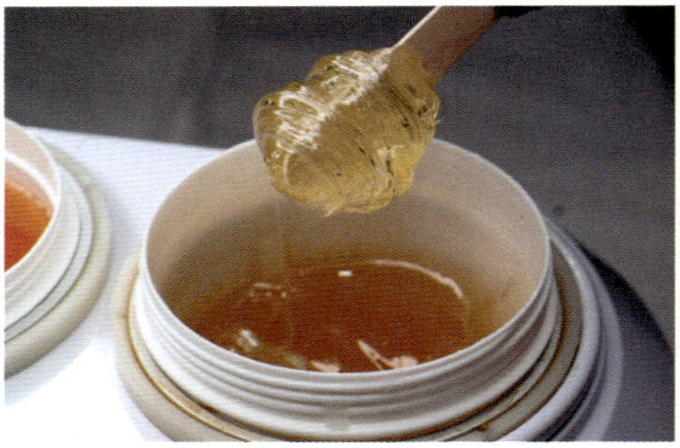

⑤ 스파츌라로 왁스를 떠서 엄지손가락을 사용해 왁스가 흘러내리지 않도록 원형을 그리며 왁스를 정리한다.

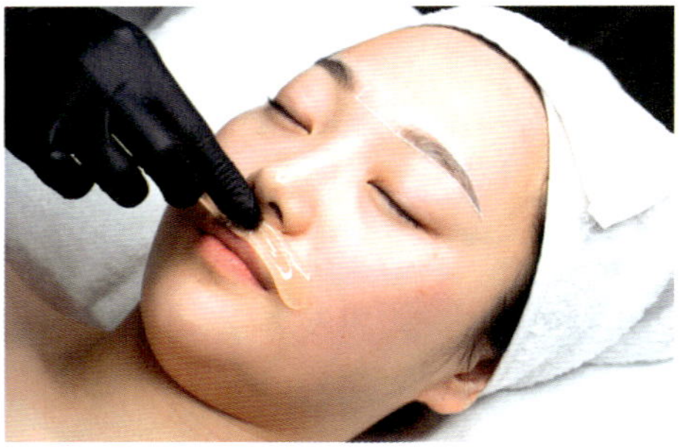

⑥ 모발의 성장 방향을 체크하고 구역을 나누어 텐션을 주며 순차적으로 시술을 이어간다.

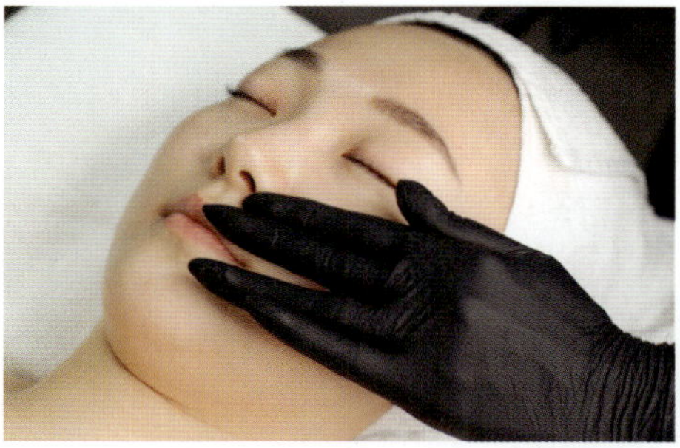

⑦ 왁스를 제거한 뒤 텐션을 주었던 손으로 왁싱 부위를 눌러 진정 및 통증을 완화시킨다.

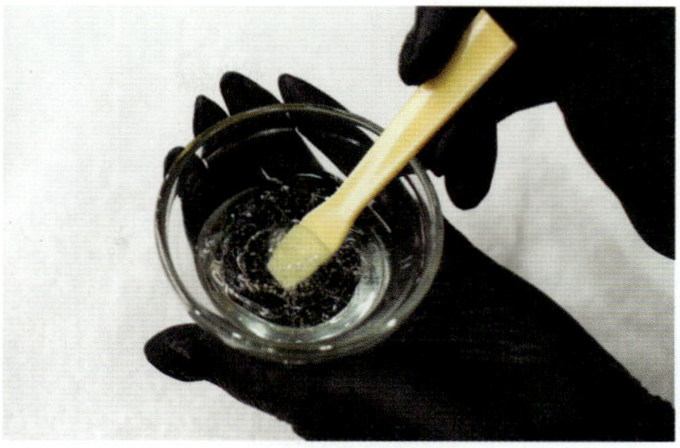

⑧ 시술이 끝난 뒤 진정 젤을 바르고 쿨러를 이용하여 예민해진 피부를 진정시킨다.

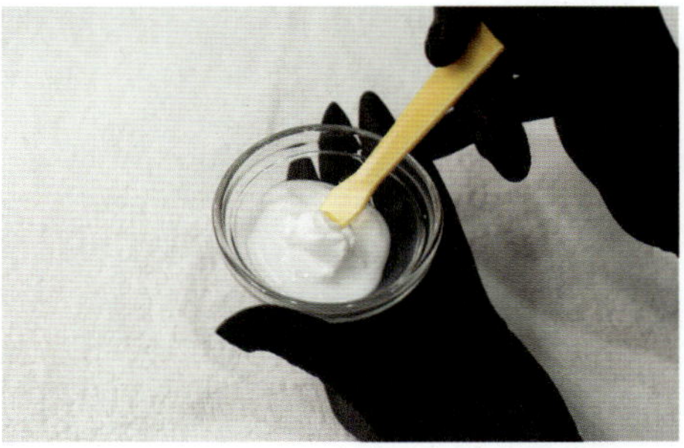

⑨ 시술 후 유·수분 균형을 맞추기 위해 피부 타입에 따른 왁싱 전용 진정 크림을 바른다.

6. 풀 페이스 부위

① 클렌징 제품을 사용하여 페이스 메이크업을 지운다.

② 고객의 얼굴에 터번을 씌운다.

③ 시술자의 손을 소독한다.

④ 전 처리제를 사용하여 피부 노폐물을 제거한다.

⑤ 스티머나 온습포를 사용하여 모공을 열어준다.

⑥ 유 · 수분 제거제를 사용하여 시술 부위의 유 · 수분을 제거한다.

⑦ 피부 보호를 위해 파우더를 바른다.

⑧ 스파츌라로 왁스를 떠서 엄지손가락을 사용해 왁스가 흘러내리지 않도록 원형을 그리며 왁스를 정리한다.

⑨ 모발의 성장 방향을 체크하고 구역을 나누어 순차적으로 시술을 이어간다.

⑩ 모발에 왁스를 고르게 바르기 위해 피부에 텐션을 주며 45° 각도를 유지시킨 뒤 모발의 성장 방향과 반대 방향으로 바른다.

⑪ 처음 바를 땐 가볍게 얹듯이 바르고 두 번째는 피부에 밀착시켜 모발의 성장 반대 방향으로 3~4회 정도 바르며 모발이 반대 방향으로 누워질 수 있도록 도포한다.

⑫ 제거할 때에도 피부에 텐션을 주며 45° 각도를 유지한 뒤 모발의 성장 방향으로 손에 힘을 빼고 가볍게 제거한다.

⑬ 왁스를 제거한 뒤 텐션을 주었던 손으로 왁싱 부위를 눌러 진정 및 통증을 완화시킨다.

⑭ 물에 젖은 일회용 거즈를 사용하여 왁스의 잔여물을 제거한다.

⑮ 제거되지 않은 모발은 확대경을 사용하여 확인한 뒤 트위저를 이용하여 모발의 성장 방향으로 제거한다.

⑯ 시술이 끝난 뒤 진정 젤을 바르고 쿨러를 이용하여 예민해진 피부를 진정시킨다.

⑰ 시술 후 유 · 수분 균형을 맞추기 위해 피부 타입에 따른 왁싱 전용 진정 크림을 바른다.

⑱ 모델링팩을 이용하여 피부를 2차 진정시킨다.

[풀 페이스 부위 관리 순서]

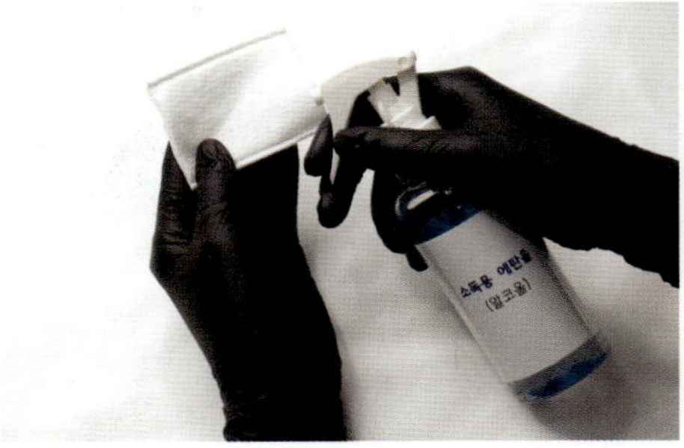

① 시술자의 손을 소독한다.

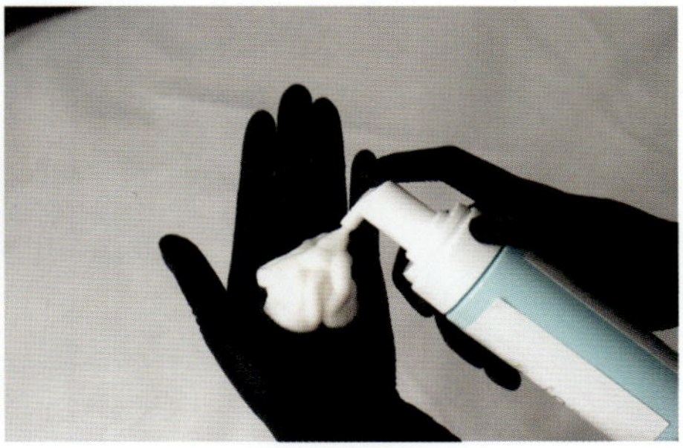

② 전 처리제를 사용하여 피부 노폐물을 제거한다.

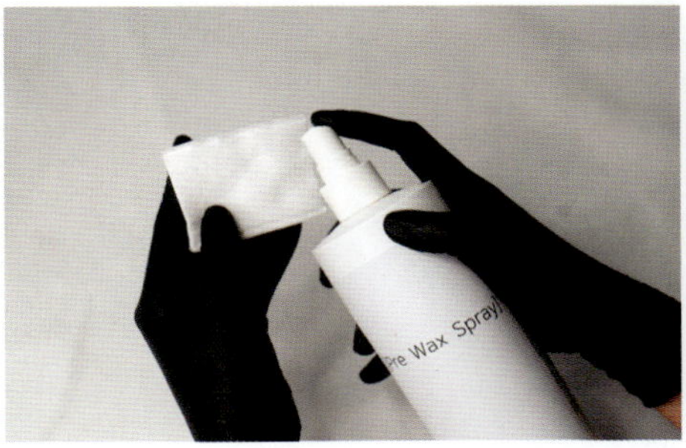

③ 유 · 수분 제거제를 사용하여 시술 부위의 유 · 수분을 제거한다.

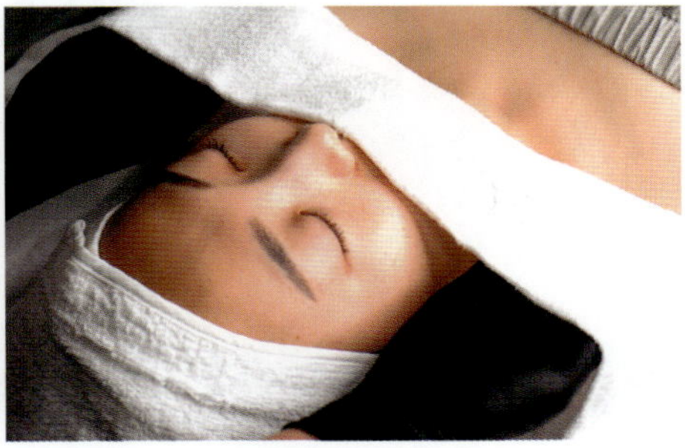

④ 스티머나 온습포를 이용하여 모공을 열어준다.

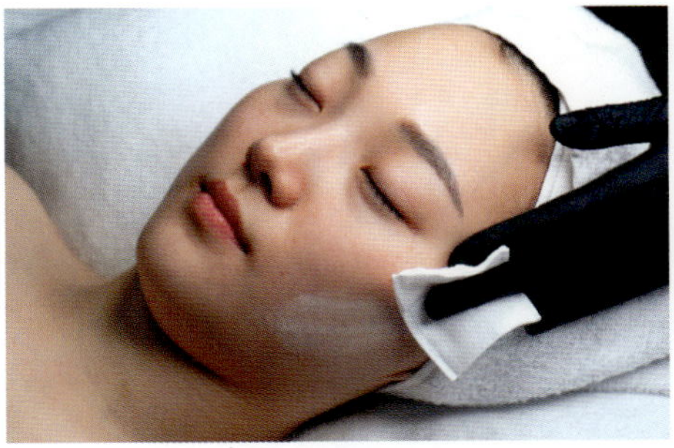

⑤ 피부 보호를 위해 파우더를 바른다.

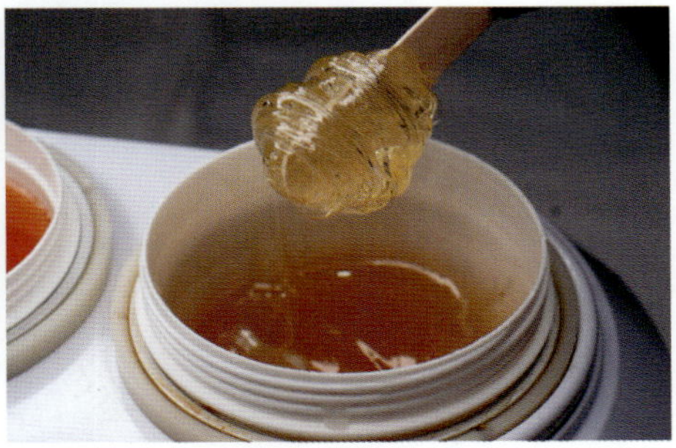

⑥ 스파츌라로 왁스를 떠서 엄지손가락을 사용해 왁스가 흘러내리지 않도록 원형을 그리며 왁스를 정리한다.

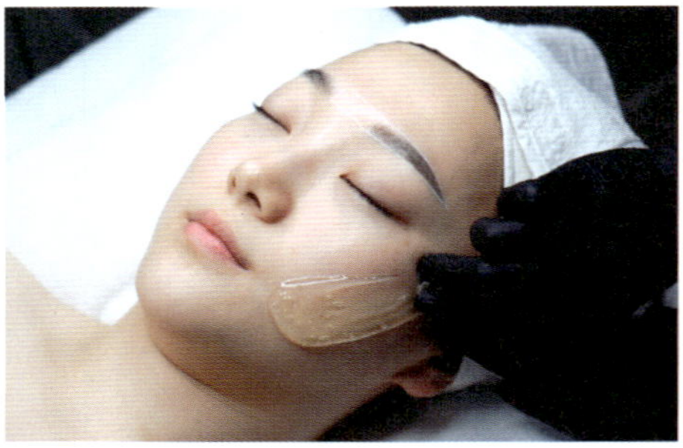

⑦ 모발의 성장 방향을 체크하고 구역을 나누어 텐션을 주며 순차적으로 시술을 이어간다.

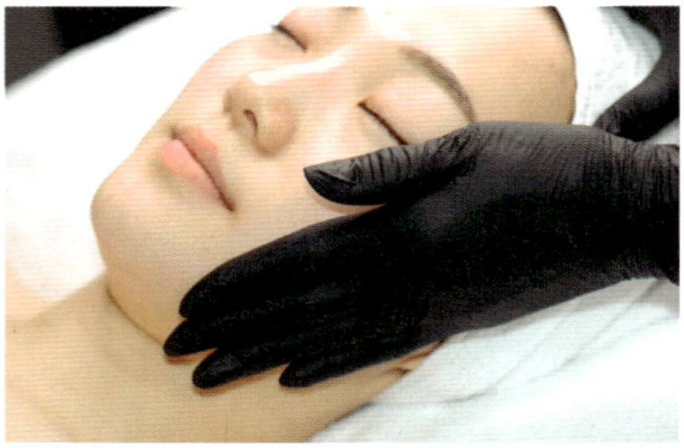

⑧ 왁스를 제거한 뒤 텐션을 주었던 손으로 왁싱 부위를 눌러 진정 및 통증을 완화시킨다.

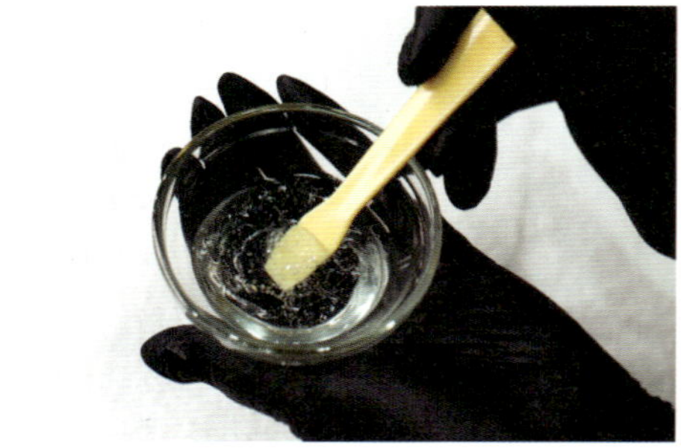

⑨ 시술이 끝난 뒤 진정 젤을 바르고 쿨러를 이용하여 예민해진 피부를 진정시킨다.

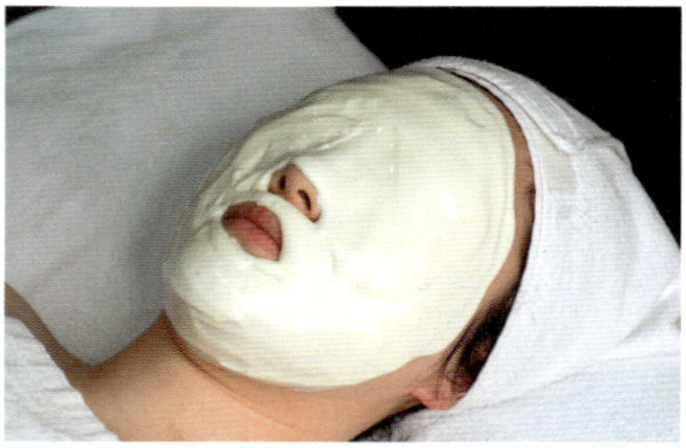

⑩ 시술 후 유 · 수분 균형을 맞추기 위해 피부 타입에 따른 왁싱 전용 진정 크림을 바른다.

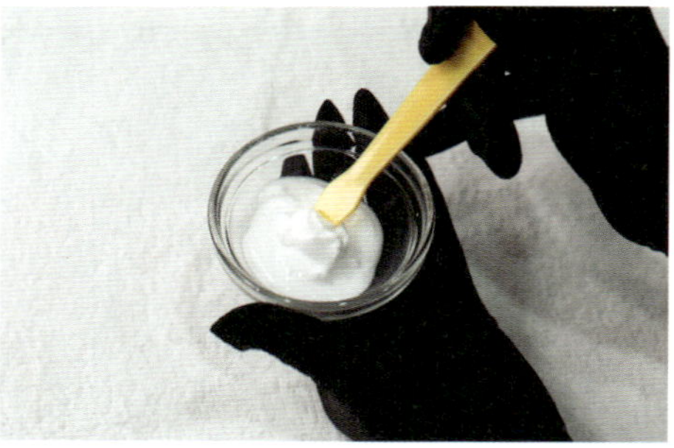

⑪ 모델링팩을 이용하여 피부를 2차 진정시킨다.

7. 뒷목 부위

① 클렌징 제품을 사용하여 페이스 메이크업을 지운다.

② 고객의 얼굴에 터번을 씌운다.

③ 펜슬을 사용하여 원하는 모양으로 디자인한다.

④ 고객에게 디자인된 뒷목라인을 확인시킨 뒤 꼬리빗을 사용하여 뒷목라인을 정리한다.

⑤ 정리된 모발은 제모용 가위를 사용하여 자른 뒤 시술을 시작한다.

⑥ 시술자의 손을 소독한다.

⑦ 유 · 수분 제거제를 사용하여 시술 부위의 유 · 수분을 제거한다.

⑧ 피부 보호를 위해 파우더를 바른다.

⑨ 스파츌라로 왁스를 떠서 엄지손가락을 사용해 왁스가 흘러내리지 않도록 원형을 그리며 왁스를 정리한다.

⑩ 모발의 성장 방향을 체크하고 구역을 나누어 순차적으로 시술을 이어간다.

⑪ 모발에 왁스를 고르게 바르기 위해 피부에 텐션을 주며 45° 각도를 유지시킨 뒤 모발의 성장 방향과 반대 방향으로 바른다.

⑫ 처음 바를 땐 가볍게 얹듯이 바르고 두 번째는 피부에 밀착시켜 모발의 성장 반대 방향으로 3~4회 정도 바르며 모발이 반대 방향으로 누워질 수 있도록 도포한다.

⑬ 제거할 때에도 피부에 텐션을 주며 45° 각도를 유지한 뒤 모발의 성장 방향으로 손에 힘을 빼고 가볍게 제거한다.

⑭ 왁스를 제거한 뒤 텐션을 주었던 손으로 왁싱 부위를 눌러 진정 및 통증을 완화시킨다.

⑮ 물에 젖은 일회용 거즈를 사용하여 왁스의 잔여물을 제거한다.

⑯ 제거되지 않은 모발은 확대경을 사용하여 확인한 뒤 트위저를 이용하여 모발의 성장 방향으로 제거한다.

⑰ 시술이 끝난 뒤 진정 젤을 바르고 쿨러를 이용하여 예민해진 피부를 진정시킨다.

⑱ 시술 후 유 · 수분 균형을 맞추기 위해 피부 타입에 따른 왁싱 전용 진정 크림을 바른다.

[뒷목 부위 관리 순서]

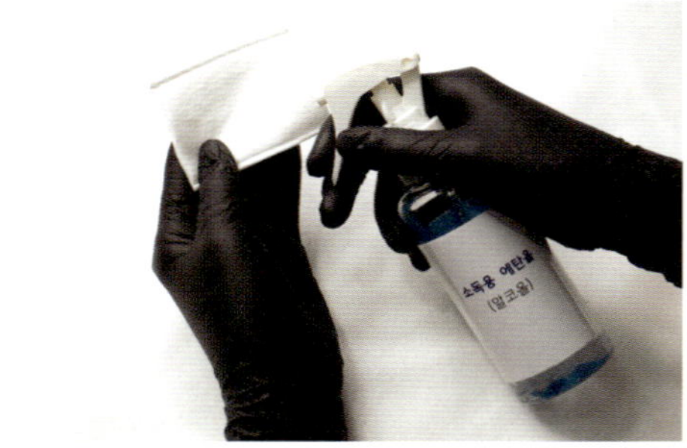

① 시술자의 손을 소독한다.

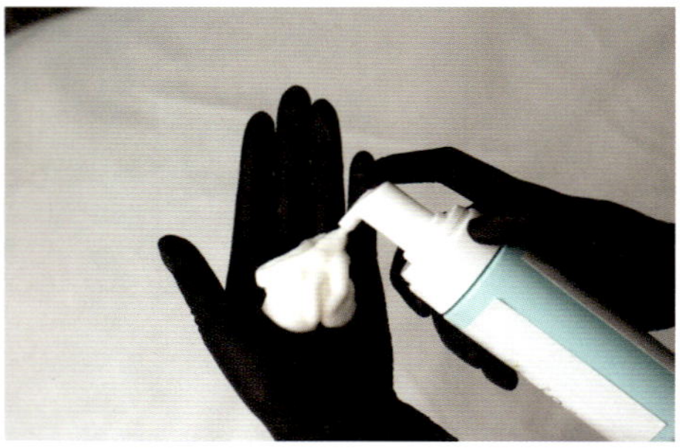

② 전 처리제를 사용하여 피부 노폐물을 제거한다.

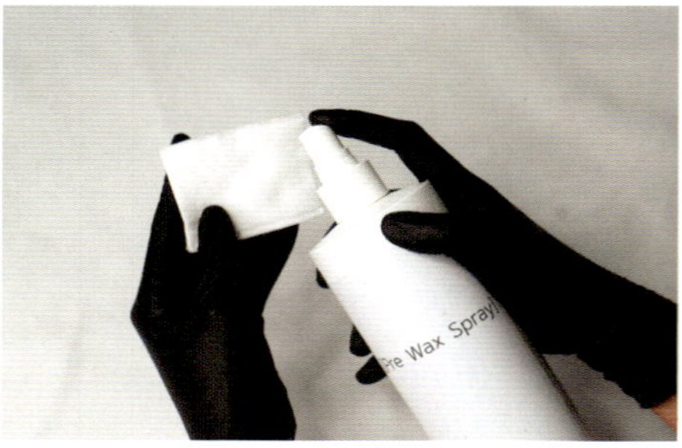

③ 유 · 수분 제거제를 사용하여 시술 부위의 유 · 수분을 제거한다.

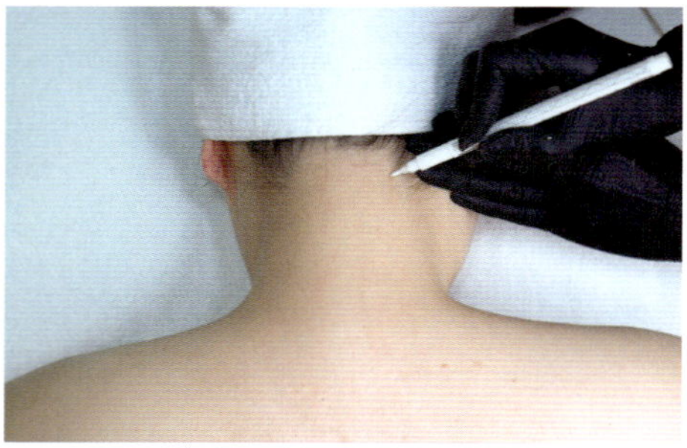

④ 정리한 뒷목에 펜슬을 사용하여 원하는 모양으로 디자인한다.

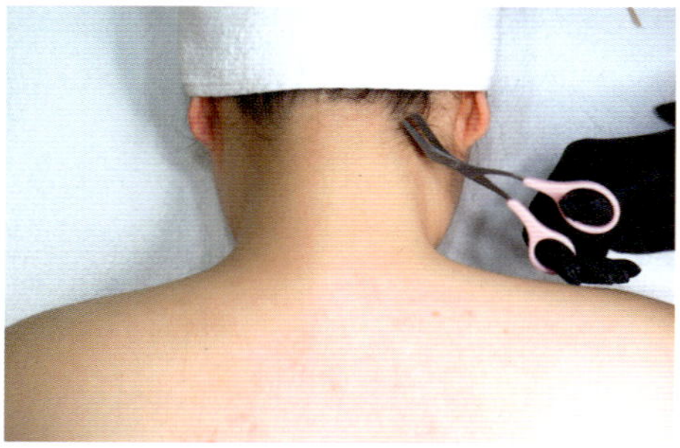

⑤ 제모용 가위를 사용하여 모발을 자르고 자른 부위를 소독시킨다.

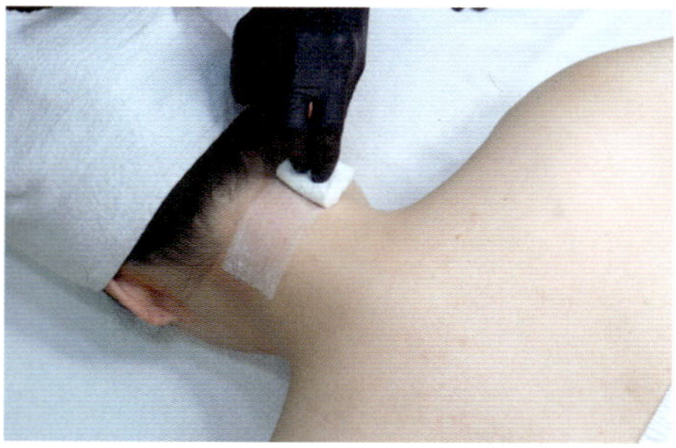

⑥ 피부 보호를 위해 파우더를 바른다.

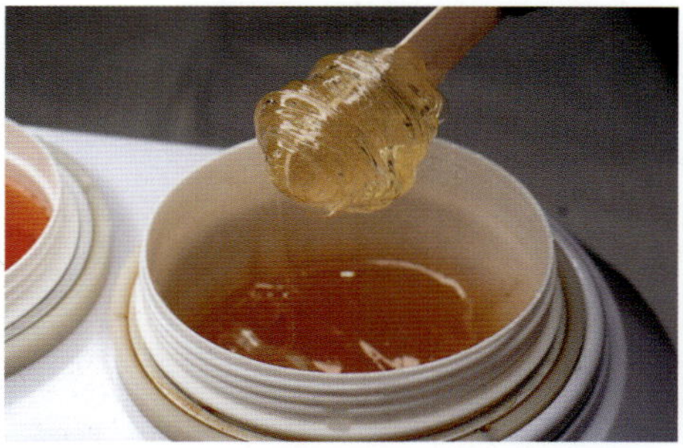

⑦ 스파츌라로 왁스를 떠서 엄지손가락을 사용해 왁스가 흘러내리지 않도록 원형을 그리며 왁스를 정리한다.

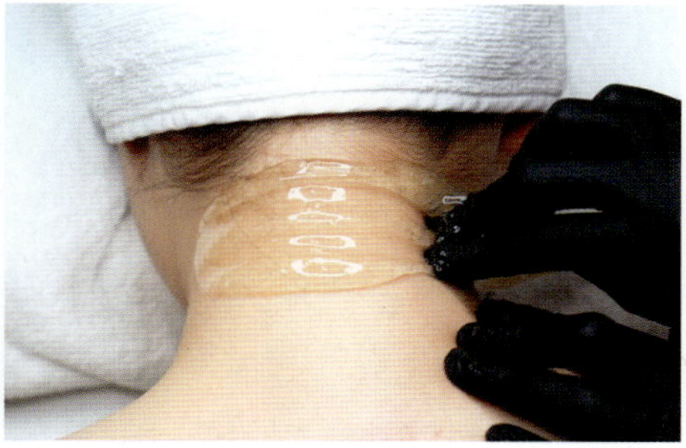

⑧ 모발의 성장 방향을 체크하고 구역을 나누어 텐션을 주며 순차적으로 시술을 이어간다.

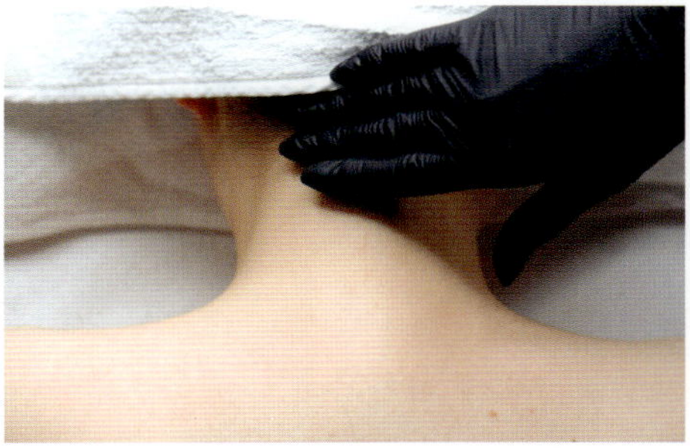

⑨ 왁스를 제거한 뒤 텐션을 주었던 손으로 왁싱 부위를 눌러 진정 및 통증을 완화시킨다.

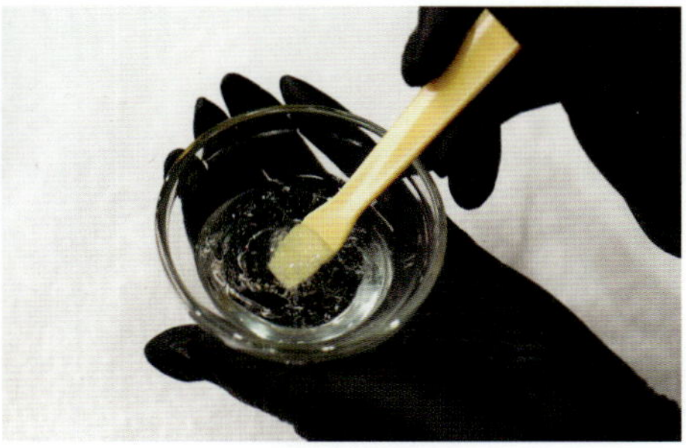

⑩ 시술이 끝난 뒤 진정 젤을 바르고 쿨러를 이용하여 예민해진 피부를 진정시킨다.

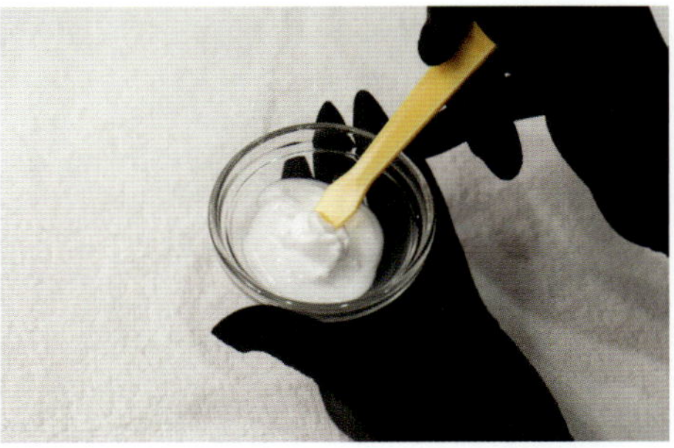

⑪ 시술 후 유·수분 균형을 맞추기 위해 피부 타입에 따른 왁싱 전용 진정 크림을 바른다.

8. 겨드랑이 부위

① 시술 전 깨끗하게 씻고 건조시킨다.
② 시술자의 손을 소독한다.
③ 모발의 길이가 길면 제모용 가위를 사용하여 길이를 정리한다.
④ 모발을 자르고 자른 부위를 소독시킨다.
⑤ 시술자의 손을 다시 소독한다.
⑥ 유 · 수분 제거제를 사용하여 시술 부위의 유 · 수분을 제거한다.
⑦ 피부 보호를 위해 파우더를 바른다.
⑧ 스파츌라로 왁스를 떠서 엄지손가락을 사용해 왁스가 흘러내리지 않도록 원형을 그리며 왁스를 정리한다.
⑨ 모발의 성장 방향을 체크하고 구역을 나누어 순차적으로 시술을 이어간다.
⑩ 모발에 왁스를 고르게 바르기 위해 피부에 텐션을 주며 45° 각도를 유지시킨 뒤 모발의 성장 방향과 반대 방향으로 바른다.
⑪ 처음 바를 땐 가볍게 얹듯이 바르고 두 번째는 피부에 밀착시켜 모발의 성장 반대 방향으로 3~4회 정도 바르며 모발이 반대 방향으로 누워질 수 있도록 도포한다.
⑫ 제거할 때에도 피부에 텐션을 주며 45° 각도를 유지한 뒤 모발의 성장 방향으로 손에 힘을 빼고 가볍게 제거한다.
⑬ 왁스를 제거한 뒤 텐션을 주었던 손으로 왁싱 부위를 눌러 진정 및 통증을 완화시킨다.
⑭ 물에 젖은 일회용 거즈를 사용하여 왁스의 잔여물을 제거한다.
⑮ 제거되지 않은 모발은 확대경을 사용하여 확인한 뒤 트위저를 이용하여 모발의 성장 방향으로 제거한다.
⑯ 시술이 끝난 뒤 진정 젤을 바르고 쿨러를 이용하여 예민해진 피부를 진정시킨다.
⑰ 시술 후 유 · 수분 균형을 맞추기 위해 피부 타입에 따른 왁싱 전용 진정 크림을 바른다.

[겨드랑이 부위 관리 순서]

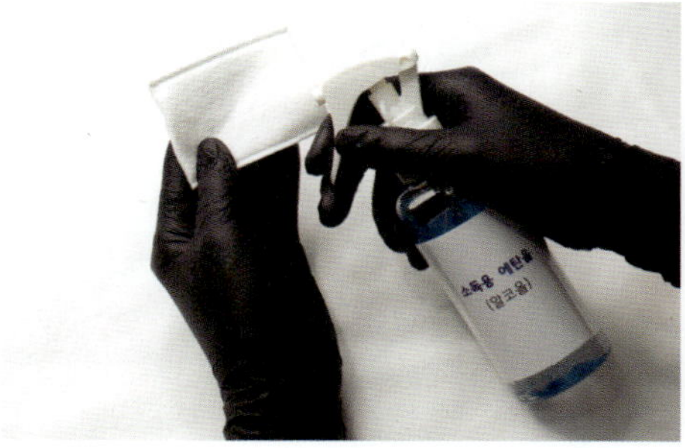

① 시술자의 손을 소독한다.

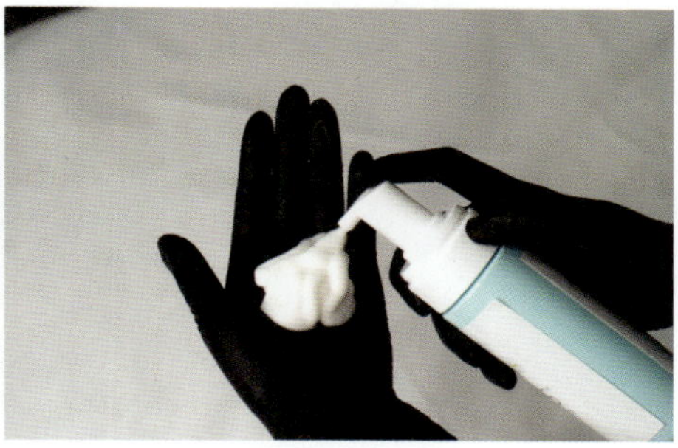

② 전 처리제를 사용하여 피부 노폐물을 제거한다.

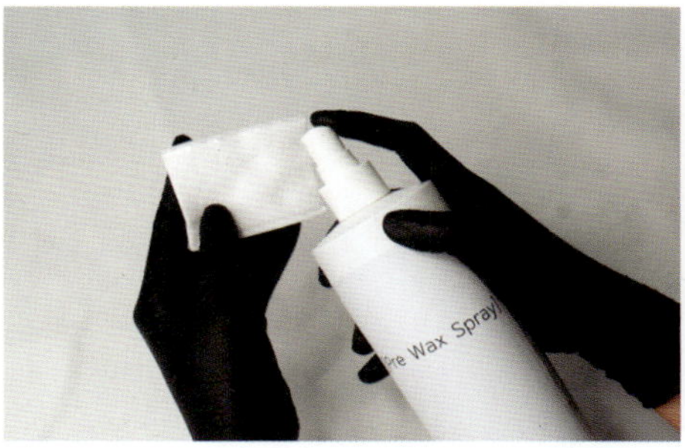

③ 유 · 수분 제거제를 사용하여 시술 부위의 유 · 수분을 제거한다.

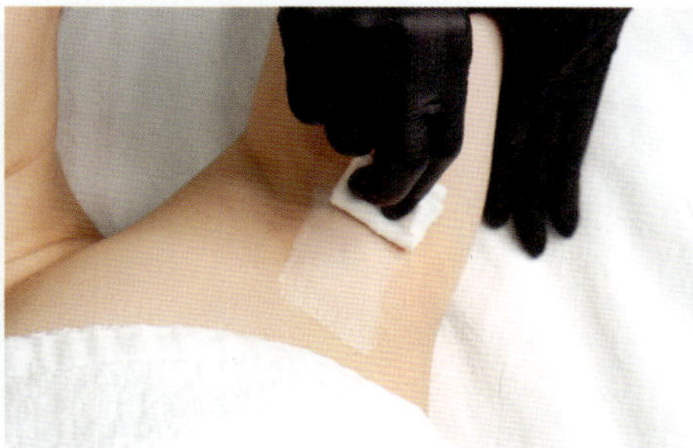

④ 피부 보호를 위해 파우더를 바른다.

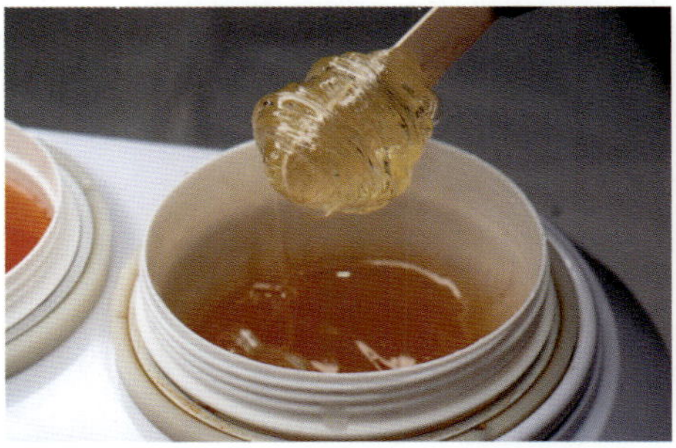

⑤ 스파츌라로 왁스를 떠서 엄지손가락을 사용해 왁스가 흘러내리지 않도록 원형을 그리며 왁스를 정리한다.

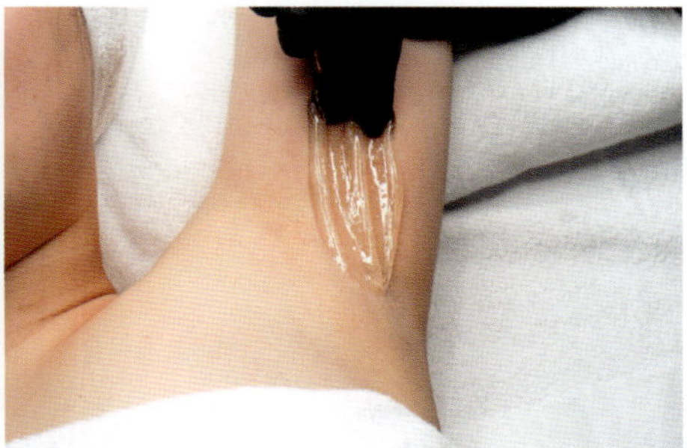

⑥ 모발의 성장 방향을 체크하고 구역을 나누어 텐션을 주며 순차적으로 시술을 이어간다.

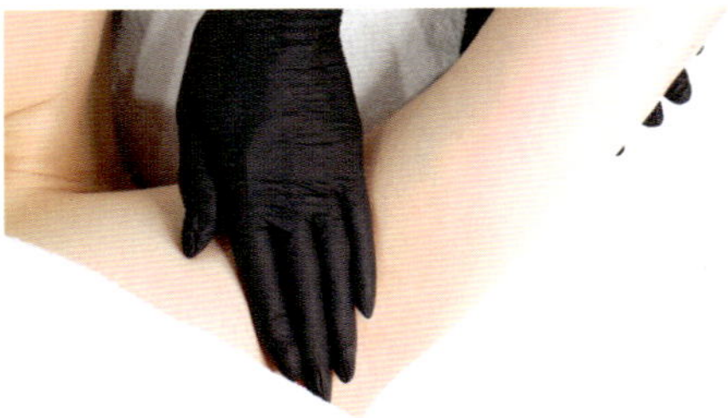

⑦ 왁스를 제거한 뒤 텐션을 주었던 손으로 왁싱 부위를 눌러 진정 및 통증을 완화시킨다.

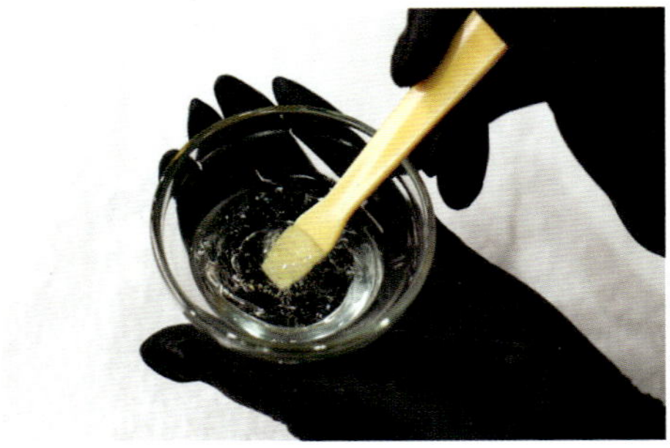

⑧ 시술이 끝난 뒤 진정 젤을 바르고 쿨러를 이용하여 예민해진 피부를 진정시킨다.

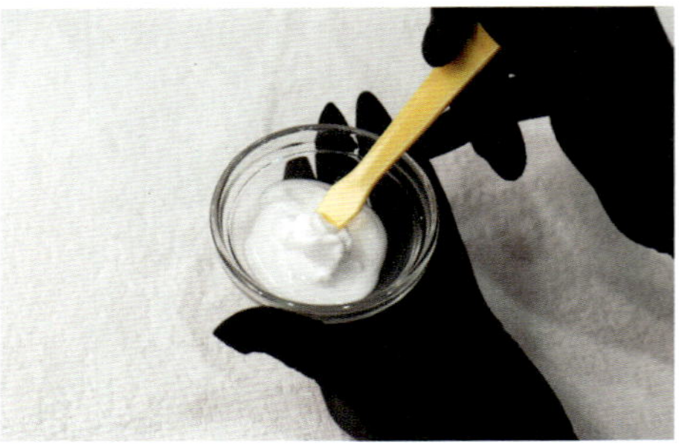

⑨ 시술 후 유·수분 균형을 맞추기 위해 피부 타입에 따른 왁싱 전용 진정 크림을 바른다.

9. 팔 부위

① 시술자의 손을 소독한다.

② 유 · 수분 제거제를 사용하여 시술 부위의 유 · 수분을 제거한다.

③ 피부 보호를 위해 파우더를 바른다.

④ 스파출라로 왁스를 떠서 엄지손가락을 사용해 왁스가 흘러내리지 않도록 원형을 그리며 왁스를 정리한다.

⑤ 모발의 성장 방향을 체크하고 구역을 나누어 순차적으로 시술을 이어간다.

⑥ 모발에 왁스를 고르게 바르기 위해 피부에 텐션을 주며 45° 각도를 유지시킨 뒤 모발의 성장 방향과 반대 방향으로 바른다.

⑦ 처음 바를 땐 가볍게 얹듯이 바르고 두 번째는 피부에 밀착시켜 모발의 성장 반대 방향으로 3회~4회 정도 바르며 모발이 반대 방향으로 누워질 수 있도록 도포한다.

⑧ 제거할 때에도 피부에 텐션을 주며 45° 각도를 유지한 뒤 모발의 성장 방향으로 손에 힘을 빼고 가볍게 제거한다.

⑨ 왁스를 제거한 뒤 텐션을 주었던 손으로 왁싱 부위를 눌러 진정 및 통증을 완화시킨다.

⑩ 물에 젖은 일회용 거즈를 사용하여 왁스의 잔여물을 제거한다.

⑪ 제거되지 않은 모발은 확대경을 사용하여 확인한 뒤 트위저를 이용하여 모발의 성장 방향으로 제거한다.

⑫ 시술이 끝난 뒤 진정 젤을 바르고 쿨러를 이용하여 예민해진 피부를 진정시킨다.

⑬ 시술 후 유 · 수분 균형을 맞추기 위해 피부 타입에 따른 왁싱 전용 진정 크림을 바른다.

[팔 부위 관리 순서]

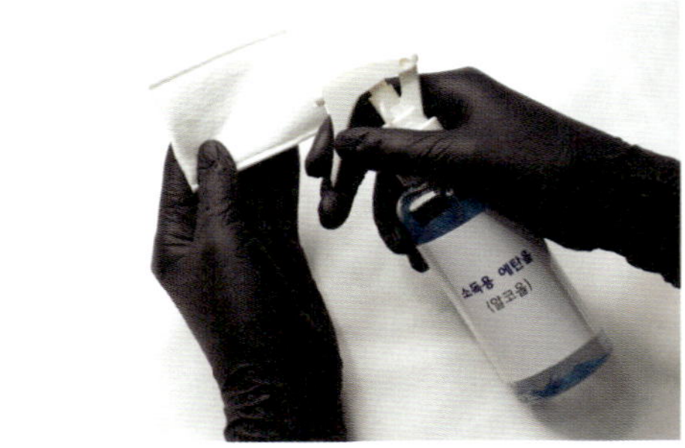

① 시술자의 손을 소독한다.

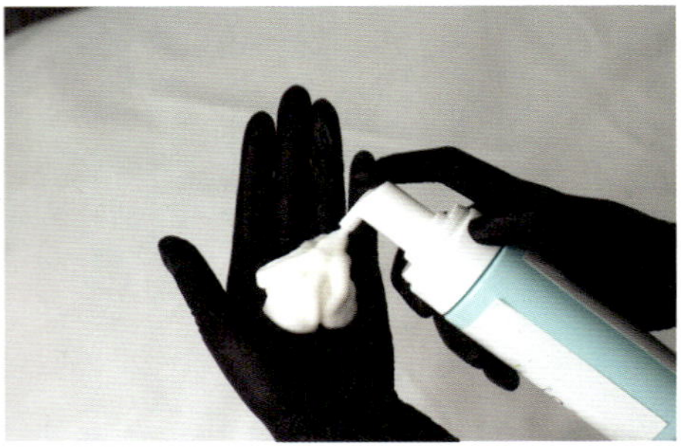

② 전 처리제를 사용하여 피부 노폐물을 제거한다.

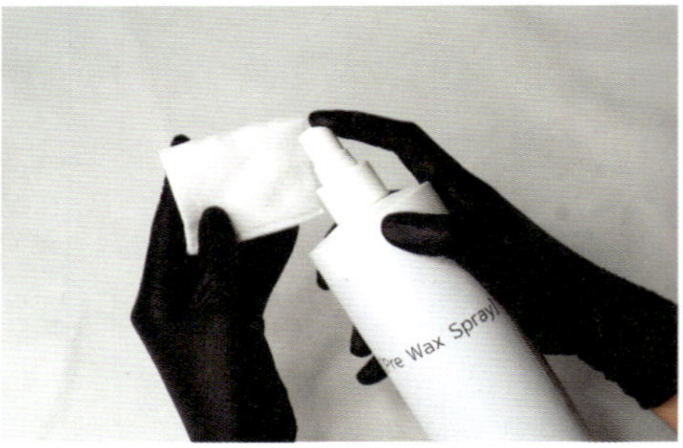

③ 유 · 수분 제거제를 사용하여 시술 부위의 유 · 수분을 제거한다.

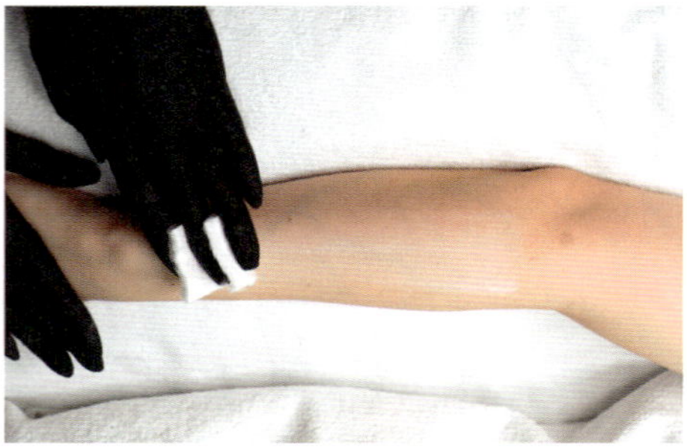

④ 피부 보호를 위해 파우더를 바른다.

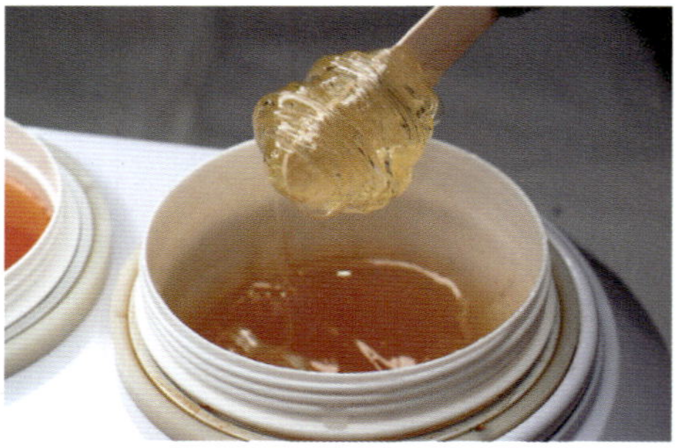

⑤ 스파츌라로 왁스를 떠서 엄지손가락을 사용해 왁스가 흘러내리지 않도록 원형을 그리며 왁스를 정리한다.

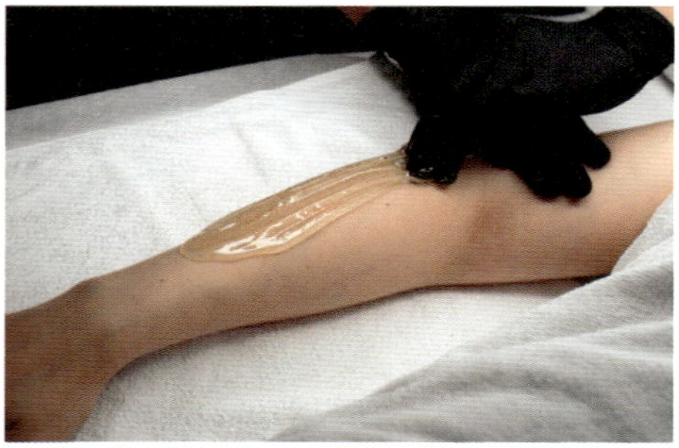

⑥ 모발의 성장 방향을 체크하고 구역을 나누어 텐션을 주며 순차적으로 시술을 이어간다.

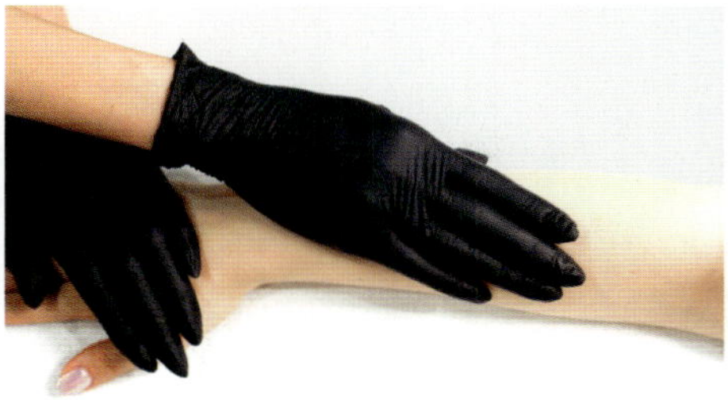

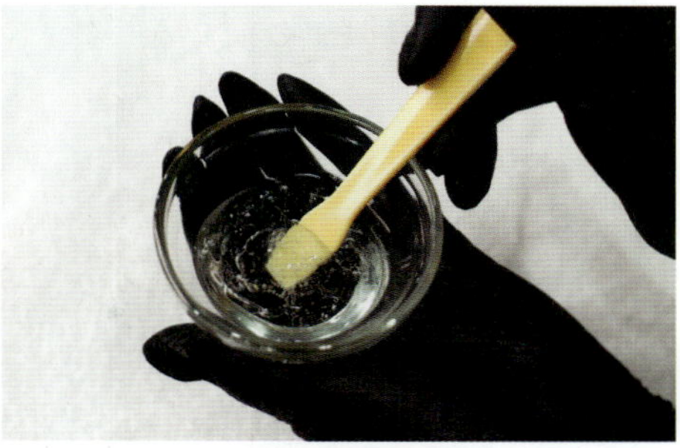

⑦ 왁스를 제거한 뒤 텐션을 주었던 손으로 왁싱 부위를 눌러 진정 및 통증을 완화시킨다.

⑧ 시술이 끝난 뒤 진정 젤을 바르고 쿨러를 이용하여 예민해진 피부를 진정시킨다.

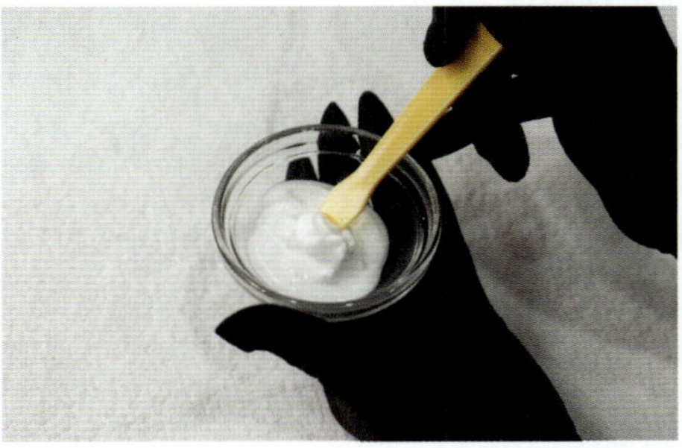

⑨ 시술 후 유 · 수분 균형을 맞추기 위해 피부 타입에 따른 왁싱 전용 진정 크림을 바른다.

10. 팔꿈치 부위

① 시술자의 손을 소독한다.

② 유 · 수분 제거제를 사용하여 시술 부위의 유 · 수분을 제거한다.

③ 피부 보호를 위해 파우더를 바른다.

④ 스파츌라로 왁스를 떠서 엄지손가락을 사용해 왁스가 흘러내리지 않도록 원형을 그리며 왁스를 정리한다.

⑤ 모발의 성장 방향을 체크하고 구역을 나누어 순차적으로 시술을 이어간다.

⑥ 모발에 왁스를 고르게 바르기 위해 피부에 텐션을 주며 45° 각도를 유지시킨 뒤 모발의 성장 방향과 반대 방향으로 바른다.

⑦ 처음 바를 땐 가볍게 얹듯이 바르고 두 번째는 피부에 밀착시켜 모발의 성장 반대 방향으로 3~4회 정도 바르며 모발이 반대 방향으로 누워질 수 있도록 도포한다.

⑧ 제거할 때에도 피부에 텐션을 주며 45° 각도를 유지한 뒤 모발의 성장 방향으로 손에 힘을 빼고 가볍게 제거한다.

⑨ 왁스를 제거한 뒤 텐션을 주었던 손으로 왁싱 부위를 눌러 진정 및 통증을 완화시킨다.

⑩ 물에 젖은 일회용 거즈를 사용하여 왁스의 잔여물을 제거한다.

⑪ 제거되지 않은 모발은 확대경을 사용하여 확인한 뒤 트위저를 이용하여 모발의 성장 방향으로 제거한다.

⑫ 시술이 끝난 뒤 진정 젤을 바르고 쿨러를 이용하여 예민해진 피부를 진정시킨다.

⑬ 시술 후 유 · 수분 균형을 맞추기 위해 피부 타입에 따른 왁싱 전용 진정 크림을 바른다.

[팔꿈치 부위 관리 순서]

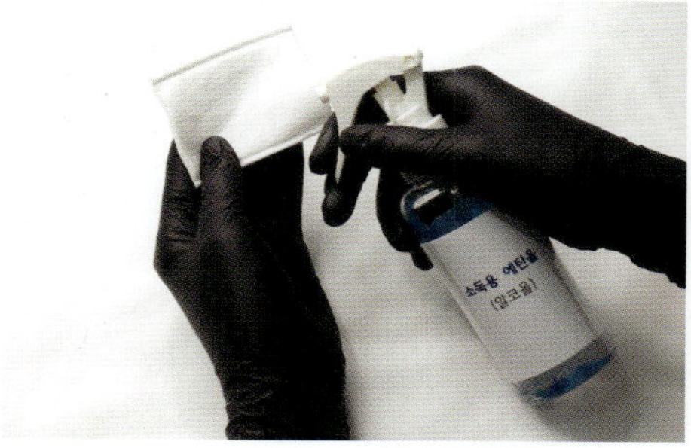

① 시술자의 손을 소독한다.

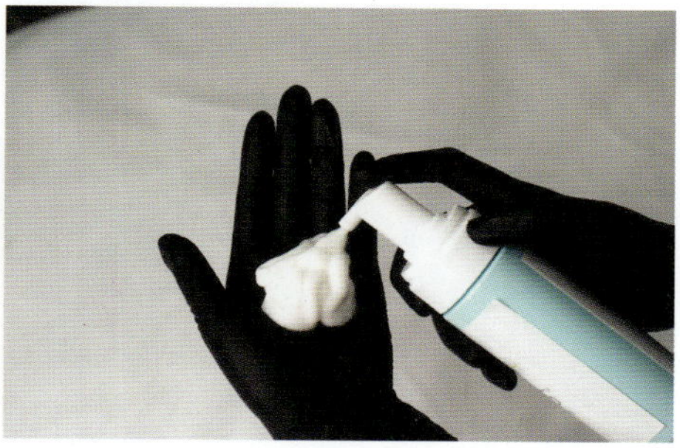

② 전 처리제를 사용하여 피부 노폐물을 제거한다.

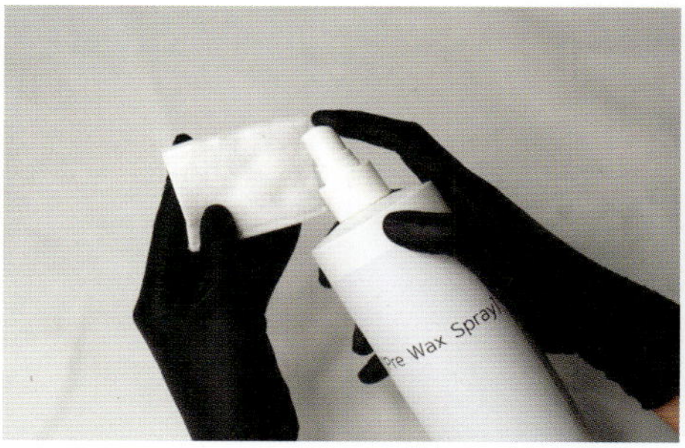

③ 유 · 수분 제거제를 사용하여 시술 부위의 유 · 수분을 제거한다.

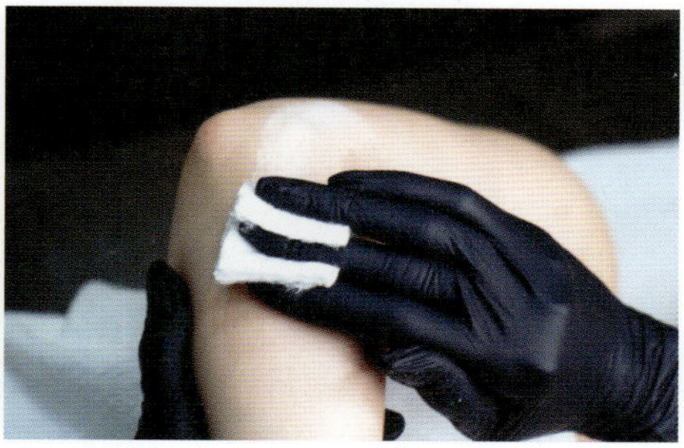

④ 피부 보호를 위해 파우더를 바른다.

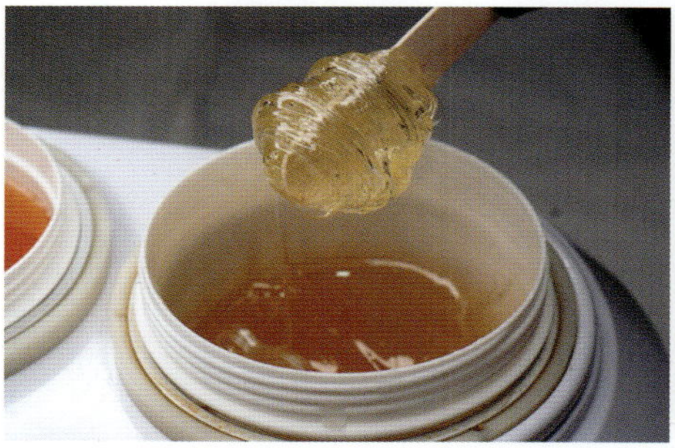

⑤ 스파츌라로 왁스를 떠서 엄지손가락을 사용해 왁스가 흘러내리지 않도록 원형을 그리며 왁스를 정리한다.

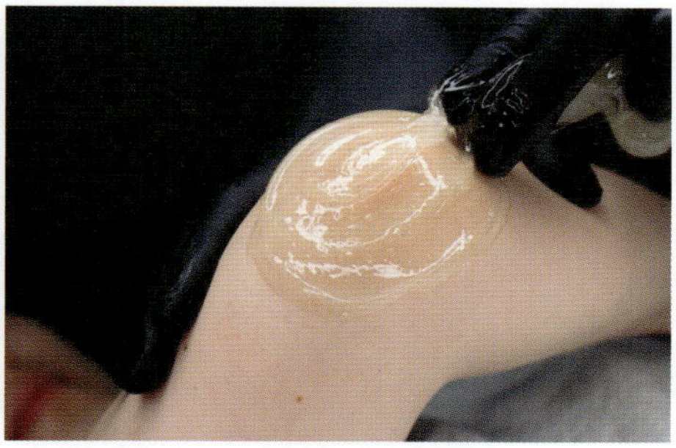

⑥ 모발의 성장 방향을 체크하고 구역을 나누어 텐션을 주며 순차적으로 시술을 이어간다.

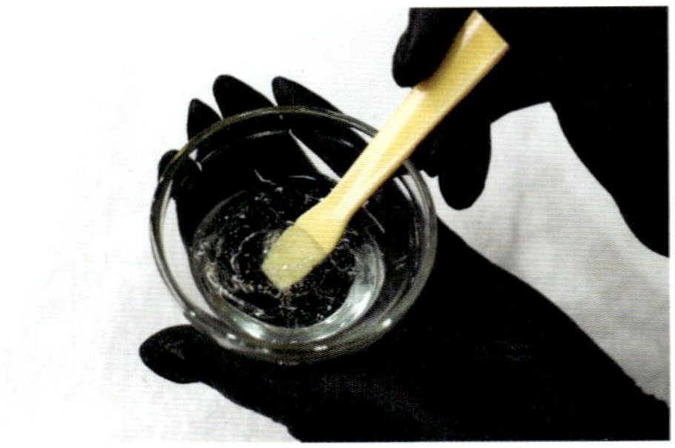

⑦ 시술이 끝난 뒤 진정 젤을 바르고 쿨러를 이용하여 예민해진 피부를 진정시킨다.

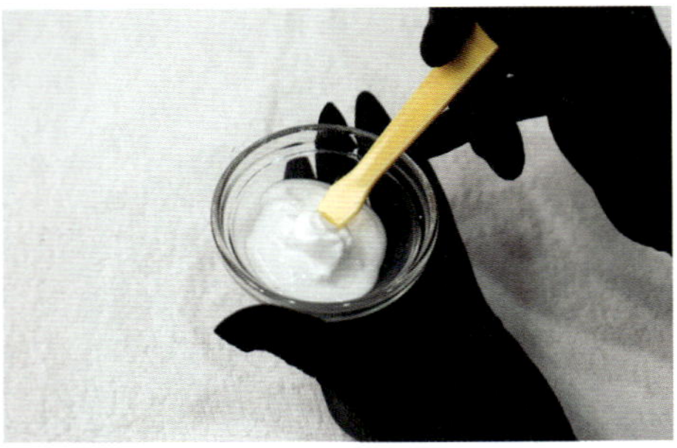

⑧ 시술 후 유·수분 균형을 맞추기 위해 피부 타입에 따른 왁싱 전용 진정 크림을 바른다.

11. 손등 부위

① 시술자의 손을 소독한다.

② 유 · 수분 제거제를 사용하여 시술 부위의 유 · 수분을 제거한다.

③ 피부 보호를 위해 파우더를 바른다.

④ 스파츌라로 왁스를 떠서 엄지손가락을 사용해 왁스가 흘러내리지 않도록 원형을 그리며 왁스를 정리한다.

⑤ 모발의 성장 방향을 체크하고 구역을 나누어 순차적으로 시술을 이어간다.

⑥ 모발에 왁스를 고르게 바르기 위해 피부에 텐션을 주며 45° 각도를 유지시킨 뒤 모발의 성장 방향과 반대 방향으로 바른다.

⑦ 처음 바를 땐 가볍게 얹듯이 바르고 두 번째는 피부에 밀착시켜 모발의 성장 반대 방향으로 3~4회 정도 바르며 모발이 반대 방향으로 누워질 수 있도록 도포한다.

⑧ 제거할 때에도 피부에 텐션을 주며 45° 각도를 유지한 뒤 모발의 성장 방향으로 손에 힘을 빼고 가볍게 제거한다.

⑨ 왁스를 제거한 뒤 텐션을 주었던 손으로 왁싱 부위를 눌러 진정 및 통증을 완화시킨다.

⑩ 물에 젖은 일회용 거즈를 사용하여 왁스의 잔여물을 제거한다.

⑪ 제거되지 않은 모발은 확대경을 사용하여 확인한 뒤 트위저를 이용하여 모발의 성장 방향으로 제거한다.

⑫ 시술이 끝난 뒤 진정 젤을 바르고 쿨러를 이용하여 예민해진 피부를 진정시킨다.

⑬ 시술 후 유 · 수분 균형을 맞추기 위해 피부 타입에 따른 왁싱 전용 진정 크림을 바른다.

[손등 부위 관리 순서]

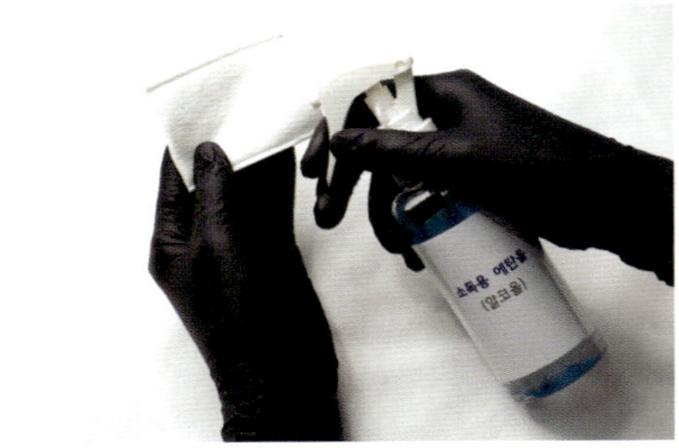

① 시술자의 손을 소독한다.

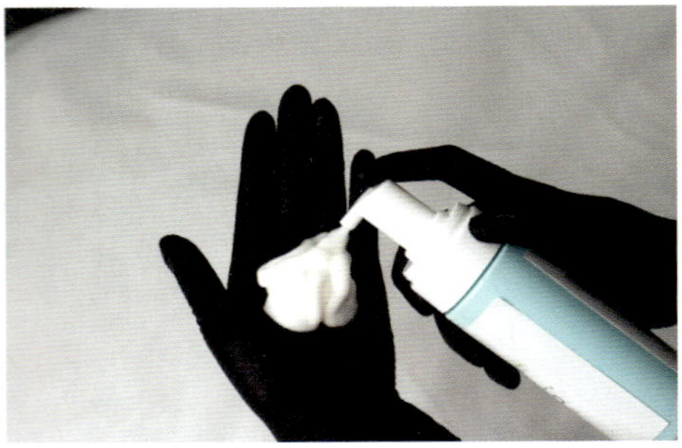

② 전 처리제를 사용하여 피부 노폐물을 제거한다.

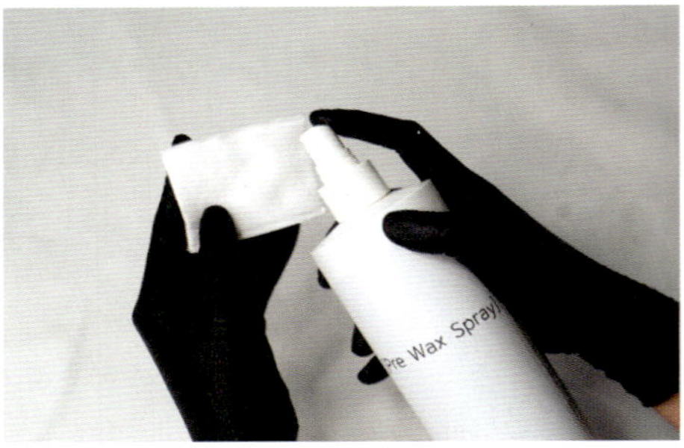

③ 유 · 수분 제거제를 사용하여 시술 부위의 유 · 수분을 제거한다.

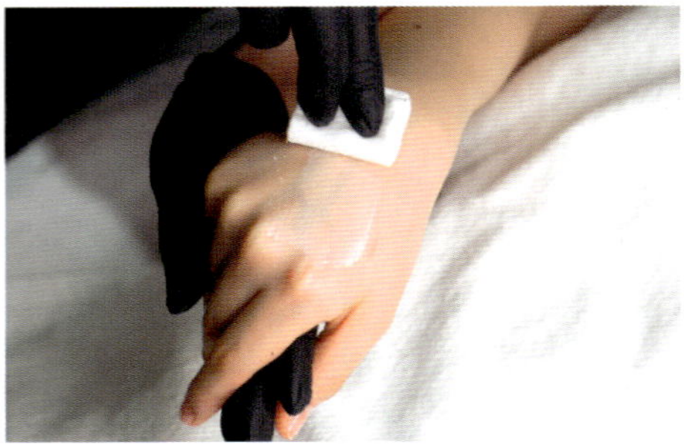

④ 피부 보호를 위해 파우더를 바른다.

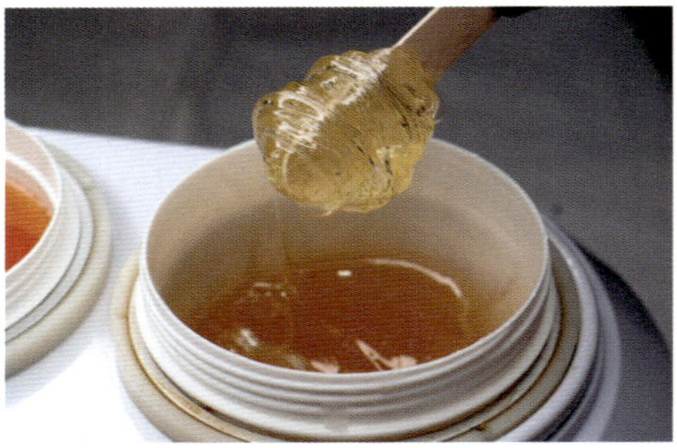

⑤ 스파츌라로 왁스를 떠서 엄지손가락을 사용해 왁스가 흘러내리지 않도록 원형을 그리며 왁스를 정리한다.

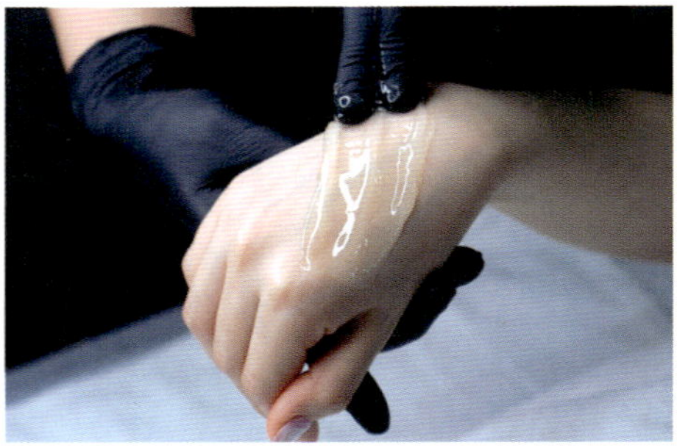

⑥ 모발의 성장 방향을 체크하고 구역을 나누어 텐션을 주며 순차적으로 시술을 이어간다.

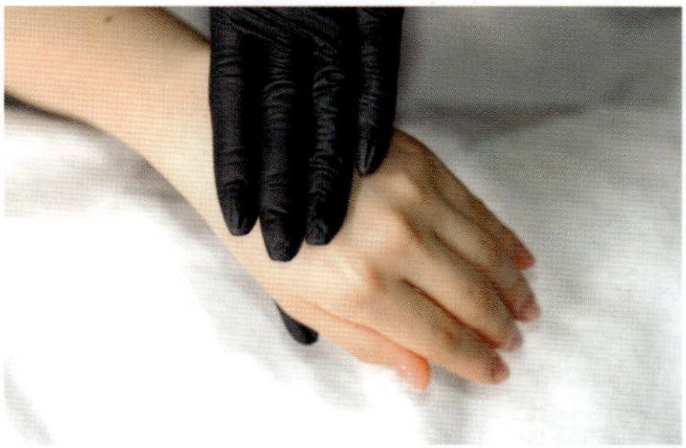

⑦ 왁스를 제거한 뒤 텐션을 주었던 손으로 왁싱 부위를 눌러 진정 및 통증을 완화시킨다.

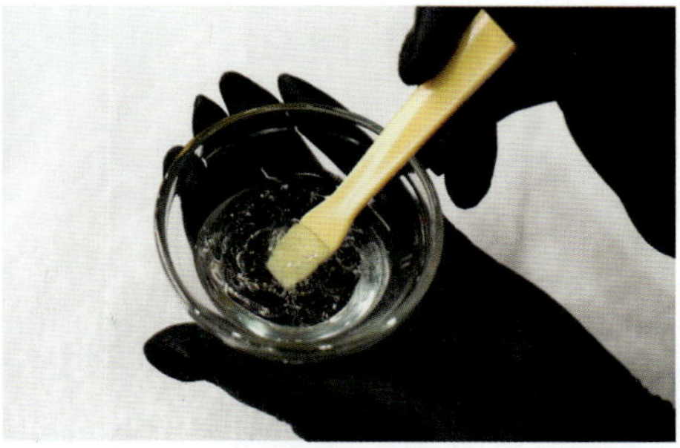

⑧ 시술이 끝난 뒤 진정 젤을 바르고 쿨러를 이용하여 예민해진 피부를 진정시킨다.

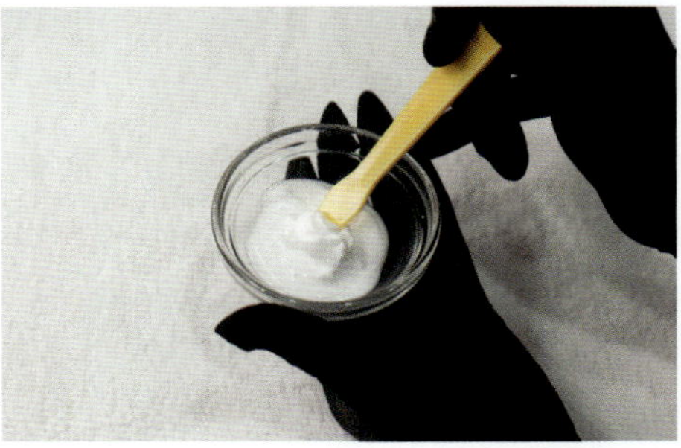

⑨ 시술 후 유 · 수분 균형을 맞추기 위해 피부 타입에 따른 왁싱 전용 진정 크림을 바른다.

12. 손가락 부위

① 시술자의 손을 소독한다.

② 유 · 수분 제거제를 사용하여 시술 부위의 유 · 수분을 제거한다.

③ 피부 보호를 위해 파우더를 바른다.

④ 스파츌라로 왁스를 떠서 엄지손가락을 사용해 왁스가 흘러내리지 않도록 원형을 그리며 왁스를 정리한다.

⑤ 모발의 성장 방향을 체크하고 구역을 나누어 순차적으로 시술을 이어간다.

⑥ 모발에 왁스를 고르게 바르기 위해 피부에 텐션을 주며 45° 각도를 유지시킨 뒤 모발의 성장 방향과 반대 방향으로 바른다.

⑦ 처음 바를 땐 가볍게 얹듯이 바르고 두 번째는 피부에 밀착시켜 모발의 성장 반대 방향으로 3~4회 정도 바르며 모발이 반대 방향으로 누워질 수 있도록 도포한다.

⑧ 제거할 때에도 피부에 텐션을 주며 45° 각도를 유지한 뒤 모발의 성장 방향으로 손에 힘을 빼고 가볍게 제거한다.

⑨ 왁스를 제거한 뒤 텐션을 주었던 손으로 왁싱 부위를 눌러 진정 및 통증을 완화시킨다.

⑩ 물에 젖은 일회용 거즈를 사용하여 왁스의 잔여물을 제거한다.

⑪ 제거되지 않은 모발은 확대경을 사용하여 확인한 뒤 트위저를 이용하여 모발의 성장 방향으로 제거한다.

⑫ 시술이 끝난 뒤 진정 젤을 바르고 쿨러를 이용하여 예민해진 피부를 진정시킨다.

⑬ 시술 후 유 · 수분 균형을 맞추기 위해 피부 타입에 따른 왁싱 전용 진정 크림을 바른다.

[손가락 부위 관리 순서]

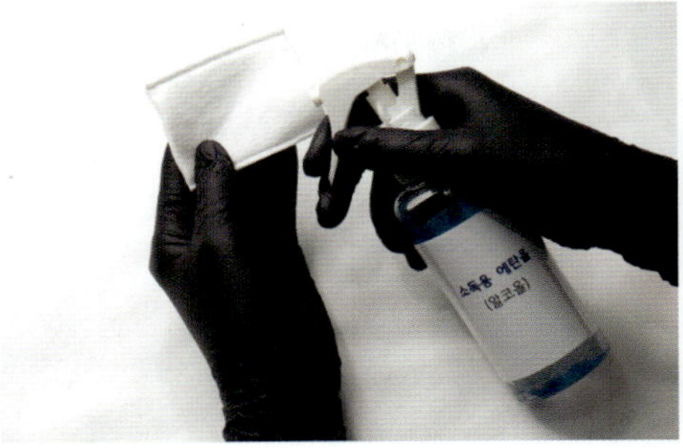

① 시술자의 손을 소독한다.

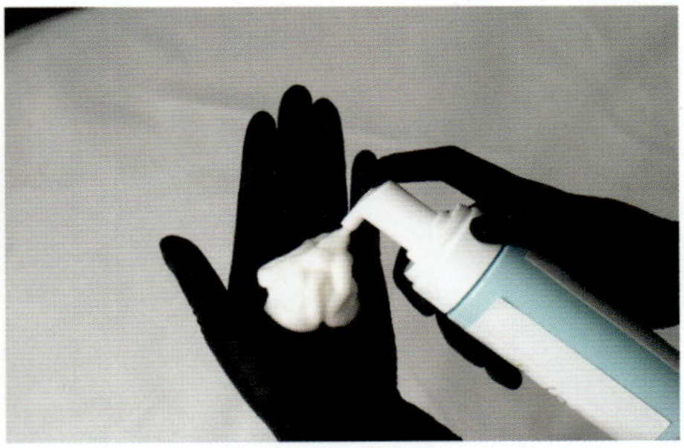

② 전 처리제를 사용하여 피부 노폐물을 제거한다.

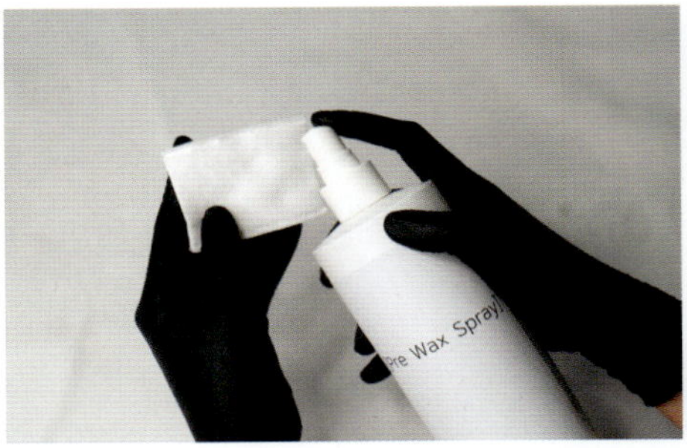

③ 유 · 수분 제거제를 사용하여 시술 부위의 유 · 수분을 제거한다.

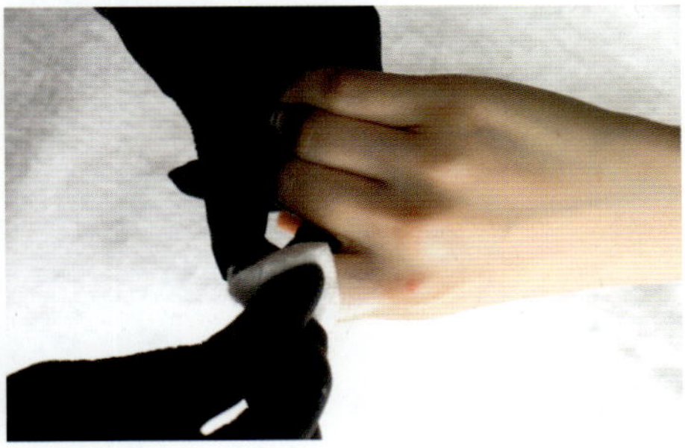

④ 피부 보호를 위해 파우더를 바른다.

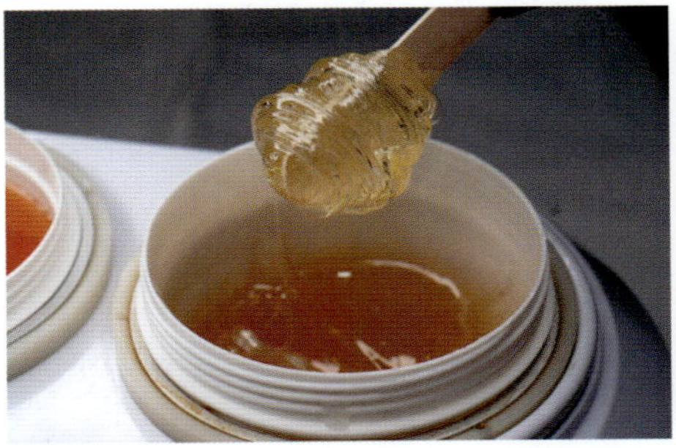

⑤ 스파츌라로 왁스를 떠서 엄지손가락을 사용해 왁스가 흘러내리지 않도록 원형을 그리며 왁스를 정리한다.

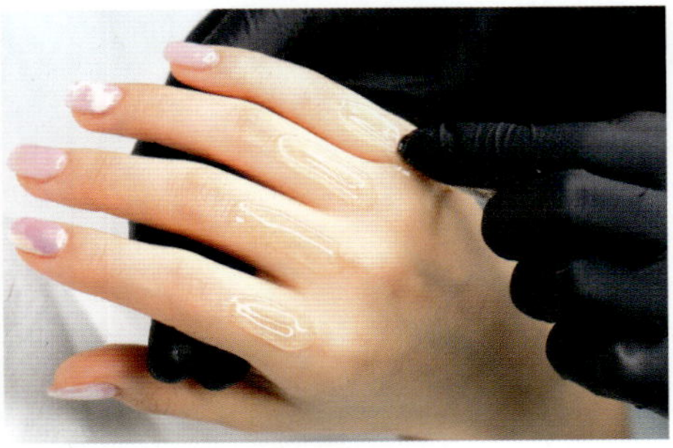

⑥ 모발의 성장 방향을 체크하고 구역을 나누어 텐션을 주며 순차적으로 시술을 이어간다.

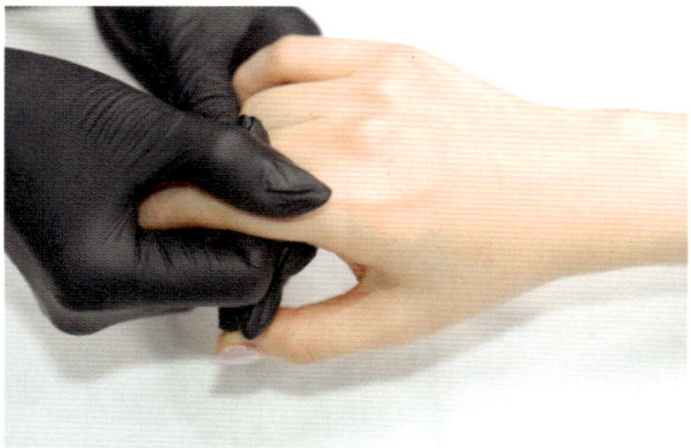

⑦ 왁스를 제거한 뒤 텐션을 주었던 손으로 왁싱 부위를 눌러 진정 및 통증을 완화시킨다.

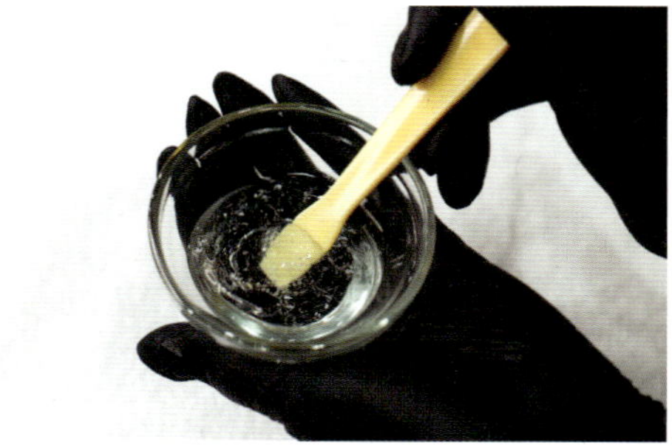

⑧ 시술이 끝난 뒤 진정 젤을 바르고 쿨러를 이용하여 예민해진 피부를 진정시킨다.

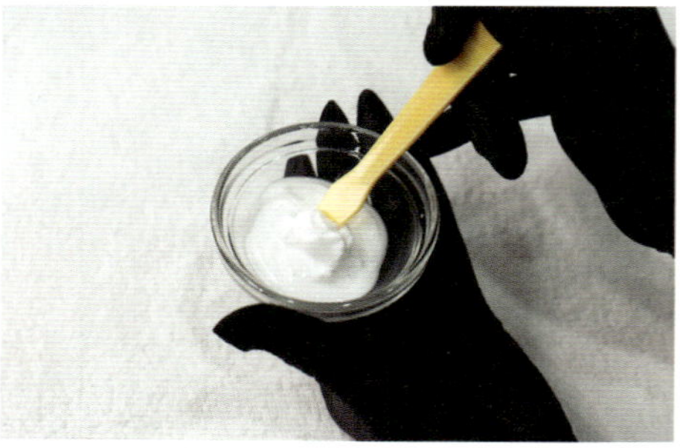

⑨ 시술 후 유 · 수분 균형을 맞추기 위해 피부 타입에 따른 왁싱 전용 진정 크림을 바른다.

13. 복부 부위

① 시술자의 손을 소독한다.

② 유 · 수분 제거제를 사용하여 시술 부위의 유 · 수분을 제거한다.

③ 피부 보호를 위해 파우더를 바른다.

④ 스파츌라로 왁스를 떠서 엄지손가락을 사용해 왁스가 흘러내리지 않도록 원형을 그리며 왁스를 정리한다.

⑤ 모발의 성장 방향을 체크하고 구역을 나누어 순차적으로 시술을 이어간다.

⑥ 모발에 왁스를 고르게 바르기 위해 피부에 텐션을 주며 45° 각도를 유지시킨 뒤 모발의 성장 방향과 반대 방향으로 바른다.

⑦ 처음 바를 땐 가볍게 얹듯이 바르고 두 번째는 피부에 밀착시켜 모발의 성장 반대 방향으로 3~4회 정도 바르며 모발이 반대 방향으로 누워질 수 있도록 도포한다.

⑧ 제거할 때에도 피부에 텐션을 주며 45° 각도를 유지한 뒤 모발의 성장 방향으로 손에 힘을 빼고 가볍게 제거한다.

⑨ 왁스를 제거한 뒤 텐션을 주었던 손으로 왁싱 부위를 눌러 진정 및 통증을 완화시킨다.

⑩ 물에 젖은 일회용 거즈를 사용하여 왁스의 잔여물을 제거한다.

⑪ 제거되지 않은 모발은 확대경을 사용하여 확인한 뒤 트위저를 이용하여 모발의 성장 방향으로 제거한다.

⑫ 시술이 끝난 뒤 진정 젤을 바르고 쿨러를 이용하여 예민해진 피부를 진정시킨다.

⑬ 시술 후 유 · 수분 균형을 맞추기 위해 피부 타입에 따른 왁싱 전용 진정 크림을 바른다.

[복부 부위 관리 순서]

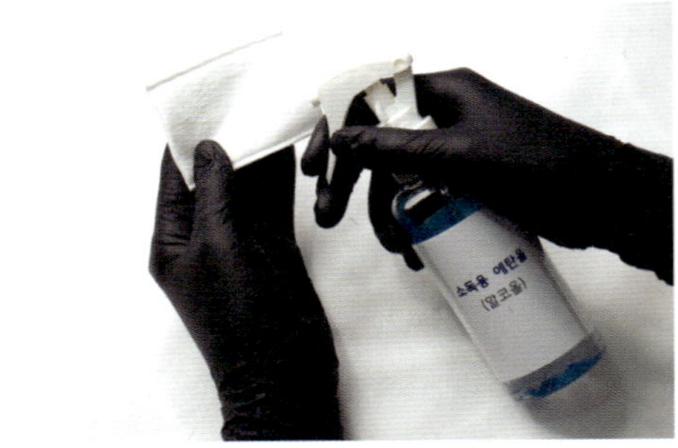

① 시술자의 손을 소독한다.

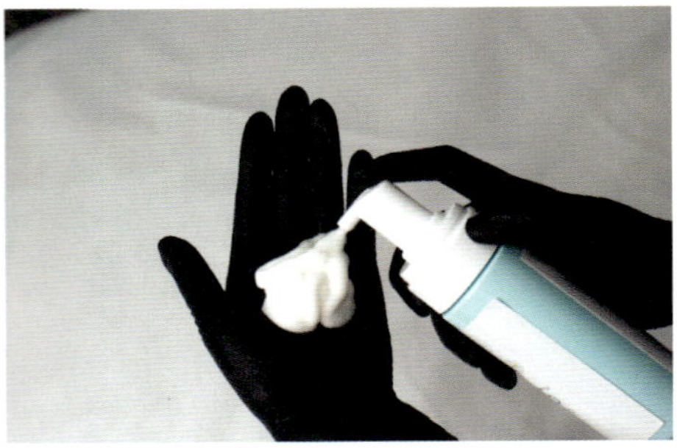

② 전 처리제를 사용하여 피부 노폐물을 제거한다.

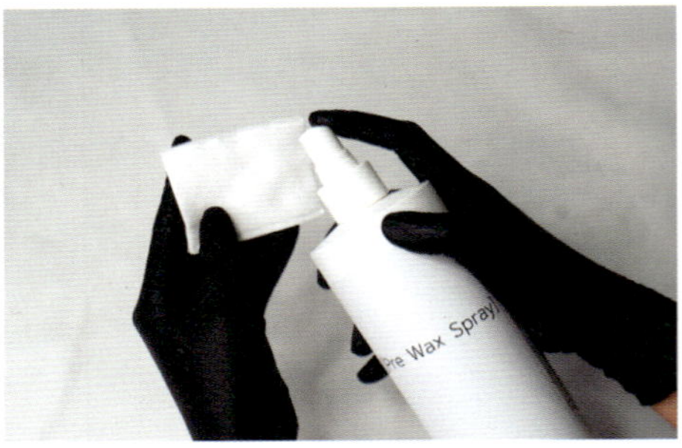

③ 유 · 수분 제거제를 사용하여 시술 부위의 유 · 수분을 제거한다.

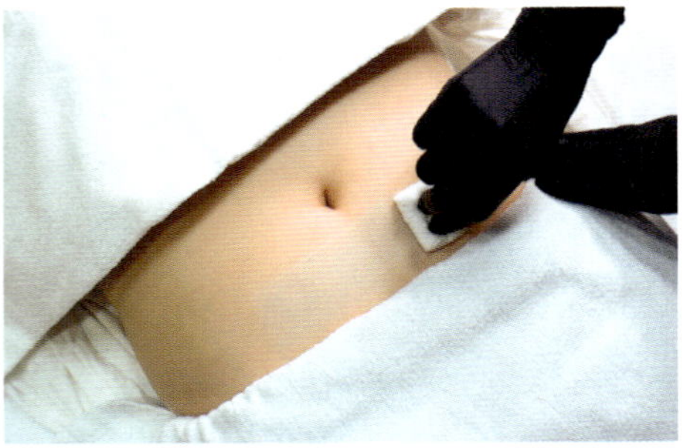

④ 피부 보호를 위해 파우더를 바른다.

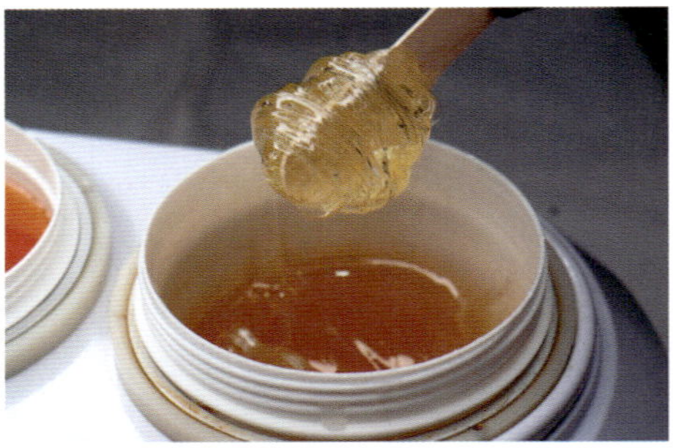

⑤ 스파츌라로 왁스를 떠서 엄지손가락을 사용해 왁스가 흘러내리지 않도록 원형을 그리며 왁스를 정리한다.

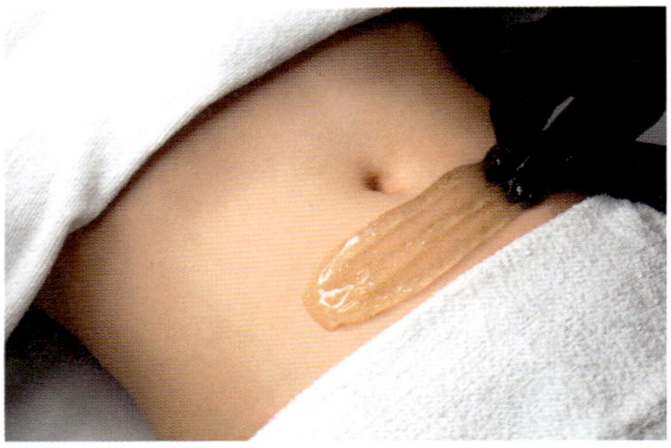

⑥ 모발의 성장 방향을 체크하고 구역을 나누어 텐션을 주며 순차적으로 시술을 이어간다.

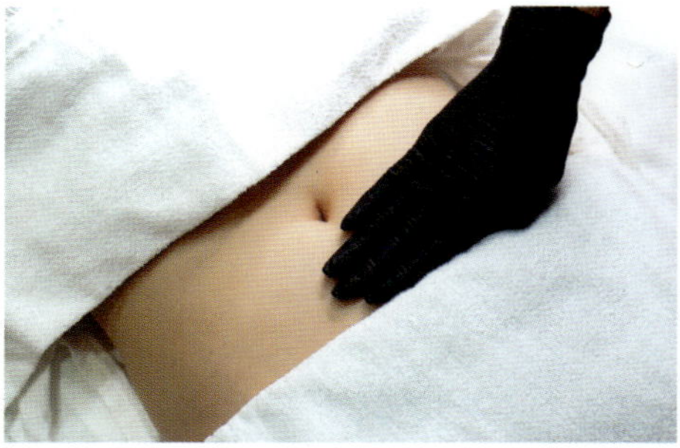

⑦ 왁스를 제거한 뒤 텐션을 주었던 손으로 왁싱 부위를 눌러 진정 및 통증을 완화시킨다.

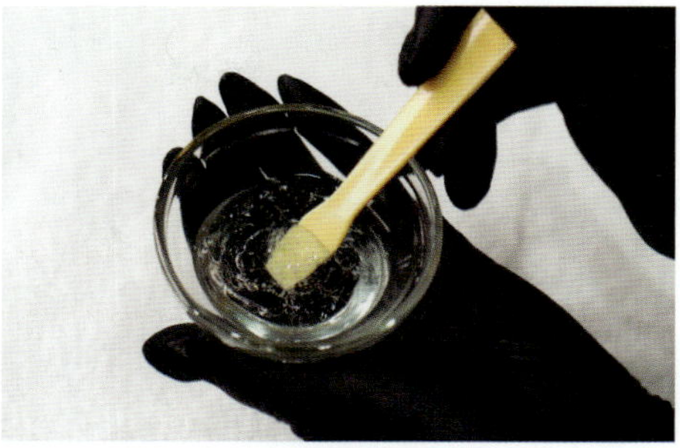

⑧ 시술이 끝난 뒤 진정 젤을 바르고 쿨러를 이용하여 예민해진 피부를 진정시킨다.

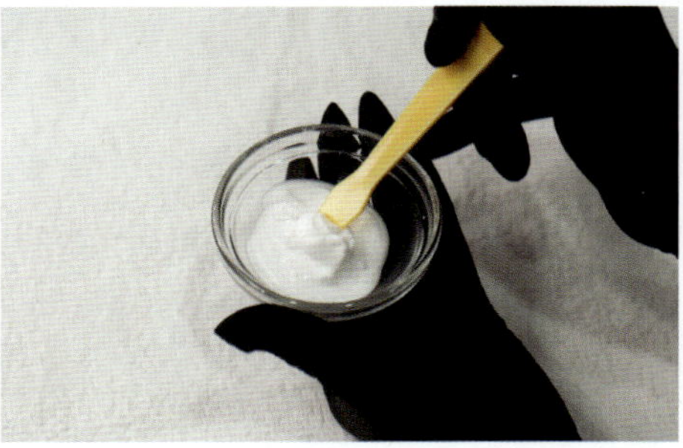

⑨ 시술 후 유 · 수분 균형을 맞추기 위해 피부 타입에 따른 왁싱 전용 진정 크림을 바른다.

14. 등 부위

① 시술자의 손을 소독한다.

② 유 · 수분 제거제를 사용하여 시술 부위의 유 · 수분을 제거한다.

③ 피부 보호를 위해 파우더를 바른다.

④ 스파츌라로 왁스를 떠서 엄지손가락을 사용해 왁스가 흘러내리지 않도록 원형을 그리며 왁스를 정리한다.

⑤ 모발의 성장 방향을 체크하고 구역을 나누어 순차적으로 시술을 이어간다.

⑥ 모발에 왁스를 고르게 바르기 위해 피부에 텐션을 주며 45° 각도를 유지시킨 뒤 모발의 성장 방향과 반대 방향으로 바른다.

⑦ 처음 바를 땐 가볍게 얹듯이 바르고 두 번째는 피부에 밀착시켜 모발의 성장 반대 방향으로 3~4회 정도 바르며 모발이 반대 방향으로 누워질 수 있도록 도포한다.

⑧ 제거할 때에도 피부에 텐션을 주며 45° 각도를 유지한 뒤 모발의 성장 방향으로 손에 힘을 빼고 가볍게 제거한다.

⑨ 왁스를 제거한 뒤 텐션을 주었던 손으로 왁싱 부위를 눌러 진정 및 통증을 완화시킨다.

⑩ 물에 젖은 일회용 거즈를 사용하여 왁스의 잔여물을 제거한다.

⑪ 제거되지 않은 모발은 확대경을 사용하여 확인한 뒤 트위저를 이용하여 모발의 성장 방향으로 제거한다.

⑫ 시술이 끝난 뒤 진정 젤을 바르고 쿨러를 이용하여 예민해진 피부를 진정시킨다.

⑬ 시술 후 유 · 수분 균형을 맞추기 위해 피부 타입에 따른 왁싱 전용 진정 크림을 바른다.

[등 부위 관리 순서]

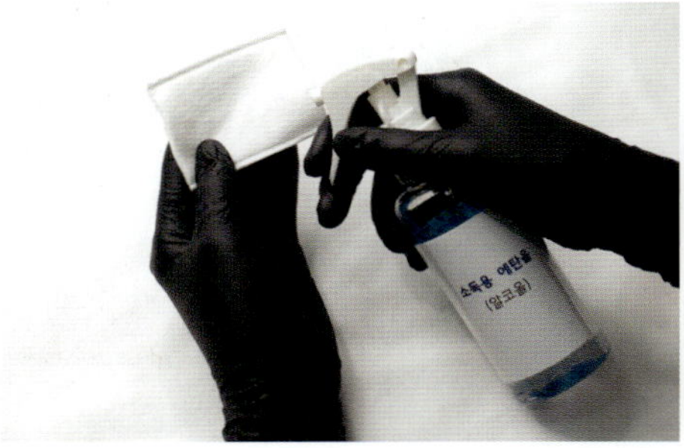

① 시술자의 손을 소독한다.

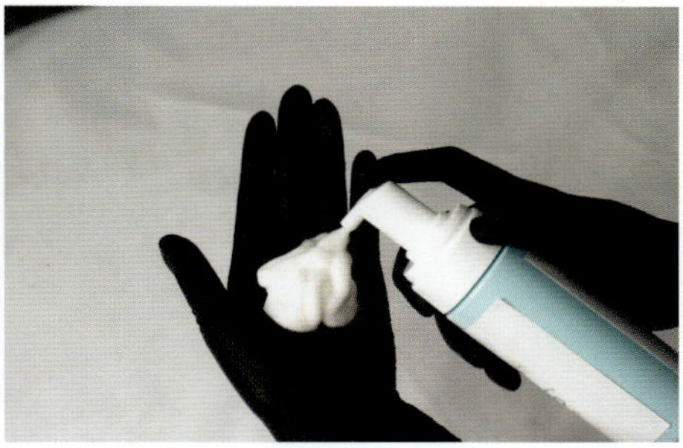

② 전 처리제를 사용하여 피부 노폐물을 제거한다.

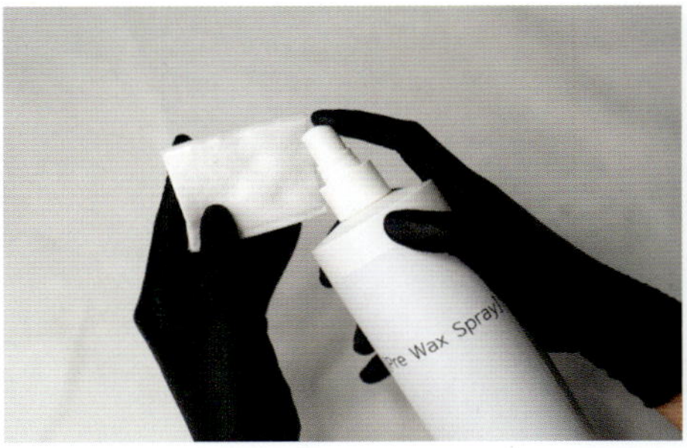

③ 유 · 수분 제거제를 사용하여 시술 부위의 유 · 수분을 제거한다.

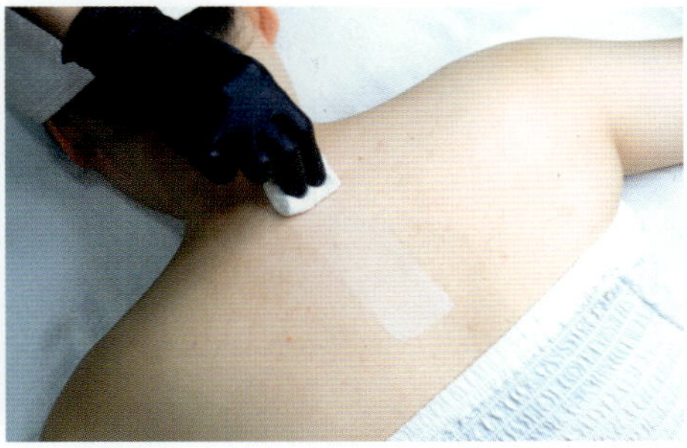

④ 피부 보호를 위해 파우더를 바른다.

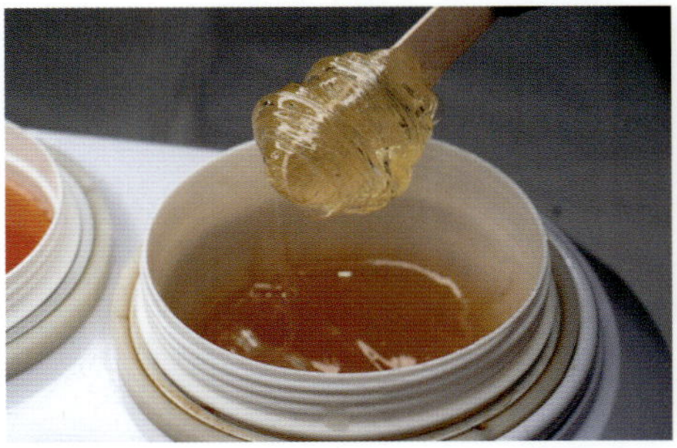

⑤ 스파출라로 왁스를 떠서 엄지손가락을 사용해 왁스가 흘러내리지 않도록 원형을 그리며 왁스를 정리한다.

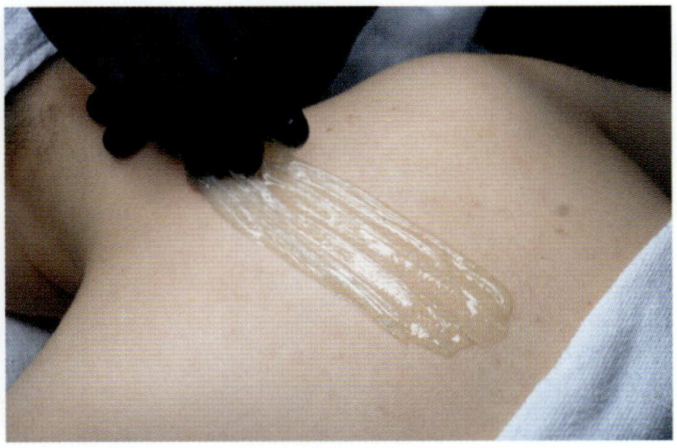

⑥ 모발의 성장 방향을 체크하고 구역을 나누어 텐션을 주며 순차적으로 시술을 이어간다.

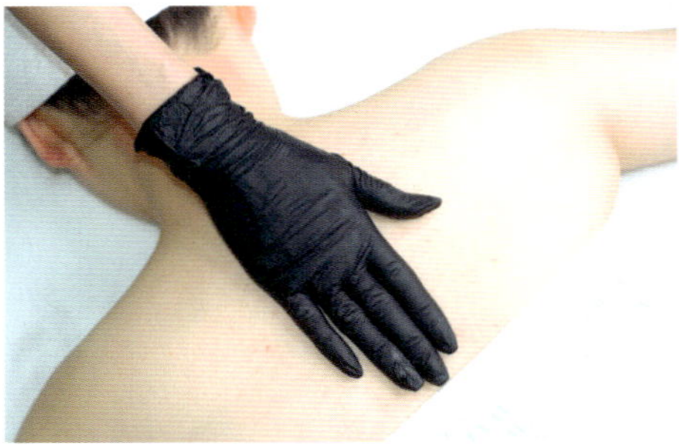

⑦ 왁스를 제거한 뒤 텐션을 주었던 손으로 왁싱 부위를 눌러 진정 및 통증을 완화시킨다.

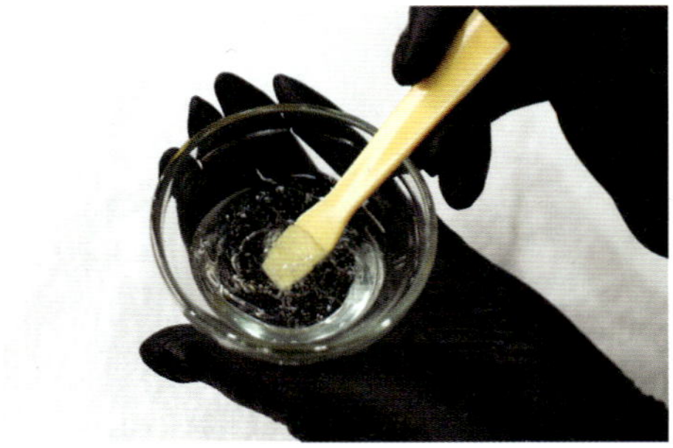

⑧ 시술이 끝난 뒤 진정 젤을 바르고 쿨러를 이용하여 예민해진 피부를 진정시킨다.

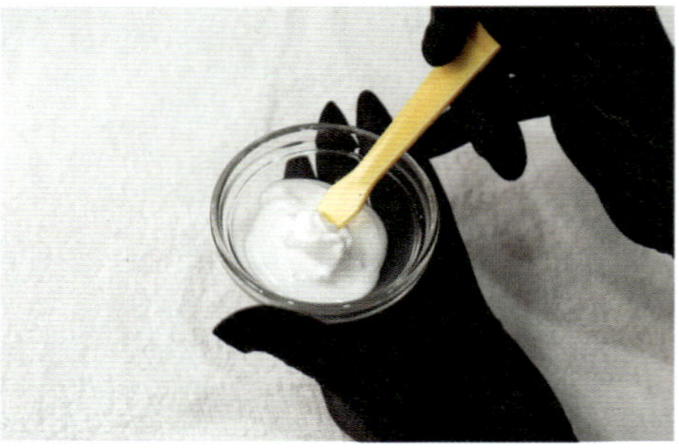

⑨ 시술 후 유 · 수분 균형을 맞추기 위해 피부 타입에 따른 왁싱 전용 진정 크림을 바른다.

15. 브라질리언 부위

① 시술 전 깨끗하게 씻고 건조시킨다.

② 시술자의 손을 소독한다.

③ 모발의 길이가 길면 제모용 가위를 사용하여 길이를 정리한다.

④ 모발을 자르고 자른 부위를 소독한다.

⑤ 시술자의 손을 다시 소독한다.

⑥ 전 처리제를 사용하여 피부 노폐물을 제거한다.

⑦ 스티머나 온습포를 사용하여 모공을 열어준다.

⑧ 유 · 수분 제거제를 사용하여 시술 부위의 유 · 수분을 제거한다.

⑨ 피부 보호를 위해 파우더를 바른다.

⑩ 스파츌라로 왁스를 떠서 엄지손가락을 사용해 왁스가 흘러내리지 않도록 원형을 그리며 왁스를 정리한다.

⑪ 모발의 성장 방향을 체크하고 구역을 나누어 순차적으로 시술을 이어간다.

⑫ 모발에 왁스를 고르게 바르기 위해 피부에 텐션을 주며 45° 각도를 유지시킨 뒤 모발의 성장 방향과 반대 방향으로 바른다.

⑬ 처음 바를 땐 가볍게 얹듯이 바르고 두 번째는 피부에 밀착시켜 모발의 성장 반대 방향으로 3~4회 정도 바르며 모발이 반대 방향으로 누워질 수 있도록 도포한다.

⑭ 제거할 때에도 피부에 텐션을 주며 45° 각도를 유지한 뒤 모발의 성장 방향으로 손에 힘을 빼고 가볍게 제거한다.

⑮ 왁스를 제거한 뒤 텐션을 주었던 손으로 왁싱 부위를 눌러 진정 및 통증을 완화시킨다.

⑯ 물에 젖은 일회용 거즈를 사용하여 왁스의 잔여물을 제거한다.

⑰ 제거되지 않은 모발은 확대경을 사용하여 확인한 뒤 트위저를 이용하여 모발의 성장 방향으로 제거한다.

⑱ 시술이 끝난 뒤 진정 젤을 바르고 쿨러를 이용하여 예민해진 피부를 진정시킨다.

⑲ 시술 후 유 · 수분 균형을 맞추기 위해 피부 타입에 따른 왁싱 전용 진정 크림을 바른다.

⑳ 모델링 팩을 이용하여 피부를 2차 진정시킨다.

[브라질리언 부위 관리 순서]

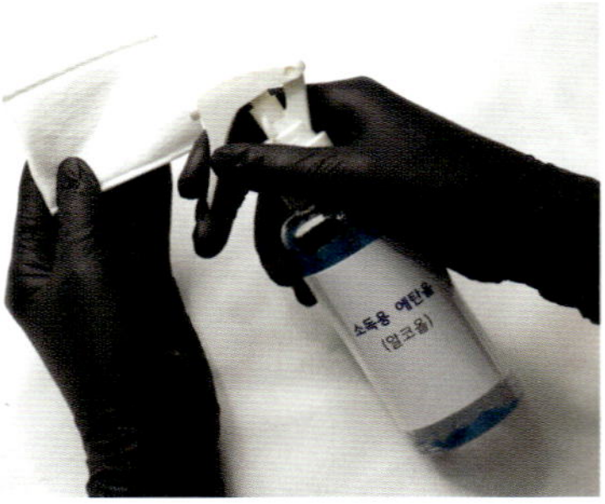

① 시술자의 손을 소독한다.

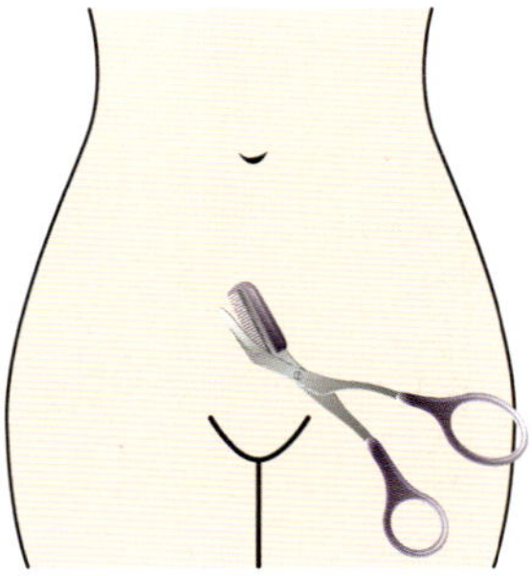

② 제모용 가위를 사용하여 모발을 자르고 자른 부위를 소독한다.

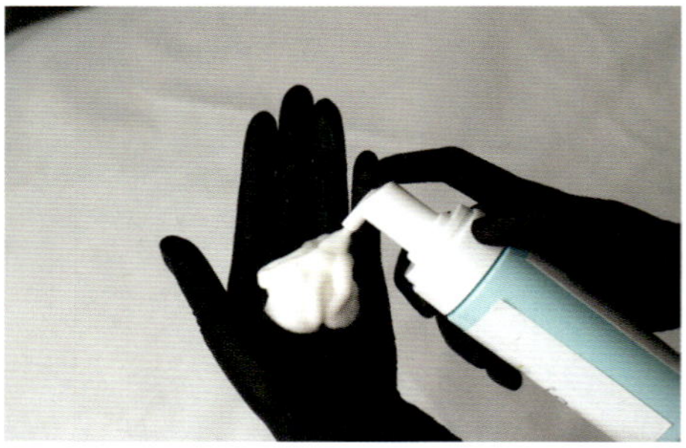

③ 전 처리제를 사용하여 피부 노폐물을 제거한다.

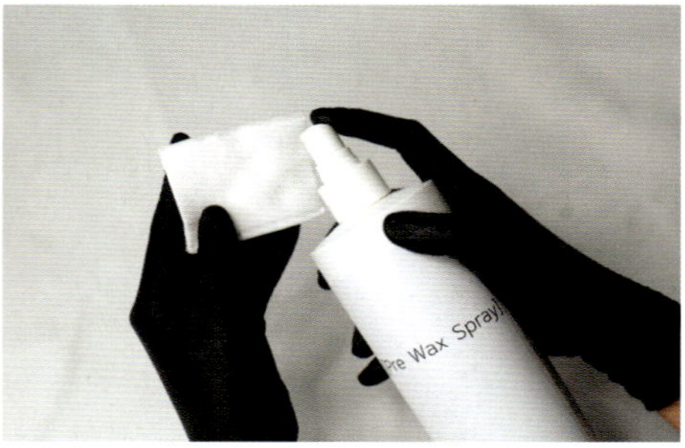

④ 유 · 수분 제거제를 사용하여 시술 부위의 유 · 수분을 제거한다.

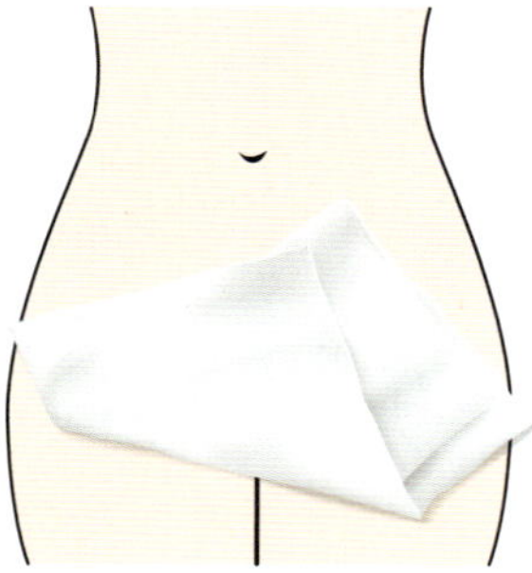

⑤ 스티머나 온습포를 사용하여 모공을 열어준다.

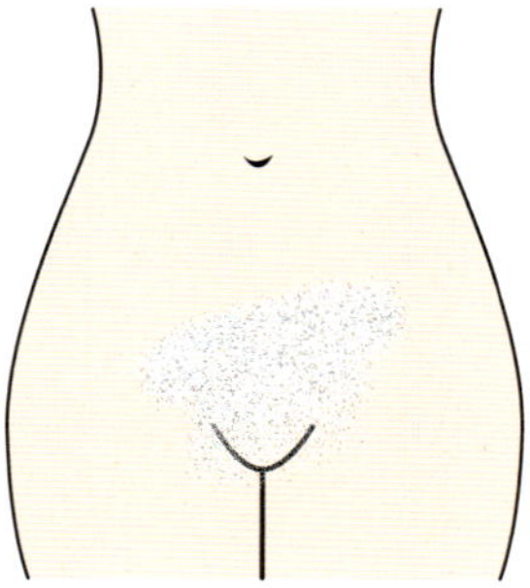

⑥ 피부 보호를 위해 파우더를 바른다.

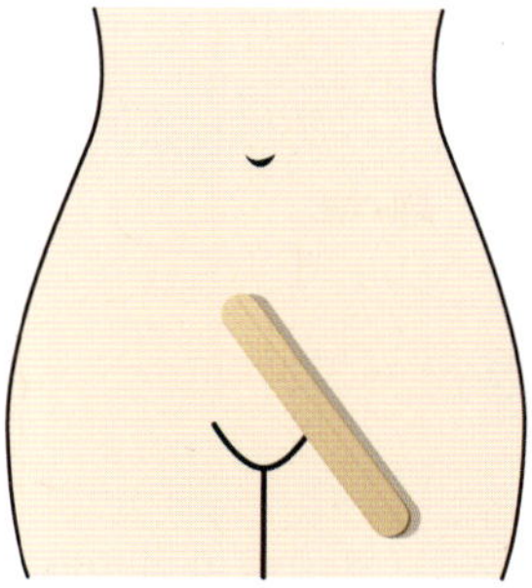

⑦ 스파출라로 왁스를 떠서 시술자의 손목 안쪽에 온도를 테스트한다.

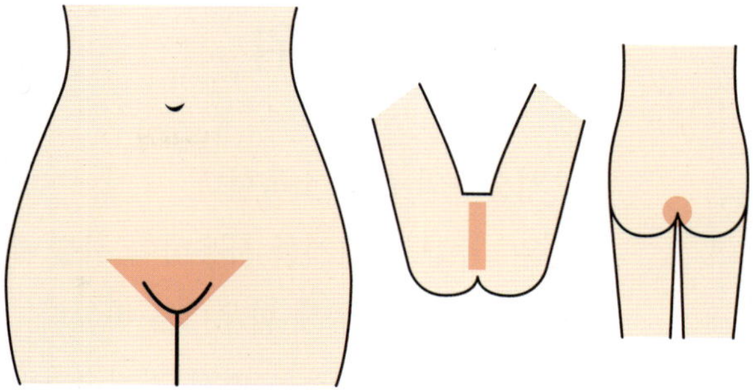

⑧ 모발의 성장방향을 파악한 뒤 정면 상태에서 치구 부위 시술을 마친 뒤 개구리 다리를 하여 회음부 양쪽을 시술하고 다리를 올려 항문 부위까지 이어한다.

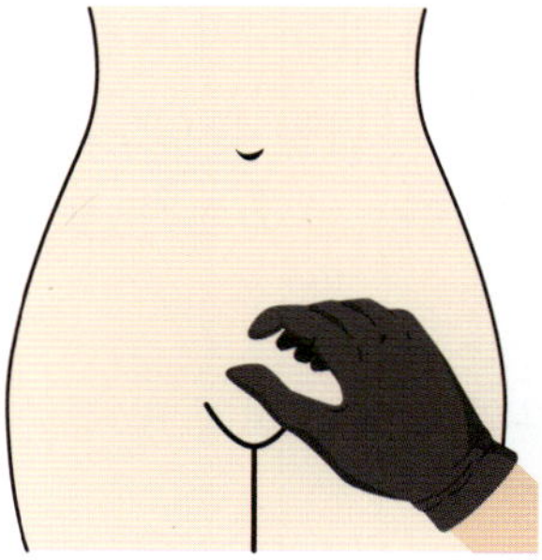

⑨ 왁스를 제거한 뒤 텐션을 주었던 손으로 왁싱 부위를 눌러 진정 및 통증을 완화시킨다.

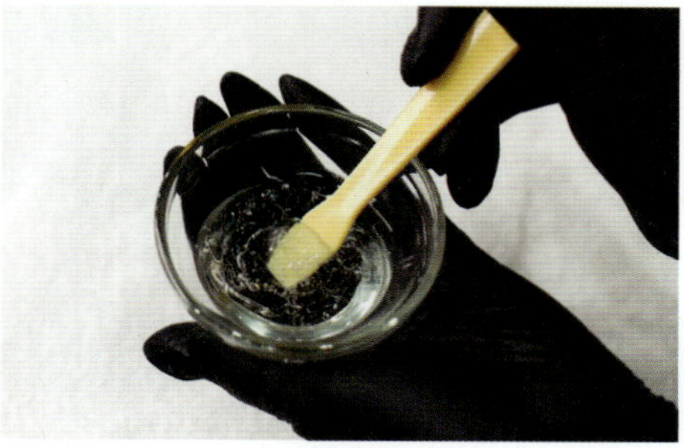

⑩ 시술이 끝난 뒤 진정 젤을 바르고 쿨러를 이용하여 예민해진 피부를 진정시킨다.

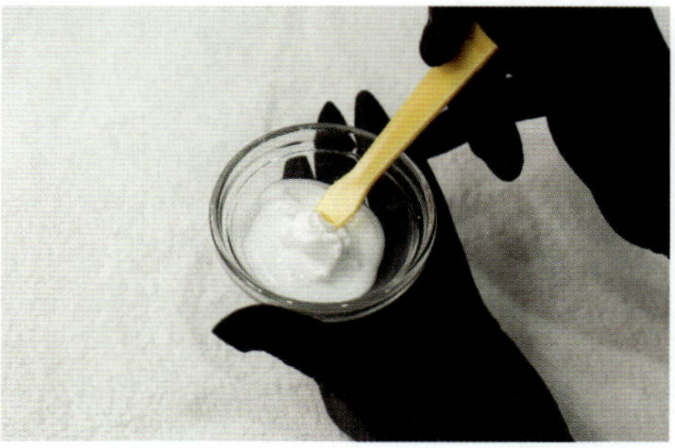

⑪ 시술 후 유 · 수분 균형을 맞추기 위해 피부 타입에 따른 왁싱 전용 진정 크림을 바른다.

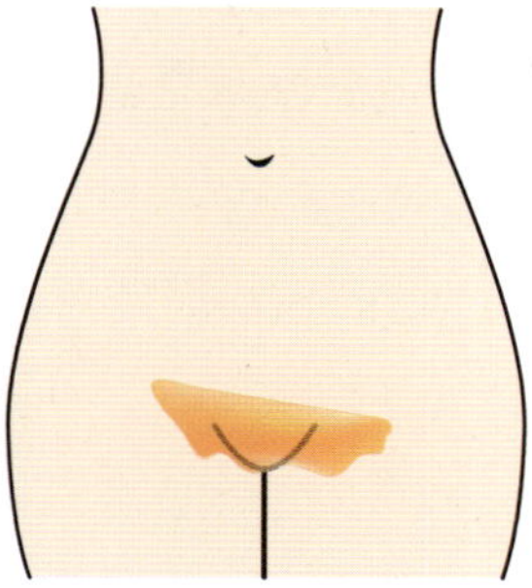

⑫ 모델링 팩을 이용하여 피부를 2차 진정시킨다.

16. 다리 부위

① 시술자의 손을 소독한다.

② 유 · 수분 제거제를 사용하여 시술 부위의 유 · 수분을 제거한다.

③ 피부 보호를 위해 파우더를 바른다.

④ 스파츌라로 왁스를 떠서 엄지손가락을 사용해 왁스가 흘러내리지 않도록 원형을 그리며 왁스를 정리한다.

⑤ 모발의 성장 방향을 체크하고 구역을 나누어 순차적으로 시술을 이어간다.

⑥ 모발에 왁스를 고르게 바르기 위해 피부에 텐션을 주며 45° 각도를 유지시킨 뒤 모발의 성장 방향과 반대 방향으로 바른다.

⑦ 처음 바를 땐 가볍게 얹듯이 바르고 두 번째는 피부에 밀착시켜 모발의 성장 반대 방향으로 3~4회 정도 바르며 모발이 반대 방향으로 누워질 수 있도록 도포한다.

⑧ 제거할 때에도 피부에 텐션을 주며 45° 각도를 유지한 뒤 모발의 성장 방향으로 손에 힘을 빼고 가볍게 제거한다.

⑨ 왁스를 제거한 뒤 텐션을 주었던 손으로 왁싱 부위를 눌러 진정 및 통증을 완화시킨다.

⑩ 물에 젖은 일회용 거즈를 사용하여 왁스의 잔여물을 제거한다.

⑪ 제거되지 않은 모발은 확대경을 사용하여 확인한 뒤 트위저를 이용하여 모발의 성장 방향으로 제거한다.

⑫ 시술이 끝난 뒤 진정 젤을 바르고 쿨러를 이용하여 예민해진 피부를 진정시킨다.

⑬ 시술 후 유 · 수분 균형을 맞추기 위해 피부 타입에 따른 왁싱 전용 진정 크림을 바른다.

[다리 부위 관리 순서]

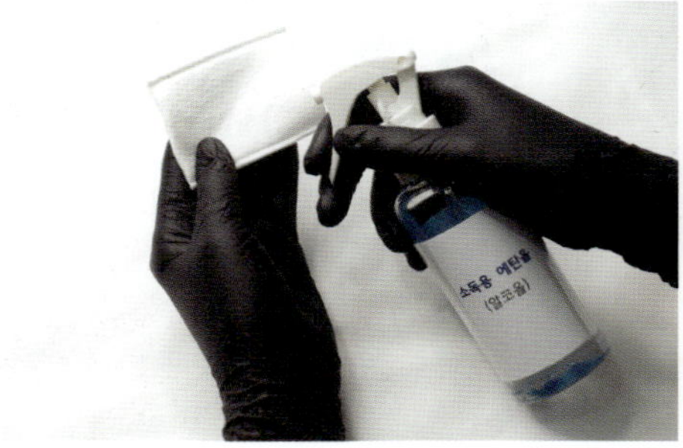

① 시술자의 손을 소독한다.

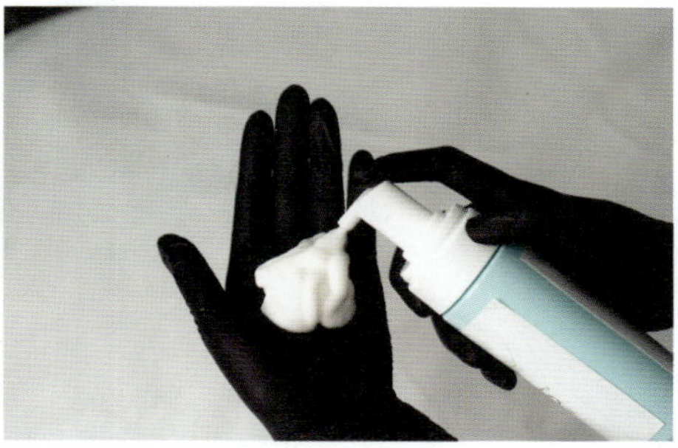

② 전 처리제를 사용하여 피부 노폐물을 제거한다.

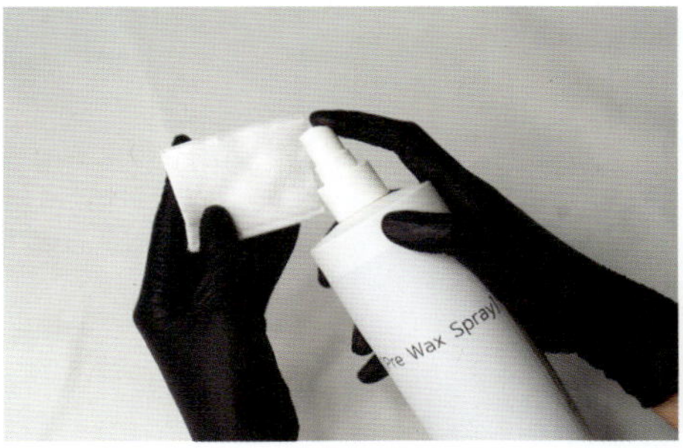

③ 유 · 수분 제거제를 사용하여 시술 부위의 유 · 수분을 제거한다.

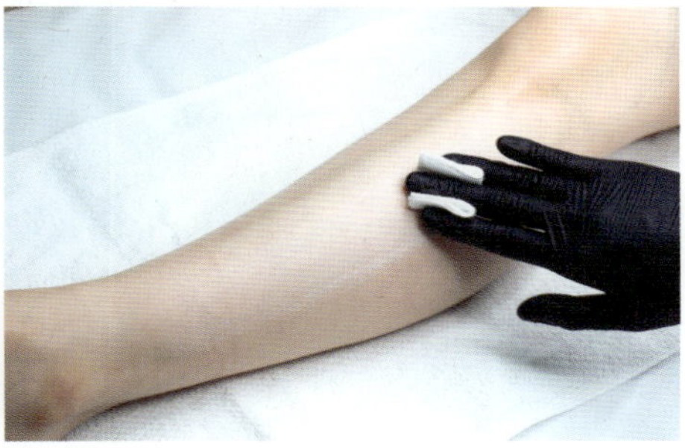

④ 피부 보호를 위해 파우더를 바른다.

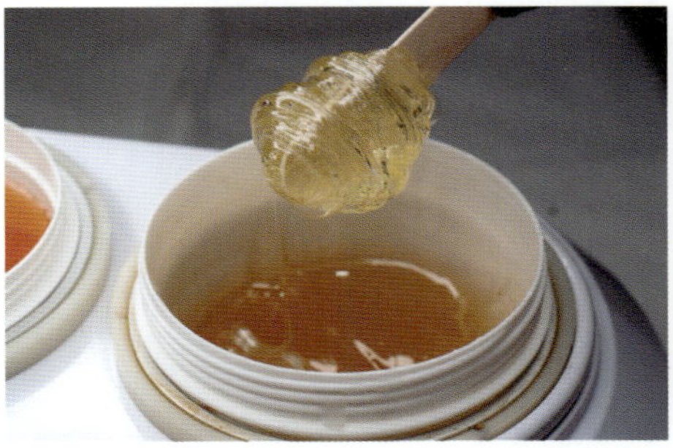

⑤ 스파츌라로 왁스를 떠서 엄지손가락을 사용해 왁스가 흘러내리지 않도록 원형을 그리며 왁스를 정리한다.

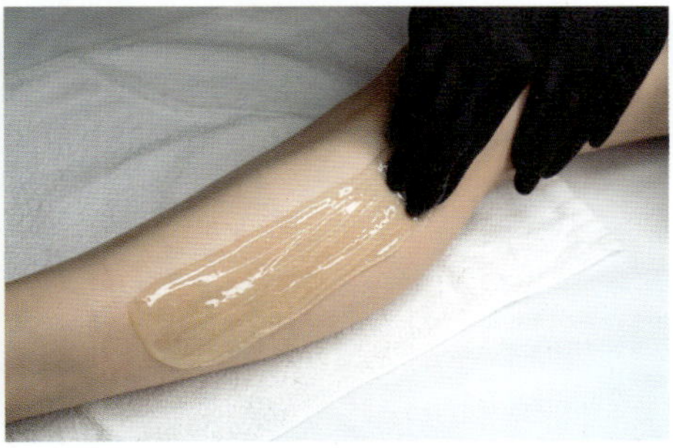

⑥ 모발의 성장 방향을 체크하고 구역을 나누어 텐션을 주며 순차적으로 시술을 이어간다.

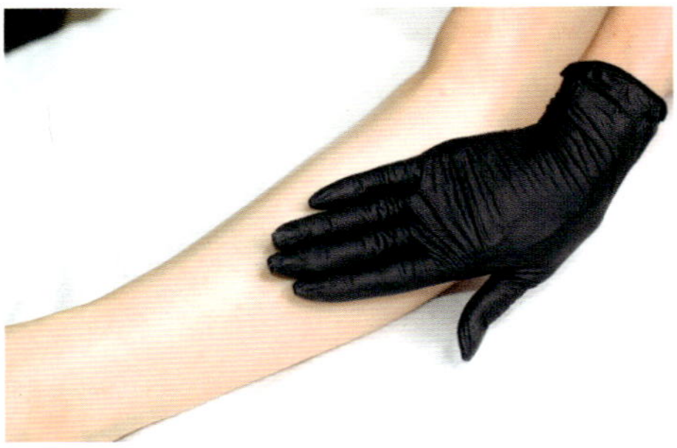

⑦ 왁스를 제거한 뒤 텐션을 주었던 손으로 왁싱 부위를 눌러 진정 및 통증을 완화시킨다.

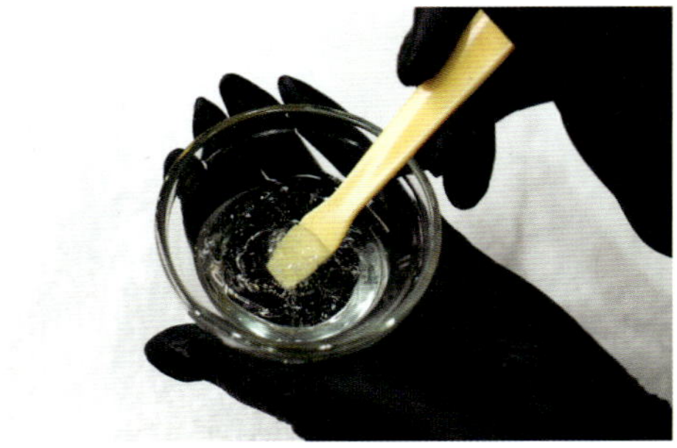

⑧ 시술이 끝난 뒤 진정 젤을 바르고 쿨러를 이용하여 예민해진 피부를 진정시킨다.

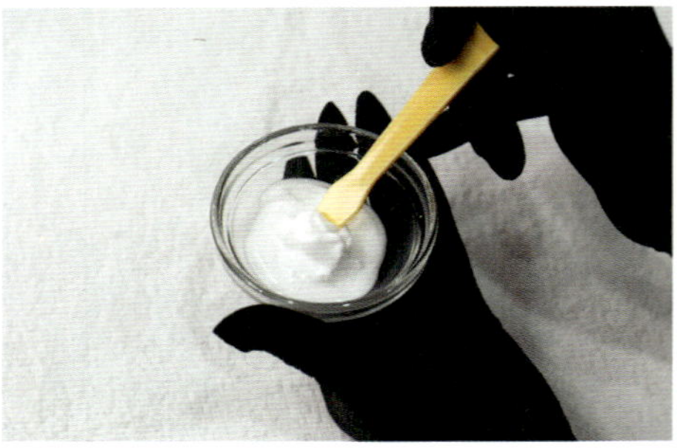

⑨ 시술 후 유 · 수분 균형을 맞추기 위해 피부 타입에 따른 왁싱 전용 진정 크림을 바른다.

17. 무릎 부위

① 시술자의 손을 소독한다.

② 유 · 수분 제거제를 사용하여 시술 부위의 유 · 수분을 제거한다.

③ 피부 보호를 위해 파우더를 바른다.

④ 스파츌라로 왁스를 떠서 엄지손가락을 사용해 왁스가 흘러내리지 않도록 원형을 그리며 왁스를 정리한다.

⑤ 모발의 성장 방향을 체크하고 구역을 나누어 순차적으로 시술을 이어간다.

⑥ 모발에 왁스를 고르게 바르기 위해 피부에 텐션을 주며 45° 각도를 유지시킨 뒤 모발의 성장 방향과 반대 방향으로 바른다.

⑦ 처음 바를 땐 가볍게 얹듯이 바르고 두 번째는 피부에 밀착시켜 모발의 성장 반대 방향으로 3~4회 정도 바르며 모발이 반대 방향으로 누워질 수 있도록 도포한다.

⑧ 제거할 때에도 피부에 텐션을 주며 45° 각도를 유지한 뒤 모발의 성장 방향으로 손에 힘을 빼고 가볍게 제거한다.

⑨ 왁스를 제거한 뒤 텐션을 주었던 손으로 왁싱 부위를 눌러 진정 및 통증을 완화시킨다.

⑩ 물에 젖은 일회용 거즈를 사용하여 왁스의 잔여물을 제거한다.

⑪ 제거되지 않은 모발은 확대경을 사용하여 확인한 뒤 트위저를 이용하여 모발의 성장 방향으로 제거한다.

⑫ 시술이 끝난 뒤 진정 젤을 바르고 쿨러를 이용하여 예민해진 피부를 진정시킨다.

⑬ 시술 후 유 · 수분 균형을 맞추기 위해 피부 타입에 따른 왁싱 전용 진정 크림을 바른다.

[무릎 부위 관리 순서]

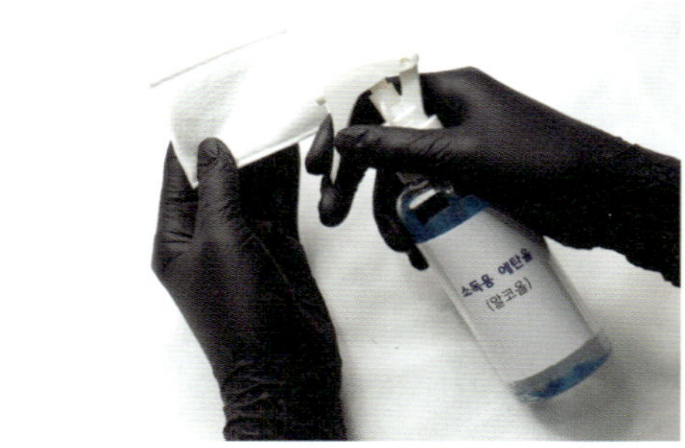

① 시술자의 손을 소독한다.

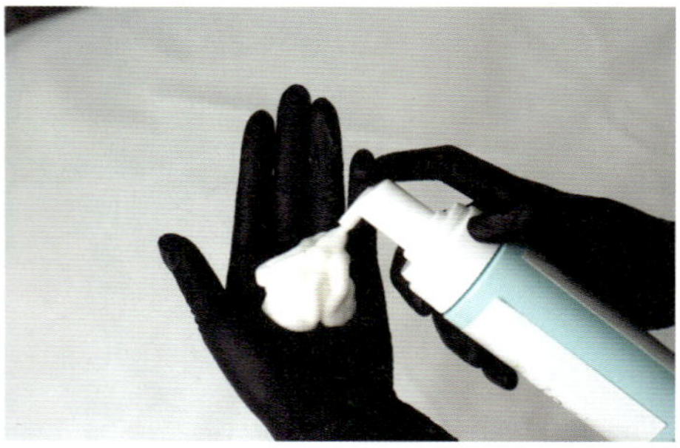

② 전 처리제를 사용하여 피부 노폐물을 제거한다.

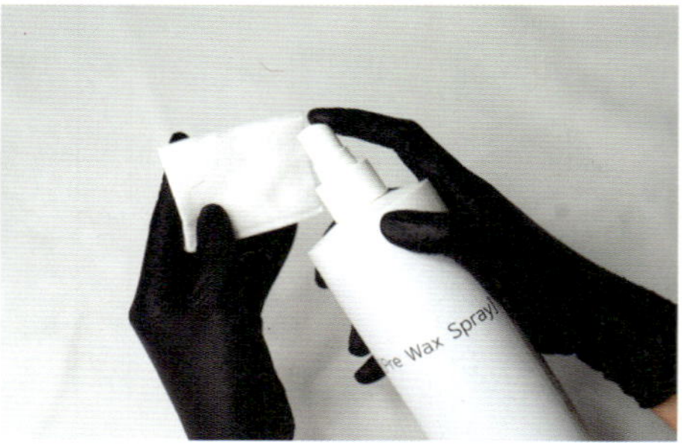

③ 유 · 수분 제거제를 사용하여 시술 부위의 유 · 수분을 제거한다.

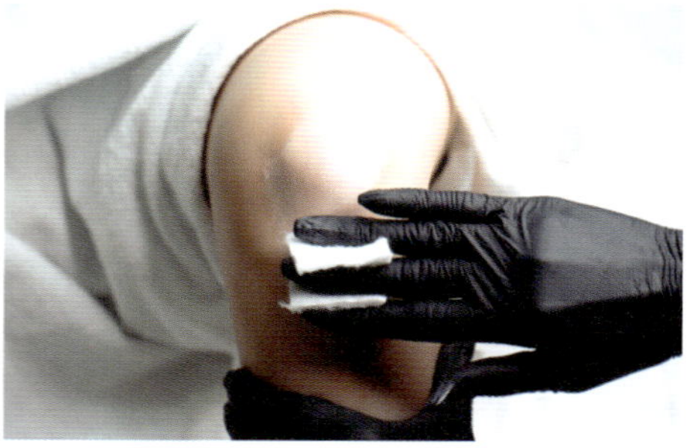

④ 피부 보호를 위해 파우더를 바른다.

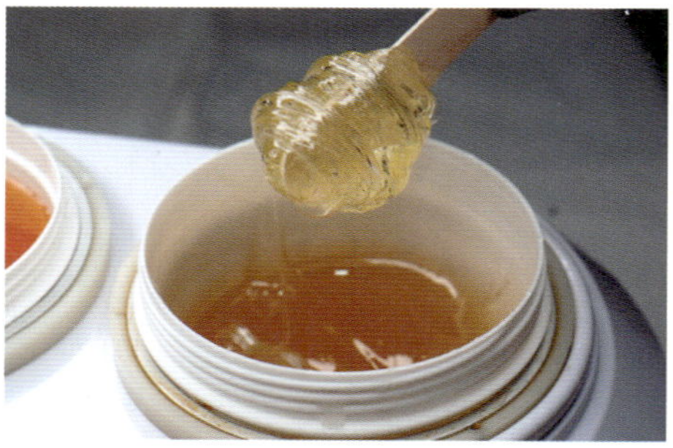

⑤ 스파츌라로 왁스를 떠서 엄지손가락을 사용해 왁스가 흘러내리지 않도록 원형을 그리며 왁스를 정리한다.

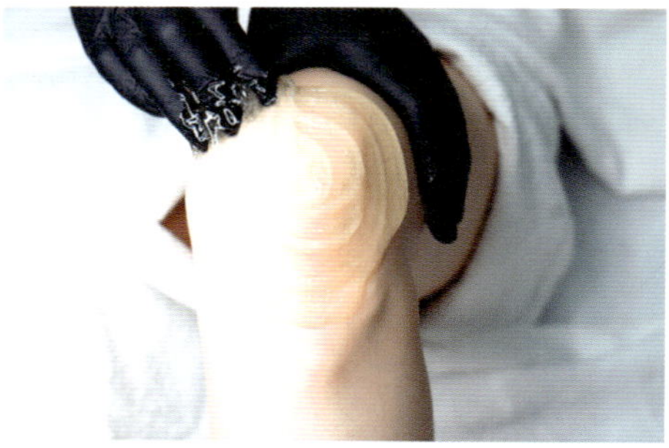

⑥ 모발의 성장 방향을 체크하고 구역을 나누어 텐션을 주며 순차적으로 시술을 이어간다.

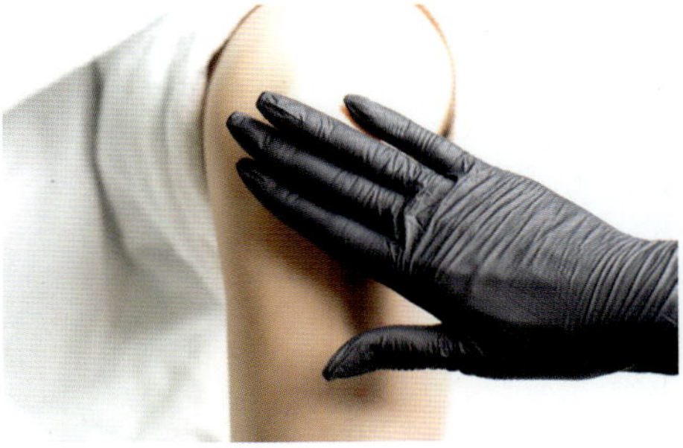

⑦ 왁스를 제거한 뒤 텐션을 주었던 손으로 왁싱 부위를 눌러 진정 및 통증을 완화시킨다.

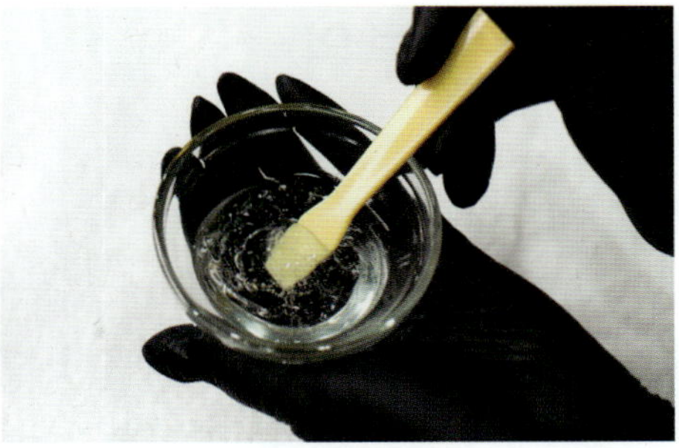

⑧ 시술이 끝난 뒤 진정 젤을 바르고 쿨러를 이용하여 예민해진 피부를 진정시킨다.

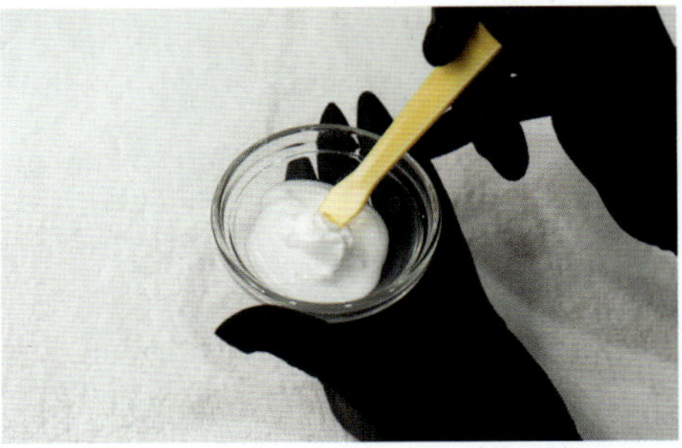

⑨ 시술 후 유 · 수분 균형을 맞추기 위해 피부 타입에 따른 왁싱 전용 진정 크림을 바른다.

18. 발등 부위

① 시술자의 손을 소독한다.

② 유 · 수분 제거제를 사용하여 시술 부위의 유 · 수분을 제거한다.

③ 피부 보호를 위해 파우더를 바른다.

④ 스파츌라로 왁스를 떠서 엄지손가락을 사용해 왁스가 흘러내리지 않도록 원형을 그리며 왁스를 정리한다.

⑤ 모발의 성장 방향을 체크하고 구역을 나누어 순차적으로 시술을 이어간다.

⑥ 모발에 왁스를 고르게 바르기 위해 피부에 텐션을 주며 45° 각도를 유지시킨 뒤 모발의 성장 방향과 반대 방향으로 바른다.

⑦ 처음 바를 땐 가볍게 얹듯이 바르고 두 번째는 피부에 밀착시켜 모발의 성장 반대 방향으로 3~4회 정도 바르며 모발이 반대 방향으로 누워질 수 있도록 도포한다.

⑧ 제거할 때에도 피부에 텐션을 주며 45° 각도를 유지한 뒤 모발의 성장 방향으로 손에 힘을 빼고 가볍게 제거한다.

⑨ 왁스를 제거한 뒤 텐션을 주었던 손으로 왁싱 부위를 눌러 진정 및 통증을 완화시킨다.

⑩ 물에 젖은 일회용 거즈를 사용하여 왁스의 잔여물을 제거한다.

⑪ 제거되지 않은 모발은 확대경을 사용하여 확인한 뒤 트위저를 이용하여 모발의 성장 방향으로 제거한다.

⑫ 시술이 끝난 뒤 진정 젤을 바르고 쿨러를 이용하여 예민해진 피부를 진정시킨다.

⑬ 시술 후 유 · 수분 균형을 맞추기 위해 피부 타입에 따른 왁싱 전용 진정 크림을 바른다.

[발등 부위 관리 순서]

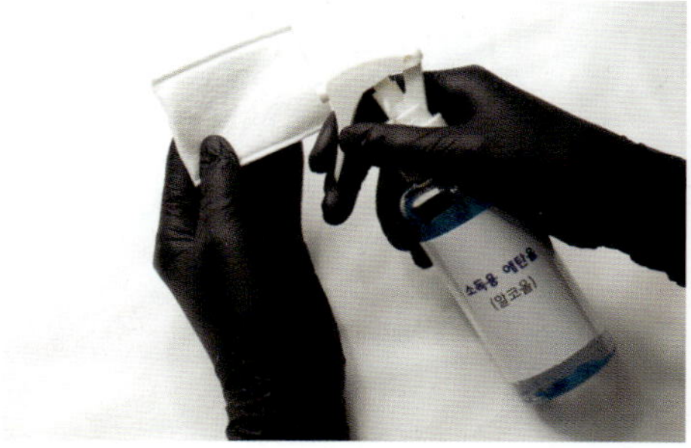

① 시술자의 손을 소독한다.

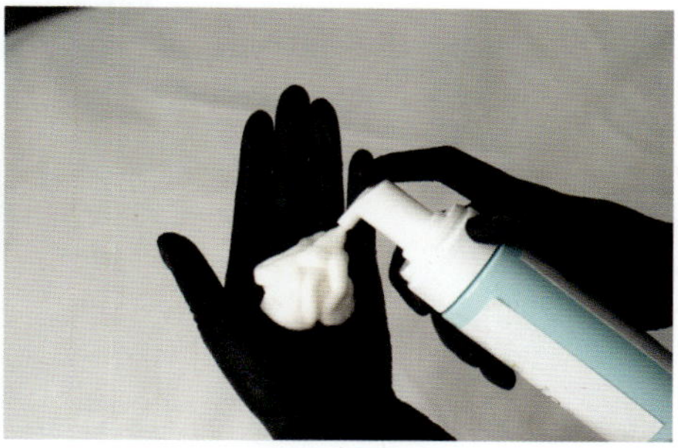

② 전 처리제를 사용하여 피부 노폐물을 제거한다.

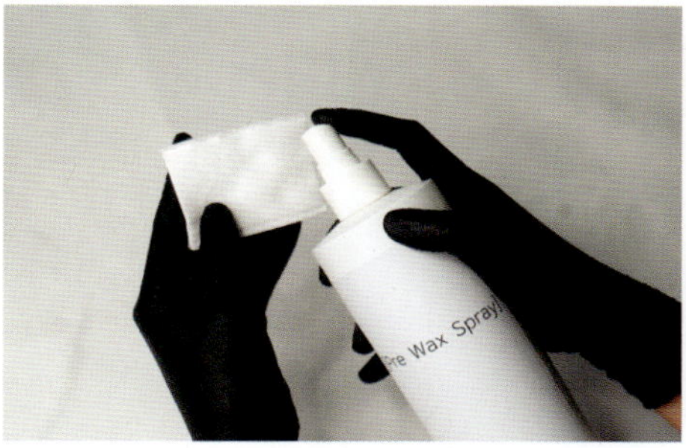

③ 유 · 수분 제거제를 사용하여 시술 부위의 유 · 수분을 제거한다.

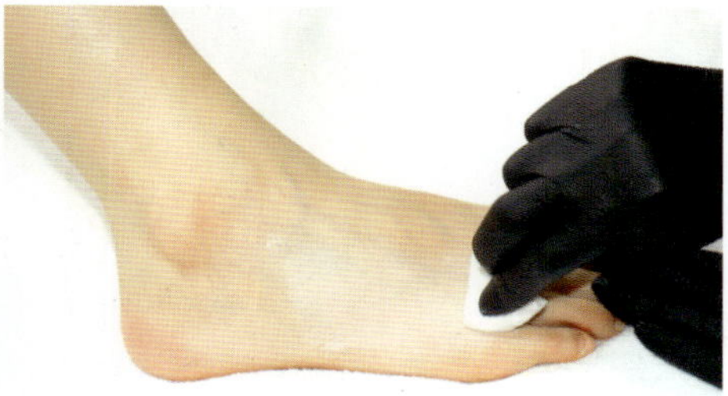

④ 피부 보호를 위해 파우더를 바른다.

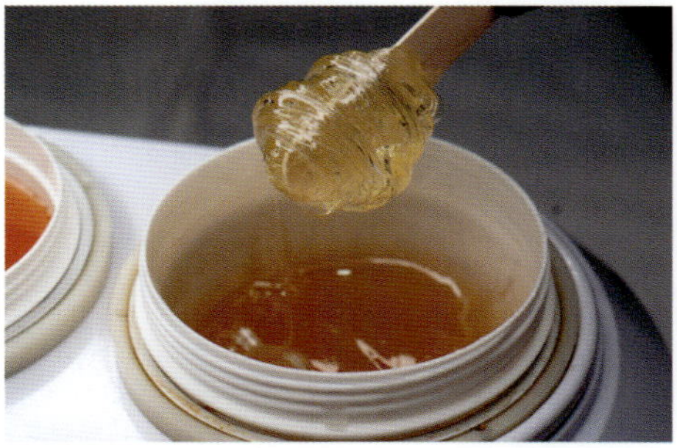

⑤ 스파츌라로 왁스를 떠서 엄지손가락을 사용해 왁스가 흘러내리지 않도록 원형을 그리며 왁스를 정리한다.

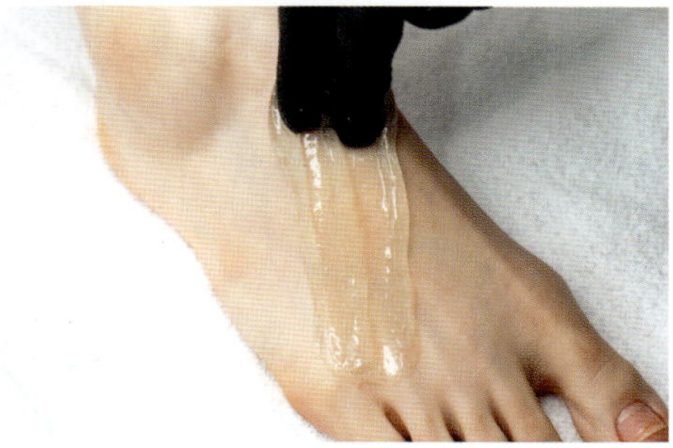

⑥ 모발의 성장 방향을 체크하고 구역을 나누어 텐션을 주며 순차적으로 시술을 이어간다.

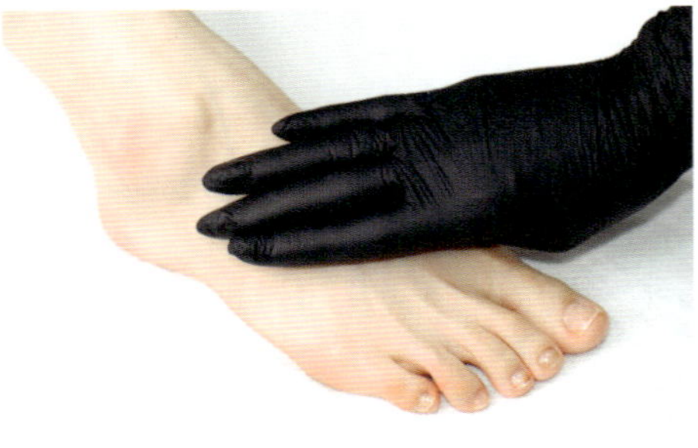

⑦ 왁스를 제거한 뒤 텐션을 주었던 손으로 왁싱 부위를 눌러 진정 및 통증을 완화시킨다.

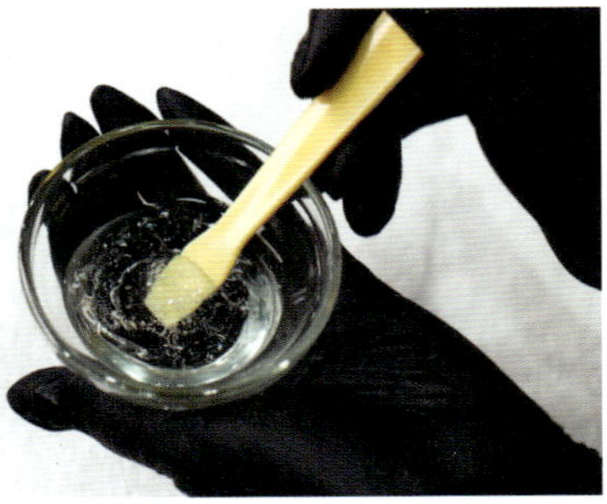

⑧ 시술이 끝난 뒤 진정 젤을 바르고 쿨러를 이용하여 예민해진 피부를 진정시킨다.

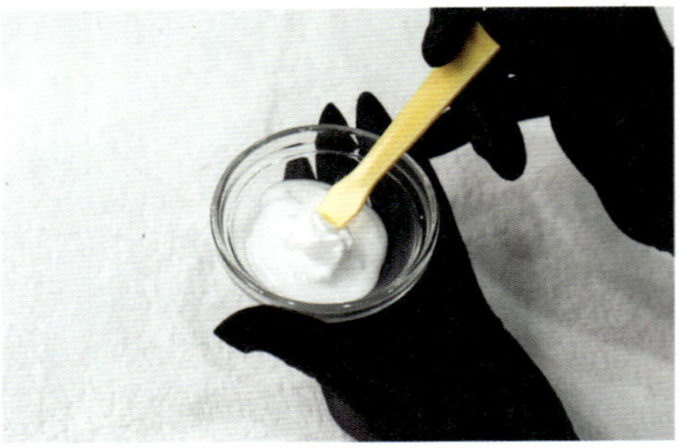

⑨ 시술 후 유·수분 균형을 맞추기 위해 피부 타입에 따른 왁싱 전용 진정 크림을 바른다.

19. 발가락 부위

① 시술자의 손을 소독한다.

② 유 · 수분 제거제를 사용하여 시술 부위의 유 · 수분을 제거한다.

③ 피부 보호를 위해 파우더를 바른다.

④ 스파츌라로 왁스를 떠서 엄지손가락을 사용해 왁스가 흘러내리지 않도록 원형을 그리며 왁스를 정리한다.

⑤ 모발의 성장 방향을 체크하고 구역을 나누어 순차적으로 시술을 이어간다.

⑥ 모발에 왁스를 고르게 바르기 위해 피부에 텐션을 주며 45° 각도를 유지시킨 뒤 모발의 성장 방향과 반대 방향으로 바른다.

⑦ 처음 바를 땐 가볍게 얹듯이 바르고 두 번째는 피부에 밀착시켜 모발의 성장 반대 방향으로 3~4회 정도 바르며 모발이 반대 방향으로 누워질 수 있도록 도포한다.

⑧ 제거할 때에도 피부에 텐션을 주며 45° 각도를 유지한 뒤 모발의 성장 방향으로 손에 힘을 빼고 가볍게 제거한다.

⑨ 왁스를 제거한 뒤 텐션을 주었던 손으로 왁싱 부위를 눌러 진정 및 통증을 완화시킨다.

⑩ 물에 젖은 일회용 거즈를 사용하여 왁스의 잔여물을 제거한다.

⑪ 제거되지 않은 모발은 확대경을 사용하여 확인한 뒤 트위저를 이용하여 모발의 성장 방향으로 제거한다.

⑫ 시술이 끝난 뒤 진정 젤을 바르고 쿨러를 이용하여 예민해진 피부를 진정시킨다.

⑬ 시술 후 유 · 수분 균형을 맞추기 위해 피부 타입에 따른 왁싱 전용 진정 크림을 바른다.

[발가락 부위 관리 순서]

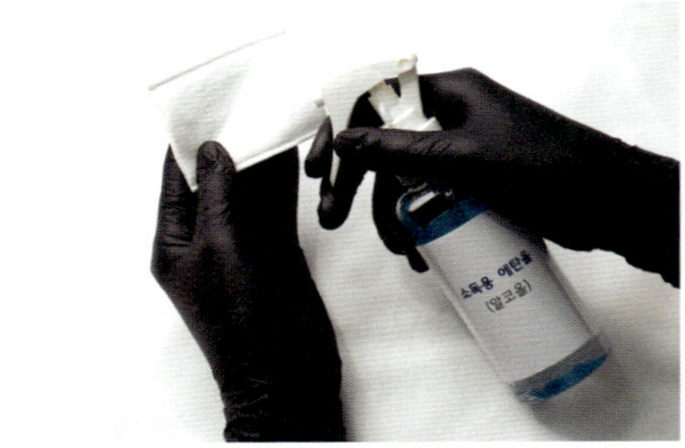

① 시술자의 손을 소독한다.

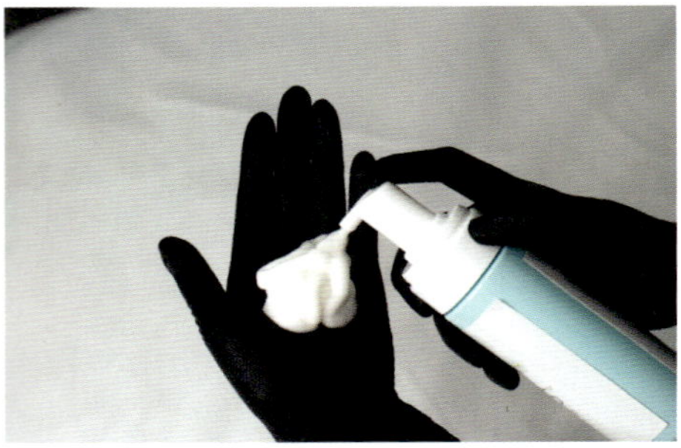

② 전 처리제를 사용하여 피부 노폐물을 제거한다.

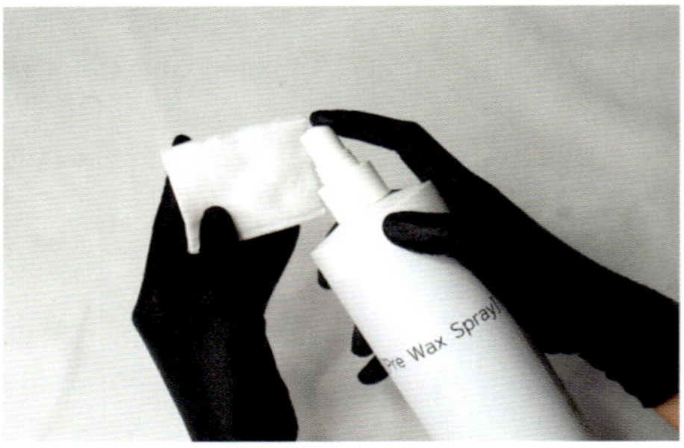

③ 유 · 수분 제거제를 사용하여 시술 부위의 유 · 수분을 제거한다.

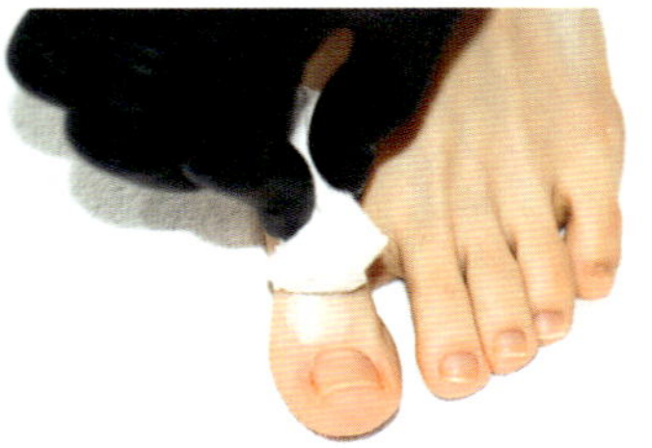

④ 피부 보호를 위해 파우더를 바른다.

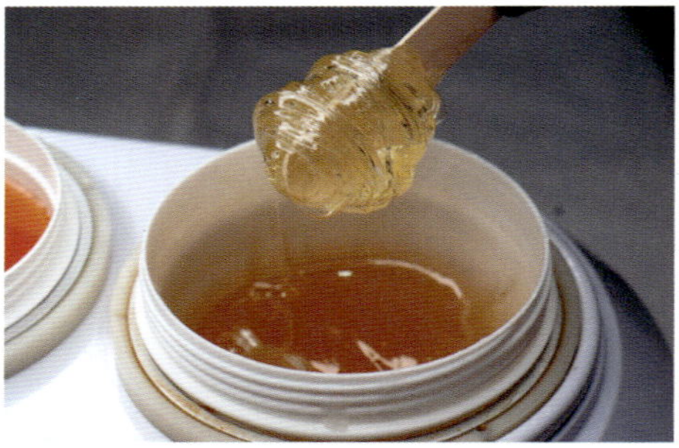

⑤ 스파츌라로 왁스를 떠서 엄지손가락을 사용해 왁스가 흘러내리지 않도록 원형을 그리며 왁스를 정리한다.

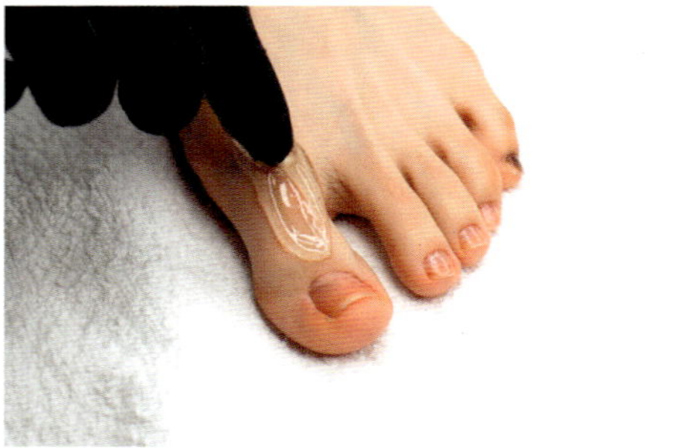

⑥ 모발의 성장 방향을 체크하고 구역을 나누어 텐션을 주며 순차적으로 시술을 이어간다.

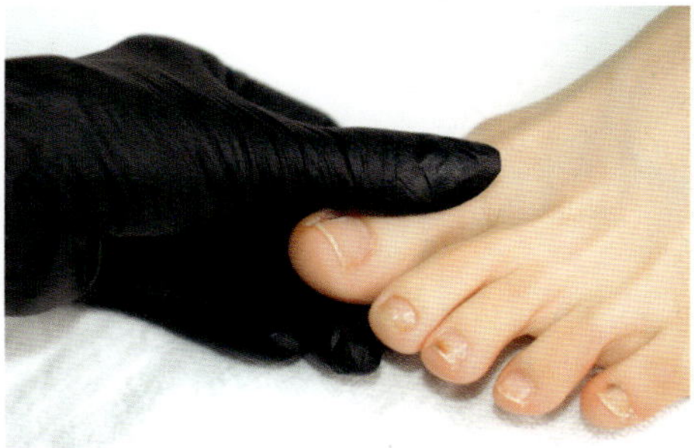

⑦ 왁스를 제거한 뒤 텐션을 주었던 손으로 왁싱 부위를 눌러 진정 및 통증을 완화시킨다.

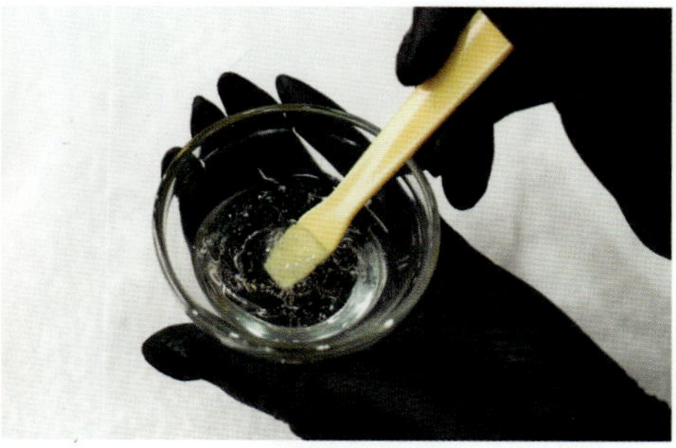

⑧ 시술이 끝난 뒤 진정 젤을 바르고 쿨러를 이용하여 예민해진 피부를 진정시킨다.

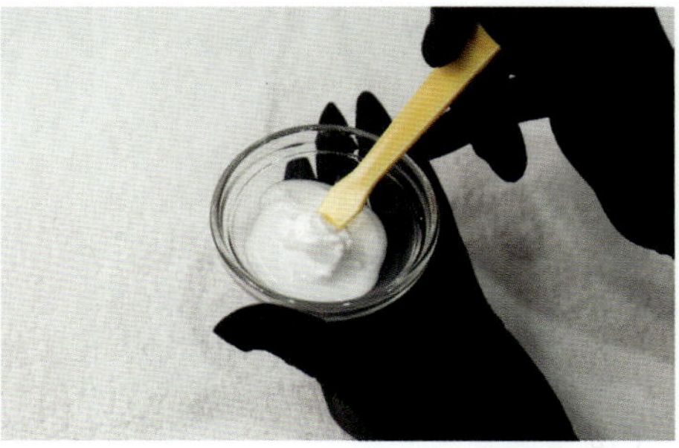

⑨ 시술 후 유·수분 균형을 맞추기 위해 피부 타입에 따른 왁싱 전용 진정 크림을 바른다.

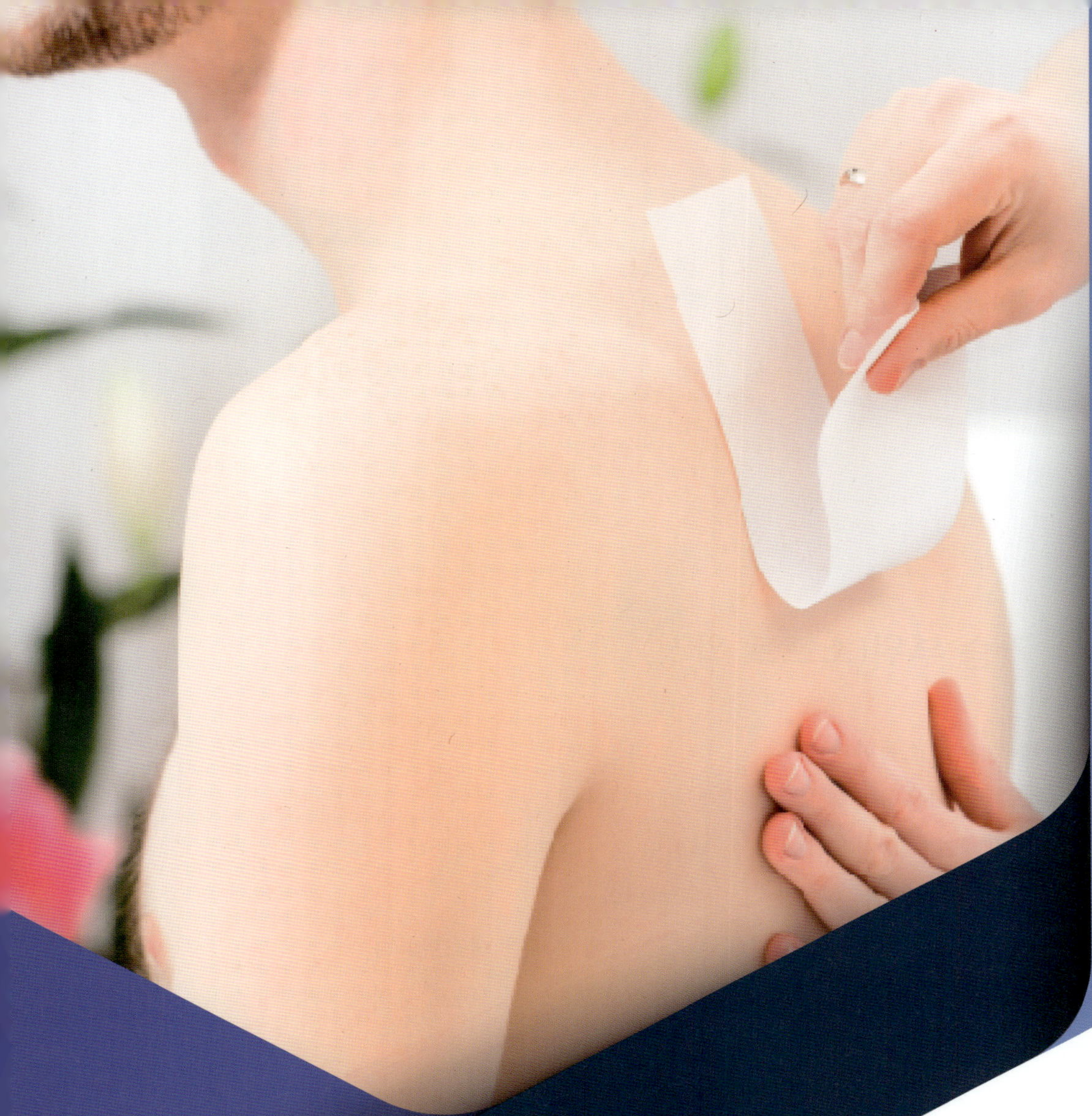

Chapter 7

Chapter 7

실전 남성 왁싱

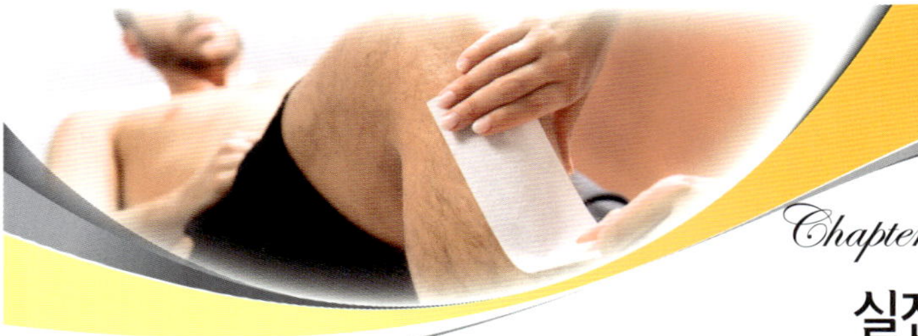

Chapter 7

실전 남성 왁싱

1. 가슴 부위(소프트 왁싱)

① 시술자의 손을 소독한다.

② 전 처리제를 사용하여 피부 노폐물을 제거한다.

③ 유 · 수분 제거제를 사용하여 시술 부위의 유 · 수분을 제거한다.

④ 피부 보호를 위해 파우더 또는 오일을 바른다.

⑤ 스파츌라로 왁스를 떠서 시술자의 손목 안쪽에 온도를 테스트한다.

⑥ 왁스의 적정온도를 확인한 뒤 모발의 성장 방향을 체크하고 구역을 나누어 순차적으로 시술을 이어간다.

⑦ 모발에 왁스를 고르게 바르기 위해 피부에 텐션을 주며 스파츌라는 45° 각도를 유지시킨 뒤 모발의 성장 방향으로 얇고 고르게 바른다.

⑧ 제거를 위해 왁스를 도포 후 부직포를 피부에 밀착시킨다. 이때 손잡이 부분을 약 1cm 정도 남겨두고 피부에 밀착시킨다.

⑨ 부직포를 제거할 때에도 피부에 텐션을 주며 45° 각도를 유지한 뒤 모발의 성장 방향과 반대 방향으로 신속하게 잡아당겨서 제거한다.

⑩ 부직포를 제거한 뒤 텐션을 주었던 손으로 왁싱 부위를 눌러 진정 및 통증을 완화시킨다.

⑪ 왁싱 오일을 사용하여 왁스의 잔여물을 제거한다.

⑫ 제거되지 않은 모발은 확대경을 사용하여 확인한 뒤 트위저를 이용하여 모발의 성장 방향으로 제거한다.

⑬ 시술이 끝난 뒤 진정 젤을 바르고 쿨러를 이용하여 예민해진 피부를 진정시킨다.

⑭ 시술 후 유 · 수분 균형을 맞추기 위해 피부 타입에 따른 왁싱 전용 진정 크림을 바른다.

[가슴 부위 관리 순서]

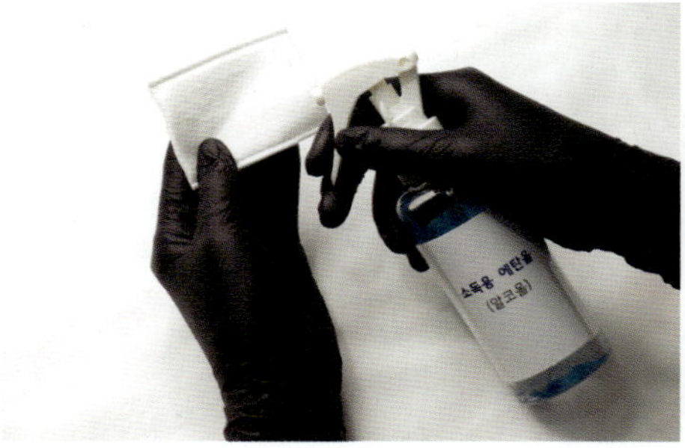

① 시술자의 손을 소독한다.

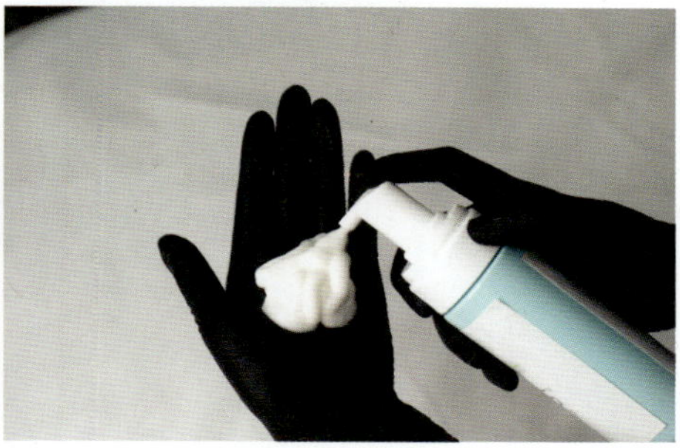

② 전 처리제를 사용하여 피부 노폐물을 제거한다.

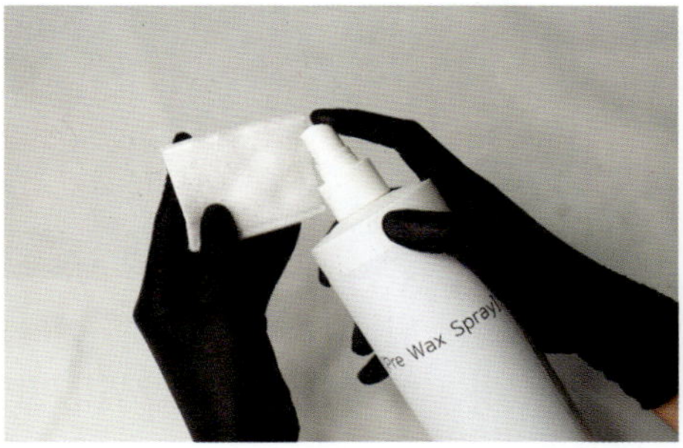

③ 유 · 수분 제거제를 사용하여 시술 부위의 유 · 수분을 제거한다.

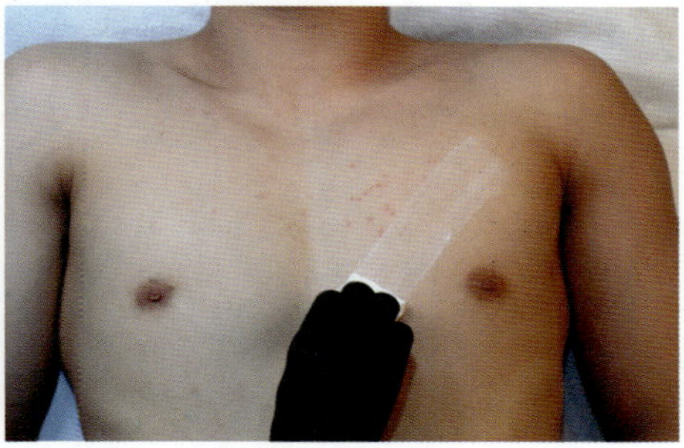

④ 피부 보호를 위해 파우더 또는 오일을 바른다.

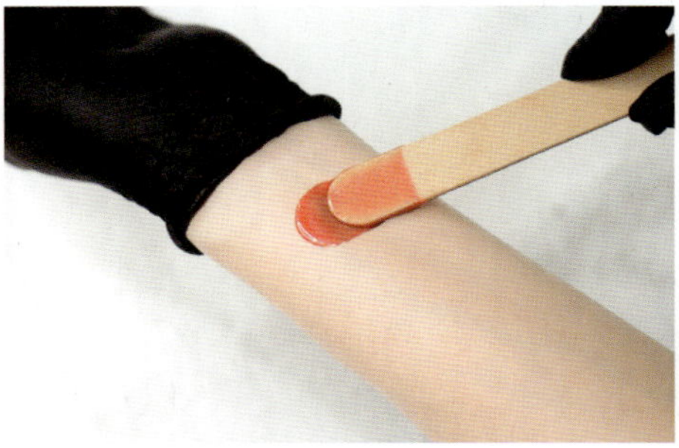

⑤ 스파출라로 왁스를 떠서 시술자의 손목 안쪽에 온도를 테스트한다.

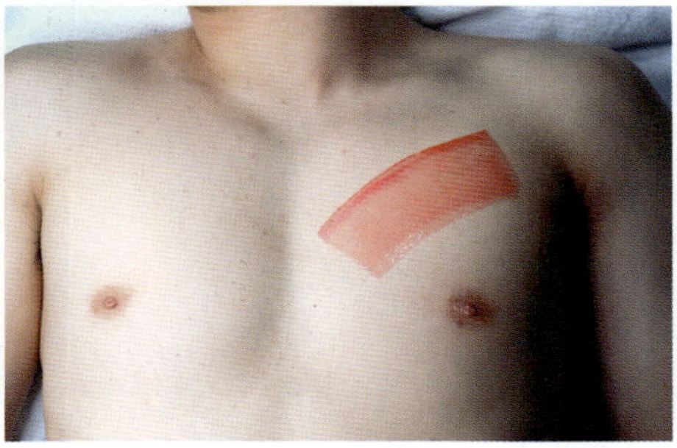

⑥ 모발의 성장 방향을 체크하고 구역을 나누어 텐션을 주며 순차적으로 시술을 이어간다.

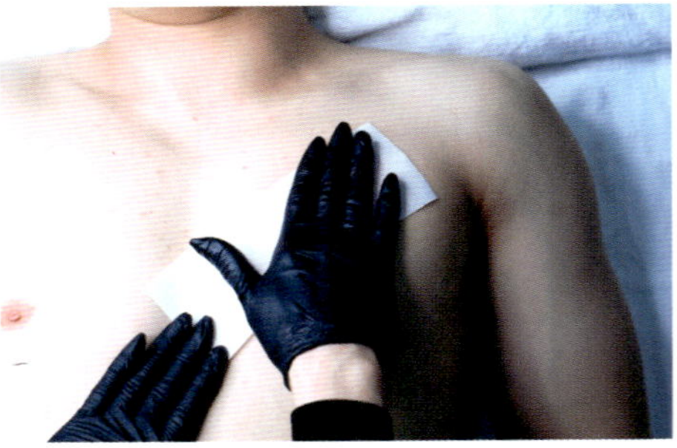

⑦ 굳어진 왁스를 제거할 때에도 피부에 텐션을 주며 45° 각도를 유지한 뒤 모발의 성장 방향과 반대 방향으로 왁스를 신속하게 잡아당겨서 제거한다.

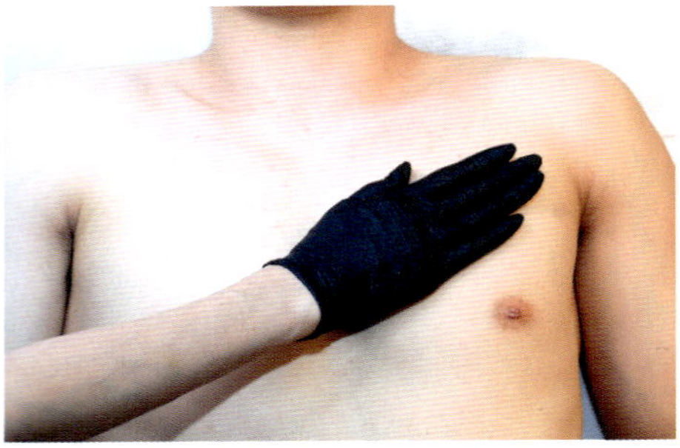

⑧ 왁스를 제거한 뒤 텐션을 주었던 손으로 왁싱 부위를 눌러 진정 및 통증을 완화시킨다.

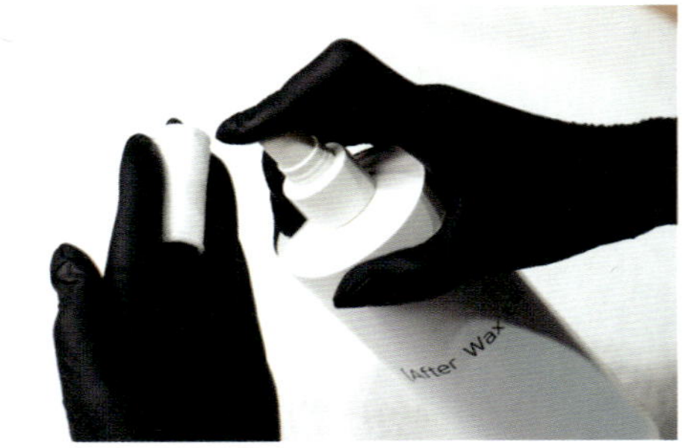

⑨ 왁싱 오일을 사용하여 왁스의 잔여물을 제거한다.

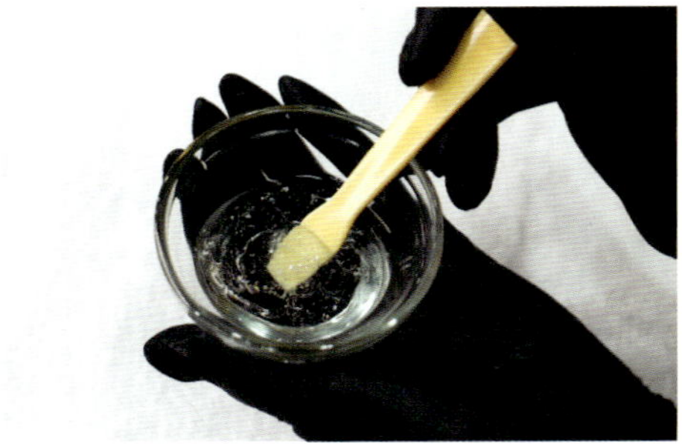

⑩ 시술이 끝난 뒤 진정 젤을 바르고 쿨러를 이용하여 예민해진 피부를 진정시킨다.

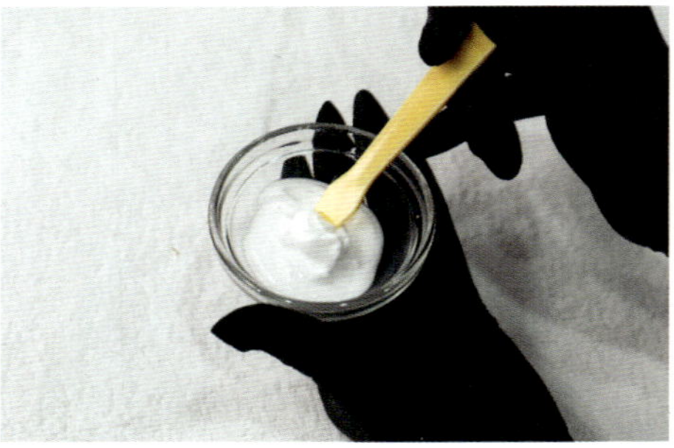

⑪ 시술 후 유 · 수분 균형을 맞추기 위해 피부 타입에 따른 왁싱 전용 진정 크림을 바른다.

2. 복부 부위(소프트 왁싱)

① 시술자의 손을 소독한다.

② 전 처리제를 사용하여 피부 노폐물을 제거한다.

③ 유 · 수분 제거제를 사용하여 시술 부위의 유 · 수분을 제거한다.

④ 피부 보호를 위해 파우더 또는 오일을 바른다.

⑤ 스파츌라로 왁스를 떠서 시술자의 손목 안쪽에 온도를 테스트한다.

⑥ 왁스의 적정온도를 확인한 뒤 모발의 성장 방향을 체크하고 구역을 나누어 순차적으로 시술을 이어간다.

⑦ 모발에 왁스를 고르게 바르기 위해 피부에 텐션을 주며 스파츌라는 45° 각도를 유지시킨 뒤 모발의 성장 방향으로 얇고 고르게 바른다.

⑧ 제거를 위해 왁스를 도포 후 부직포를 피부에 밀착시킨다. 이때 손잡이 부분을 약 1cm 정도 남겨두고 피부에 밀착시킨다.

⑨ 부직포를 제거할 때에도 피부에 텐션을 주며 45° 각도를 유지한 뒤 모발의 성장 방향과 반대 방향으로 신속하게 잡아당겨서 제거한다.

⑩ 부직포를 제거한 뒤 텐션을 주었던 손으로 왁싱 부위를 눌러 진정 및 통증을 완화시킨다.

⑪ 왁싱 오일을 사용하여 왁스의 잔여물을 제거한다.

⑫ 제거되지 않은 모발은 확대경을 사용하여 확인한 뒤 트위저를 이용하여 모발의 성장 방향으로 제거한다.

⑬ 시술이 끝난 뒤 진정 젤을 바르고 쿨러를 이용하여 예민해진 피부를 진정시킨다.

⑭ 시술 후 유 · 수분 균형을 맞추기 위해 피부 타입에 따른 왁싱 전용 진정 크림을 바른다.

[복부 부위 관리 순서 1]

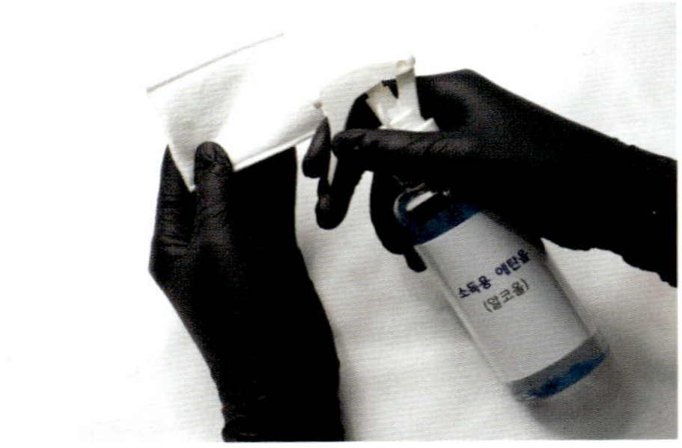

① 시술자의 손을 소독한다.

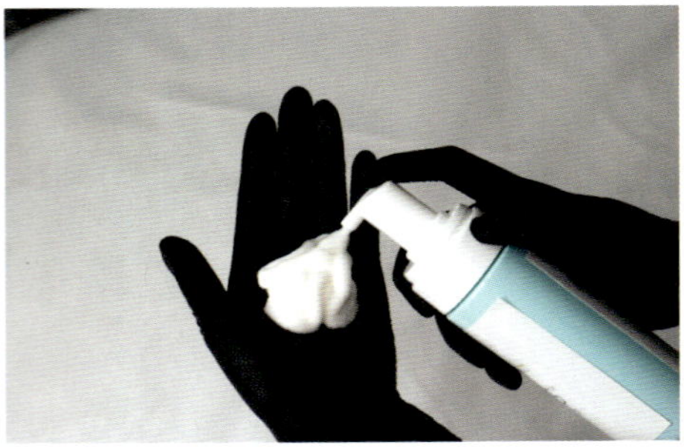

② 전 처리제를 사용하여 피부 노폐물을 제거한다.

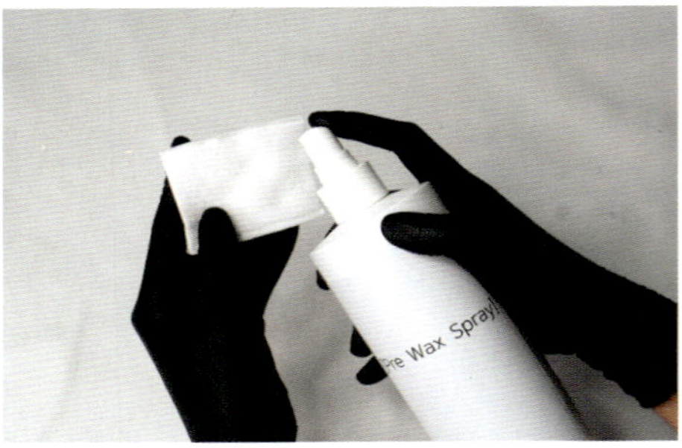

③ 유 · 수분 제거제를 사용하여 시술 부위의 유 · 수분을 제거한다.

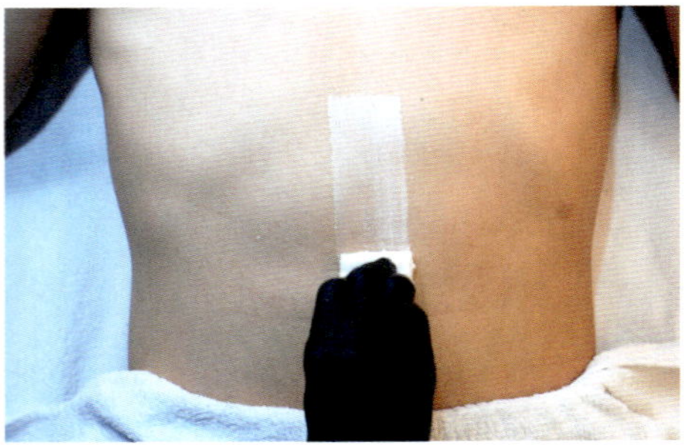

④ 피부 보호를 위해 파우더 또는 오일을 바른다.

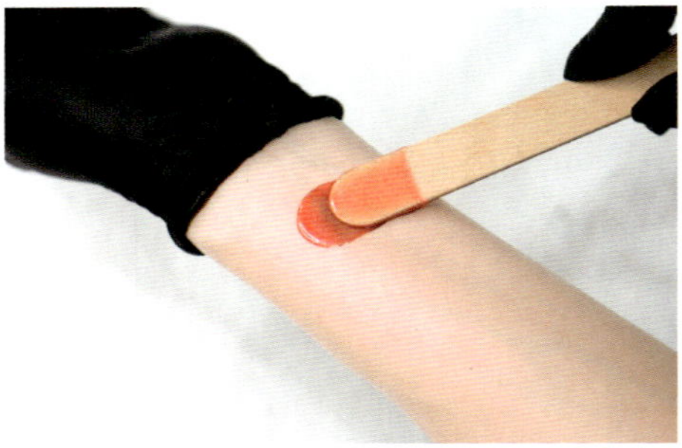

⑤ 스파츌라로 왁스를 떠서 시술자의 손목 안쪽에 온도를 테스트한다.

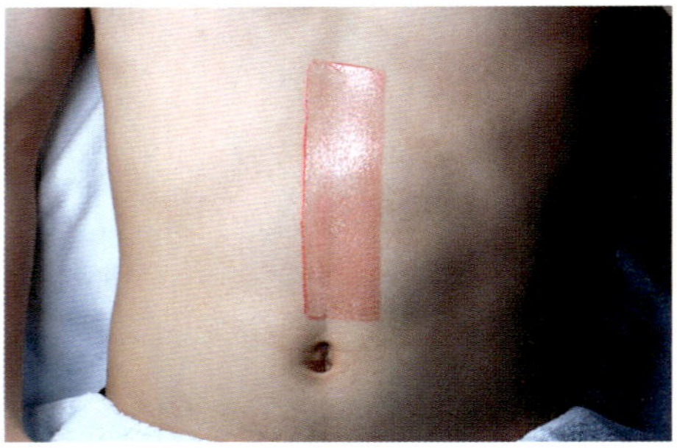

⑥ 모발의 성장 방향을 체크하고 구역을 나누어 텐션을 주며 순차적으로 시술을 이어간다.

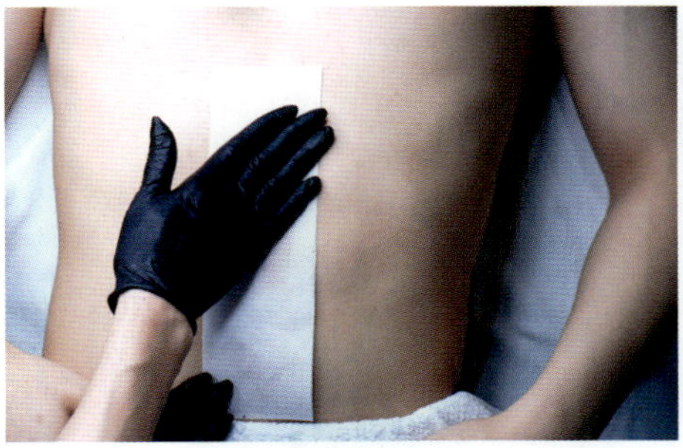

⑦ 굳어진 왁스를 제거할 때에도 피부에 텐션을 주며 45° 각도를 유지한 뒤 모발의 성장 방향과 반대 방향으로 왁스를 신속하게 잡아당겨서 제거한다.

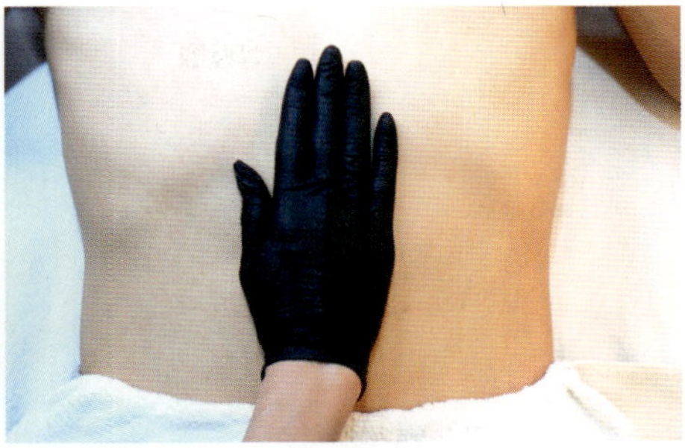

⑧ 왁스를 제거한 뒤 텐션을 주었던 손으로 왁싱 부위를 눌러 진정 및 통증을 완화시킨다.

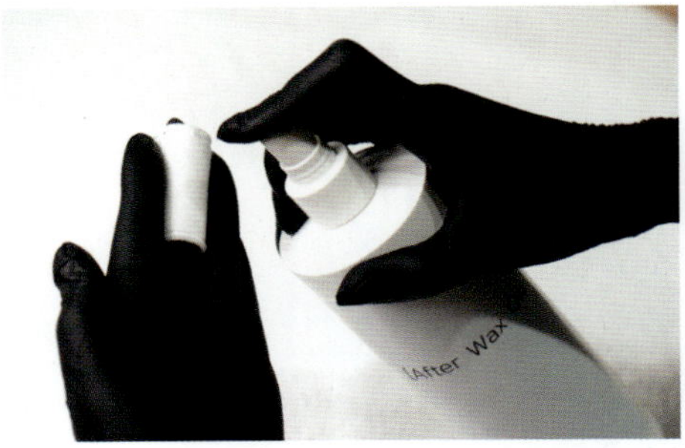

⑨ 왁싱 오일을 사용하여 왁스의 잔여물을 제거한다.

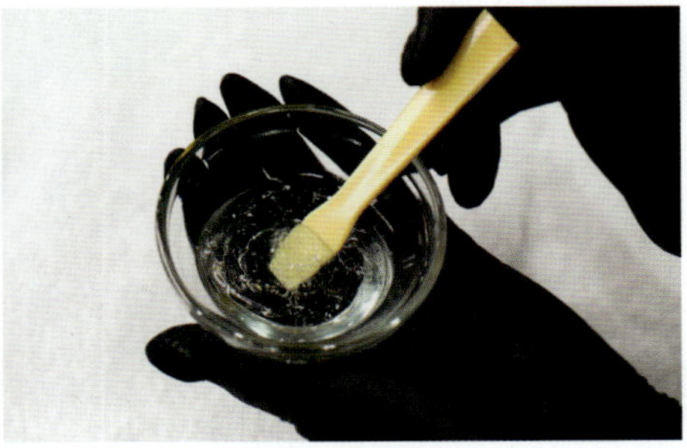

⑩ 시술이 끝난 뒤 진정 젤을 바르고 쿨러를 이용하여 예민해진 피부를 진정시킨다.

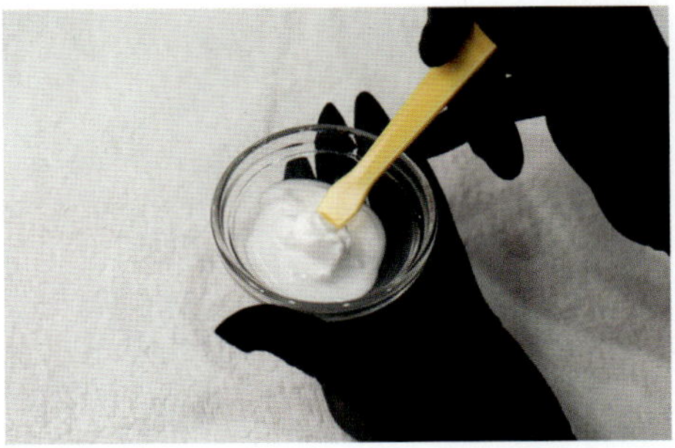

⑪ 시술 후 유 · 수분 균형을 맞추기 위해 피부 타입에 따른 왁싱 전용 진정 크림을 바른다.

[복부 부위 관리 순서 2]

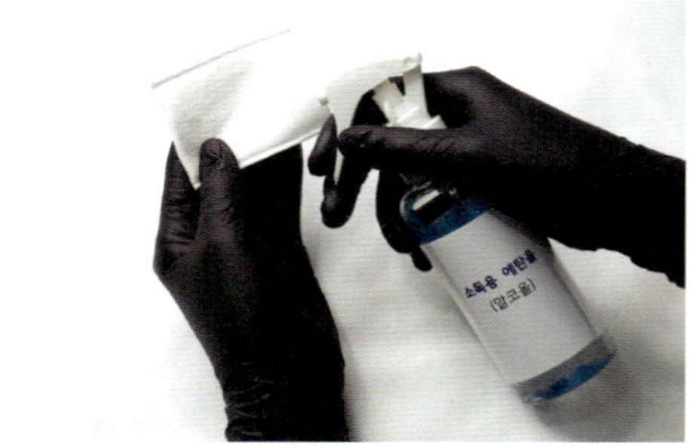

① 시술자의 손을 소독한다.

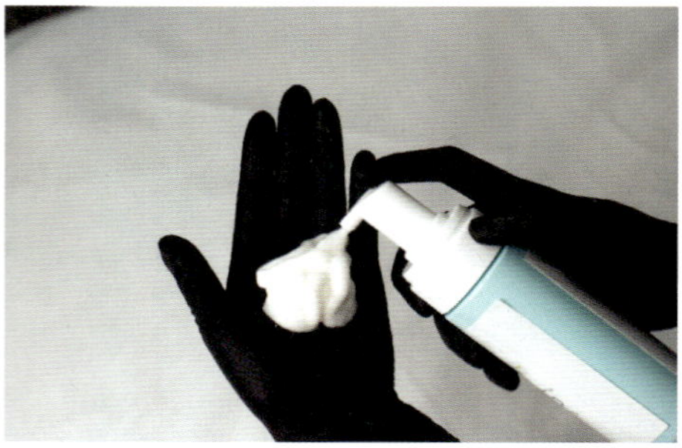

② 전 처리제를 사용하여 피부 노폐물을 제거한다.

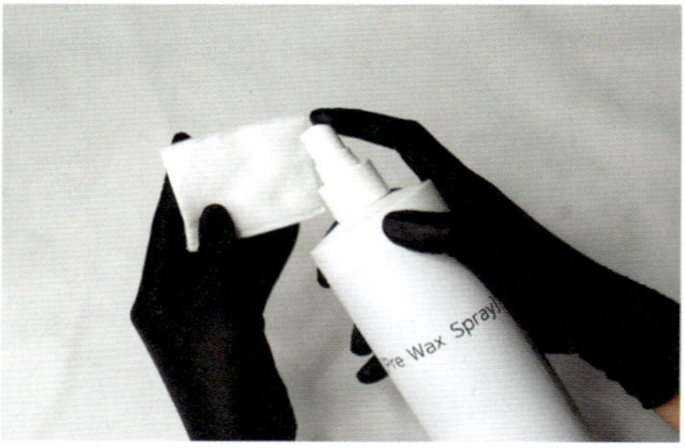

③ 유 · 수분 제거제를 사용하여 시술 부위의 유 · 수분을 제거한다.

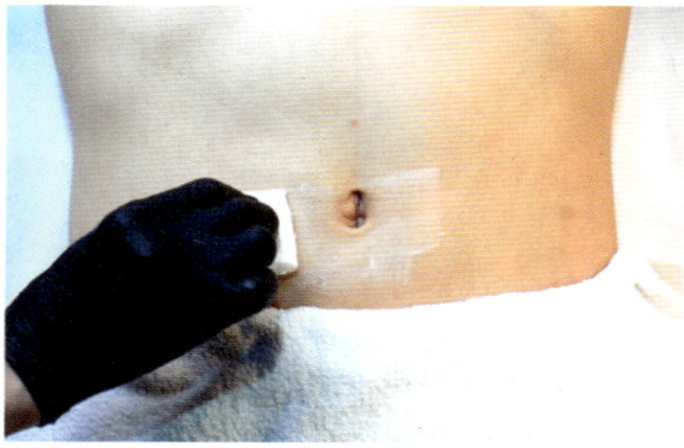

④ 피부 보호를 위해 파우더 또는 오일을 바른다.

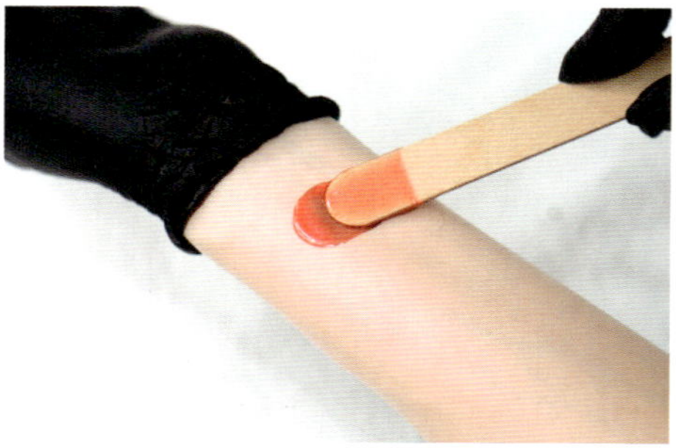

⑤ 스파출라로 왁스를 떠서 시술자의 손목 안쪽에 온도를 테스트한다.

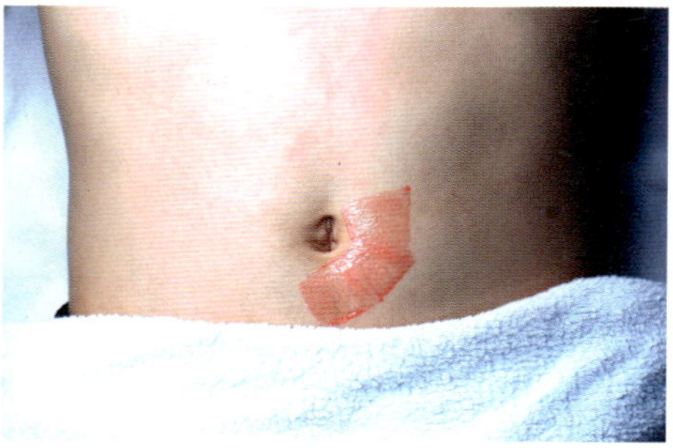

⑥ 모발의 성장 방향을 체크하고 구역을 나누어 텐션을 주며 순차적으로 시술을 이어간다.

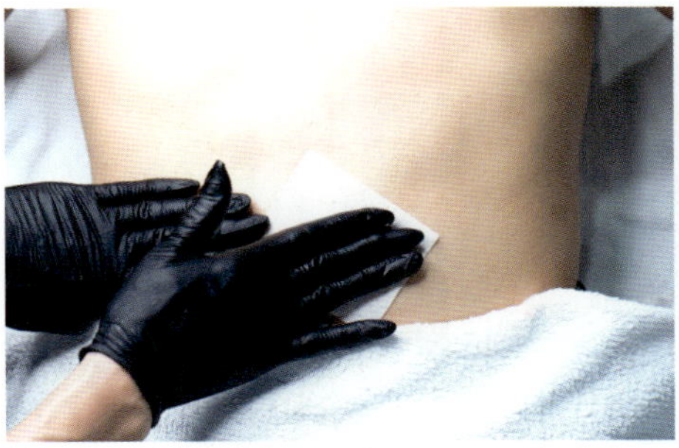

⑦ 굳어진 왁스를 제거할 때에도 피부에 텐션을 주며 45° 각도를 유지한 뒤 모발의 성장 방향과 반대 방향으로 왁스를 신속하게 잡아당겨서 제거한다.

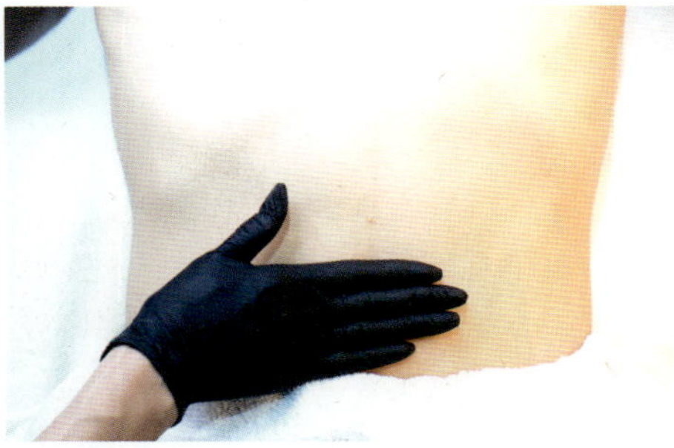

⑧ 왁스를 제거한 뒤 텐션을 주었던 손으로 왁싱 부위를 눌러 진정 및 통증을 완화시킨다.

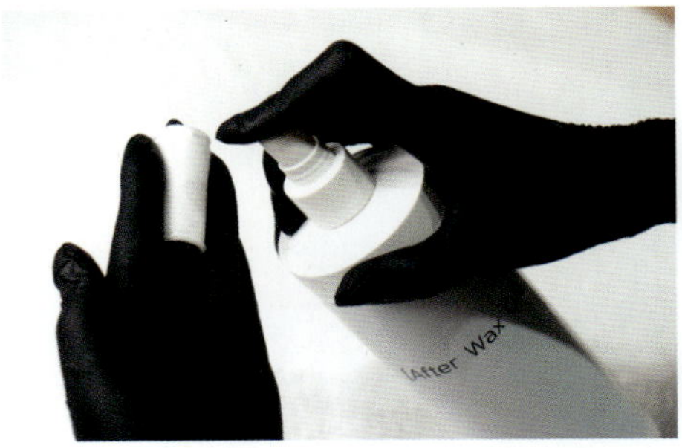

⑨ 왁싱 오일을 사용하여 왁스의 잔여물을 제거한다.

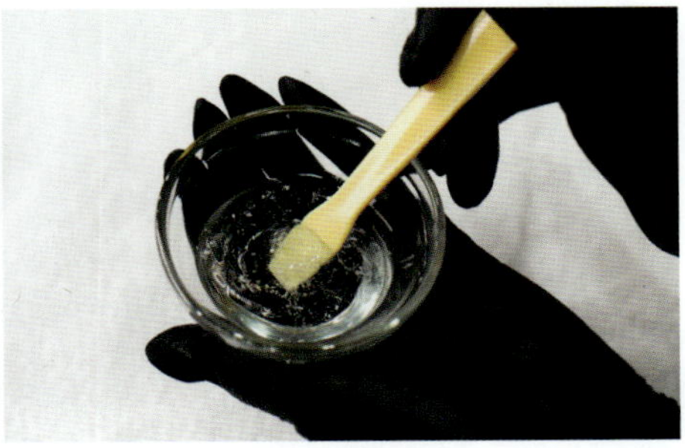

⑩ 시술이 끝난 뒤 진정 젤을 바르고 쿨러를 이용하여 예민해진 피부를 진정시킨다.

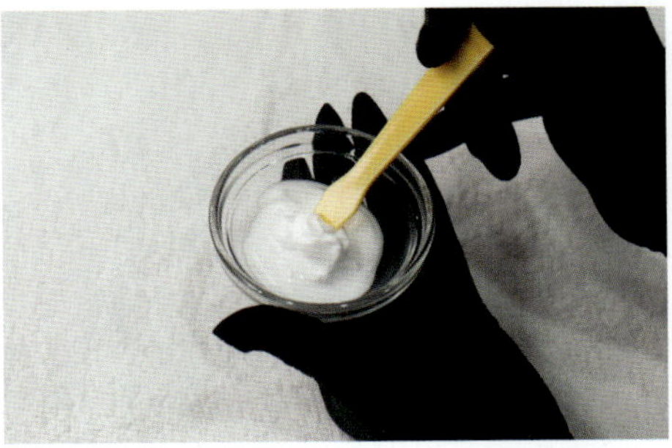

⑪ 시술 후 유 · 수분 균형을 맞추기 위해 피부 타입에 따른 왁싱 전용 진정 크림을 바른다.

[복부 부위 관리 순서 3]

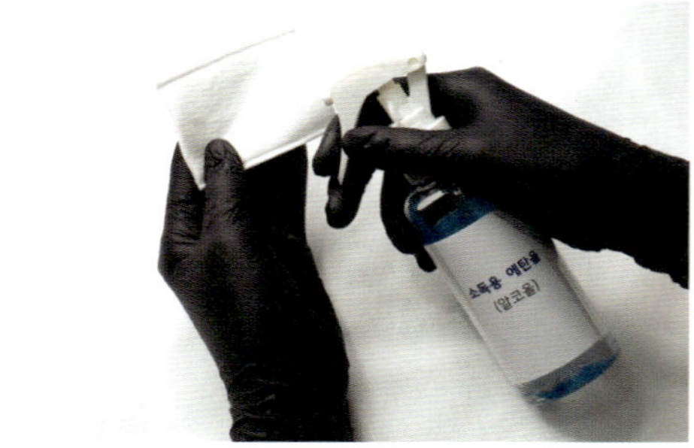

① 시술자의 손을 소독한다.

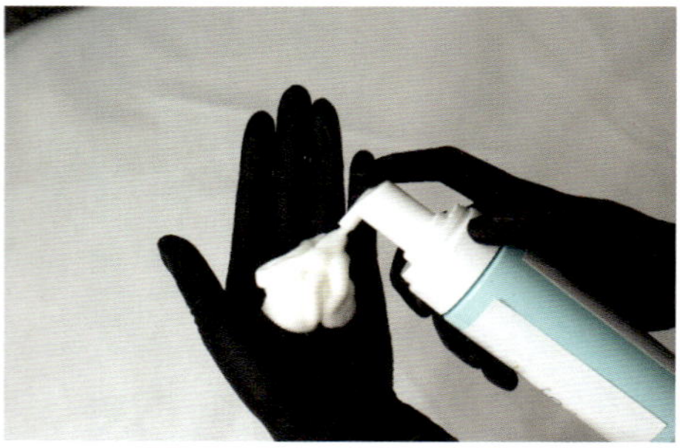

② 전 처리제를 사용하여 피부 노폐물을 제거한다.

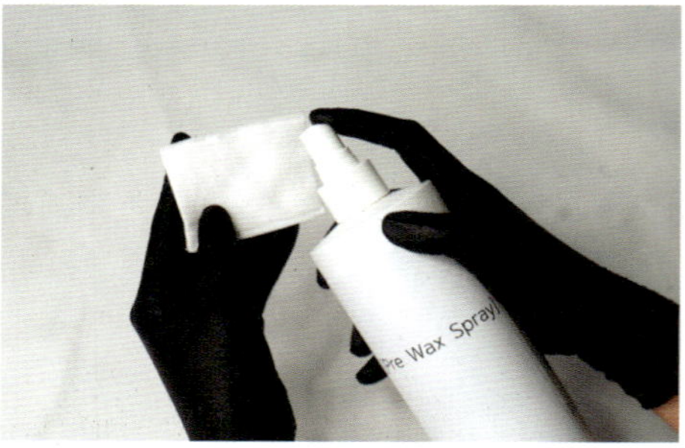

③ 유 · 수분 제거제를 사용하여 시술 부위의 유 · 수분을 제거한다.

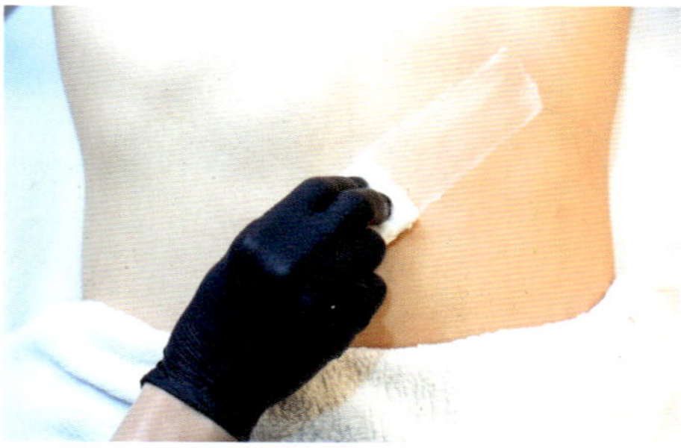

④ 피부 보호를 위해 파우더 또는 오일을 바른다.

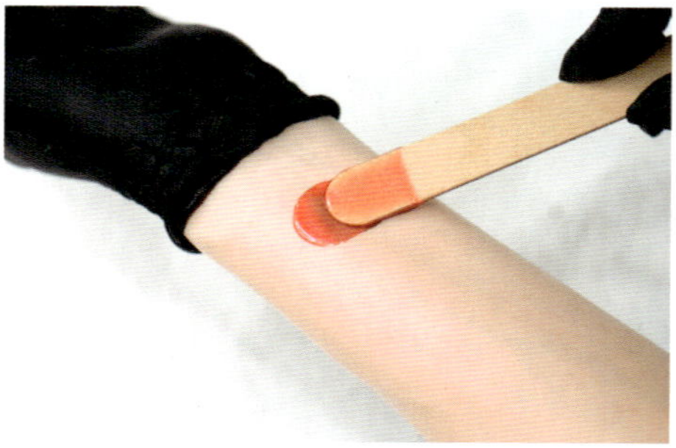

⑤ 스파출라로 왁스를 떠서 시술자의 손목 안쪽에 온도를 테스트한다.

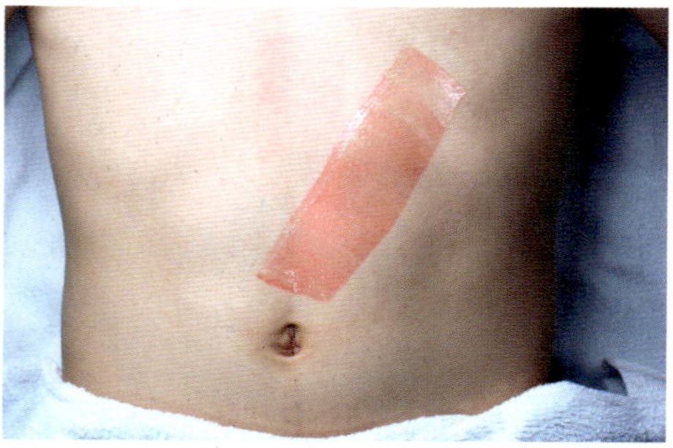

⑥ 모발의 성장 방향을 체크하고 구역을 나누어 텐션을 주며 순차적으로 시술을 이어간다.

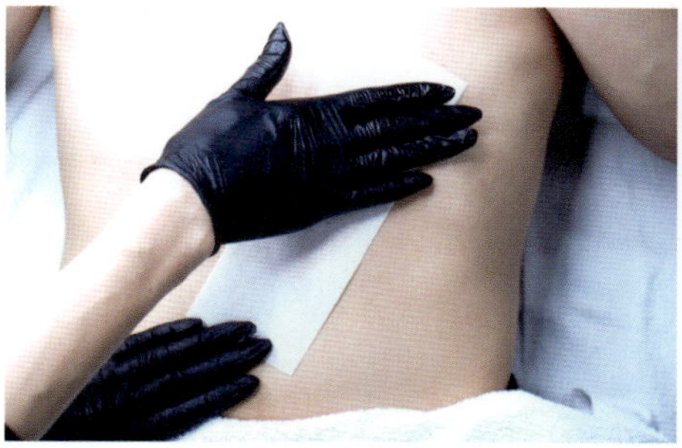

⑦ 굳어진 왁스를 제거할 때에도 피부에 텐션을 주며 45° 각도를 유지한 뒤 모발의 성장 방향과 반대 방향으로 왁스를 신속하게 잡아당겨서 제거한다.

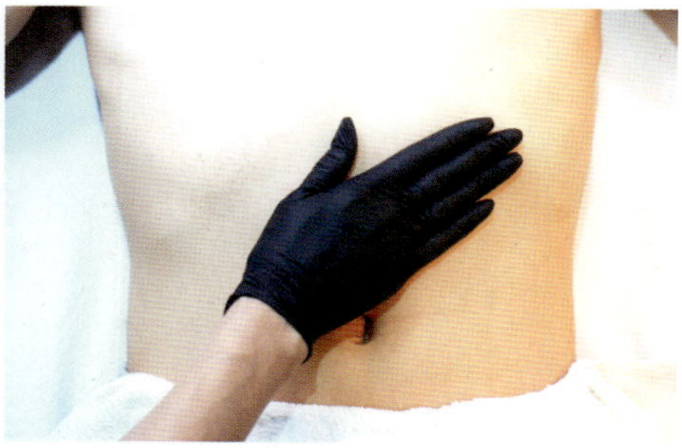

⑧ 왁스를 제거한 뒤 텐션을 주었던 손으로 왁싱 부위를 눌러 진정 및 통증을 완화시킨다.

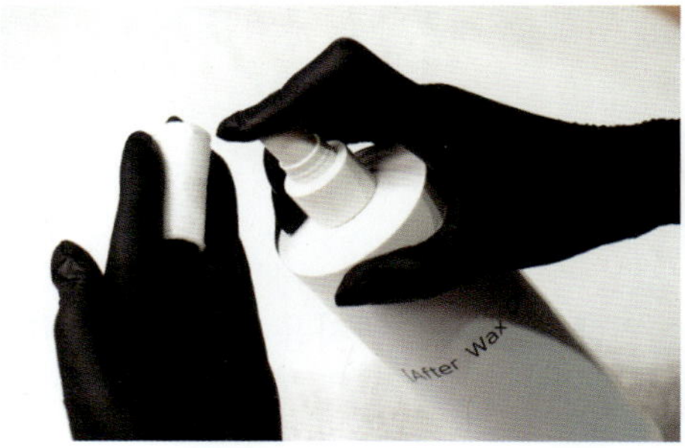

⑨ 왁싱 오일을 사용하여 왁스의 잔여물을 제거한다.

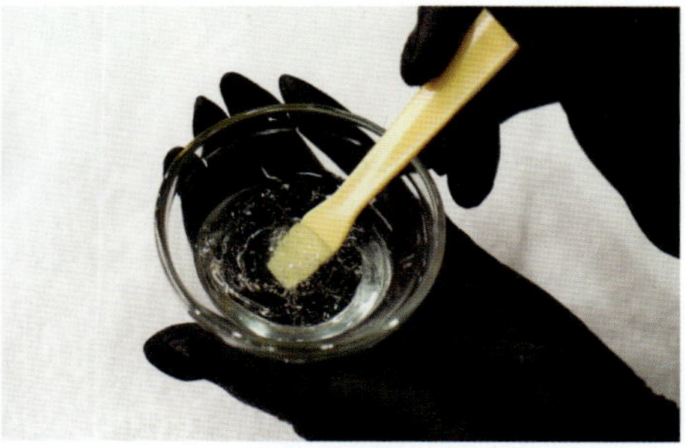

⑩ 시술이 끝난 뒤 진정 젤을 바르고 쿨러를 이용하여 예민해진 피부를 진정시킨다.

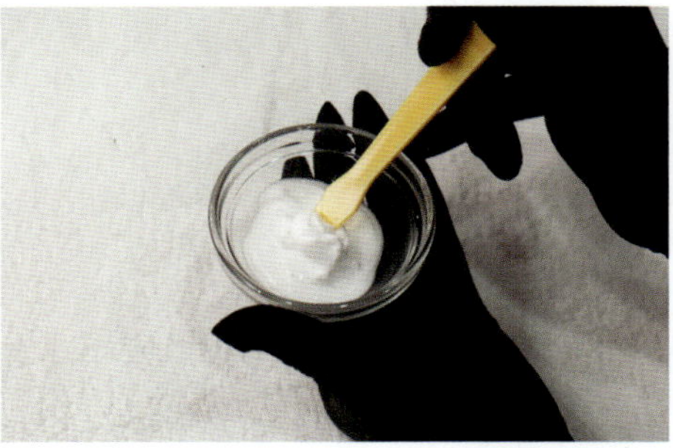

⑪ 시술 후 유 · 수분 균형을 맞추기 위해 피부 타입에 따른 왁싱 전용 진정 크림을 바른다.

3. 인중 부위(하드 왁싱)

① 클렌징 제품을 사용하여 얼굴 노폐물을 씻어낸다.

② 고객의 얼굴에 터번을 씌운다.

③ 시술자의 손을 소독한다.

④ 모발의 길이가 길면 제모용 가위를 사용하여 자른 뒤 시술을 시작한다.

⑤ 시술자의 손을 다시 소독한다

⑥ 유 · 수분 제거제를 사용하여 시술 부위의 유 · 수분을 제거한다.

⑦ 피부 보호를 위해 파우더 또는 오일을 바른다.

⑧ 스파츌라로 왁스를 떠서 시술자의 손목 안쪽에 온도를 테스트한다.

⑨ 왁스의 적정온도를 확인한 뒤 모발의 성장 방향을 체크하고 구역을 나누어 순차적으로 시술을 이어간다.

⑩ 모발에 왁스를 고르게 바르기 위해 피부에 텐션을 주며 스파츌라는 45° 각도를 유지시킨 뒤 모발의 성장 방향으로 바른다.

⑪ 시술 부위에 왁스를 도포하였으면 제거를 위해 스파츌라를 사용하여 손잡이 부분을 만들어 준다.

⑫ 굳어진 왁스를 제거할 때에도 피부에 텐션을 주며 45° 각도를 유지한 뒤 모발의 성장 방향과 반대 방향으로 왁스를 신속하게 잡아당겨서 제거한다.

⑬ 왁스를 제거한 뒤 텐션을 주었던 손으로 왁싱 부위를 눌러 진정 및 통증을 완화시킨다.

⑭ 왁싱 오일을 사용하여 왁스의 잔여물을 제거한다.

⑮ 제거되지 않은 모발은 확대경을 사용하여 확인한 뒤 트위저를 이용하여 모발의 성장 방향으로 제거한다.

⑯ 시술이 끝난 뒤 진정 젤을 바르고 쿨러를 이용하여 예민해진 피부를 진정시킨다.

⑰ 시술 후 유 · 수분 균형을 맞추기 위해 피부 타입에 따른 왁싱 전용 진정 크림을 바른다.

[인중 부위 관리 순서]

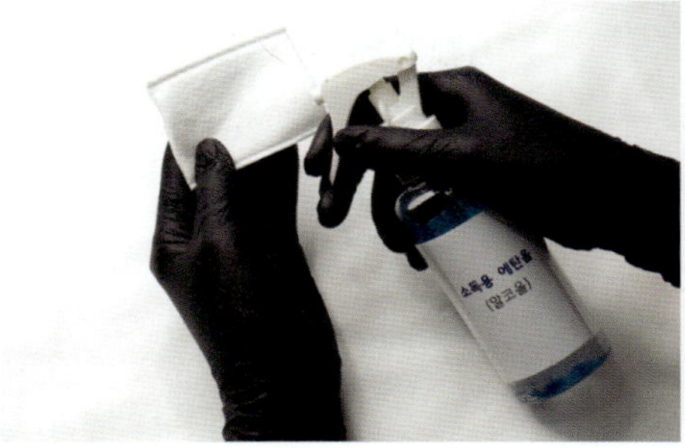

① 시술자의 손을 소독한다.

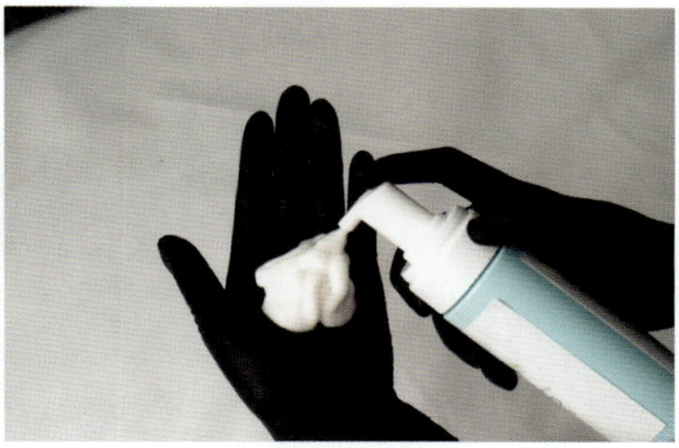

② 전 처리제를 사용하여 피부 노폐물을 제거한다.

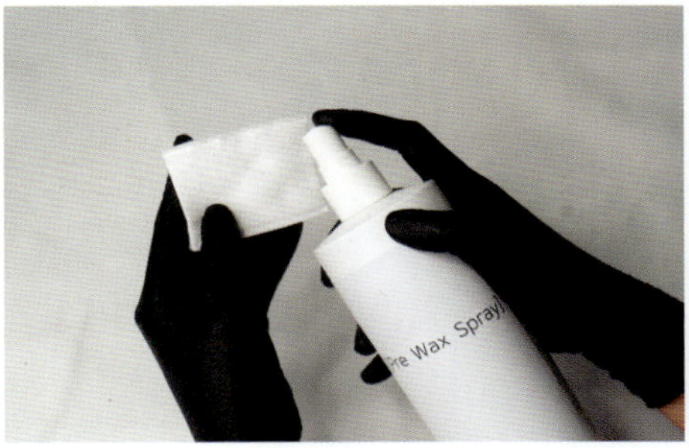

③ 유 · 수분 제거제를 사용하여 시술 부위의 유 · 수분을 제거한다.

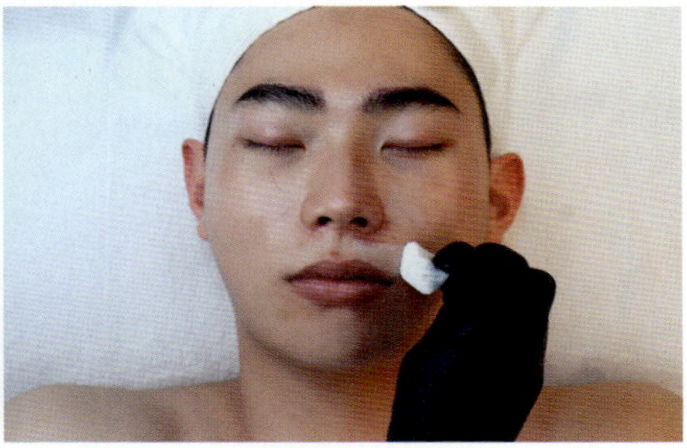

④ 피부 보호를 위해 파우더 또는 오일을 바른다.

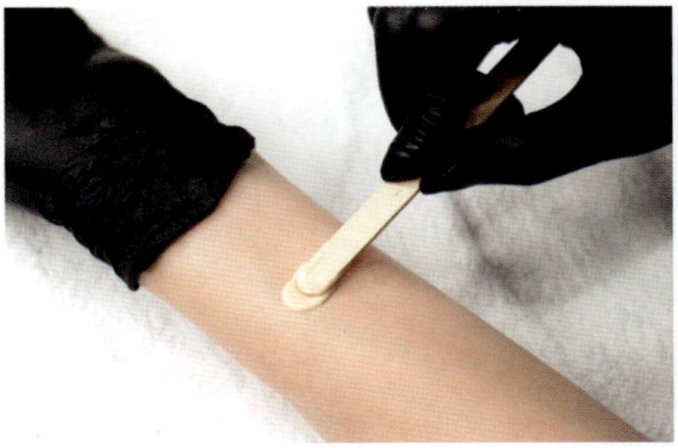

⑤ 스파츌라로 왁스를 떠서 시술자의 손목 안쪽에 온도를 테스트한다.

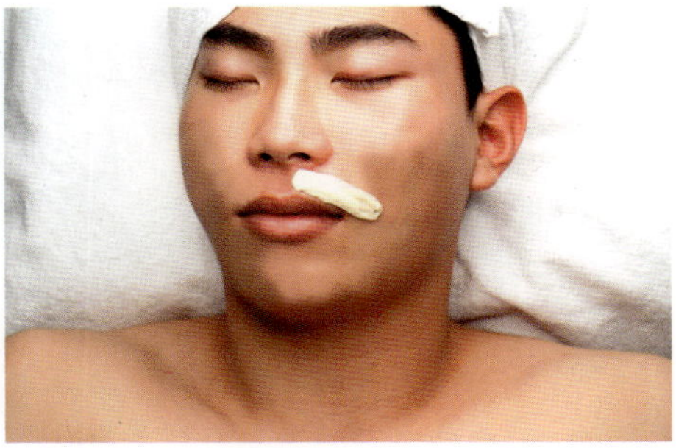

⑥ 모발의 성장 방향을 체크하고 구역을 나누어 텐션을 주며 순차적으로 시술을 이어간다.

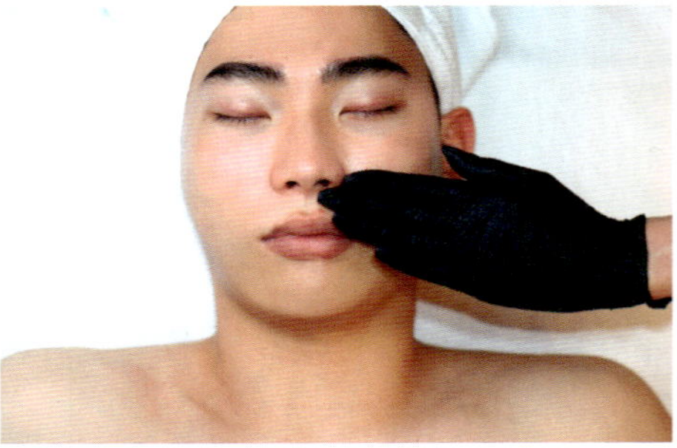

⑦ 왁스를 제거한 뒤 텐션을 주었던 손으로 왁싱 부위를 눌러 진정 및 통증을 완화시킨다.

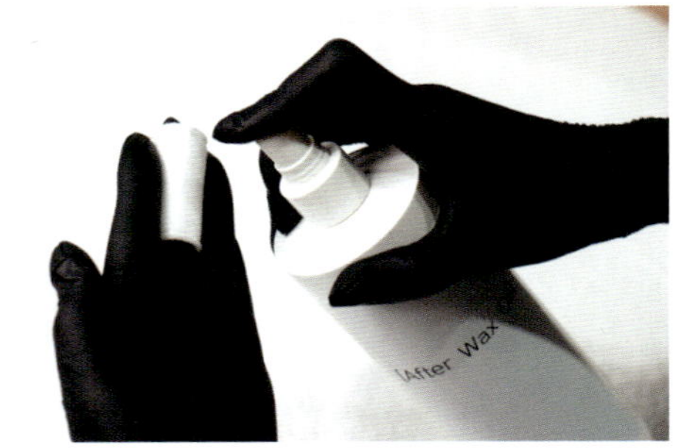

⑧ 왁싱 오일을 사용하여 왁스의 잔여물을 제거한다.

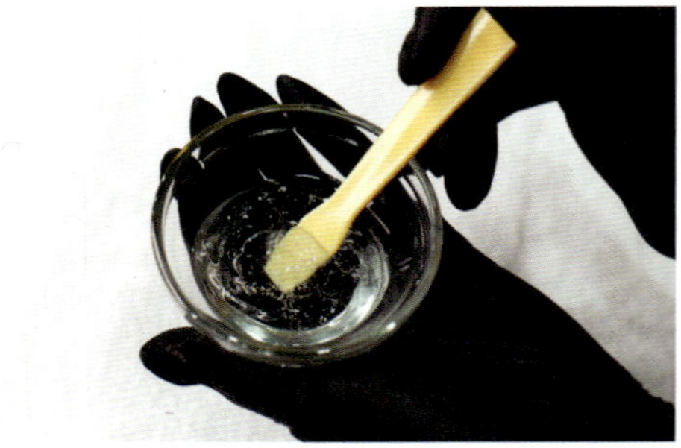

⑨ 시술이 끝난 뒤 진정 젤을 바르고 쿨러를 이용하여 예민해진 피부를 진정시킨다.

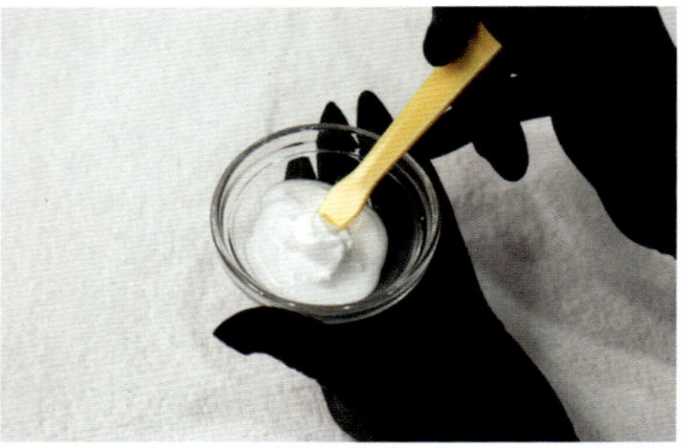

⑩ 시술 후 유·수분 균형을 맞추기 위해 피부 타입에 따른 왁싱 전용 진정 크림을 바른다.

4. 턱수염 부위(하드 왁싱)

① 클렌징 제품을 사용하여 얼굴 노폐물을 씻어낸다.
② 고객의 얼굴에 터번을 씌운다.
③ 시술자의 손을 소독한다.
④ 모발의 길이가 길면 제모용 가위를 사용하여 자른 뒤 시술을 시작한다.
⑤ 시술자의 손을 다시 소독한다.
⑥ 유 · 수분 제거제를 사용하여 시술 부위의 유 · 수분을 제거한다.
⑦ 피부 보호를 위해 파우더 또는 오일을 바른다.
⑧ 스파츌라로 왁스를 떠서 시술자의 손목 안쪽에 온도를 테스트한다.
⑨ 왁스의 적정온도를 확인한 뒤 모발의 성장 방향을 체크하고 구역을 나누어 순차적으로 시술을 이어간다.
⑩ 모발에 왁스를 고르게 바르기 위해 피부에 텐션을 주며 스파츌라는 45° 각도를 유지시킨 뒤 모발의 성장 방향으로 바른다.
⑪ 시술 부위에 왁스를 도포하였으면 제거를 위해 스파츌라를 사용하여 손잡이 부분을 만들어 준다.
⑫ 굳어진 왁스를 제거할 때에도 피부에 텐션을 주며 45° 각도를 유지한 뒤 모발의 성장 방향과 반대 방향으로 왁스를 신속하게 잡아당겨서 제거한다.
⑬ 왁스를 제거한 뒤 텐션을 주었던 손으로 왁싱 부위를 눌러 진정 및 통증을 완화시킨다.
⑭ 왁싱 오일을 사용하여 왁스의 잔여물을 제거한다.
⑮ 제거되지 않은 모발은 확대경을 사용하여 확인한 뒤 트위저를 이용하여 모발의 성장 방향으로 제거한다.
⑯ 시술이 끝난 뒤 진정 젤을 바르고 쿨러를 이용하여 예민해진 피부를 진정시킨다.
⑰ 시술 후 유 · 수분 균형을 맞추기 위해 피부 타입에 따른 왁싱 전용 진정 크림을 바른다.

[턱수염 부위 관리 순서 1]

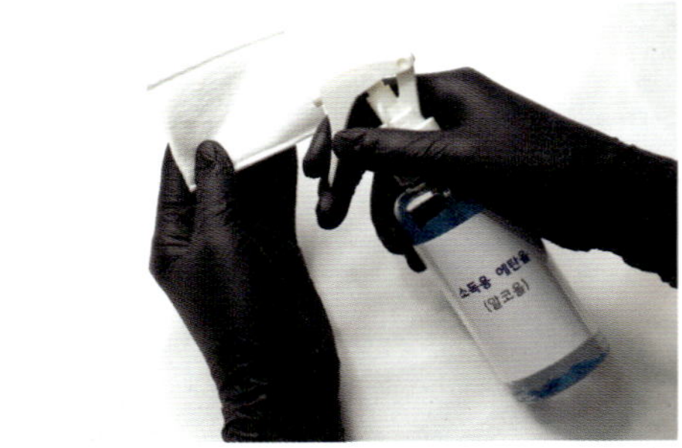

① 시술자의 손을 소독한다.

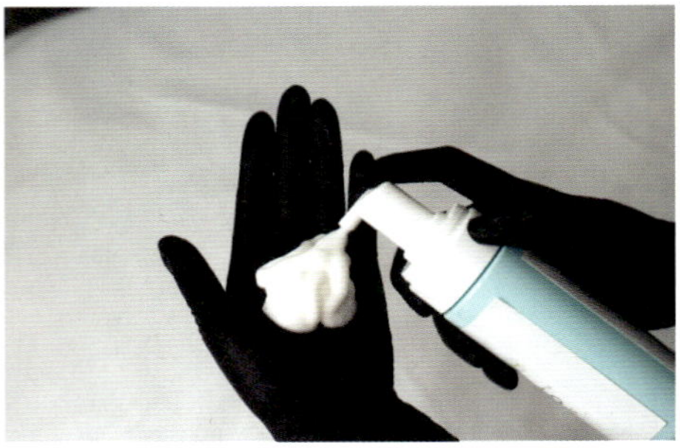

② 전 처리제를 사용하여 피부 노폐물을 제거한다.

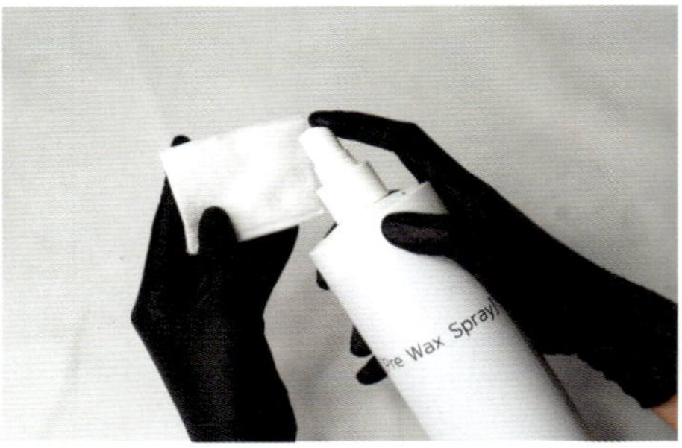

③ 유 · 수분 제거제를 사용하여 시술 부위의 유 · 수분을 제거한다.

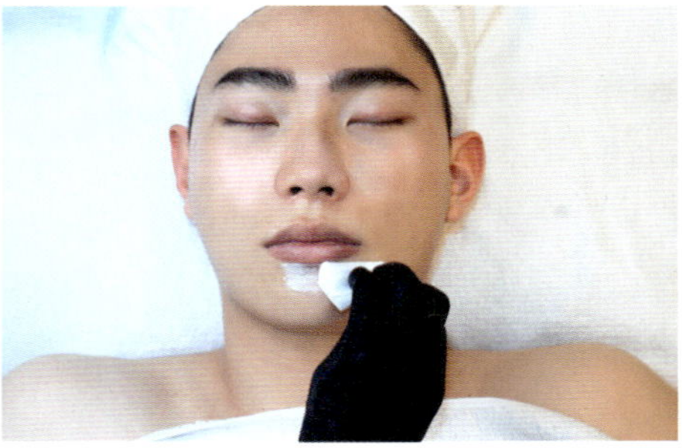

④ 피부 보호를 위해 파우더 또는 오일을 바른다.

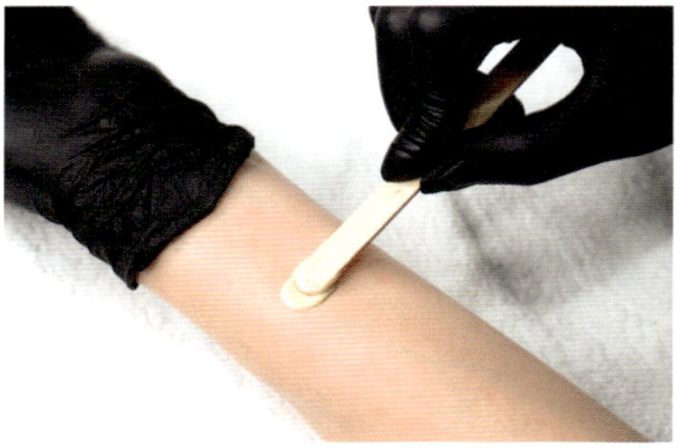

⑤ 스파츌라로 왁스를 떠서 시술자의 손목 안쪽에 온도를 테스트한다.

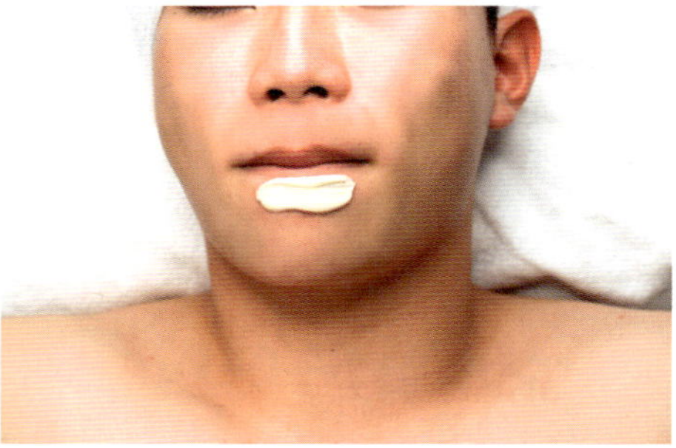

⑥ 모발의 성장 방향을 체크하고 구역을 나누어 텐션을 주며 순차적으로 시술을 이어간다.

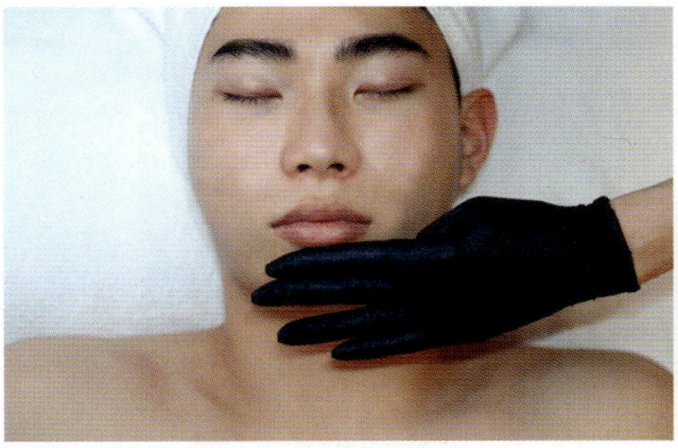

⑦ 왁스를 제거한 뒤 텐션을 주었던 손으로 왁싱 부위를 눌러 진정 및 통증을 완화시킨다.

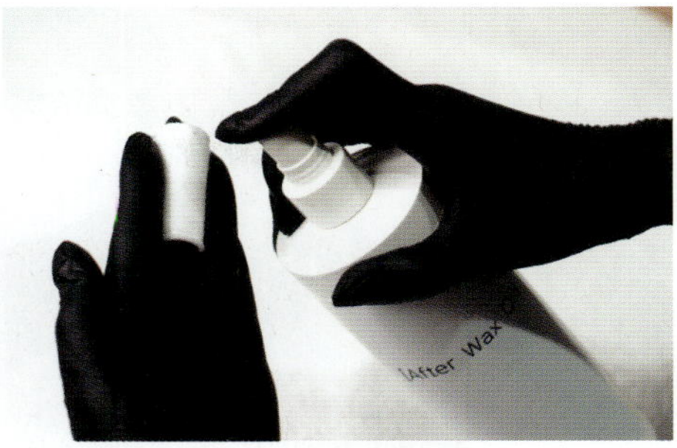

⑧ 왁싱 오일을 사용하여 왁스의 잔여물을 제거한다.

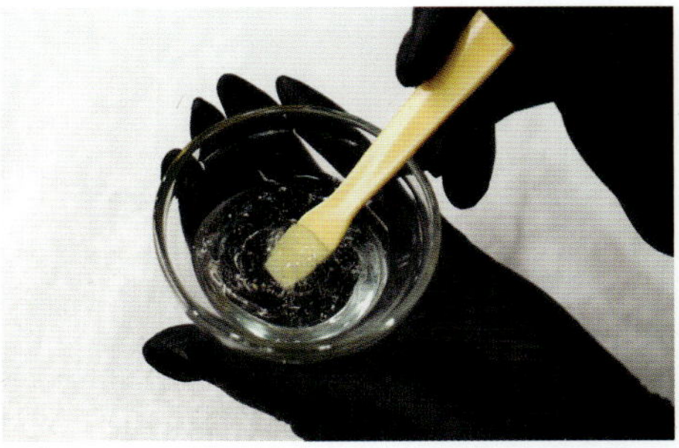

⑨ 시술이 끝난 뒤 진정 젤을 바르고 쿨러를 이용하여 예민해진 피부를 진정시킨다.

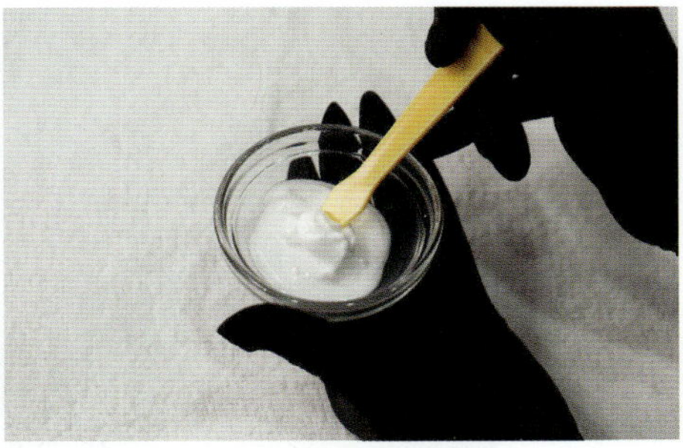

⑩ 시술 후 유·수분 균형을 맞추기 위해 피부 타입에 따른 왁싱 전용 진정 크림을 바른다.

[턱수염 부위 관리순서 2]

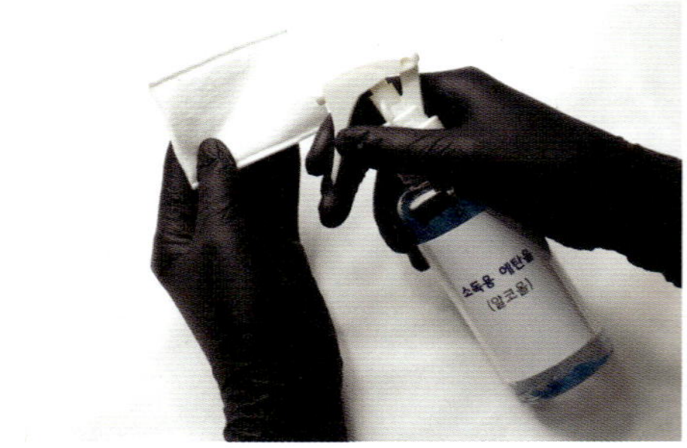

① 시술자의 손을 소독한다.

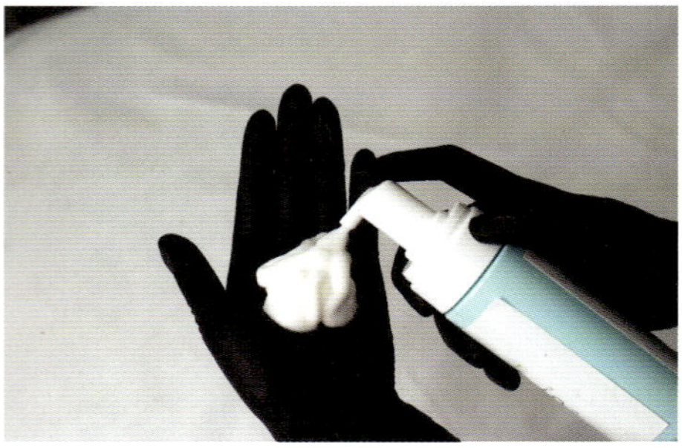

② 전 처리제를 사용하여 피부 노폐물을 제거한다.

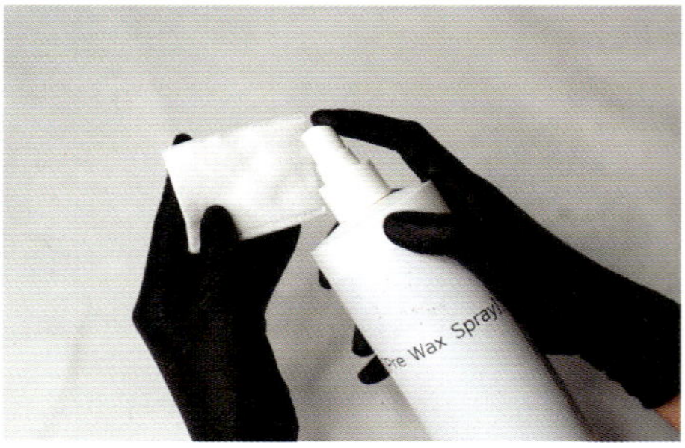

③ 유 · 수분 제거제를 사용하여 시술 부위의 유 · 수분을 제거한다.

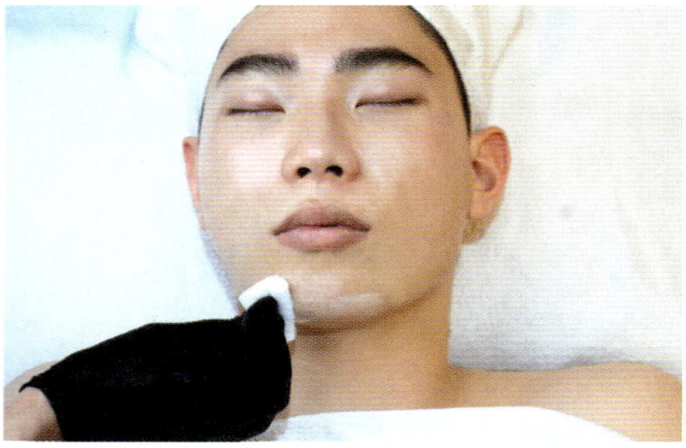

④ 피부 보호를 위해 파우더 또는 오일을 바른다.

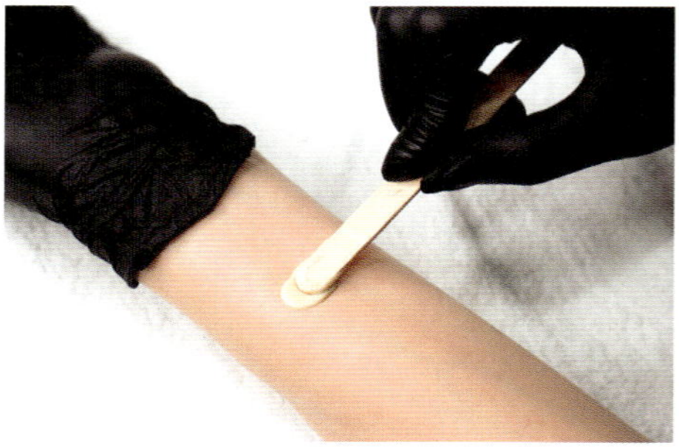

⑤ 스파츌라로 왁스를 떠서 시술자의 손목 안쪽에 온도를 테스트한다.

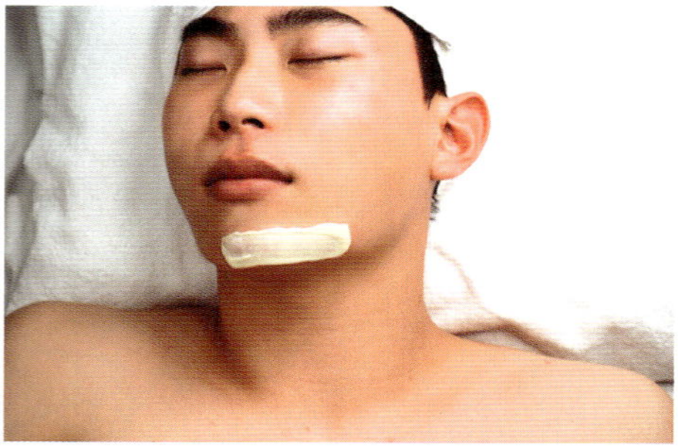

⑥ 모발의 성장 방향을 체크하고 구역을 나누어 텐션을 주며 순차적으로 시술을 이어간다.

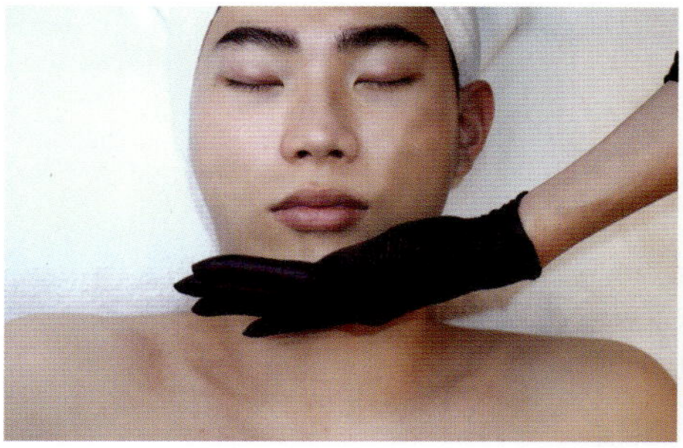

⑦ 왁스를 제거한 뒤 텐션을 주었던 손으로 왁싱 부위를 눌러 진정 및 통증을 완화시킨다.

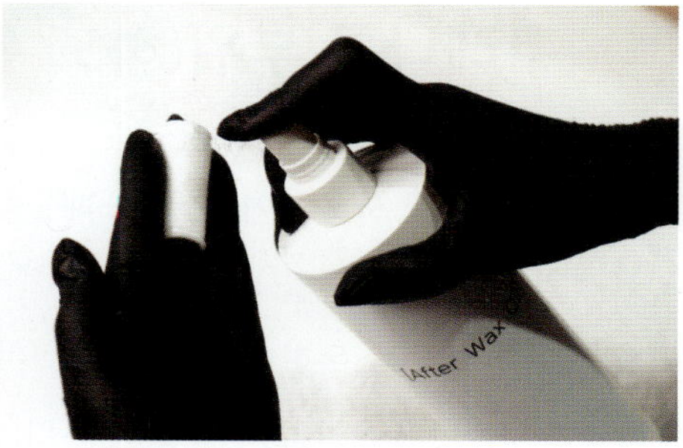

⑧ 왁싱 오일을 사용하여 왁스의 잔여물을 제거한다.

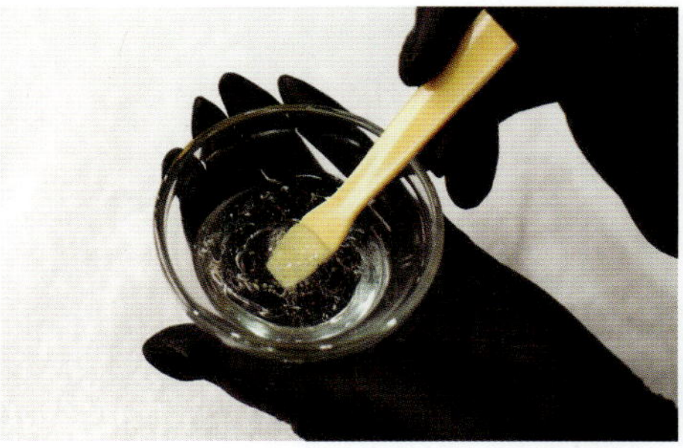

⑨ 시술이 끝난 뒤 진정 젤을 바르고 쿨러를 이용하여 예민해진 피부를 진정시킨다.

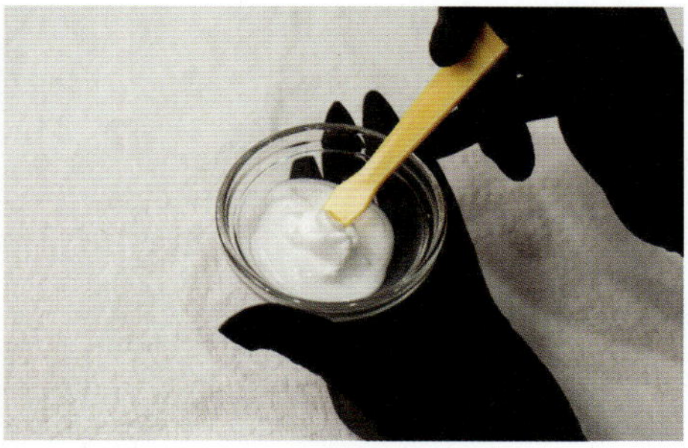

⑩ 시술 후 유 · 수분 균형을 맞추기 위해 피부 타입에 따른 왁싱 전용 진정 크림을 바른다.

5. 구레나룻 부위(하드 왁싱)

① 클렌징 제품을 사용하여 얼굴 노폐물을 씻어낸다.
② 고객의 얼굴에 터번을 씌운다.
③ 시술자의 손을 소독한다.
④ 펜슬을 사용하여 원하는 모양으로 디자인한다.
⑤ 고객에게 디자인된 구레나룻을 확인시킨 뒤 꼬리빗을 사용하여 구레나룻을 정리한다.
⑥ 정리된 모발은 제모용 가위를 사용하여 자른 뒤 시술을 시작한다.
⑦ 시술자의 손을 다시 소독한다.
⑧ 유 · 수분 제거제를 사용하여 시술 부위의 유 · 수분을 제거한다.
⑨ 피부 보호를 위해 파우더 또는 오일을 바른다.
⑩ 스파츌라로 왁스를 떠서 시술자의 손목 안쪽에 온도를 테스트한다.
⑪ 왁스의 적정온도를 확인한 뒤 모발의 성장 방향을 체크하고 구역을 나누어 순차적으로 시술을 이어간다.
⑫ 모발에 왁스를 고르게 바르기 위해 피부에 텐션을 주며 스파츌라는 45° 각도를 유지시킨 뒤 모발의 성장 방향으로 바른다.
⑬ 시술 부위에 왁스를 도포하였으면 제거를 위해 스파츌라를 사용하여 손잡이 부분을 만들어 준다.
⑭ 굳어진 왁스를 제거할 때에도 피부에 텐션을 주며 45° 각도를 유지한 뒤 모발의 성장 방향과 반대 방향으로 왁스를 신속하게 잡아당겨서 제거한다.
⑮ 왁스를 제거한 뒤 텐션을 주었던 손으로 왁싱 부위를 눌러 진정 및 통증을 완화시킨다.
⑯ 왁싱 오일을 사용하여 왁스의 잔여물을 제거한다.
⑰ 제거되지 않은 모발은 확대경을 사용하여 확인한 뒤 트위저를 이용하여 모발의 성장 방향으로 제거한다.
⑱ 시술이 끝난 뒤 진정 젤을 바르고 쿨러를 이용하여 예민해진 피부를 진정시킨다.
⑲ 시술 후 유 · 수분 균형을 맞추기 위해 피부 타입에 따른 왁싱 전용 진정 크림을 바른다.

[구렛나루 부위 관리 순서 1]

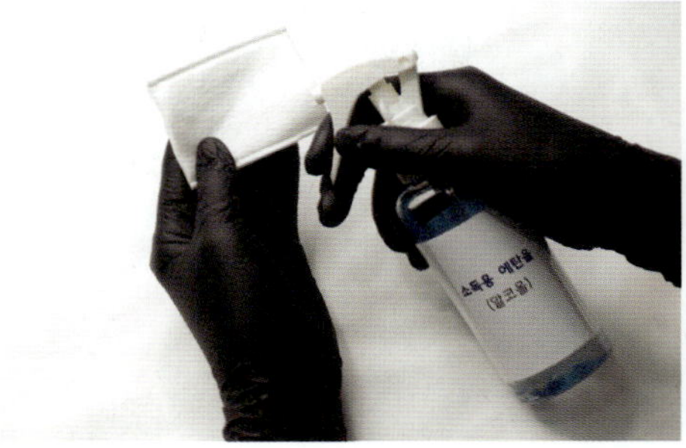

① 시술자의 손을 소독한다.

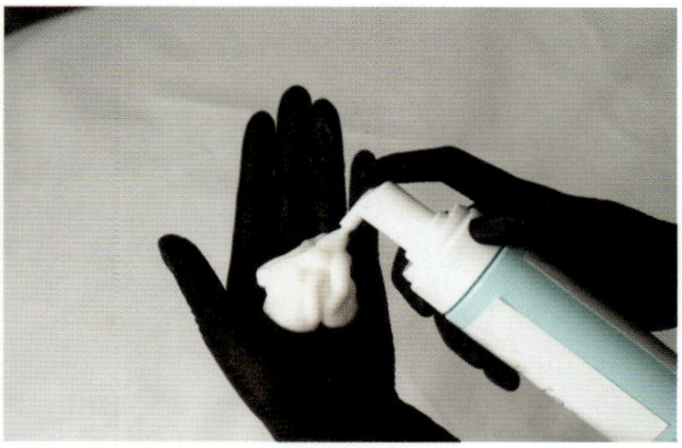

② 전 처리제를 사용하여 피부 노폐물을 제거한다.

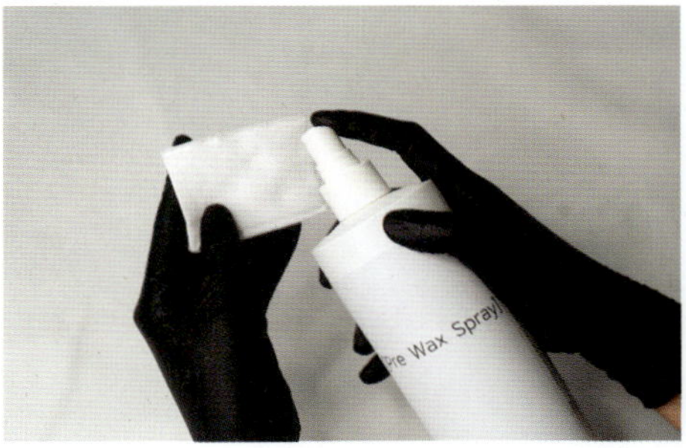

③ 유 · 수분 제거제를 사용하여 시술 부위의 유 · 수분을 제거한다.

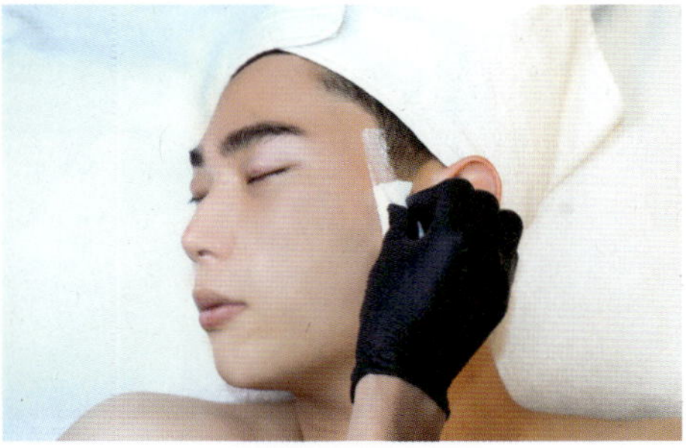

④ 피부 보호를 위해 파우더 또는 오일을 바른다.

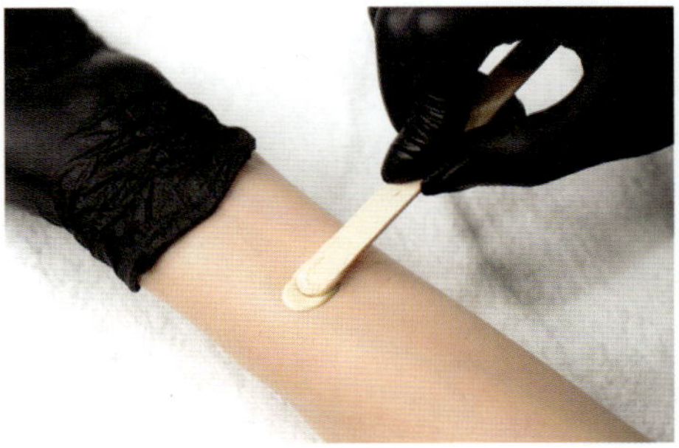

⑤ 스파츌라로 왁스를 떠서 시술자의 손목 안쪽에 온도를 테스트한다.

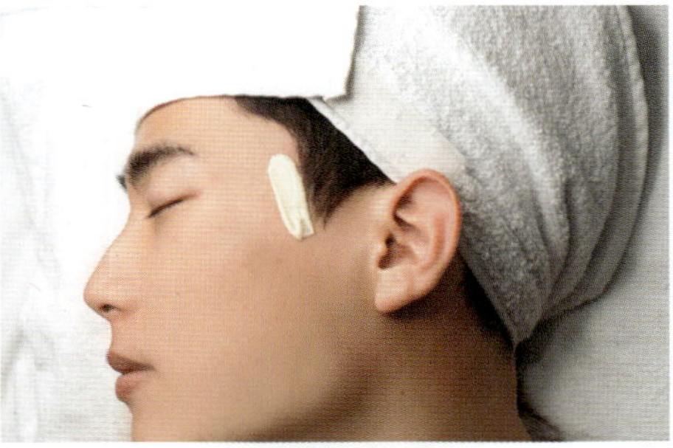

⑥ 모발의 성장 방향을 체크하고 구역을 나누어 텐션을 주며 순차적으로 시술을 이어간다.

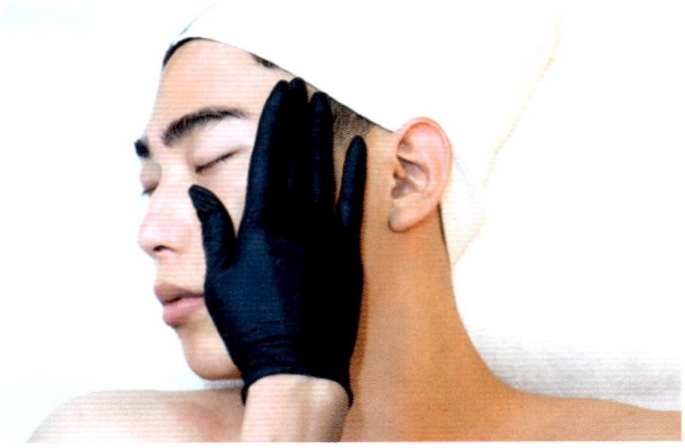

⑦ 왁스를 제거한 뒤 텐션을 주었던 손으로 왁싱 부위를 눌러 진정 및 통증을 완화시킨다.

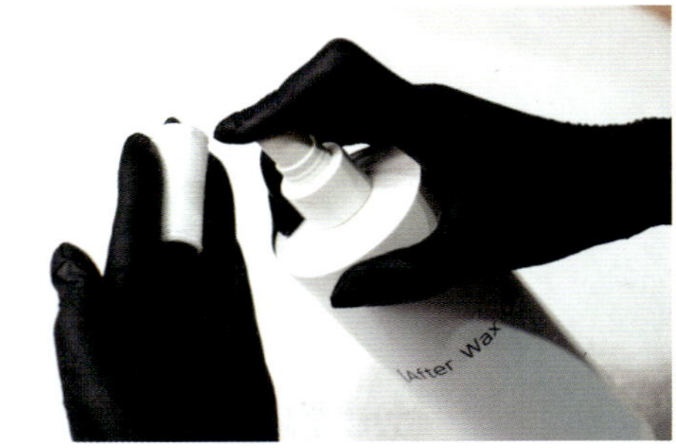

⑧ 왁싱 오일을 사용하여 왁스의 잔여물을 제거한다.

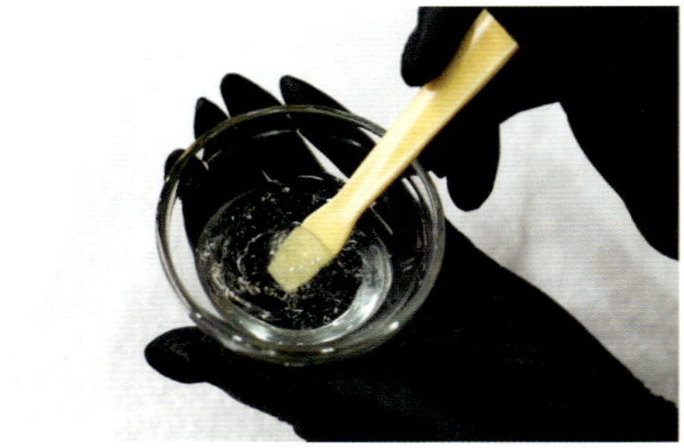

⑨ 시술이 끝난 뒤 진정 젤을 바르고 쿨러를 이용하여 예민해진 피부를 진정시킨다.

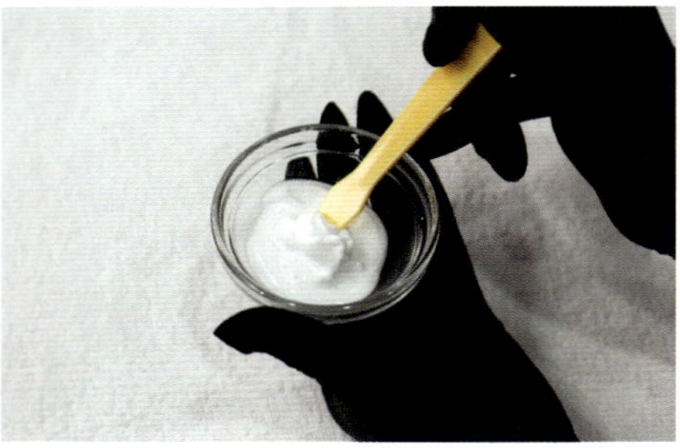

⑩ 시술 후 유 · 수분 균형을 맞추기 위해 피부 타입에 따른 왁싱 전용 진정 크림을 바른다.

[구렛나루 부위 관리 순서 2]

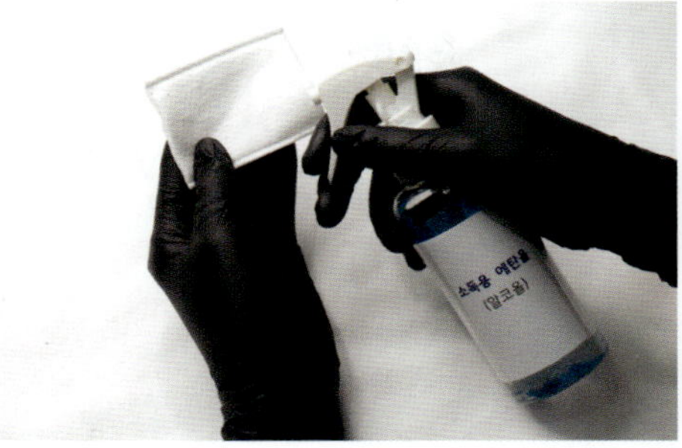

① 시술자의 손을 소독한다.

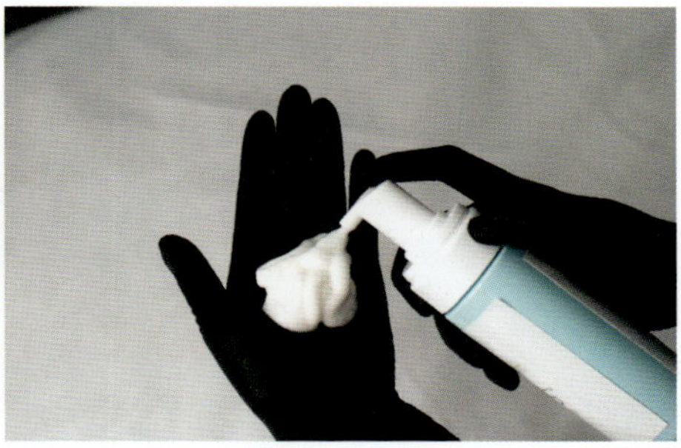

② 전 처리제를 사용하여 피부 노폐물을 제거한다.

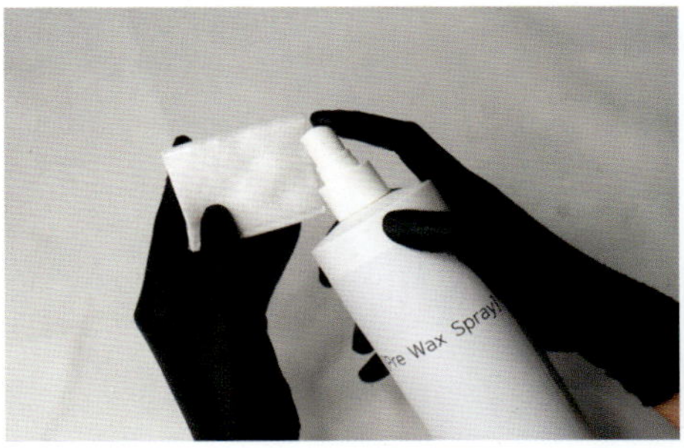

③ 유 · 수분 제거제를 사용하여 시술 부위의 유 · 수분을 제거한다.

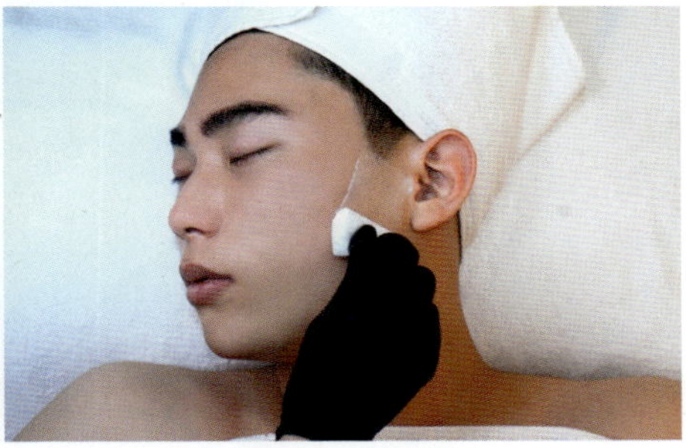

④ 피부 보호를 위해 파우더 또는 오일을 바른다.

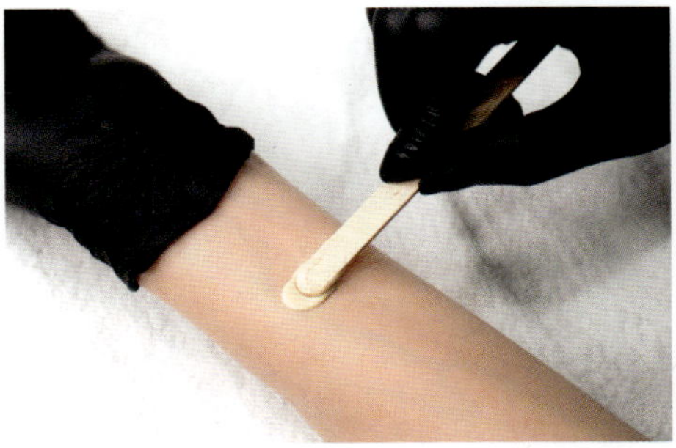

⑤ 스파츌라로 왁스를 떠서 시술자의 손목 안쪽에 온도를 테스트한다.

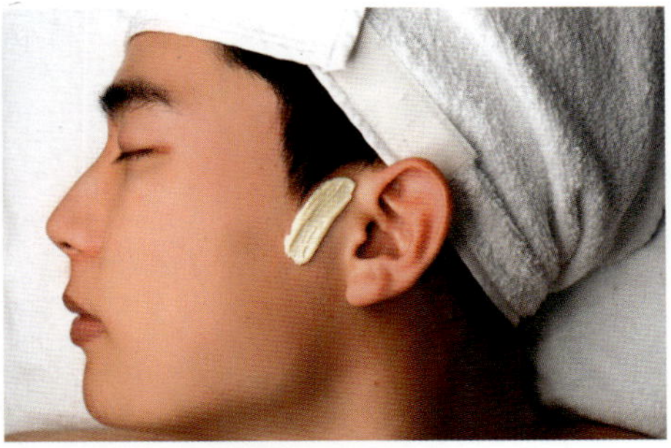

⑥ 모발의 성장 방향을 체크하고 구역을 나누어 텐션을 주며 순차적으로 시술을 이어간다.

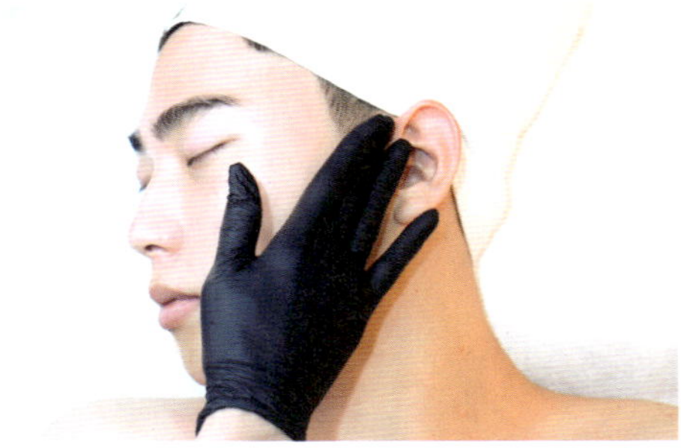

⑦ 왁스를 제거한 뒤 텐션을 주었던 손으로 왁싱 부위를 눌러 진정 및 통증을 완화시킨다.

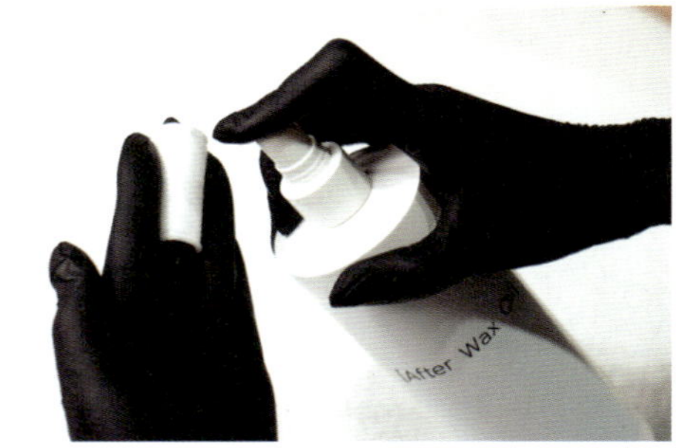

⑧ 왁싱 오일을 사용하여 왁스의 잔여물을 제거한다.

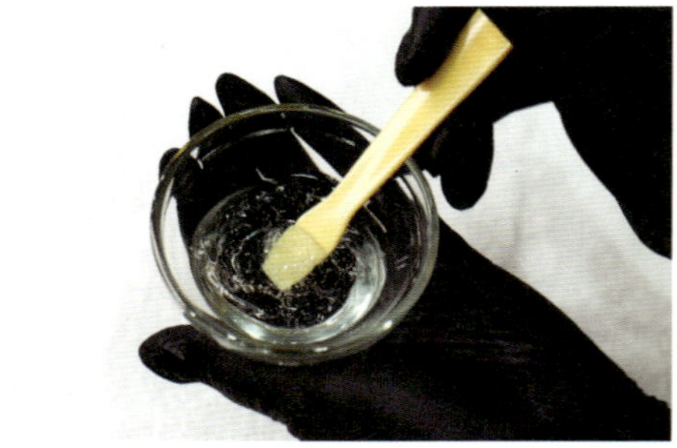

⑨ 시술이 끝난 뒤 진정 젤을 바르고 쿨러를 이용하여 예민해진 피부를 진정시킨다.

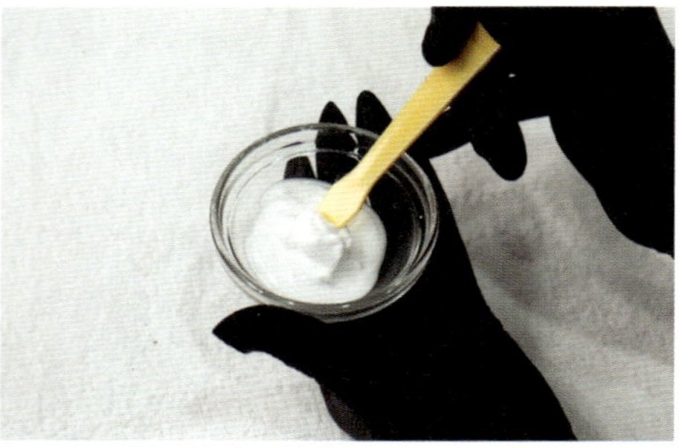

⑩ 시술 후 유 · 수분 균형을 맞추기 위해 피부 타입에 따른 왁싱 전용 진정 크림을 바른다.

6. 턱수염 부위(슈가링 왁싱)

① 클렌징 제품을 사용하여 얼굴 노폐물을 씻어낸다.

② 고객의 얼굴에 터번을 씌운다.

③ 시술자의 손을 소독한다.

④ 모발의 길이가 길면 제모용 가위를 사용하여 자른 뒤 시술을 시작한다.

⑤ 시술자의 손을 다시 소독한다.

⑥ 유 · 수분 제거제를 사용하여 시술 부위의 유 · 수분을 제거한다.

⑦ 피부 보호를 위해 파우더를 바른다.

⑧ 스파츌라로 왁스를 떠서 엄지손가락을 사용해 왁스가 흘러내리지 않도록 원형을 그리며 왁스를 정리한다.

⑨ 모발의 성장 방향을 체크하고 구역을 나누어 순차적으로 시술을 이어간다.

⑩ 모발에 왁스를 고르게 바르기 위해 피부에 텐션을 주며 45° 각도를 유지시킨 뒤 모발의 성장 방향과 반대 방향으로 바른다.

⑪ 처음 바를 땐 가볍게 얹듯이 바르고 두 번째는 피부에 밀착시켜 모발의 성장 반대 방향으로 3~4회 정도 바르며 모발이 반대 방향으로 누워질 수 있도록 도포시킨다.

⑫ 제거할 때에도 피부에 텐션을 주며 45° 각도를 유지한 뒤 모발의 성장 방향으로 손에 힘을 빼고 가볍게 제거한다.

⑬ 왁스를 제거한 뒤 텐션을 주었던 손으로 왁싱 부위를 눌러 진정 및 통증을 완화시킨다.

⑭ 물에 젖은 일회용 거즈를 사용하여 왁스의 잔여물을 제거한다.

⑮ 제거되지 않은 모발은 확대경을 사용하여 확인한 뒤 트위저를 이용하여 모발의 성장 방향으로 제거한다.

⑯ 시술이 끝난 뒤 진정 젤을 바르고 쿨러를 이용하여 예민해진 피부를 진정시킨다.

⑰ 시술 후 유 · 수분 균형을 맞추기 위해 피부 타입에 따른 왁싱 전용 진정 크림을 바른다.

7. 가슴 부위(슈가링 왁싱)

① 시술자의 손을 소독한다.

② 전 처리제를 사용하여 피부 노폐물을 제거한다.

③ 유 · 수분 제거제를 사용하여 시술 부위의 유 · 수분을 제거한다.

④ 피부 보호를 위해 파우더를 바른다.

⑤ 스파츌라로 왁스를 떠서 엄지손가락을 사용해 왁스가 흘러내리지 않도록 원형을 그리며 왁스를 정리한다.

⑥ 모발의 성장 방향을 체크하고 구역을 나누어 순차적으로 시술을 이어간다.

⑦ 모발에 왁스를 고르게 바르기 위해 피부에 텐션을 주며 45° 각도를 유지시킨 뒤 모발의 성장 방향과 반대 방향으로 바른다.

⑧ 처음 바를 땐 가볍게 얹듯이 바르고 두 번째는 피부에 밀착시켜 모발의 성장 반대 방향으로 3~4회 정도 바르며 모발이 반대 방향으로 누워질 수 있도록 도포시킨다.

⑨ 제거할 때에도 피부에 텐션을 주며 45° 각도를 유지한 뒤 모발의 성장 방향으로 손에 힘을 빼고 가볍게 제거한다.

⑩ 왁스를 제거한 뒤 텐션을 주었던 손으로 왁싱 부위를 눌러 진정 및 통증을 완화시킨다.

⑪ 물에 젖은 일회용 거즈를 사용하여 왁스의 잔여물을 제거한다.

⑫ 제거되지 않은 모발은 확대경을 사용하여 확인한 뒤 트위저를 이용하여 모발의 성장 방향으로 제거한다.

⑬ 시술이 끝난 뒤 진정 젤을 바르고 쿨러를 이용하여 예민해진 피부를 진정시킨다.

⑭ 시술 후 유 · 수분 균형을 맞추기 위해 피부 타입에 따른 왁싱 전용 진정 크림을 바른다.

8. 복부 부위(슈가링 왁싱)

① 시술자의 손을 소독한다.

② 전 처리제를 사용하여 피부 노폐물을 제거한다.

③ 유 · 수분 제거제를 사용하여 시술 부위의 유 · 수분을 제거한다.

④ 피부 보호를 위해 파우더를 바른다.

⑤ 스파츌라로 왁스를 떠서 엄지손가락을 사용해 왁스가 흘러내리지 않도록 원형을 그리며 왁스를 정리한다.

⑥ 모발의 성장 방향을 체크하고 구역을 나누어 순차적으로 시술을 이어간다.

⑦ 모발에 왁스를 고르게 바르기 위해 피부에 텐션을 주며 45° 각도를 유지시킨 뒤 모발의 성장 방향과 반대 방향으로 바른다.

⑧ 처음 바를 땐 가볍게 얹듯이 바르고 두 번째는 피부에 밀착시켜 모발의 성장 반대 방향으로 3~4회 정도 바르며 모발이 반대 방향으로 누워질 수 있도록 도포한다.

⑨ 제거할 때에도 피부에 텐션을 주며 45° 각도를 유지한 뒤 모발의 성장 방향으로 손에 힘을 빼고 가볍게 제거한다.

⑩ 왁스를 제거한 뒤 텐션을 주었던 손으로 왁싱 부위를 눌러 진정 및 통증을 완화시킨다.

⑪ 물에 젖은 일회용 거즈를 사용하여 왁스의 잔여물을 제거한다.

⑫ 제거되지 않은 모발은 확대경을 사용하여 확인한 뒤 트위저를 이용하여 모발의 성장 방향으로 제거한다.

⑬ 시술이 끝난 뒤 진정 젤을 바르고 쿨러를 이용하여 예민해진 피부를 진정시킨다.

⑭ 시술 후 유 · 수분 균형을 맞추기 위해 피부 타입에 따른 왁싱 전용 진정 크림을 바른다.

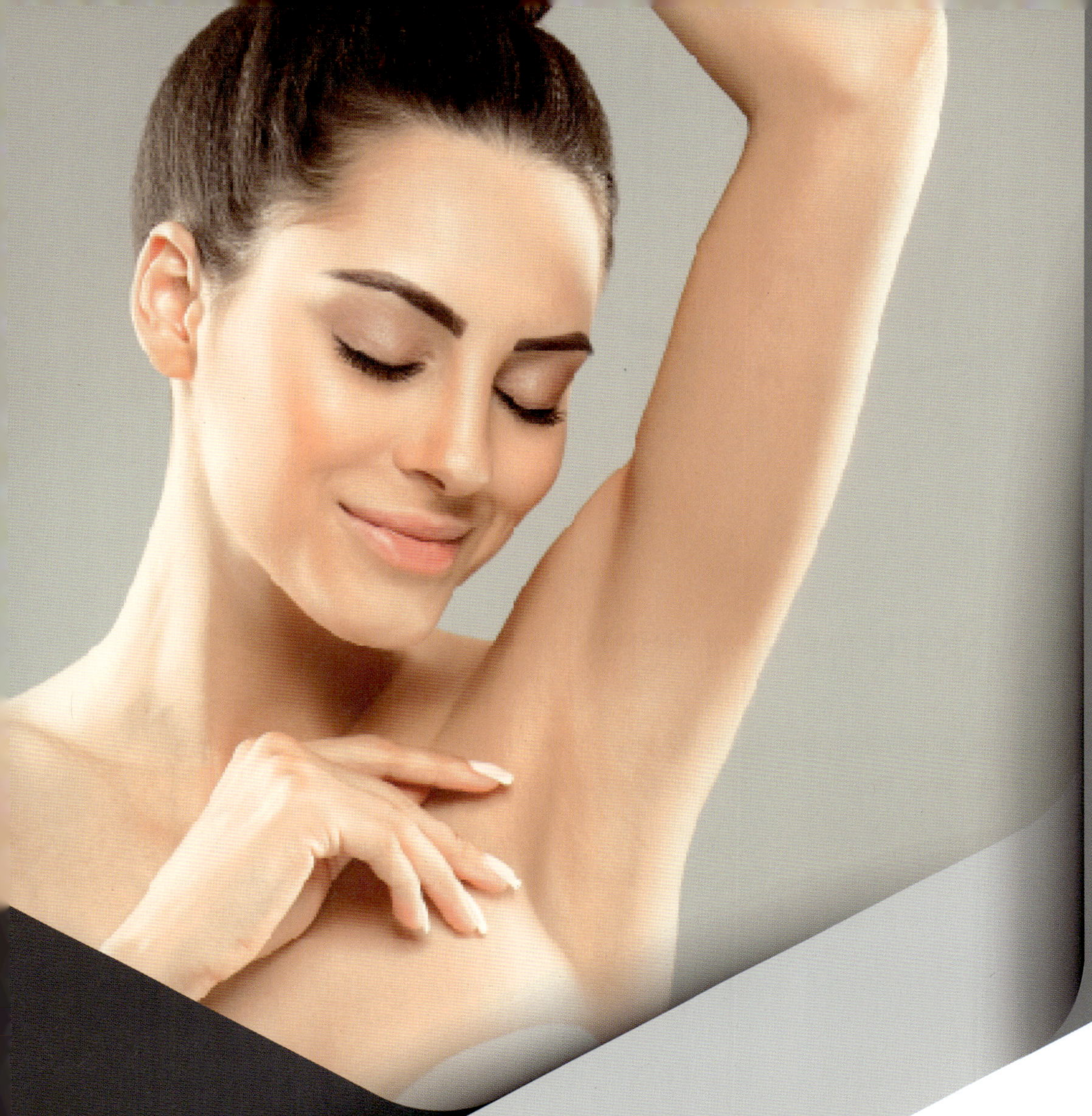

Chapter 8

왁싱 사후 관리

Chapter 8

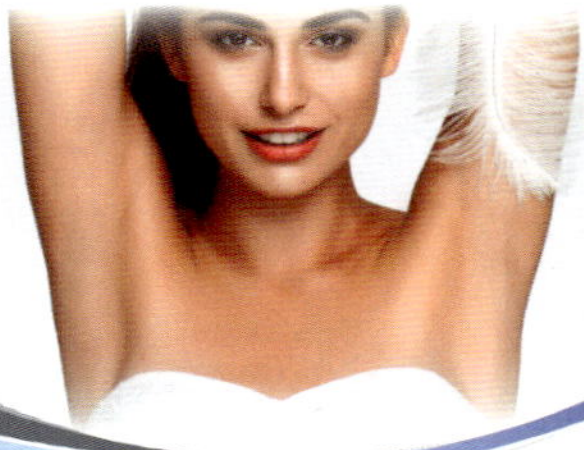

Chapter 8

왁싱 사후 관리

1. 왁싱의 부작용과 관리방법

왁싱은 신체의 불필요한 털을 물리적인 힘을 사용하여 제거하는 방법으로 시술 과정, 시술 방법, 왁싱 후 관리 소홀 등에 따라 부작용이 발생할 수 있다. 왁싱 시술의 부작용 사례로는 화상, 인그로운 헤어, 스킨탈락, 가려움증, 피부 착색, 모낭염 등이 있다. 시술 후 부작용을 줄이기 위해서는 사전에 주의사항을 숙지해야 하며 사후 부작용에 따른 적절한 대응을 해야 한다.

(1) 화상

워머기를 사용하여 왁스를 높은 온도에서 녹여 사용하는 고온 왁스로 시술이 이루어질 때 자외선을 많이 받은 상태이거나 아토피 피부인 경우, 겨드랑이, 브라질리언 등 예민하고 얇은 부위에 너무 높은 온도로 시술을 하게 되면 화상의 위험이 생긴다. 워머기를 사용하여 왁싱 시술을 할 때에는 시술자의 충분한 숙련도와 주의가 필요하며 왁스를 충분히 식히고 팔 안쪽에 온도 테스트를 한 후 시술이 이루어져야 한다. 화상이 심할 경우에는 피부과를 내원하여 치료받아야 한다.

(2) 인그로운 헤어

왁싱 시술 시 모가 끊어져 피부 표면으로 나오지 못하는 경우, 또는 시술을 받은 뒤 사후관리를 하지 않아 피부 표면에 각질이 쌓여서 헤어가 피부 표면으로 나오지 못하고 피부 속에 갇힌 상태를 말한다. 잘못 방치하게 되면 모가 피부 속으로 파고들어 염증의 위험이 있으므로 인그로운 헤어를 방지하기 위해서는 시술 후 5일 동안은 보습,

진정 관리를 해주며 피부 재생에 주력하고, 5일 후 피부 각질이 쌓이지 않도록 스크럽으로 관리해 주는 것이 좋다.

(3) 스킨 탈락

피부의 상태에 따라 스킨 탈락이 일어날 수 있어 주의가 필요하며 특히 예민한 피부 시술 시 더욱 조심해야 한다. 제품에 따라 전 처리가 잘못된 경우나 같은 부위를 너무 무리하게 시술하여 피부 각질이 필요 이상으로 제거되면 색소 침착이 발생할 수도 있다. 스킨 탈락이 일어났을 경우에는 피부 스크럽은 자제하고 보습, 진정 관리에 신경써야 한다.

(4) 피부 착색

각질이 과하게 탈락하여 피부의 상처가 검게 변한 상태이다. 착색이 심할 경우에는 스크럽 관리를 자주 해주면 효과적이다.

(5) 가려움증

왁싱 시술을 하게 되면 외부 자극이 발생하여 일시적으로 가려운 증상이 발생하게 되는데 털, 각질, 피지가 빠져 나온 자리를 손으로 긁을 경우 상처가 생기고 2차 감염이 발생할 수 있다. 가려움증이 심할 경우에는 보습 관리에 신경써주면 가려움증을 완화할 수 있다.

(6) 각질 과각화

왁싱 시술 후 피부의 보호 작용으로 각질이 과하게 생성되는 현상이 일어날 수 있는데 이때 가려움증으로 인해 2차 감염이 발생할 수 있다. 이 경우에는 충분한 보습 관리 및 스크럽 관리를 자주 해주면 효과적이다.

(7) 모낭염

모낭염은 표피에 존재하는 세균이 모낭에 들어와 염증을 발생시키는 현상으로 주로 땀이 많이 흐르는 여름철에 염증이 많이 발생한다. 왁싱 시술 후에는 통풍이 잘되는 옷을 입는 것이 효과적이며 모낭염이 생기면 가려움과 통증이 나타나고 노랗게 곪아 딱지가 생기는 현상이 생길 수 있는데 이 경우 흉터가 남을 수 있으니 반드시 병원, 피부과 진료를 받아 연고를 발라주고 진정 관리에 신경써야 한다.

(8) 통증

왁싱 시술이 처음이거나, 수면 부족, 컨디션 난조, 여성의 경우 생리 전후 호르몬 문제 등으로 통증을 느낄 수 있다. 이럴 경우 신체 컨디션이 최상일 때 시술을 권장하며 모공을 최대한 열어둔 뒤 시술을 하게 되면 통증을 조금이나마 완화할 수 있다.

(9) 모공 확장

모근이 큰 털을 제거하게 되면 일시적으로 모공이 늘어나는데 이는 다시 수축하므로 수분, 진정 관리를 해주면 효과적이다.

(10) 홍조, 열감

대부분 왁싱 시술 시 피부에 자극이 가해져 일시적으로 붉어지는 열감이 발생할 수 있는데 대부분 24시간 이내 원래 피부 상태로 돌아온다. 시술 후 진정 젤 도포로 어느 정도 증상을 완화시킬 수 있다.

2. 왁싱 부위별 사후 관리

왁싱은 신체에 분포되어 있는 털만 제거하는 것이 아니라 피부 표면의 묵은 각질과 피지까지 제거하기 때문에 일반적으로 털만 제거하는 시술보다 사후 관리가 중요하다. 왁싱 시술 전 피부 상태를 파악하고, 왁싱 후에는 피부 타입에 따라 적절한 관리를 해야 한다. 왁싱을 한다고 해서 끝나는 것이 아니라 왁싱을 하고 난 뒤 제대로 된 관리가 되지 않을 경우 앞부분에서 설명한 것과 같은 부작용이 일어날 수 있다.

왁싱을 했다면 2차 감염의 피해가 생길 수 있기 때문에 당일 샤워는 피해야 하고 비누를 사용하는 것도 좋지 않다. 또한 3일 정도는 사우나, 찜질, 태닝, 수영, 스파 등도 삼가야 한다. 왁싱 5일 후부터는 스크럽을 5일에 한 번씩 해주면서 관리하는 것이 좋다. 따뜻한 물로 모공을 열어주고 스크럽 제품을 이용해 1~2분 정도 마사지를 해준 다음 깨끗하게 씻어주고 시원한 물로 열린 모공을 좁혀주는 것이 좋다.

보습은 왁싱을 했다면 더욱 신경 써야 할 부분이다. 다음 날부터 매일 꼼꼼하게 보습 관리를 해야 하며 스크럽을 한 날이라면 조금 더 세심하게 발라주는 것이 좋다. 왁싱을 한 다음 피부 트러블이 일어나지 않도록 관리를 꾸준히 해야 한다.

(1) 페이스 왁싱 후 사후 관리

왁싱 시술 당일에는 피부의 자극이 가해진 상태로 피부 붉어짐 현상이 나타날 수 있어 진정관리에 신경을 써야 하고 격한 운동이나 사우나 등은 피해야 한다. 메이크업은 당일 가능하나 모공이 열려있는 상태이므로 세균 감염에 주의하여야 한다.

왁싱 시술 후 24시간이 지남에 따라 피부는 서서히 안정화 상태로 돌아오며 그동안 시술 부위에 자극을 최소화 하는 것이 좋다. 오일 제품은 모공을 막기 때문에 사용하지 않는 것이 좋다.

왁싱 시술 후 2~3일 가량은 털과 함께 피부의 즉은 각질도 함께 탈락되었기 때문에 피부 진정 팩이나 보습 크림을 발라주어 자극이 가해진 피부의 빠른 회복을 돕는 것이 좋다.

왁싱 시술 5일 후부터는 인그로운 헤어가 생기지 않도록 관리가 이루어져야 한다. 인그로운 헤어란 피부 각질 형성 주기에 따라 피부 표면에 각질층을 형성하는데 이때 각질의 형성으로 털이 피부 밖으로 나오지 못하고 피부 속에 갇혀있는 현상을 말한다. 왁싱 시술 5일 후부터는 5일 간격으로 주 1~2회 가량 인그로운 헤어가 생기지 않도록 자극이 적은 안면용 스크럽 제품을 사용해주는 것이 좋다.

(2) 바디 왁싱 후 사후 관리

왁싱 시술 당일에는 시술 직후 피부에 자극이 가해진 상태로 피부 붉어짐 현상이 나타날 수 있어 진정관리에 신경을 쓰고 격한 운동이나 사우나 등은 피해야 한다. 그리고 모공이 열려있는 상태이므로 세균 감염에 주의하여야 한다. 다리 왁싱 후에는 스키니 바지와 같이 피부에 자극이 가는 옷은 삼가는 것이 좋다

왁싱 시술 후 24시간이 지나면서 피부는 서서히 안정화 상태로 돌아오는데 그 이전에는 시술 부위에 자극을 최소화 하는 것이 좋다. 오일 제품은 모공을 막기 때문에 사용을 하지 않는 것이 좋다.

왁싱 시술 후 2~3일 가량은 털과 함께 피부의 죽은 각질도 함께 탈락되었기 때문에 피부 진정 팩이나 보습 크림을 발라주어 자극이 가해진 피부의 빠른 회복을 돕는 것이 좋다.

왁싱 시술 5일 후부터는 인그로운 헤어가 생기지 않도록 관리가 이루어져야 한다. 인그로운 헤어란 피부 각질 형성 주기에 따라 피부 표면에 각질층을 형성하는데 이때 각질의 형성으로 털이 피부 밖으로 나오지 못하고 피부 속에 갇혀있는 현상을 말한다. 왁싱 시술 5일 후부터는 5일 간격으로 주 1~2회 가량 인그로운 헤어가 생기지 않도록 바디 스크럽 제품을 사용해주는 것이 좋다.

(3) 브라질리언 왁싱 후 사후 관리

왁싱 시술 당일에는 피부의 자극이 가해진 상태로 피부 붉어짐 현상이 나타날 수 있어 진정관리에 신경써 주어야 하고 과격한 운동이나 좌욕, 사우나, 성관계 등은 피해야 한다. 모공이 열려있는 상태이므로 세균 감염에 주의하여야 한다. 브라질리언 왁싱 후에는 타이트한 속옷이나 바지 등은 삼가는 것이 좋으며 통풍이 잘되는 옷을 입도록 한다.

왁싱 시술 후 24시간이 지남에 따라 피부는 서서히 안정화 상태로 돌아오며 그동안 시술 부위에 자극을 최소화 하는 것이 좋다.

왁싱 시술 후 2~3일 가량은 털과 함께 피부의 죽은 각질도 함께 탈락되었기 때문에 피부 진정 팩이나 보습 크림을 발라주어 자극이 가해진 피부의 빠른 회복을 돕는 것이 좋다.

왁싱 시술 5일 후부터는 인그로운 헤어가 생기지 않도록 관리가 이루어져야 한다. 왁싱 시술 5일 후부터는 5일 간격으로 주 1~2회 가량 인그로운 헤어가 생기지 않도록 저자극 스크럽 제품을 사용해주는 것이 좋다.

(4) 남성 페이스 왁싱 후 사후 관리

왁싱 시술 당일에는 피부의 자극이 가해진 상태로 피부 붉어짐 현상이 나타날 수 있으며 특히 남성의 경우 여성보다 모발이 굵기 때문에 피부자극이 심하여 진정관리에 더욱 신경을 써야 한다. 모공이 열려있는 상태이므로 세균 감염에 주의하여야 하며 과격한 운동이나 사우나 등은 피해주어야 한다.

왁싱 시술 후 24시간이 지남에 따라 피부는 서서히 안정화 상태로 돌아오며 그동안 시술 부위에 자극을 최소화 하는 것이 좋다. 오일 제품은 모공을 막기 때문에 사용을 하지 않는 것이 좋다.

왁싱 시술 후 2~3일 가량은 털과 함께 피부의 죽은 각질도 함께 탈락되었기 때문에 피부 진정 팩이나 보습 크림을 발라주어 자극이 가해진 피부의 빠른 회복을 돕는 것이 좋다.

왁싱 시술 5일 후부터는 인그로운 헤어가 생기지 않도록 관리가 이루어져야 한다. 왁싱 시술 5일 후부터는 5일 간격으로 주 1~2회 가량 인그로운 헤어가 생기지 않도록 저자극 얼굴 스크럽 제품을 사용해주는 것이 좋다.

3. 왁싱 후 진정 관리 프로그램

1. 피부 유형 및 부위별 진정 프로그램

피부 타입에 따라 관리(왁싱) 후 피부가 부어오르거나 가려움증, 홍반 현상 등이 나타날 수 있다. 이것은 일시적인 현상으로 대부분은 1~2일 정도면 가라앉기 때문에 왁싱 부위에 대한 자극을 최대한 피하고 사후 관리를 철저히 하도록 한다.

왁싱 직후에는 모공이 확장되어 있어서 세균감염에 특별히 유의해야 한다. 특히 24시간 내 사우나, 수영, 운동은 피하는 것이 좋고 얼굴에 가벼운 물 세안은 가능하나 메이크업은 발적 현상이 사라지면 하는 것이 좋다. 왁싱 후에는 BB크림 또는 자외선 차단제를 발라 색소 침착을 예방해야 한다. 또한 사후 매끄러운 피부를 유지하기 위해서는 피부 진정 및 보습관리와 각질관리가 필요하다.

(1) 페이스 왁싱 사후 관리

① 진정+염증+재생관리(왁싱 직후 ~ 6일)

진정/항균/수분공급/보습/유수분 밸런스 관리

- **아침_ 미온수 세안** : 토너 – 진정 젤 – 수분 앰플 – 수분 또는 보습 크림 – 자외선 차단제
- **저녁_ 클렌저 세안** : 토너 – 진정 젤 – 수분 앰플 – 수분 또는 보습 크림 – 재생 크림

② 각질+미백 관리(왁싱 7일 이후)

각질 제거/재생/미백/탄력/보습/피부장벽강화/유수분 밸런스 관리

- **아침_ 미온수 세안** : 토너 – 진정 젤 – 수분 앰플 – 수분 또는 보습 크림 – 자외선 차단제
- **저녁_ 클렌저 세안** : 스크럽 – 토너 – 진정 젤 – 수분 앰플 – 수분 또는 보습 크림 – 재생 크림

(2) 바디 왁싱 사후 관리

① 진정+항균 관리(왁싱 당일)

- 왁싱 직후에는 모공이 확장되어 있어 세균감염에 유의해야 한다.
- 24시간 내 사우나, 수영, 땀이 많이 나는 운동 등은 피한다.

- 손으로 만지거나 비비는 등의 불필요한 접촉을 피한다.
- 왁싱 부위에 자극을 가하지 않도록 제품(바디클렌저, 세정제, 오일 등) 사용 대신 흐르는 물에 가볍게 샤워만 한다.
- 노출되는 왁싱 부위는 색소 침착을 예방하기 위해 자외선 차단에 신경써야 한다.

② 진정+항균+보습+각질 관리(왁싱 3일~7일 후 일상생활 관리)

- 왁싱 부위의 발적 현상이 사라지면 제품 사용이 가능하다.
- 깨끗하게 세정 후 오일 프리 제품으로 보습 관리에 신경쓴다.
- 오일 제품은 모공을 막아 인그러운 헤어 및 각질층이 형성되므로 사용에 주의한다.
- 피부에 따라 3~7일 후 주 1~2회 각질 제거제로 각질을 제거하고, 피부가 건조해지지 않도록 보습관리에 각별히 유의한다.
- 각질 관리를 하지 않으면 죽은 각질이 모공을 막아 인그로운 헤어, 모낭염 등 부작용을 유발한다.

(3) 브라질리언 왁싱 사후 관리

① 진정+항균 관리(왁싱 당일)

- 왁싱 직후에는 모공이 확장되어 있어 세균감염에 유의해야 한다.
- 24시간 내 사우나, 수영, 땀이 많이 나는 운동, 좌욕, 성관계 등은 피한다.
- 손으로 만지거나 비비는 등의 불필요한 접촉을 피한다.
- 왁싱 부위에 자극을 가하지 않도록 제품(바디클렌저, 세정제, 오일 등) 사용 대신 흐르는 물에 가볍게 샤워만 한다.
- 꽉 끼는 속옷이나 옷(스키니진, 레깅스 등) 대신 통풍이 잘되는 옷을 입는다.
- 발적 현상이나 부어오름, 가려움증이 있을 시 진정 젤(알로에 젤, 수딩 젤 등)을 차갑게 하여 발라주면 좋다.

② 진정+항균+보습+각질 관리(왁싱 3일~7일 후 일상생활 관리)

- 왁싱 부위의 발적 현상이 사라지면 제품 사용이 가능하다.
- 깨끗하게 세정 후 오일 프리 제품으로 보습 관리에 신경쓴다.
- 오일 제품은 모공을 막아 인그로운 헤어 및 각질층이 형성되므로 사용에 주의한다.
- 왁싱한 부위는 피부 각질이 탈각되어 각질층이 형성되므로 각질 관리가 중요하다.

- 피부에 따라 3~7일 후 주 1~2회 각질 제거제로 각질 제거를 하고, 피부가 건조해지지 않도록 보습관리에 각별히 유의한다.
- 각질 관리를 하지 않으면 죽은 각질이 모공을 막아 인그로운 헤어, 모낭염 등 부작용을 유발한다.

2. 피부 진정에 도움을 주는 자연 성분

(1) 알로에베라잎 추출물(Aloe Barbadensis Leaf Extract)

알로에베라는 강한 생명력의 백합과 식물로 비타민A, C, D, E, B_{12}, 아미노산, 알로에 등 약 300여 가지의 다양한 성분을 함유하고 있으며 피부를 부드럽게 하며 건강한 피부로 개선하고 관리하는 데 도움을 준다. 수분을 많이 함유하여 피부 보습력 유지에 도움을 주며 민감하고 예민해진 피부를 진정시키는 역할을 한다. 시중에는 알로에수딩 젤, 알로에 젤, 알로에 팩 등에 많이 사용되고 있다.

(2) 알란토인(Allantoin)

컴프리, 사탕무, 밀 등에서 추출한 천연성분으로 상처를 치유하는 기능이 있어 거칠어진 피부를 개선할 수 있다. 피부를 진정시키고 피부자극을 완화시켜 손상된 피부를 치유해 주며 피부 유연성을 높여 부드럽고 매끄러운 피부로 가꾸어 준다. 의약품에서도 많이 사용되는 진정성분이다.

(3) 캐모마일 추출물(Chamomilla Recutita Extract)

캐모마일 꽃에서 추출하여 얻은 성분으로 피부에 컨디셔닝을 부여하고 피부 속 수분의 증발을 차단하여 건강하고 촉촉한 피부를 가꾸는 데 도움을 준다. 예민하고 민감해져 붉어진 피부를 편안하게 진정시키는 데 관여하고 과도한 피지분비를 조절하여 지성 피부를 깨끗한 피부로 가꾸는 데 도움을 준다. 외부의 유해한 물질로 인한 피부 과민반응을 완화시켜 문제성 피부 관리에 도움을 줄 수 있다.

(4) 티트리잎 오일(Tea Tree Leaf Oil)

티트리 잎에서 추출한 오일에 함유된 100여 가지 성분은 피부 깊숙이 침투해 건강한 피부 세포를 해치지 않고 박테리아만 영향을 주기 때문에 특별한 부작용이 없는 것이 큰 장점이다. 호주 원주민의 전통요법에 널리 사용된 티트리잎 오일은 항균, 항염, 진정 효과가 있어 트러블성 피부에도 적합하다.

(5) 병풀추출물(Entella Asiatica Extract)

병풀의 전초에서 추출한 성분으로 유효성분은 아시아티코사이드(Asiaticoside)이며 스테롤, 플라보놀글리코사이드, 폴리알킨, 사포닌 등의 성분도 포함하고 있다. 콜라겐 합성을 촉진시켜 피부탄력을 증진시키고 상처치유 효과가 탁월하며 에멀전, 크림, 에센스 등의 기초제품에 많이 사용된다.

(6) 인플라신 X(Inflacin X)

미국에서 개발한 신원료로 유향나무 수액을 건조한 약재와 병풀추출물의 복합체이며, 항알러지 성분으로 부작용이 거의 없어 항염, 부종, 홍반 등에 효과가 있으며 콜라겐 합성을 도와 상처를 치유하고 보습을 강화한다.

(7) 위치하젤추출물(Which Hazel Extract)

풍년화, 하마멜리스 등으로 불리며 아열대에 널리 서식하는 낙엽수의 일종이다. 피부 재생주기와 순환을 촉진하는 데 관여하며 새로운 피부층으로의 전환과 피부 상태 개선에 도움을 준다. 피부에 해로운 외부물질의 활성을 억제하거나 유해물질로부터 피부 저항력을 향상시키고 피부에 긴장감을 부여하여 모공 수렴작용에 도움을 준다.

(8) 아줄렌(Azulene)

블루 머쉬룸, 캐모마일에서 추출하는 성분이다. 피부의 진정과 재생기능이 매우 뛰어나고 알러지가 거의 없는 우수한 원료이다. 피부를 진정시키고 피부장벽을 강화한다.

3. 왁싱 후 기대 효과

(1) 페이스

- 얼굴의 잔털이나 불필요한 털을 제거하여 단정하고 깔끔한 이미지를 연출할 수 있다.
- 털과 각질 제거로 모공이 비어있기 때문에 화장품의 흡수율을 높여, 피부가 들뜨거나 밀리는 것이 개선된다.
- 좁은 이마, 미간을 넓혀 밝은 인상에 도움을 준다.

- 눈썹, 헤어라인, 뒷목 왁싱으로 윤곽 정돈을 통해 얼굴이 입체적으로 보이는 효과를 나타낸다.
- 여드름, 지성피부 같은 경우 왁싱을 통해 피지분비량의 조절에 도움을 줄 수 있다.
- 왁싱을 통한 각질 제거로 피부 미백 효과를 볼 수 있다.
- 털로 인해 어두워진 인중과 입술라인을 왁싱을 통해 깔끔한 인상을 연출할 수 있다.

(2) 바디

- 불필요한 털을 정돈하여 미관상 보기 좋고 깨끗한 이미지를 연출한다.
- 노화로 인한 피부 색소 침착을 감소시킬 수 있다.
- 왁싱을 통한 각질 제거로 건조해진 피부를 매끄럽고 아름답게 가꿀 수 있다.
- 혈액순환을 도와 피부에 축적된 독소를 배출하고 지방 조직 분해에 도움을 준다.

(3) 브라질리언

- 속옷이나 여름철 비키니 착용 시 보이는 불필요한 털을 깔끔하게 정돈하여 미관상 도움이 된다.
- 위생적 측면에서 여성들의 생리 주기 전 · 후에 찾아오는 불쾌함과 찝찝함을 해소한다.
- 스트레스나 피로로 인한 습관성 질염, 생식기 질병 예방에 도움을 준다.
- 출산을 앞둔 산모의 경우 분비물 관리가 용이하고 출산 전 음모 면도 대신 왁싱을 통해 상처나 세균감염에 보다 안전하게 출산 준비를 할 수 있다.
- 항문에 털로 인한 항문 가려움증이나 땀띠, 트러블로 인한 불편함을 예방할 수 있다.

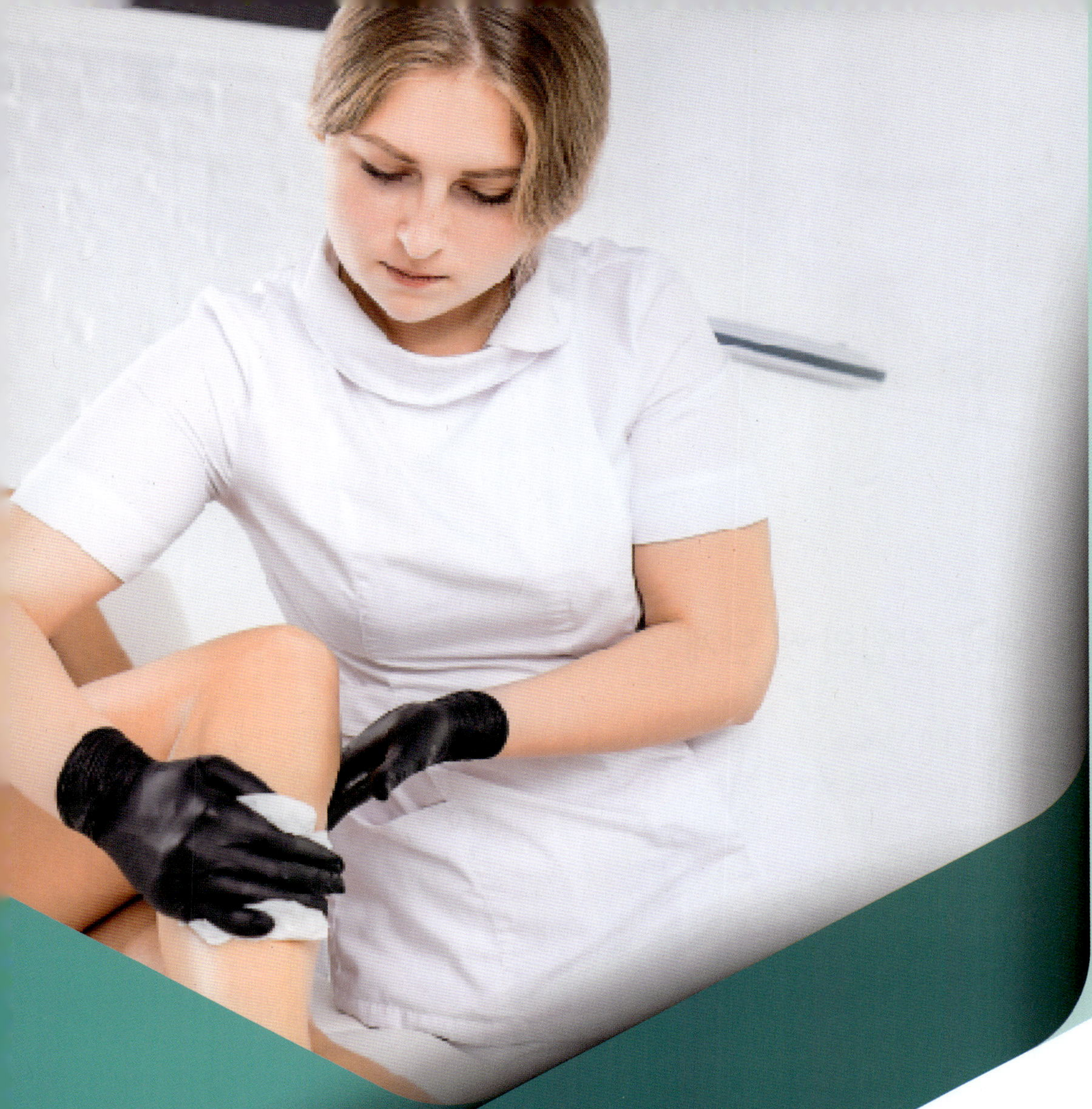

Chapter 9

Chapter 9

실전 왁싱 창업

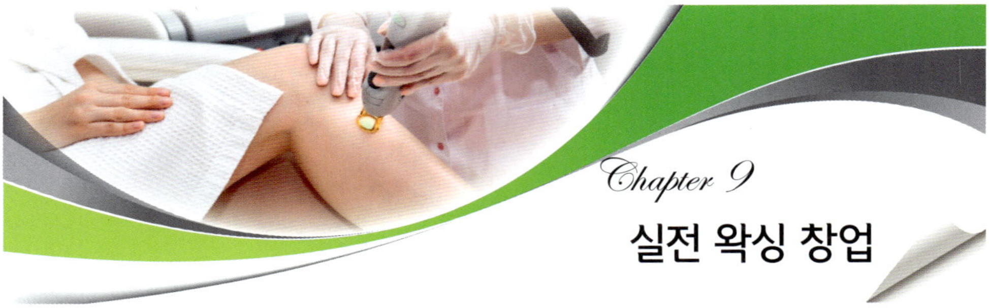

Chapter 9

실전 왁싱 창업

1. 왁싱, 창업의 첫 단계

왁싱 창업에 가장 먼저 필요한 것은 미용사 면허증이다. 미용사 면허증 취득 방법은 미용 고등학교나 대학교를 졸업한 자 또는 산업인력공단에서 미용사(피부)국가 자격증 시험을 통해 자격증을 취득한 자여야 한다. 조건에 충족한다면 졸업장 및 자격증과 보건소 또는 종합병원에서 건강진단서를 발급 받아 구청 위생과를 통해 종합 미용사 면허증을 발급 받는 방법이 있다.

미용사 면허증이 있어야 왁싱숍에 대한 허가를 받을 수 있다. 왁싱 기술을 갖추고 기술을 증명하기 위해서는 왁싱자격증이 필요하지만 현재 왁싱자격증은 대부분 민간자격증에 해당되며, 사업자 신고를 하고 왁싱숍을 창업하기 위해서는 미용사(피부) 면허증을 반드시 소지하여야 한다.

미용사(피부) 국가자격증을 비롯하여 면허와 관련된 자격을 제외하고 왁싱 창업에 필요한 것은 당연히 왁싱 기술이다. 왁싱은 크게 3가지 유형으로 스트립, 하드, 슈가로 구분될 수 있다. 왁싱도 유행에 따라 선호하는 타입이 있고 트렌드를 파악할 수 있어야 하지만 이 3가지 유형의 기술을 정확하게 습득한다면 고객의 요구에 적절하게 대응할 수 있을 것이다.

따라서 대표적인 유형의 테크닉을 반복하여 완벽하게 구사하는 것이 중요하고 고객의 선호도와 피부타입을 고려하여 효과적인 방법을 선택하는 것이 필요하다. 또한 관리사(왁서)의 나이에 대한 제한이 없어 왁싱은 자신이 테크닉이 얼마나 익숙하며 자신이 가지고 있는 기술을 얼마나 잘 활용하느냐에 따라 자신의 가치를 올릴 수 있다.

왁싱숍 자격 면허와 기술을 갖춘 후 창업을 하기 위해서는 사업성과 예산을 검토하고 입지 선정과 프랜차이즈 또는 개인 브랜드 등의 운영 방식을 선택하여 창업 준비를 하는 것이 좋다.

SNS를 통한 유입이 많이 이루어진 추세지만 위치에 따라 주요 고객층의 연령대와 니즈가 달라질 수 있으므로 위치에 따른 유동인구 분석 및 타당성을 고려하여 프랜차이즈 또는 개인 브랜드를 선택하여 창업 준비를 하여야 한다.

프랜차이즈의 경우 큰 예산을 소비하는 반면 프랜차이즈 전문점의 기술과 마케팅 등의 노하우를 배울 수 있으며 빠른 광고 효과를 낼 수 있다.

개인 브랜드의 경우 프랜차이즈보다 상대적으로 적은 예산으로 준비가 가능하지만 자신만의 노하우와 아이디어로 마케팅을 해야 한다.

사업장의 위치와 운영 방식을 선택하였으면 점포 임대차 계약을 진행하여야 한다. 이때 가장 중요한 부분은 건축물 용도를 꼭 확인하여야 하는데 미용사 피부업의 경우 제1종 근린생활시설로 되어 있어야 영업 허가가 날 수 있다. 건축물 대장을 꼭 확인하고 임대차 계약이 이루어져야 하고 점포의 실면적 체크를 위한 도면 확인도 필요하다. 도면상 불법 개조 가건물이 지어져 있는지 확인도 필요하다.

점포 계약을 완료 후 운영 방식에 따른 도면 작업과 견적을 알아보고 인테리어 공사를 진행하면 된다. 왁싱숍은 화장실과 샤워장이 구비되어 있어야 하니 배수 시설이 잘 되어 있는 곳을 선택하면 공사 진행이 편리하며 비용 절감도 된다.

인테리어 공사가 이루어질 때 왁싱숍 창업 절차도 함께 진행해주어야 한다.

왁싱숍 창업 전 인허가 순서로 첫째 구청 위생과에서 미용사 면허증을 발급 받고 대한미용사회를 통해 위생교육을 이수하여야 한다. 둘째 시, 군, 구청 위생과에서 영업신고를 진행한다. 셋째 관할 세무서에서 업종은 서비스, 종목은 피부 미용업으로 사업자 등록증을 발급 받는 절차가 이루어진다.

영업신고증을 발급 받았다면 관할 구청 생활 위생과에서 피부 미용업 인테리어 실사가 나오며 기준에 부합하지 못하면 시정하여 허가를 완료하여야 한다.

〈 영업 신고증 발급 시 필요 서류 〉

영업 신고증 필요 서류	발급 기관	비고
미용사(피부)자격증	한국산업인력관리공단	
건강진단서	보건소 또는 종합병원	
면허증	관할 시, 군, 구청	건강진단서, 증명사진 2장 준비
위생교육필증	대한미용사회	
영업설비개요 및 평면도	관할 구청	
신원조회 의뢰서	관할 구청	
영업신고신청서	관할 구청	임대차계약서 사본 1부, 영업허가증, 도장 준비
소방 방화 시설 증명서	관할 소방서	지하 20평 이상일 경우 해당

영업 신고증 발급 후 사업자 통장 개설과 카드 단말기 설치 및 카드 가맹 신청을 하여야 한다.

모든 절차를 완료한 뒤 개업 전 사전 준비를 통해 추가 사항을 보충해 나아간다.

또한 직장인의 경우 12월 연말 정산을 하지만 개인 사업자의 경우 5월 종합 소득세를 납부해야 한다. 종합소득세(간이과세자, 일반과세자)란 1년 동안 개인의 경제 활동으로 얻은 소득에 대한 세금이다. 사업자가 납부해야 하는 세금 종류에 대해 알아두어야 한다.

사업자가 알아두어야 하는 세금으로 종합소득세, 부가가치세, 현금영수증(지출증빙용, 소득공제용)이 있다. 부가가치세란 상품이나 서비스제공 과정에서 얻어지는 이윤으로 물건 값에 포함된 금액으로 최종소비자가 지불한 금액으로 사업자는 소비자가 부담한 부가가치세를 세무서에 납부하여야 한다.

사업자의 경우 현금영수증(지출증빙용, 소득공제용)서류 두 종류 모두 알아야 하며 지출증빙용은 사업자가 사업에 관련된 비용을 지출하여 소득세로 인증받고 매입세액을 공제받기 위한 용도이다. 부가가치세 신고를 하기 위해 필요하며 소득공제용으로 잘못 발급 받았다면 홈택스를 통해 지출 증빙용으로 용도 변경이 가능하다. 소득공제용은 직장에서 근무하는 근로 소득자가 연말 정산 시 소득공제를 받기 위한 용도이다.

2. 왁싱숍 성공 요인

왁싱의 범위는 넓고 다양하다. 머리끝부터 발끝까지 털이 나 있는 어느 부위에나 왁싱이 가능하다. 그 중 노출이 되는 팔, 다리, 턱수염, 겨드랑이 등의 부위와 위생적으로 깔끔함을 유지하기 위한 브라질리언 시술을 많이 선호한다.

왁싱은 한 번의 관리로 끝나는 것이 아니라 모의 성장주기에 따라 주기적, 정기적인 관리의 대상이 될 수 있다. 레이저 등 다양한 제모 방법이 있지만 비용, 안전성, 접근성 등 왁싱의 장점을 접한 고객들은 평생 단골 고객이 될 수 있다.

또한 오늘날 왁싱의 인식이 바뀌어 여성들뿐만 아니라 남성들도 왁싱숍을 찾는 경우가 많고, 남녀노소를 불문하고 미용과 건강을 위해 왁싱의 필요성이 대두되면서 왁싱숍의 고객은 꾸준히 늘어날 것으로 전망된다.

3. 검색 트렌드

(1) '왁싱' 검색 트렌드

'왁싱'에 대한 검색 조회 수를 살펴보면 2월부터 꾸준히 늘면서 7월에 78,800회로 가장 높고 11월에 41,400회로 가장 낮다. 확실히 옷차림이 가벼워지는 여름철에 왁싱에 관한 관심이 뜨거운 것을 확인할 수 있지만 다른 달에도 검색 조회 수가 낮지 않아 고객들의 인식이 점점 왁싱은 사계절 관리로 바뀌는 추세다.

2021−2022 '왁싱' 검색률 (단위 : 회)					
2월	3월	4월	5월	6월	7월
46,600	53,800	59,000	67,700	75,300	78,800
8월	9월	10월	11월	12월	1월
69,200	51,000	44,700	41,400	45,900	50,400

성별에 따른 검색 비율은 여성이 65.8%, 남성이 34.1%이다.

남성의 경우 과거에는 운동선수만 왁싱을 했다면 요즘은 매너와 패션을 위해 남성들도 왁싱숍을 많이 찾고 있다. 남성의 경우 턱수염을 페이스 왁싱으로 깔끔하게 제거, 지속해서 관리하는 추세이며 운동이나 태닝 전 겨드랑이, 다리 등의 바디 왁싱을 선호하는 경향이 두드러져 남성 왁싱 고객도 점점 더 늘어날 것으로 기대된다.

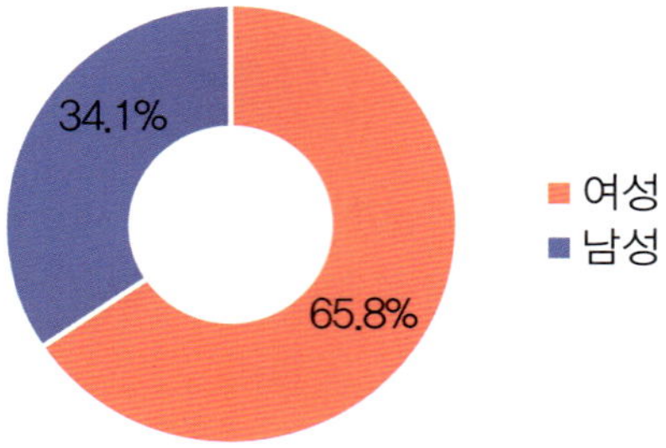

그림 10-1 성별에 따른 검색 비율

(2) '브라질리언 왁싱' 검색 트렌드

브라질리언 왁싱은 바캉스 시즌에 비키니를 입기 위해 정리하는 것뿐 아니라 왁싱이 생식기에 자주 발생하는 염증을 예방해 주기 때문에 위생과 청결의 목적으로도 왁싱을 받는 사람들이 많아 브라질리언 왁싱의 관심은 날이 갈수록 증가하고 있다. '브라질리언 왁싱'의 검색 조회 수를 보면 계절을 막론하고 전체적으로 검색 조회 수가 높지만, 특히 여름에 106,700회로 가장 높게 나타난다. 물놀이 전이나 바디프로필 촬영을 위해 브라질리언 왁싱에 입문했다가 왁싱의 매력에 빠져 꾸준히 관리하는 경우도 많다.

2021-2022 '브라질리언 왁싱' 검색률 (단위 : 회)					
2월	3월	4월	5월	6월	7월
73,000	85,500	82,800	85,700	97,200	106,700
8월	9월	10월	11월	12월	1월
97,600	76,300	68,700	65,900	88,800	85,900

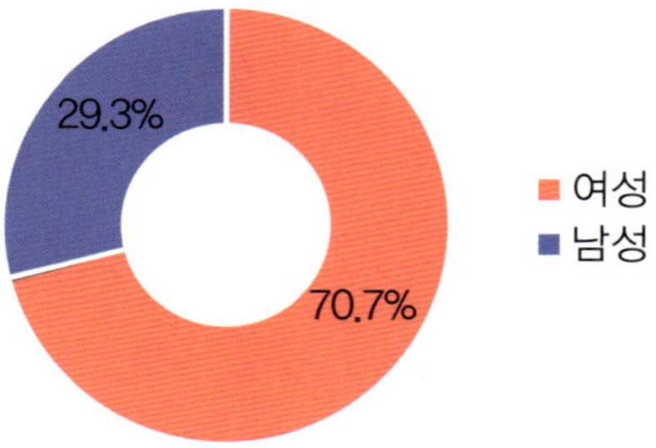

그림 10-2 성별에 따른 검색 비율

(3) 연령에 따른 '왁싱' 검색 트렌드

'왁싱'에 대한 연령별 검색 조회 수를 살펴보면 20대가 36.6%로 가장 높고 30대가 25.8%로 두 번째로 높다. 최근 젊은 왁서들이 왁싱숍을 창업하는 경우도 많은데 관리사와 비슷한 연령대로 대화가 잘 통하고 공감대가 잘 형성된다면 건강한 유대관계를 유지할 수 있다.

왁싱은 모의 성장주기에 맞추어 꾸준히 관리할수록 효과가 확실히 드러나는 관리로 왁싱숍의 매출뿐만 아니라 고객의 만족도를 높일 수 있다는 측면에서 회원권을 활용하는 것이 좋다.

4. 고객과의 신뢰는 기본!

왁싱에 대한 정확한 이론을 알고 고객과 소통하는 것이 중요하다. 왁싱 후 나타나는 피부 현상과 부작용을 구분하여 스킨 탈락, 트러블 등에 대한 원인과 대처 방법을 고객에게 안내한다면 고객과의 신뢰도는 자연스레 상승하게 된다.

왁싱의 경우 한 번도 안 받은 사람은 있어도 한 번만 받는 사람은 없을 정도라는 말이 나올 정도로 만족도가 높은 관리이며 모의 성장주기에 따라 한 달 주기로 꾸준한 관리가 필요한데, 이러한 점을 고객에게 인지시킨다면 자연스럽게 단골 고객으로 유치가 가능할 것이다.

5. 왁싱숍의 똑똑한 위치선정

피부미용 창업은 지속해서 상승세를 타는 추세로 토탈 뷰티숍이나 피부숍 에스테틱 창업을 하기 위해 알아보는 사람들이 많다. 그 중에서도 왁싱숍은 전문성을 띠고 가장 빠르게 창업할 수 있는 분야이다.

1인 창업의 경우 작은 규모로 시작할 수 있다는 장점이 있다. 왁싱숍은 1층을 고집하기보다는 2층으로 자리를 잡아 보다 프라이빗하게 숍을 운영해나가는 것도 좋다. 아무래도 왁싱은 관리 부위에 따라 탈의를 하다 보니 위치에 따라 고객에게 안정감을 줄 수 있다.

현재 왁싱 고객의 대부분이 인터넷이나 SNS에 검색하고 방문하기 때문에 기본적으로 인터넷 검색률이 높은 지역, 위치가 중요하다. 아쉽지만 왁싱에 대한 검색률이 낮은 지역이라면 교통편과 주차시설이 잘되어 있어서 어디서든 찾아오기 쉬운 곳이 좋다.

유동인구가 많은 도심에 숍 위치를 정하면 물론 좋겠지만 상권을 잘 파악하여 네일숍, 미용실, 헬스장, 태닝숍뿐만 아니라 산부인과, 비뇨기과, 산후조리원 등과 가까이에 위치를 선정한다면 시너지 효과를 기대할 수 있다.

6. 성공의 시작은 마케팅에서부터!

창업의 준비가 되었으면 본격적으로 마케팅에 뛰어들어야 한다.

입소문만으로는 한계가 있다. 홍보와 마케팅이 제대로 이루어지지 않는다면 아무리 기술이 좋고 인테리어가 잘되어 있어도 왁싱숍의 초기 매출이 안정적으로 자리 잡을 수 없고 고객 유치가 어려울 수 있다.

아이디어와 시간을 투자하여 인터넷 마케팅에 힘쓴다면 현수막, 전단지 등에 돈을 쓰지 않더라도 마케팅 효과를 볼 수 있다.

SNS는 개인의 일상공간을 넘어서 고효율의 광고 효과를 나타내는 수단으로 자리 잡았다. 인스타그램, 페이스북, 밴드 등은 소상공인, 프리랜서 등 마케팅이 필요한 누구나 이용할 수 있는 플랫폼으로 쉽고 간편하게 접근할 수 있어 잘 활용해 볼 필요가 있다.

SNS를 활용한 광고 효과를 보려면 매일 기록하듯이 SNS에 사진과 글을 쓰는 것이 중요하다. 자료가 많이 노출될수록 고객들의 관심도는 올라갈 것이고 나아가 SNS를 통해 고객과 소통하는 기회가 자연스럽게 만들어질 것이다. 효과는 내가 투자한 시간만큼 돌아온다.

기록과 함께 인스타그램 속 검색어 '해시태그'도 활용해 보자! 인터넷 검색엔진에서 검색하듯 인스타그램을 비롯한 SNS에서도 검색은 활성화되어 있다. 해시태그의 주제로는 크게 '지역, 왁싱, 성별, 부위' 등을 사용할 수 있다.

또한, 왁싱에 관한 설명 중 부작용에 관한 내용이 과도하게 드러나거나 부정적인 이미지를 줄 수 있는 과격한 표현은 조심하는 것이 좋다. 최대한 다른 용어로 사용하며 표현하고자 하는 내용이 고객에게 충분하게 전달될 수 있도록 적절한 문장력을 갖추어야 한다.

SNS뿐 만 아니라 유튜브 채널 개설도 추천한다. 영상으로 남겨둘 수 있는 인테리어 과정들을 담아낸다면 나의 왁싱숍 역사부터 준비과정, 교육, 완성된 숍의 실내 · 외 모습 등이 지속해서 노출될 수 있고 고객들의 기대감과 신뢰도를 높일 수 있을 것이다. 채널을 이용한 활발한 활동은 왁싱숍의 친근감을 형성할 뿐 아니라 영상 조회 수를 통해 수익을 창출할 수도 있다.

인터넷을 활용한 마케팅, 홍보 중 리뷰 이벤트를 활용하는 방법도 있다.

직접 올리는 왁싱숍의 홍보도 좋지만, 간접적인 홍보로 '네이버' 영수증 리뷰, 블로그 리뷰, 블로그 체험단의 힘도 무시할 수 없다. 리뷰 이벤트를 통해 서비스를 제공하면 고객들은 더 호의적으로 홍보에 동참해줄 것이다.

다만, 지역 카페 등을 활용할 때는 지역 내에서 홍보가 효과적으로 나타날 수 있는 동시에 불만 사항이나 유언비어가 퍼질 수도 있으니 유의해야 한다.

해시태그 시 참고 용어

해시태그 주제	응용
지역	#지역명+왁싱 #지역명+성별+왁싱 #지역명+부위+왁싱
왁싱	#왁싱 #왁싱숍 #왁싱잘하는곳 #왁싱맛집 #왁싱후관리
성별	#여성왁싱 #여자왁싱 #남성왁싱 #남자왁싱
부위	#브라질리언왁싱 #다리왁싱 #눈썹왁싱 #턱수염왁싱 #페이스왁싱 #팔왁싱 #겨드랑이왁싱

마케팅 시 주의해야 할 단어

금지단어	대체
시술	관리 / 왁싱
뽑다 / 뜯어낸다	왁싱 / 도출 / 모 제거
털 / 겨털	모 / 모량
무조건 / 절대	기대 / 효과

참고 문헌

- 강수경·박정신·양기숙, "유아기, 아동기, 청소년기의 피부수분도, 탄력도, 거칠기 비교", 대한피부미용학회지·2009.
- 강태녀·차종환, “최신 피부미용요법”, 동양서적, 2006.
- 권오혁·김경란·김기영·김서희·김연숙, “에센스 미용학개론”, 메디시언, 2019.
- 권혁미·김귀정·김선옥·김선희·김재경·김한식·범희주·전영선, “피부학”, 청구문화사, 2009.
- 권혜영·권혜진·김규리·김수미·김은영, “피부과학”, 메디시언, 2023.
- 김남연, “피부미용개론”, 구민사, 2013.
- 김범준·박미연·서현이·심주현·안지영·이갑석·윤재일·정혜정·홍창권, “얼굴 모공 분포와 모공에 영향을 미치는 요인에 관한 연구”, 대한피부과학회지, 2014.
- 김석민, “코스메틱 피부과학”, 정담미디어, 2004.
- 김정희·백소은·안나경, “누구나 쉽게 하는 특수미용”, 크라운출판사, 2020.
- 김주섭, “미용학계론”, 구민사, 2011.
- 김형겸·정미숙, “모발 관리에 대한 고찰”, 예술인문사회 융합 멀티미디어 논문지, 2018.
- 김혜정, “모발과 두피관리학”, 메디시언, 2021.
- 박규미, “왁싱 매니지먼트”, 크라운출판사, 2022.
- 백원진, “미용왁싱 요법에 대한 추구혜택이 재이용의도에 미치는 영향”, 영산대학교 미용예술대학원, 2020.
- 이서진, “성인남성 안면 하드왁싱과 슈가링에 따른 제모효과와 피부상태 변화”, 창신대학교 복지문화대학원 석사학위, 2020.
- 이영숙, “미용전공자의 왁싱에 대한 인식 및 이용실태 연구”, 대구가톨릭대학교 의료보건과학대학원 석사학위, 2017.
- 이유림, “미용 왁싱 산업의 소셜커머스를 이용한 마케팅 전략에 관한 연구”, 인천대학교 경영대학원 석사학위, 2014.
- 임주이·장희진, “실전 왁싱 창업백서”, 위아더컴퍼니, 2020.
- 정지숙, “미용 종사자의 성격강점과 직무성과 간의 관계에서 자기효능감의 매개 효과”, 창신대학교 복지문화대학원 석사학위, 2021.

에센스 실무 왁싱

2023년 2월 20일 초판 인쇄
2023년 2월 25일 초판 발행

지은이 • 오윤경 · 김해남 · 이서진 · 정지숙
발행인 • 주병오 · 주민기

발행처 • 메디시언

주　소 • 경기도 파주시 회동길 209
파주출판문화정보산업단지
영업부 • 031-955-7566 · 7577
편집부 • 031-955-7731
F A X • 031-955-7730
홈페이지 • www.ji-gu.co.kr
전자우편 • jigupub@hanmail.net
등록번호 • 2005년 2월 16일
제 406-2005-000045호

ISBN 979-11-90839-82-2　가격 : 25,000원

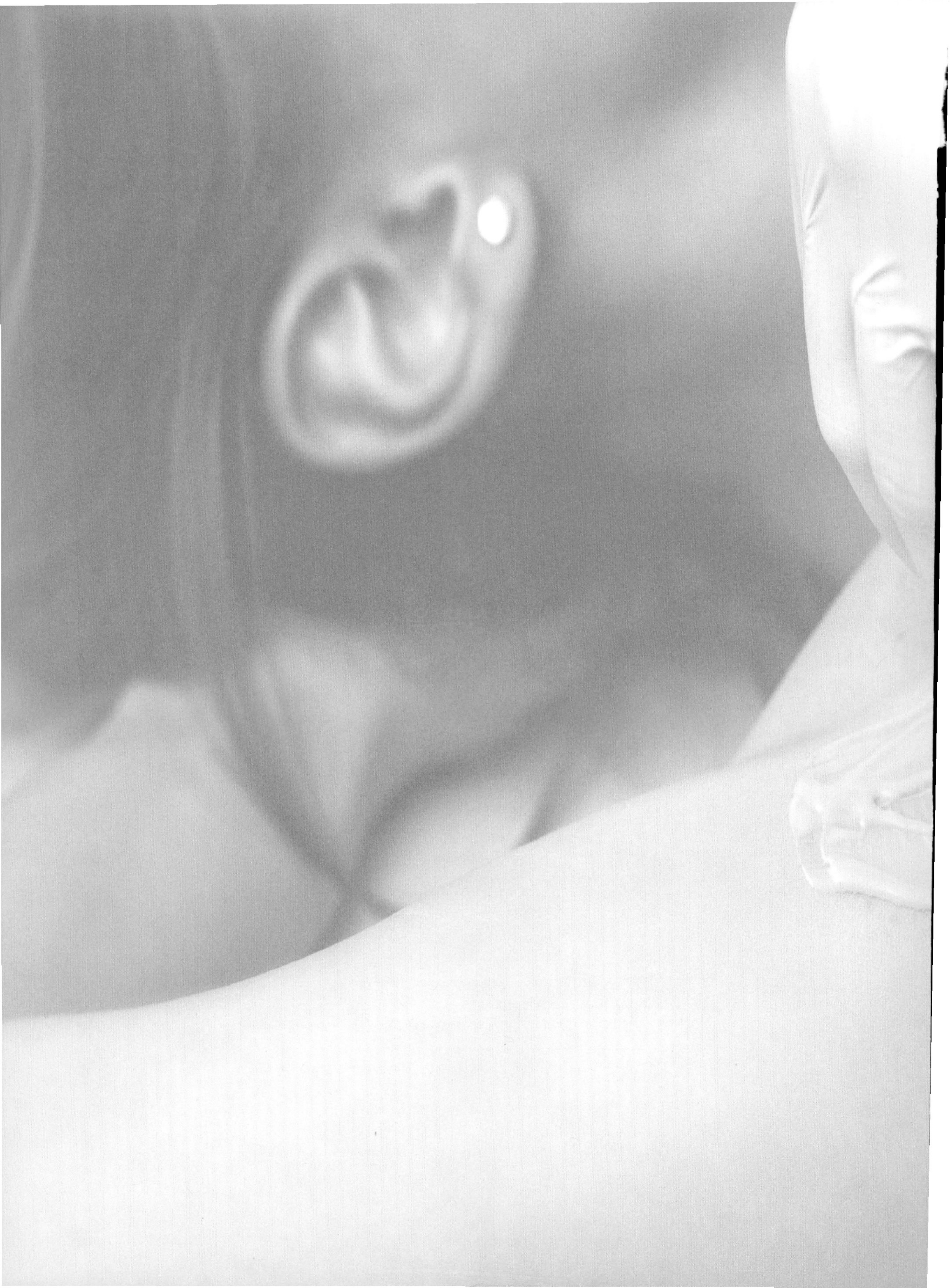

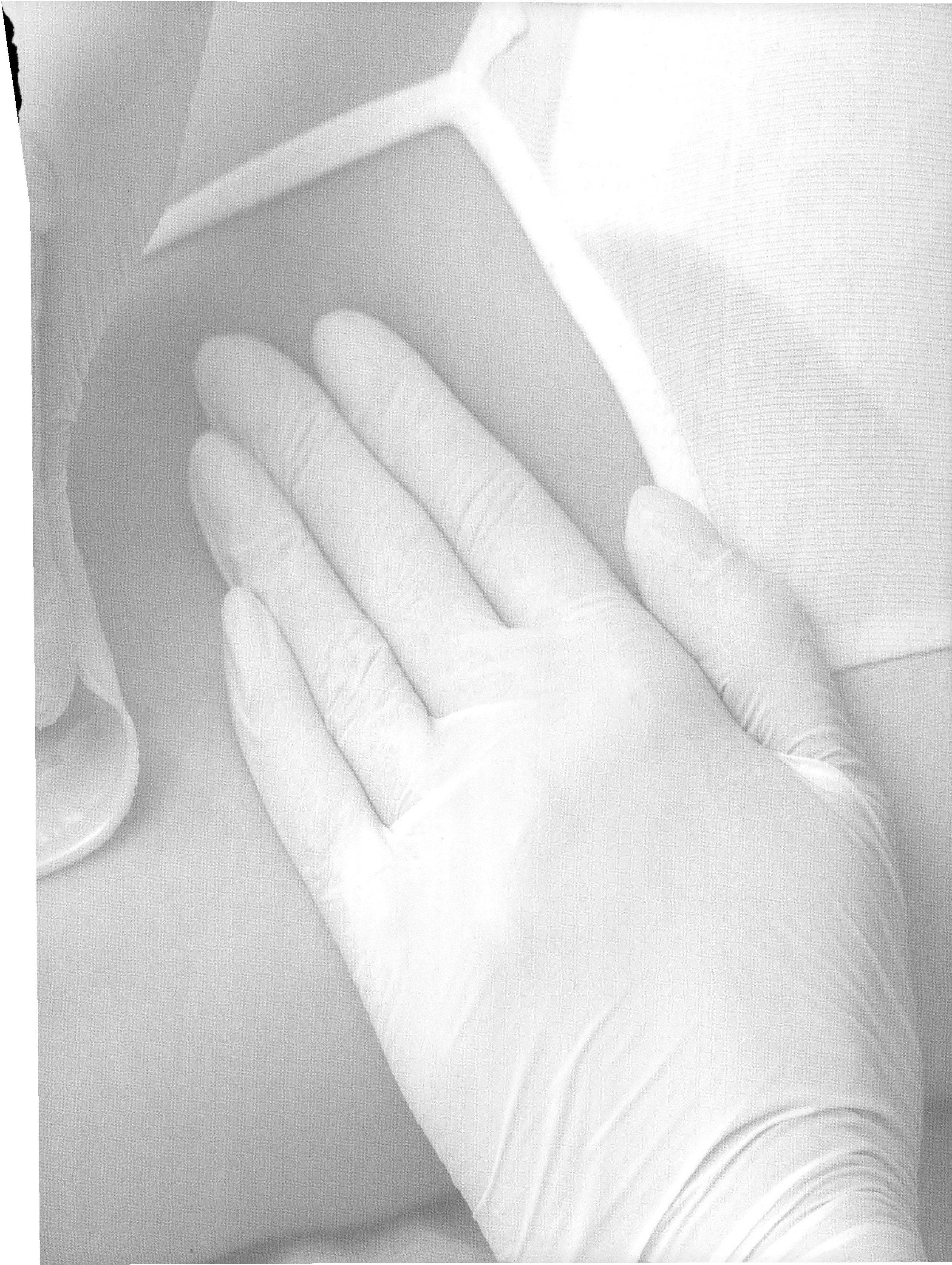